DIE CHIRURGISCHE BEHANDLUNG DER GEHIRNTUMOREN

EINE KLINISCHE STUDIE

VON

Dr. HERBERT OLIVECRONA
PRIVATDOZENT · OBERARZT AN DER CHIRURGISCHEN
UNIVERSITÄTSKLINIK IM SERAPHIMERKRANKENHAUS
STOCKHOLM

UNTER MITWIRKUNG

VON

Dr. E. LYSHOLM
CHEFARZT DER RÖNTGENABTEILUNG DES
KRANKENHAUSES MÖRBY · STOCKHOLM

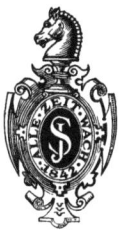

SPRINGER-VERLAG BERLIN HEIDELBERG GMBH 1927

ISBN 978-3-662-32452-3   ISBN 978-3-662-33279-5 (eBook)
DOI 10.1007/978-3-662-33279-5

ALLE RECHTE, INSBESONDERE DAS DER ÜBERSETZUNG
IN FREMDE SPRACHEN, VORBEHALTEN.
COPYRIGHT 1927 BY SPRINGER-VERLAG BERLIN HEIDELBERG
URSPRUNGLICH ERSCHIENEN BEI JULIUS SPRINGER IN BERLIN 1927
SOFTCOVER REPRINT OF THE HARDCOVER 1ST EDITION 1927

Vorwort.

Die vorliegende Arbeit bildet eine Zusammenfassung sämtlicher Erfahrungen, die ich bisher über die Behandlung intrakranieller Tumoren zu sammeln Gelegenheit hatte. Es gibt kaum ein anderes Gebiet in der Chirurgie, das solche Forderungen an den Operateur stellt wie dieses; langwierige und geduldprüfende Untersuchungen müssen dem Eingriff vorausgehen und ihm folgen, und die Operation selbt, bei der äußerste Exaktheit der Ausführung aller technischen Einzelheiten eine notwendige Voraussetzung für einen glücklichen Ausgang bildet, gestaltet sich daher oft zu einer physischen und psychischen Kraftprobe. Der Schwierigkeiten gibt es viele und mitunter scheinen sie fast unüberwindlich, die Resultate sind oft deprimierend. Die Literatur ist zwar überflutet von Mitteilungen über geglückte Operationen von Hirntumoren, aber nur dann, wenn die Mißerfolge der Chirurgie ebenso wie ihre Triumphe veröffentlicht werden, kann der Wert ihrer Bestrebungen bemessen werden, und nur durch eingehende Analyse der Gründe eines Mißerfolges ist seiner Wiederholung vorzubeugen.

CUSHING hat mit Recht hervorgehoben, daß der Chirurg nur dadurch, daß er selbst seine Fälle vom neurologischen Standpunkte aus studiert und seine eigene Diagnose stellt, vermeiden kann, zu einem Handwerker herabzusinken, ein unvollkommenes Werkzeug in den Händen anderer zu werden; die Erfahrung zeigt auch, daß die größten Fortschritte dort gemacht wurden, wo Diagnose und Therapie in einer Hand vereint waren. Diese Forderung habe ich nach bestem Können zu erfüllen versucht. In sämtlichen Fällen, mit Ausnahme von einigen wenigen, 1922 und 1923 operierten, habe ich eine vollständige neurologische Untersuchung vorgenommen, wenn möglich, ohne das Resultat evtl. vorher vorgenommener Untersuchungen zu kennen. Bei ungefähr der Hälfte der Fälle bin ich allein für die Diagnose verantwortlich.

Dies wäre nicht möglich gewesen ohne den Rat und Beistand meiner neurologischen und internen Kollegen. Ich bin daher in erster Reihe den Chefärzten der neurologischen bzw. internen Abteilungen des Seraphimerkrankenhauses, den Herren Professoren HENRY MARCUS, H. C. JACOBAEUS und I. HOLMGREN zu großem Dank verpflichtet und ferner einer großen Anzahl Kollegen im ganzen Lande, die mir die Behandlung ihrer neurologischen Fälle anvertrauten. Es ist mir auch eine liebe Pflicht, meinem früheren Chef, Herrn Professor J. ÅKERMAN, meinen ergebensten Dank für das Entgegenkommen auszusprechen, mit dem er mir das neurologische Material der chirurgischen Klinik überließ.

Ferner möchte ich den Ärzten der Augenabteilung des Seraphimerkrankenhauses, den Herren Dr. O. DYMLING, S. LARSSON, M. DAHLGREN und E. GRÖNBLAD meinen besten Dank für die große Mühe aussprechen, die sie auf die Untersuchung meiner Fälle verwendet haben. Die Ohrenuntersuchungen wurden in so gut wie allen Fällen von Dozent C. O. NYLÉN ausgeführt oder kontrolliert, der, wie ich hoffe, in naher Zeit selbst seine reichen Erfahrungen über die Symptome vom N. octavus bei Hirntumor veröffentlichen wird.

Für die Erlaubnis, meine Sektionen selbst auszuführen, will ich den Herren Professoren F. HENSCHEN und H. BERGSTRAND meinen aufrichtigen Dank aussprechen. Sämtliche histologischen Untersuchungen sind in der pathologischen Anstalt des Karolinischen Institutes ausgeführt worden, die meisten von Herrn Professor F. HENSCHEN, einige von Herrn Professor H. BERGSTRAND und den Herren Doktoren O. REUTERWALL und R. FÅHRAEUS.

Die Röntgenuntersuchungen stammen aus der Röntgenabteilung des Seraphimerkrankenhauses, deren Chef, Herr Professor G. FORSSELL, uns außerdem bei der Abfassung des Kapitels über die Röntgendiagnostik seine eminente Sachkenntnis in der entgegenkommendsten Weise zur Verfügung gestellt hat. Diese Arbeit ist durch finanzielle Unterstützung der Lennanderstiftung in Upsala, der Stiftung „Thérèse och Johan Anderssons Minne" in Stockholm und der Bohmanschen Stiftung der Schwedischen Ärztegesellschaft ermöglicht worden. Diesen Institutionen bin ich deshalb zu großem Danke verpflichtet.

Schließlich möchte ich den cand. med. S. ELVIN und AINA HEDLY, die während des Jahres 1926 mir freiwillig bei den Operationen assistierten und mir beim Führen der Krankengeschichten behilflich waren, meinen herzlichen Dank aussprechen.

Für die gute Ausstattung des Werkes hat die Firma Julius Springer in entgegenkommendster Weise gesorgt.

Stockholm, im Januar 1927.

H. OLIVECRONA.

Inhaltsverzeichnis.

	Seite
I. Historischer Überblick	1
II. Einteilung und Übersicht des klinischen Materiales	6
III. Die Gliome	13
1. Gliome über dem Tentorium	13
2. Gliome in der hinteren Schädelgrube	65
IV. Die Meningiome	95
1. Meningiome über dem Tentorium	95
2. Meningiome in der hinteren Schädelgrube	117
V. Die Neurinome	127
1. Einseitige Acusticustumoren	127
2. Doppelseitiger Acusticustumor mit zentraler und peripherischer Neurofibromatose (v. Recklinghausensche Krankheit)	163
VI. Kongenitale Tumoren	169
1. Hypophysenganggeschwülste	169
2. Cholesteatom	180
VII. Die Tuberkulome	185
VIII. Die Angiome	188
IX. Metastatische Tumoren	195
X. Nicht verifizierte Tumoren und auf Tumor verdächtige Fälle	198
1. Nicht verifizierte Tumoren	198
2. Verdacht auf Tumoren	219
XI. Die Diagnose	224
XII. Zur Röntgendiagnostik bei Hirntumoren. Von E. Lysholm und H. Olivecrona	227
1. Gliome	229
2. Meningiome	232
3. Acusticustumoren	234
XIII. Die diagnostischen Operationen	242
1. Ventrikulographie und Encephalographie	243
2. Explorative Ventrikelpunktion	257
3. Explorative Hirnpunktion	259
XIV. Operationsindikationen	260
XV. Operationstechnik	271
1. Allgemeine Gesichtspunkte	271
2. Spezielle Operationstechnik	285
XVI. Die Operationsresultate	326
Literaturverzeichnis	341

I. Historischer Überblick.

Die Angaben der Literatur darüber, wer die erste Operation wegen eines diagnostizierten Hirntumors ausgeführt hat, divergieren etwas. Nach deutschen Quellen käme HAHN die Ehre zu, der 1881 einen von WERNICKE diagnostizierten Solitärtuberkel exstirpierte, während die übrige Literatur sonst ziemlich allgemein GODLEE den ersten Eingriff dieser Art zuschreibt. GODLEE operierte seinen Fall 1884, aber schon 1879 hatte MAC EWEN auf Grund der klinischen Symptome eine Läsion im hinteren Teil des linken Frontallappens diagnostiziert und später hier einen Tumor gefunden und mit Erfolg entfernt, der, nach Beschreibung zu urteilen, ein Meningiom[1]) gewesen sein muß. Es scheint daher, als ob MAC EWEN in dieser Hinsicht die Ehre der Priorität gebühren würde, was um so begründeter wäre, da MAC EWEN durch verschiedene andere Arbeiten, vor allem durch sein monumentales Werk „The pyogenic diseases of the brain", einen Ehrenplatz unter den Gründern der neurologischen Chirurgie einnimmt.

Als eigentlicher Gründer der Hirnchirurgie im modernen Sinne ist aber VICTOR HORSLEY zu betrachten. Durch seine experimentellen Arbeiten über die Physiologie des Zentralnervensystems und seine reichen neurologischen Kenntnisse war er in eminentem Grade dazu geeignet, den Grundstein der neurologischen Chirurgie zu legen, zu dem er auch späterhin so fundamentale Beiträge liefern sollte. Auf Basis seiner experimentellen Arbeiten nahm HORSLEY umstürzende Änderungen in der Technik der Trepanation vor und schuf damit die Grundlage für weitere Fortschritte. Er war der erste, der einen Kleinhirntumor operierte, und wies schon früh auf die Bedeutung und die Aufgaben der dekompressiven Trepanation hin. Der erste Hypophysentumor wurde gleichfalls von HORSLEY operiert. Unter den vielen Neuerungen, mit denen er die chirurgische Technik bereicherte, mögen die Verwendung des Wachses zur Stillung einer Blutung aus dem Knochen, der Muskelimplantation bei Blutung aus der Hirnsubstanz und den duralen Sinus und die Aufteilung der Operation in zwei Sitzungen genannt werden; das letztere sicherlich eine notwendige Phase in der Entwicklung der Hirnchirurgie. Die Bedeutung HORSLEYS liegt aber nicht nur in den von ihm eingeführten Verbesserungen von Technik und Methodik. Man muß, um seine Leistung richtig schätzen zu können, auch in Betracht ziehen, daß die Trepanation infolge früherer Mißbräuche in Verruf geraten war, und daß nur eine große Persönlichkeit imstande war, so rasch, wie es tatsächlich geschah, das Mißtrauen gegen die Trepanation und gegen die Eingriffe am Gehirn überhaupt zu beseitigen, das noch lange nach der Einführung der Antiseptik das medizinische Denken beherrschte.

---

[1]) Im Anschluß an CUSHING habe ich den Ausdruck Meningiom anstatt Endotheliom oder „Sarkom" der Dura mater gebraucht.

Von denen, die neben Horsley große Verdienste um die Hirnchirurgie in ihrem ersten Entwicklungsstadium erworben haben, mögen Keen, v. Bergmann, Krause, Chipault und Durante genannt werden. Auch Wagners bedeutungsvolle Einführung der osteoplastischen Schädelresektion (1889) verdient hier erwähnt zu werden. Mit dieser Entdeckung war er aber insofern seiner Zeit vorausgeeilt, als weder das Instrumentarium, das damals zur Verfügung stand, noch die allgemeine Technik der Trepanation so entwickelt waren, daß die osteoplastische Methode völlig zu ihrem Rechte kommen konnte. Erst nachdem geeignete Instrumente erfunden worden waren (Giglis Säge, Dahlgrens Zange, Borchardts und de Martels motorgetriebene Spiralfräse) und nachdem die Methoden zur Beherrschung der Blutung und der intrakraniellen Drucksteigerung entwickelt waren, ist die Bedeutung dieser Methode völlig klar geworden.

Die Literaturzusammenstellungen, die im letzten Jahrzehnt vor der Jahrhundertwende von Zeit zu Zeit gemacht wurden, trugen ohne Zweifel dazu bei, einen übertriebenen Optimismus betreffs der Leistungsfähigkeit der operativen Therapie bei Tumor cerebri zu schaffen. Wie immer, wenn der Chirurgie neue Gebiete eröffnet werden, veröffentlichte man meistens nur gelungene Fälle, und als später größere Statistiken von einzelnen Kliniken zugänglich wurden, schlug der Optimismus in das Gegenteil um, so daß sogar hervorragende Neurologen, wie z. B. Knapp, zu der Ansicht kamen, es sollten nur dekompressive Operationen ausgeführt werden. John Berg konnte 1894 aus der Literatur 97 Operationen wegen Hirntumor mit nur 17 Todesfällen und gelungener Exstirpation des Tumors in 42 Fällen zusammenstellen; er nahm aber nichtsdestoweniger eine sehr kritische Haltung in bezug auf die Zukunftsaussichten der Chirurgie auf diesem Gebiete ein. Hierzu wurde er vor allem durch die auf Sektionsmaterial gegründeten Statistiken über die Operabilität der Hirntumoren veranlaßt. Besonders die bekannte Statistik Starrs, die ungefähr 600 Sektionsfälle von Hirntumor umfaßt, von welchen seiner Ansicht nach nur 6% derart waren, daß eine Operation mit Aussicht auf Erfolg hätte ausgeführt werden können, dürfte dazu beigetragen haben, die Hoffnungen auf die chirurgische Therapie bei Hirntumor zu dämpfen. Die Resultate, die im Jahrzehnt vor und nach der Jahrhundertwende erreicht wurden, waren auch nicht dazu geeignet, größere Hoffnungen einzuflößen. Die größeren Serien, die von einzelnen Kliniken veröffentlicht wurden, zeigten, trotzdem sie von Chirurgen stammten, welche die größten Erfahrungen und für ihre Zeit die besten Resultate hatten, ein ganz anderes Bild der Lage als die früher veröffentlichten Sammelstatistiken. Nicht nur, daß die Mortalität hoch war, auch der Preis in Form von gesteigerten Paresen, Aphasie usw., den die Patienten zahlen mußten, um von ihrem Tumor befreit zu werden, war oft genug zu hoch im Verhältnis zum Gewinn. Die Diskussion über die chirurgische Behandlung der Tumoren, die auf dem 17. internationalen medizinischen Kongreß zu London im Jahre 1913 stattfand, gibt sozusagen einen Buchabschluß über das, was in der ersten Entwicklungsphase der Hirnchirurgie ausgerichtet worden war. Da Blutung mit dadurch bedingtem Schock, Infektion und Verletzung wichtiger Zentren bei der damaligen Indikationsstellung die wichtigsten Todesursachen bei Operationen für Hirntumor bildeten, war es auch logisch und richtig, das zugängliche Material hauptsächlich nach der topographischen Lage des Tumors und der dadurch gegebenen Art der Operation zu untersuchen. Aus dem bei diesem Kongreß von Tooth vorgelegten Material aus dem National Hospital in London ging hervor, daß die Mortalität der verifizierten Tumoren ungefähr 60% betrug und für sämtliche verifizierte und nicht verifizierte Fälle zusammen etwa 45%. Die in demselben Jahre durch v. Eiselsberg vorgelegte Statistik weist ungefähr dieselben Ziffern auf, und Krauses etwas früher publizierte (1) Zusammenfassung seines Materials zeigt eine Mortalität von 42,2% für verifizierte und nicht verifizierte Fälle zusammen. Soweit die Todesursachen beurteilt werden können, was nur bei den Statistiken Tooths und v. Eiselbergs der Fall ist, geht hervor, daß die weitaus wichtigsten unter ihnen Blutung und Schock, Infektion und Verletzung lebenswichtiger Zentren waren. Auch erhellt aus der Statistik Tooths, daß das Resultat bei denen, die die Operation überlebten, wegen großer, über empfindlichen Hirnpartien gelegener Hirnbrüche oder wegen der durch das Operationstrauma neu hinzugekommenen oder verschlechterten Paresen in vielen Fällen ein sehr trauriges war. Auch Bruns gab deprimierende Ziffern in bezug auf das funktionelle Resultat bei denjenigen, die die Operation überlebten, indem nach seinen Erfahrungen „bei etwa 10% der zur Operation gekommenen Fälle ein mehr oder weniger lange dauernder Heilerfolg eingetreten sei". In seinen Schlußfolgerungen bemerkte auch Tooth, daß eine Änderung der chirurgischen Technik eine notwendige Voraussetzung zur Erlangung besserer Resultate sei, ein Schluß, zu dem auch ein anderer Nichtchirurg, F. Henschen (1), früher in bezug auf die Acusticustumoren gekommen war.

Diese Wünsche Tooths waren, als sie ausgesprochen wurden, zum großen Teil erfüllt, und zwar durch die Änderungen in der Technik der Hirnoperationen, die von Cushing eingeführt worden waren, obzwar die Prinzipien, die er vertrat, damals noch nicht allgemein bekannt oder verwendet waren. Das Auftreten Harvey Cushings bedeutet eine neue Epoche in der Geschichte der Hirnchirurgie. Durch eine äußerst exakte Blutstillung, fortlaufende Kontrolle des Blutdruckes, größte Schonung bei der Behandlung des freigelegten Gehirns — zum Teil ermöglicht durch konsequente Senkung des intrakraniellen Druckes vor der Öffnung der Dura — sowie durch absolut exakte Sutur der Wunde in mehreren Schichten hat er in seinem Material Infektion als Todesursache eliminiert und die Rolle, die Blutung und Schock in dieser Hinsicht spielen, höchst wesentlich reduziert. Schon vor 20 Jahren veröffentlichte er seine Methoden der Anlegung von Dekompressionsöffnungen an solchen Stellen, wo die Hirnbrüche durch außen gelegene Muskelmassen in mäßigen Grenzen gehalten wurden, wodurch die Entstehung großer Hirnbrüche mit sekundären Paresen verhindert wird. Die Bedeutung Cushings liegt aber nicht nur auf dem technischen Gebiete. Ebenso wie Horsley hat er die Physiologie und die neurologische Diagnostik durch viele wichtige Erfahrungen bereichert. Er hat es durchgeführt und konsequent auf die Bedeutung davon hingewiesen, daß der Chirurg selbst auch seine neurologischen Diagnosen stellt, und durch seine Resultate bewiesen, wie sehr dieses System dem wenigstens in Europa allgemein gebräuchlichen überlegen ist, bei dem die Verantwortung für die Operation zwischen dem Neurologen und dem Chirurgen geteilt ist. Die Resultate Cushings (1) sind in der Tat glänzend, mit einer Durchschnittsmortalität von nur 15% trotz einer Indikationsstellung, die allem Anschein nach bedeutend weiter sein dürfte als in der Mehrzahl anderer Statistiken, bei denen das Material im allgemeinen recht stark gesichtet ist, das man zur Operation zuläßt.

Dadurch, daß Blutung, Schock und Infektion als Todesursachen nach Operationen für Hirntumor zum großen Teil eliminiert wurden, sind die Fragestellungen in diesem Teil der Chirurgie wesentlich verschoben worden. Die rein technischen Probleme haben nicht mehr die dominierende Stellung wie noch vor einem Jahrzehnte, und andere Fragen sind in den Vordergrund gelangt. Fragestellungen, wie Operationsmortalität und Spätresultate der Operationen wegen Hirntumor im allgemeinen, die seinerzeit so lebhaft diskutierte Frage betreffs Operation in einer oder zwei Sitzungen, der Unterschied der Mortalität bei Operationen über und unter dem Tentorium usw., sind jetzt kaum aktuell. Die Probleme, die jetzt auf der Tagesordnung stehen, gelten vor allem Operationsmortalität und Spätresultaten bei verschiedenen Arten von Tumoren und dem Einfluß, den die verschiedenen operativen Verfahren und die Indikationsstellung hierauf haben. Diese Fragestellungen werden wahrscheinlich allmählich weiter verengt und vertieft werden. Als der erste bedeutungsvolle Schritt in dieser Richtung kann die Monographie CUSHINGS (2) über die Acusticustumoren, 1917, betrachtet werden, der später mehrere Arbeiten aus seiner Klinik gefolgt sind, unter denen BAILEYS und CUSHINGS Monographie über die der Gliomgruppe angehörigen Tumoren die wichtigste ist, ein Werk von grundlegender Bedeutung, in dem der Zusammenhang zwischen dem histologischen Bau des Tumors und der schließlichen Prognose untersucht wird.

Auf dem internationalen Chirurgenkongreß in Rom 1926 bildete die chirurgische Behandlung der Hirntumoren eines der Hauptthemen für die Diskussion. Nur wenige Chirurgen haben bei dieser Gelegenheit ihre Resultate vorgelegt, und unter diesen Statistiken war nur die SARGENTS in einer solchen Form zusammengestellt, daß sie für die Beantwortung der jetzt aktuellen Fragen verwendet werden kann. Die Diskussion berührte auch in recht großem Ausmaß verhältnismäßig periphere Fragen, wie z. B. das Instrumentarium bei osteoplastischen Schädelresektionen usw., und man erhielt ziemlich bestimmt den Eindruck, daß außerhalb der Vereinigten Staaten nur eine kleine Anzahl Chirurgen Erfahrung von einiger Bedeutung auf diesem Gebiete besitzt.

Als Abschluß dieser, aus Raumrücksichten sehr summarischen Übersicht über die historische Entwicklung der chirurgischen Behandlung der Hirntumoren und der damit zusammenhängenden Probleme schien es mir von Interesse, in Kürze die Resultate zusammenzufassen, die man in Schweden auf diesem Gebiete im vorigen Jahrzehnt erreichte. Zu diesem Zwecke habe ich eine Zusammenstellung der in der Zehnjahresperiode 1912—1921 im Seraphimerkrankenhaus operierten verifizierten Fälle von Hirntumor gemacht, die sicher als gutes Bild für das, was in unserem Lande in diesem Zweige der Chirurgie erreicht wurde, betrachtet werden kann. Zusammen sind in dieser Periode 31 Fälle von verifiziertem Hirntumor operiert worden. Hierbei hat man sich aber mit makroskopischer Verifikation begnügen müssen, da in mehreren Fällen eine mikroskopische Untersuchung nicht vorgenommen oder deren Resultate nicht verzeichnet wurden. An diesen Patienten sind 34 Operationen ausgeführt worden, in dem bei einem Falle eine nochmalige Exstirpation eines rezidivierten

Glioms gemacht wurde, bei einem Falle der explorativen Freilegung eine subtemporale Dekompression voranging und in einem Falle ein Balkenstich und eine subtemporale Dekompression gemacht wurden. Von den operierten Patienten starben 22 oder 71%. Exstirpation des Tumors wurde in 17 Fällen mit 10 Todesfällen vorgenommen; explorative Freilegung bei 10 Fällen mit 9 Todesfällen; subtemporale Dekompression bei 5 Fällen mit 3 Todesfällen, und Balkenstich bei 2 Fällen mit einem Todesfall. Die Todesursachen waren: Fehldiagnose mit dadurch veranlaßtem falschen Ziel der Operation in 5 Fällen; postoperatives Hämatom bei 4 Fällen; Blutung und Schock bei 2 Fällen; Infektion bei 2 Fällen; Respirationsstillstand infolge von Kontusionen des Hirnstamms bei 4 Fällen; Respirationsstillstand ohne bekannten Grund bei einem Falle; Allgemeintuberkulose bei einem Falle; fortschreitende Tumorsymptome bei 3 Fällen. Selbstverständlich läßt sich die Todesursache, wenn man die Fälle nicht selbst gesehen hat, auf Grund der Angaben der Krankengeschichten und Sektionsprotokolle nur mit einem gewissen Grade von Wahrscheinlichkeit beurteilen. Frappierend ist die große Frequenz der Fehldiagnosen mit den verhängnisvollen Konsequenzen, zu denen sie geführt haben. Daß Kontusionen vom Kleinhirn und Hirnstamm eine so große Rolle gespielt haben, ist auf die damals übliche Art der Enucleierung von Brückenwinkeltumoren mit dem Finger zurückzuführen. Diese Todesfälle traten alle unmittelbar oder im Laufe einiger weniger Stunden ein. Auch intra- und extradurale Hämatome wie Infektion haben eine relativ große Rolle als Todesursache gespielt. Die Indikationsstellung läßt sich kaum beurteilen, sie dürfte in so gut wie allen Fällen nicht von dem Chirurgen entschieden worden sein, der den Fall operierte. Keiner der Patienten war aber vor dem Eingriff komatös, weshalb die Indikationen wahrscheinlich verhältnismäßig eng gehalten wurden.

Von den 9 Überlebenden konnte in einem Falle das spätere Schicksal des Patienten nicht festgestellt werden (gliomatöse Cyste, 1920 operiert, Auskratzung und Drainage). Ein Patient, der zweimal wegen rezidivierender Gliome operiert wurde, ist gestorben, der Zeitpunkt des Todes konnte aber nicht festgestellt werden. Ein Fall mit Acusticustumor starb, ohne daß eine nennenswerte Besserung erzielt worden war, 9 Jahre nach der Operation an zentraler Neufibromatose (vgl. S. 159). Zwei Fälle, der eine mit einem walnußgroßen Meningiom (?), das exstirpiert wurde, der zweite wahrscheinlich mit einem Gliom, obzwar die Diagnose nicht histologisch verifiziert ist, starben 5 resp. 9 Monate nach der Operation. Die übrigen 4 Fälle sind noch am Leben. 2 von ihnen wurden später vom Verfasser operiert (Fall Nr. 45, 61) und sind in der Kasuistik zu finden. Die übrigen beiden hatten Brückenwinkeltumoren, der eine ein Meningiom, der zweite einen Acusticustumor. Beim ersten Falle (Kl. 1, Nr. 410, 1917) wurde vor 9 Jahren ein walnußgroßes gestieltes Meningiom exstirpiert, das am Porus acust. int. gelegen war. Dieser Patient lebt noch immer, teilt aber brieflich mit, daß er so gut wie blind sei und nur schwer gehen und den rechten Arm benutzen könne, vermutlich infolge einer cerebellaren Inkoordination. Beim andern Falle (Kl. 1, Nr. 577, 1915) war ein 22 g wiegender Acusticustumor sehr vollständig in mehreren Fragmenten exstirpiert worden. Der Fall wurde schon von ANTONI und NYSTRÖM veröffentlicht. Bei Nachuntersuchung im Dezember 1926 teilt der Patient mit, daß er seit der Operation keine eigentliche Arbeit ausführen konnte, daß er aber imstande wäre, sich bei Kochen und anderen häuslichen Arbeiten zu behelfen. Er weist eine vollständige linksseitige Facialisparese und bedeutende Hypästhesie im linken Trigeminusgebiet auf. Das linke Auge ist infolge von Corneaulcerationen mit darauffolgender Phthisis bulbi blind. Es besteht eine cerebellare Inkoordination von erstaunlichem Grade in der linken Körperhälfte; der Gang ist breitspurig und schwankend. Der Operationsdefekt ist fast vollständig von Knochen gedeckt (osteoplastische Operation). Das Sehvermögen auf dem zweiten Auge ist gut. Der Zustand war in den letzten 10 Jahren stationär.

Diese Resultate sind ja durchaus nicht glänzend, sie dürften aber den Resultaten auf der Mehrzahl europäischer Kliniken um diese Zeit entsprechen. Nur einige wenige Chirurgen, die sich speziell für dieses Gebiet interessierten, hatten bessere Resultate aufzuweisen.

II. Einteilung und Übersicht des klinischen Materials.

Die große Mehrzahl der Statistiken über Hirntumoren und die Resultate der chirurgischen Therapie behandeln diese Fragen hauptsächlich mit Rücksicht auf die topographische Lage des Tumors und auf die verwendete Operationsmethode und teilen das Material auch nach diesen Gesichtspunkten ein. Es versteht sich von selbst, daß nach derartigen Prinzipien aufgestellte Statistiken kaum vergleichbar sind, da sich unter der klinischen Benennung Hirntumor eine große Anzahl außerordentlich heterogener Krankheitszustände verbergen kann. Wie von CUSHING (3) hervorgehoben wurde, ist eine solche Generalisierung, wie die Aufstellung einer Mortalitätsziffer von Operationen wegen Hirntumoren von ebenso geringem Wert, wie wenn man von Operationsmortalität bei Bauchtumoren sprechen wollte. Die Resultate von den verschiedenen Kliniken sind nur dann vergleichbar, wenn das Material nach einigermaßen gleichartigen Prinzipien eingeteilt und behandelt wird. Der leitende Gedanke in jeder solchen Einteilung muß dann selbstverständlich die pathologisch-anatomische Diagnose sein. Mit Akzeptierung dieses Prinzips habe ich mich im folgenden derjenigen Einteilung des klinischen Materials bedient, die in der Klinik von CUSHING angewendet wird. Diese Einteilung, die in mehreren Mitteilungen von CUSHING und seinen Schülern kurz berührt ist, war Gegenstand eines ausführlichen Berichtes von BAILEY (1). Das in der Klinik zu Boston verwendete Einteilungsschema umfaßt folgende Hauptgruppen:

I. Verifizierte Tumoren (Gliom, Meningiom, Neurinom usw.).

II. Nicht verifizierte Tumoren (klinisch diagnostizierter, aber nicht histologisch verifizierter Tumor).

III. Verdacht auf Tumor (wahrscheinlich kein Tumor) oder Fälle, bei welchen später eine andere Diagnose verifiziert wurde.

Mein Material besteht aus 105 Fällen von verifiziertem Tumor cerebri oder Verdacht auf Tumor und umfaßt sämtliche Fälle, die unter dieser Diagnose in der Chirurgischen Klinik II am Seraphimer Krankenhause während der Zeit vom 1. September 1922 bis 31. August 1926 untersucht oder behandelt wurden[1]).

---

[1]) Einige Fälle, die ich in anderen Krankenhäusern operiert habe, sind in der oben angegebenen Zahl eingeschlossen.

Mit Verwendung des obenerwähnten Schemas gruppieren sich diese Fälle in folgender Tabelle 1.

Unter der Bezeichnung verifizierter Tumor ist zu verstehen, daß die Art des Tumors durch mikroskopische Untersuchung festgestellt worden ist. Außer einem Fall von Angiom (Nr. 66), bei dem das makroskopische Aussehen als ausreichend betrachtet wurde, wurde von diesem Prinzip nur in 4 Fällen von sog. gliomatöser Cyste abgegangen, bei welchen im Anschluß an CUSHING (2) als Regel angenommen wurde, daß die Art des Tumors hier durch den gelblichen eiweißreichen Inhalt der Cyste als verifiziert betrachtet werden könne. Es ist indes zweifelhaft, ob diese Grundlage für die Klassifikation als wissenschaftlich haltbar anzusehen ist. Gewisse andere cystische Läsionen, die wahrscheinlich oder sicher nicht gliomatöser Natur sind, können eine Flüssigkeit von genau demselben Aussehen enthalten wie die gliomatösen Cysten. Die wichtigste Ausnahme von obengenannter Regel dürften die sog. einfachen Cysten im Kleinhirn sein, die von BERNIS, MARBURG, ANTONI u. a. den syringomyeloischen Bildungen von Hohlräumen als homolog betrachtet werden und deshalb von MARBURG Syringocerebellie genannt werden. 2 meiner lediglich nach dem Aussehen des Cysteninhaltes zur Gliomgruppe gerechneten

Tabelle 1.

	Anzahl	%	Summe
I. Verifizierter Tumor			75
Gliome	41	54,7	
Meningiome	11	14,7	
Neurinome	12	16	
Kongenitale Tumoren:			
a) Hypophysengangtumoren	2	2,7	
b) Cholesteatom	1	1,3	
Tuberkulome	2	2,7	
Metastatische Tumoren	4	5,3	
Angiome	2	2,7	
II. Nicht verifizierte Tumoren			18
III. Verdacht auf Tumor			12
			105

Fälle (Nr. 31, 37) dürften vielleicht dieser Kategorie angehören. In dem einen dieser Fälle wurde keine Probeexcision aus der Cystenwand ausgeführt, und im anderen Falle, in dem der Patient infolge der Operation starb, war die Cystenwand durch Fixation mit ZENKERscher Lösung zerstört worden und man konnte deshalb auch am Sektionspräparat nicht das Vorhandensein von Tumorelementen in der Cystenwand ausschließen. Nach CUSHING (4) können auch cystische Peritheliome Flüssigkeit vom selbigen Aussehen wie die gliomatösen Cysten enthalten. Nach LINDAU sind die in den sog. gliomatösen Cysten vorkommenden soliden Tumoren teilweise als Angiome (identisch mit den von CUSHING als Peritheliom aufgefaßten Tumoren?) zu betrachten, und wir würden also in dieser Gruppe eine weitere wichtige Ausnahme von obengenannter Regel haben. Ich selbst habe in der Wand einer Cyste, die alle Charakteristica einer gliomatösen Cyste hatte, ein typisches psammöses Meningiom gesehen (Fall Nr. 47). In einem anderen Falle (Nr. 23), wo der größte Teil der Cystenwand exstirpiert wurde, konnte man bei wiederholten Untersuchungen des Präparates keine Tumorelemente finden, sondern die Cystenwand bestand aus Granulationsgewebe, das am ehesten einer Absceßmembran ähnelte. In diesem Falle hatte man indes den Eindruck, daß am Grund des Hohlraumes eine festere Gewebspartie vorhanden sei, vielleicht ein Tumor, dessen Charakter aber nicht näher zu entscheiden war, da seine Entfernung infolge der Nähe des Seitenventrikels nicht als ratsam betrachtet wurde. Das Aussehen der Cystenwände würde auf der Reaktion der Umgebung gegen einen zerfallenden Tumor beruhen können. Auch ein abgeschlossener Teil des Ventrikelsystems kann Flüssigkeit vom selben Aussehen wie die einer gliomatösen Cyste enthalten (vgl. S. 295).

Es können also gewisse Bedenken dagegen angeführt werden, einen cystischen Tumor nach dem Aussehen des Cysteninhaltes als Gliom zu klassifizieren. Ich habe diese Fälle (Nr. 6, 23, 31, 37) indes bis auf weiteres in die Gliomgruppe eingereiht, vor allem darum, weil die überwiegende Anzahl derartiger Cysten mit Sicherheit von gliomatöser Natur ist und man das Vorhandensein von gliomatösen Elementen in der Wand nicht mit Sicherheit ausschließen kann, ohne das ungeschädigte Sektionspräparat in der Hand zu haben. In der Praxis müssen alle diese Fälle deshalb starken Verdacht auf Gliom erwecken, und die Behandlung muß danach in Exstirpation oder Zerstörung der Cystenwand bestehen.

Zu Gruppe II (nicht verifizierter Tumor) wurden solche Fälle gerechnet, wo die Diagnose Tumor nach einer sorgfältigen klinischen Untersuchung und evtl. Operation als sicher oder wahrscheinlich angesehen wurde, die Diagnose aber anatomisch nicht verifiziert war. Die Sicherheit, mit der diese Diagnose gestellt werden konnte, variiert aus begreiflichen Gründen etwas, aber in den allermeisten Fällen dieser Gruppe dürfte die Diagnose kaum zweifelhaft sein. Vielleicht dürfte mit der Zeit der eine oder andere dieser Fälle in die Gruppe III zu transferieren sein, wenn der weitere Verlauf Anlaß zur Stellung einer anderen Diagnose gibt oder der Fall sich in anderer Weise aufgeklärt hat. Als Beispiel läßt sich Fall Nr. 83 anführen, wo die Diagnose Tumor anfangs kaum als zweifelhaft betrachtet wurde, wo aber der weitere Verlauf und eine später ausgeführte Encephalographie so stark gegen die Diagnose Tumor sprachen, daß der Fall zur Kategorie „Verdacht auf Tumor" überführt wurde. Andererseits wurden mehrere Fälle, z. B. Nr. 5, 13, 14, 22 u. a., die nach der Operation in die Gruppe II eingereiht worden waren, später, sobald die Diagnose verifiziert werden konnte, zu Gruppe I überführt, was wohl allmählich, in dem Maße, als sekundäre Operationen oder Sektion die Diagnose verifizieren, mit der Mehrzahl der Fälle geschehen wird. Die entgegengesetzte Entwicklung, wo der Verlauf den Verdacht auf Tumor behebt, ist weit seltener. Gruppe III besteht aus solchen Fällen, die unter der Diagnose Tumor in die Klinik geschickt wurden, wo aber die klinische Untersuchung oder evtl. Operation keine Stütze für diese Diagnose gab oder eine andere Diagnose später verifiziert wurde. Dies ist in 4 Fällen geschehen, nämlich bei 2 Fällen von Hirnabsceß, einem Fall von Encephalitis lethargica sowie einem Fall von obstruktivem Hydrocephalus infolge von Verlötung der Foramina Luschkae und Magendie. In den übrigen Fällen dieser Gruppe ist die Diagnose auch weiter nicht autoptisch verifiziert, und diese Fälle wurden demgemäß unter verschiedene Diagnosen, wie z. B. cerebrale Arteriosklerose, Epilepsie, Sclérose en plaque, Encephalitis usw., entlassen. Andererseits ist es vorgekommen, daß Fälle, die man beim ersten Spitalsaufenthalt in die Gruppe „Verdacht auf Tumor" eingereiht, aber unter einer anderen Diagnose als Tumor entlassen hatte, sich im weiteren Verlauf als Tumor erwiesen und somit in Gruppe I überführt wurden. Als Beispiel für diese Kategorie von Fällen mag der folgende angeführt werden.

J. B. 60 jähriger Bauer.

Verdacht auf Tumor. Aneurysma der Art. basilaris? Doppelseitige Abducensparese, neuralgische Schmerzen im r. Trigeminus und klonische Zuckungen im r. Facialis. Auf dem Röntgenbild sichtbare Kalkschatten wurden als Verkalkung der Art. basilaris gedeutet. Keine cerebellaren oder allgemeinen Drucksymptome. Die Sektion zeigte ein vom Clivus ausgegangenes Meningiom.

Seit 1½ Jahren Kopfschmerzen, anfangs mit Übelkeiten verbunden, aber niemals Erbrechen. Seit 4 Monaten außerdem heftige Schmerzen in der r. Gesichtshälfte, Doppelsehen und Abnahme der Sehschärfe. Am 15. X. 1925 Aufnahme in die chirurgische Klinik.

Allgemeine Drucksymptome. Augenhintergrund beiderseits normal. V. rechts 0,6; V. links 1. Kopfschmerzen. Blutdruck 130 mm.

Lokalsymptome. Kranialnerven: Komplette Lähmung des linken Abducens und deutliche Parese des rechten Abducens. Ständig klonische Zuckungen im Gebiet des rechten Facialis. Auf beiden Seiten keine Parese des Facialis.

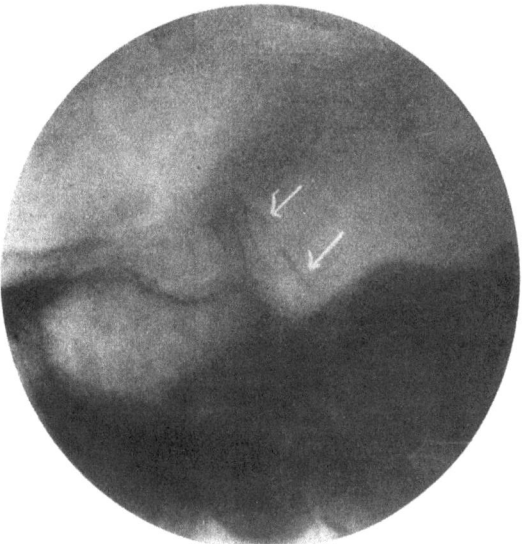

Abb. 1. Fall J. B. Vom Clivus ausgehendes Meningiom mit periostaler Auflagerung, anfangs als Verkalkung in den basalen Arterien gedeutet. (Vgl. Abb. 84.)

Röntgenuntersuchung (Abb. 1). Hinter dem Clivus ist ein dünner streifenförmiger Kalkschatten zu sehen, der anfangs als Verkalkung der Art. basilaris gedeutet wurde. Bei Nachprüfung der Platten und beim Vergleich mit dem Sektionspräparat und den von diesem aufgenommenen Platten (Abb. 2) zeigte es sich indes, daß dieser Kalkschatten von einer periostalen Auflagerung auf den Clivus herrührte.

Nach dem Röntgenbefund, dem Alter des Patienten, dem Fehlen von Kleinhirnsymptomen und allgemeinen Drucksymptomen hatte man die Diagnose Aneurysma der Art. basilaris als die wahrscheinlichste angesehen, obgleich ein Tumor nicht aus-

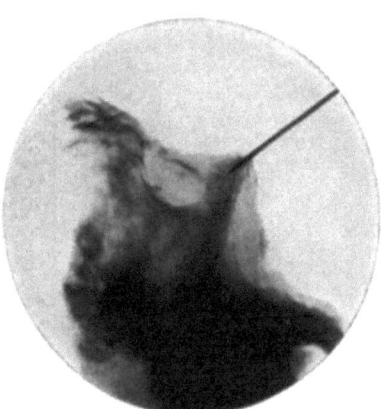

Abb. 2. Fall J. B. Röntgenbild des Sektionspräparates.

geschlossen werden konnte. Der Patient wurde in die Nervenklinik überführt und starb dort nach einigen Wochen. Die Sektion wies ein großes, von der Rückseite des Clivus ausgegangenes Meningiom nach.

Auch Fall Nr. 7 kann als Beispiel für diese Kategorie von Fällen angeführt werden, wo die Diagnose Tumor anfangs als weniger wahrscheinlich angesehen, später aber doch verifiziert wurde. Die Diagnose in den Gruppen II und III ist deshalb als vorläufig zu betrachten, und im allgemeinen scheint die Erfahrung dafür zu sprechen, daß große Vorsicht geboten ist, bevor man bei einem Patienten mit einem tumorähnlichen Symptomenkomplex von der Diagnose Tumor abgeht.

Die Beziehungen zwischen den drei Hauptgruppen: verifizierter Tumor, nicht verifizierter Tumor und Verdacht auf Tumor, gehen aus Tabelle I hervor, und in Prozenten ausgerechnet betragen die verschiedenen Gruppen 71,4, 17 und 11,4% vom ganzen Material. In der unten zitierten Statistik von Cushing war die prozentuelle Verteilung der Fälle auf die drei Hauptgruppen 52,4, 28,7 und 18,9%. In einer früheren Statistik hatte Cushing (2) von 784 Fällen 59,7% verifizierte, 32,8% nicht verifizierte Tumorfälle und 6,3% Fälle mit Verdacht auf Tumor. Die letztgenannte Gruppe hat also auf Kosten der beiden übrigen Gruppen an Umfang zugenommen. Dies beruht selbstverständlich darauf, daß die Gruppe von Fällen mit Verdacht auf Tumor in dem Maße, als sich ein Chirurg mit der neurologischen Diagnostik befaßt, an Umfang zunimmt dadurch, daß eine ganze Reihe von Fällen mit tumorähnlichem Symptomenkomplex die Klinik nur zu diagnostischen Zwecken passiert. Der prozentuelle Anteil der Gruppe verifizierter Tumor am klinischen Material wird selbstverständlich von mehreren Faktoren beeinflußt, wie Operationsmortalität, Möglichkeit, die Fälle zu verfolgen und Zustimmung zur Sektion zu erhalten usw. Die Gruppe muß folglich in den verschiedenen Statistiken erhebliche Variationen aufweisen.

Tabelle 2.

	Anzahl	%	Summe
I. Verifizierte Tumoren			868
Gliome	362	41,7	
Adenome (hypophysäre)	169	19,5	
Meningiome	99	11,4	
Neurinome	77	8,9	
Kongenitale Tumoren	54	6,2	
a) Hypophysengangtumoren	42		
b) Cholesteatome, Dermoide	8		
c) Teratome	4		
Granulome	36	4,2	
a) Tuberkulome	23		
b) Syphilome	13		
Metastatische Tumoren	34	3,9	
Papillome (Choriodalplexus)	13	1,5	
Angiome	8	0,9	
Versch., nicht klassifizierte	16	1,8	
II. Nicht verifizierte Tumoren			476
III. Verdacht auf Tumor			314
			1658

Die Verteilung der 75 verifizierten Tumoren stimmt ziemlich mit den in der Literatur vorkommenden Angaben überein. Zum Vergleich mag hier eine Statistik aus der Klinik Cushing (1) vom Jahre 1923 angeführt werden (Tabelle 2).

Abgesehen davon, daß eine Anzahl seltenerer Tumoren, wie Dermoide und Teratome, in meiner Kasuistik ganz fehlen, besteht die auffallendste Abweichung von der Statistik Cushings im vollständigen Fehlen der hypophysären Adenome, die nahezu 20% seines Materials ausmachen. Die Ursache dieses Verhaltens ist darin zu suchen, daß Fälle, bei welchen Verdacht auf einen Hypophysentumor besteht, in Schweden in der Regel mit Röntgen behandelt werden, so daß sie niemals in das Material der Chirurgie gelangen. Das Fehlen dieser Gruppe verursacht selbstverständlich eine Steigerung der relativen Frequenz der übrigen

Tumoren, wenn man aber diesen Faktor in Rechnung zieht, kann man mit dem durch den geringen Umfang des Materials bedingten Vorbehalt sagen, daß die prozentuelle Verteilung der verschiedenen Tumoren im großen ganzen mit der des Materials von CUSHING übereinstimmt. Statistiken älteren Datums dürften in der Regel eine weit größere Frequenz der Granulationsgeschwülste, Tuberkulose und Syphilis aufweisen (vgl. z. B. die Statistik von ALLEN STARR) von 1893 mit 152 Tuberkeln in einem Material von etwa 600 Tumoren). Selbstverständlich beruht dieses Verhalten zum großen Teil darauf, daß die älteren Statistiken ein Sektionsmaterial bearbeiten, das aus natürlichen Gründen eine Menge Fälle enthält (z. B. tuberkulöse Meningitiden mit gleichzeitigem Vorkommen von Solitärtuberkeln), bei welchen eine chirurgische Therapie überhaupt nicht in Frage kam, und die deshalb in einer auf ein klinisch-chirurgisches Material gegründeten Statistik wegfallen.

In meinem Material, in dem aus den oben angeführten Gründen die hypophysären Adenome fehlen,

Tabelle 3.

Alter	Anzahl der Fälle		
	Gliome	Meningiome	Neurinome
1—10	2	1	0
11—20	7	1	0
21—30	10	2	3
31—40	6	1	3
41—50	8	4	5
51—60	6	2	0
61—70	2	0	1
	41	11	12

betragen die drei Gruppen Gliome, Meningiome und Neurinome zusammen 85% der sämtlichen Fälle. Die Verteilung dieser drei Hauptgruppen auf die verschiedenen Altersklassen geht aus Tabelle 3 hervor.

Diese Ziffern sind zu klein, um irgendwelche Schlüsse zu erlauben, stimmen aber im großen ganzen mit den Angaben der Literatur darüber, daß Meningiome und Neurinome ihre größte Frequenz im fünften Dezennium haben, während der Höhepunkt für die Gliomkurve auf eine etwas jüngere Altersstufe fällt.

Von diesen 105 Fällen wurden 88 operiert; 3 zur Gruppe III gehörende Fälle, wo bei der Operation eine andere Diagnose als Tumor

Tabelle 4.

	Anzahl der Fälle	%	Summe
I. Verifizierte Tumoren . . .			68
Gliome	37	54,4	
Meningiome	10	14,7	
Neurinome.	12	17,6	
Kongenitale Tumoren:			
a) Hypophysengangtumoren	2	2,9	
b) Cholesteatom	1	1,5	
Tuberkulome.	2	2,9	
Metastatische Tumoren . .	2	2,9	
Angiome.	2	2,9	
II. Nicht verifizierte Tumoren			13
III. Verdacht auf Tumor . . .			4
			85

festgestellt wurde (2 Fälle von Hirnabsceß, 1 Fall von obstruktivem Hydrocephalus infolge von Membranen), sind indes aus dieser Kasuistik auszuschließen. Die übrigen zu dieser Gruppe gehörenden Fälle (4 an der Zahl) sind dagegen in die Tumorserie einzureihen, bis eine andere Diagnose festgestellt worden ist.

Einige der nicht operierten Fälle werden bei Besprechung der Operationsindikationen erörtert werden, sonst wird die Darstellung im folgenden auf die 85 operierten Fälle begrenzt. Ihre Verteilung geht aus der Tabelle 4 hervor.

Von den operierten Fällen sind also 80% verifizierte, 15,3% nicht verifizierte Tumoren und 4,7% Fälle mit Verdacht auf Tumor. Von diesen wurden 44 oder 64,7% bei der Operation und der Rest bei der Sektion verifiziert. Wo der Tumor nicht exstirpiert werden konnte, geschah die Verifikation durch eine Probeexcision, falls der Tumor nicht cystisch war; es wurde indes auch bei einem Teil dieser Fälle ein Stück der Wand zur mikroskopischen Untersuchung excidiert. Probepunktion hat bei soliden Tumoren nur ausnahmsweise zu positivem Resultat in dem Sinne geführt, daß man aus den aspirierten Hirnpartikeln eine histologische Diagnose stellen konnte; auch betreffs der rein makroskopischen Verhältnisse gab die Probepunktion sehr wenige Aufschlüsse, wo es sich nicht um cystische Tumoren handelte.

Tabelle 5.

	Oberhalb des Tentoriums	Unterhalb des Tentoriums
Gliome	28	9
Meningiome	8	2
Neurinome	0	12
Kongenitale Tumoren	3	0
Tuberkulome	0	2
Metastatische Tumoren	2	0
Angiome	1	1
	42	26

Die Lokalisation der verifizierten Tumoren oberhalb resp. unterhalb des Tentoriums geht aus Tabelle 5 hervor.

Die subtentoriellen Tumoren machen also in runder Zahl $1/3$ von sämtlichen verifizierten Fällen aus. Gliome und Meningiome sind oberhalb des Tentoriums drei- resp. viermal so häufig als unterhalb, während Neurinome (Acusticustumoren) nur unterhalb des Tentoriums vorkommen. Die nähere Lokalisation der oberhalb des Tentoriums gelegenen Tumoren geht aus Tabelle 6 hervor, wobei man indes beachten muß, daß große Tumoren mehrere Lappen betreffen können, mitunter sogar eine ganze Hemisphäre, und daß die Lokalisationsbestimmung in derartigen Fällen deshalb bis zu einem gewissen Grade approximativ ist und sich zunächst auf den Teil des Gehirns bezieht, den man als Ausgangsstelle des Tumors annehmen kann.

Tabelle 6.

	Gliom	Meningiom	Hypophysengangstumor	Cholesteatom	Metastatische Tumoren	Angiom	
Frontallappen	7	2					9
Parietallappen	2	5			1		8
Occipitallappen	1						1
Temporallappen	11		1	1			13
Centrum semiovale und die basalen Ganglien	5						5
Dritter Ventrikel	2						2
Suprasellaäre Tumoren		1	1				2
Multiple Tumoren					2		2
	28	8	2	1	2	1	42

Von den unterhalb des Tentoriums lokalisierten Tumoren waren 12 intracerebellar, nämlich 8 Gliome, 1 Meningiom, 2 Tuberkulome, 1 Angiom, und 14 extracerebellar, nämlich 12 Neurinome, 1 Meningiom und 1 Gliom. Alle diese extracerebellaren Tumoren waren am Brückenwinkel lokalisiert. Unter den oberhalb des Tentoriums gelegenen Tumoren waren nur 9, nämlich die 8 Meningiome und eine Hypophysengangcyste, extracerebral entwickelt und diesbezüglich bildete diese Gruppe also ein schlechteres Objekt für die chirurgische Behandlung.

Das Material, das im folgenden behandelt werden soll, besteht also aus 85 Fällen, die unter der Diagnose Tumor cerebri operiert wurden. 80% dieser Fälle sind verifiziert; in ungefähr 15% ist die Diagnose Tumor wahrscheinlich, aber nicht verifiziert, und in 4 Fällen ist die Krankheit wahrscheinlich von anderer Art als Tumor.

III. Die Gliome.
1. Gliome über dem Tentorium.

Fall Nr. 1. K. G. L., ♂, 11 Jahre. S. 1006/1923.

Gliom im Corpus striatum auf der rechten Seite mit epileptischen Anfällen in der linken Körperhälfte und Hemiplegie. Bei der Aufnahme komatös. Explorativtrepanation. Der Tumor nicht angetroffen. Subtemporale Dekompression. Exitus eine Woche nach der Operation in zunehmendem Koma. Sektion.

Seit Dezember 1922 mitunter Kopfschmerzen, die dann allmählich zunahmen, zuweilen mit Erbrechen verbunden. Seit Mai 1923 zunehmende Schwäche im linken Arm und Bein. Seit Juli 1923 auf die linke Körperhälfte begrenzte und mit Bewußtseinverlust verbundene epileptische Anfälle. Doppelsehen seit Ende Juli 1923. Am 7. IX. 1923 wurde Pat. von der Nervenklinik durch Dr. Sahlgren mit der Diagnose Tumor in der motorischen Region der rechten Seite der chirurgischen Klinik überwiesen.

Allgemeine Drucksymptome. Komatös. Doppelseitige Stauungspapille. Lumbalpunktion: Druck 300 mm H_2O. Die Flüssigkeit schwach gelblich. Pandy und Nonne negativ, eine Zelle.

Röntgenuntersuchung: Zeichen erhöhten intrakraniellen Druckes in Form von vertieften Impressiones digitat., etwas erweiterten Suturen und Entkalkung der Process. clinoid. post.

Lokalsymptome. *Kranialnerven:* III, IV, VI, wahrscheinlich linksseitige Abducensparese.

Motilität und Sensibilität: Linksseitige Hemiplegie mit Beugecontractur im Arm und Streckcontractur im Bein. Sehnenreflexe in den Armen auf der linken Seite verstärkt, in den Beinen auf beiden Seiten gleich. Bauchreflexe normal. Babinski auf beiden Seiten, links stärker. Die Sensibilität kann nicht geprüft werden.

Operation am 9. IX. 1923. Äthernarkose. Osteoplastischer Lappen in der rechten motorischen Region. Die Spannung der Dura deutlich erhöht. Duraeröffnung mit der Basis des Lappens medial. Die Windungen etwas abgeplattet, sonst keine pathologischen Veränderungen wahrnehmbar. Subtemporale Dekompression.

Der Patient kam nicht wieder zum Bewußtsein und starb am 16. IX.

Sektion (ohne vorhergehende Formalinhärtung). Beide Seitenventrikel erweitert. Chorioidalplexus auf beiden Seiten stark ödematös durchtränkt, schlaff und von einer eigentümlichen gräulich-roten Farbe. Linsenkern auf der rechten Seite von käsiger Konsistenz, an mehreren Stellen von Höhlenbildungen unregelmäßiger Form und Anordnung durchsetzt (Abb. 3). Im Linsenkern auf der linken Seite ähnliche, obzwar weniger deutlich ausgesprochene Veränderungen. Mikroskopische Diagnose: Gliom.

Fall Nr. 2. A. F., ♂, 51 Jahre. S. 30/1924.

Großes Gliom des linken Parietal- und Temporallappens mit Hemiparese, Hemihypästhesie und Aphasie. Komatös. Subtemporale Dekompression. Zwei Tage später Exitus. Sektion.

Diabetes seit 12 Jahren. Seit einem halben Jahre allmählich häufiger werdende Anfälle von Gefühl des Eingeschlafenseins im rechten Arm und Bein. Seit 2 Monaten andauernde Schwäche im rechten Arm. Leichte occipitale Kopfschmerzen in den letzten Wochen. Leichte aphasische Störungen seit zwei Wochen. Aufnahme in die medizinische Klinik am 14. I. 1924.

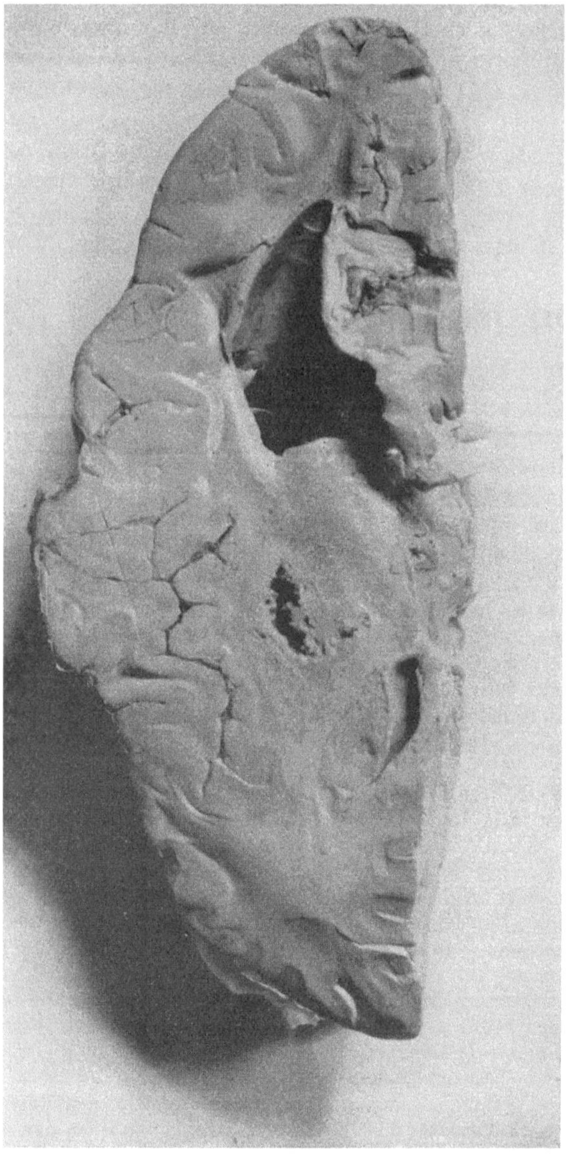

Allgemeine Drucksymptome. Doppelseitige Stauungspapille. Sehr benommen. Lumbaldruck 250 mm Wasser, Nonne +, Pandy +, zwei Zellen.

Lokalsymptome. Rechtsseitige Hemiparese und Hemihypästhesie, Paraphasie. Am 25. I. Punktion am hinteren Teil des linken Parietallappens (Prof. JACOBAEUS): In einer Tiefe von 6 cm eine kleine gliomatöse Cyste mit einigen Kubikzentimetern einer gelben gerinnenden Flüssigkeit. Nach Injektion von 2 ccm Lipoidol wurde eine Röntgenaufnahme gemacht (Abb. 4, 5). Am 28. I. wurde Pat. von Prof. JACOBAEUS mit der Diagnose Gliom im linken Parietallappen der chirurgischen Klinik überwiesen. Pat. war damals komatös, sonst war der Zustand unverändert. Ein Versuch, den Tumor freizulegen, war wegen des Zustandes ausgeschlossen. Es wurde eine subtemporale Dekompression angeraten.

Operation am 29. I. 1924. Lokalanästhesie. Rechtsseitige subtemporale Dekompression. Spannung der Dura leicht erhöht, die Windungen abgeflacht und trocken. Schichtenweiser Verschluß in der üblichen Art.

Es erfolgte keine Besserung und Pat. starb am 31. I.

Die *Autopsie* zeigte ein großes, in seinem Zentrum teilweise cystisches Gliom, das den größten Teil der hinteren Hälfte der linken Hemisphäre infiltrierte.

Abb. 3. Fall Nr. 1. Horizontalschnitt durch die linke Großhirnhemisphäre.

Ein von vornherein hoffnungsloser Fall. Das Resultat war typisch für komatöse Patienten. Wie bei anderen ähnlichen Fällen war ich der Ansicht, daß eine einfache subtemporale Dekompression keinen Schaden machen, aber durch die Erleichterung des Druckes dem Patienten eine Möglichkeit zur Erholung geben könne. Die

Dekompression hätte auf der linken Seite gemacht werden müssen, obzwar dies für den Ausgang wohl kaum eine Rolle gespielt hätte.

Fall 3. K. E. A., ♂, landwirtsch. Arbeiter, 23 Jahre. S. 99/1924.

Gut abgegrenztes Gliom im mittleren Teil der vorderen Zentralwindung mit Jacksonschen Anfällen und corticaler Monoparese in der linken Hand. Unbedeutende Drucksymptome. Operation. Exstirpation des Tumors. Tod drei Tage nach der Operation infolge eines extraduralen Hämatoms. Keine Sektion.

Im November 1923 ein epileptischer Anfall, der mit Zuckungen in der linken Hand anfing und sich später verallgemeinerte, mit Bewußtseinsverlust und Zungenbiß. Die folgenden Tage weitere drei oder vier ähnliche Anfälle. Seit dem ersten Anfall sind der 4. und 5. Finger der linken Hand paretisch gewesen und haben begonnen, in Contracturstellung zu stehen. Aufnahme in die Nervenklinik am 21. I. 1924 und am 2. II. von Prof. MARCUS mit der Diagnose Tumor in der motorischen Region auf der rechten Seite der chirurgischen Abteilung überwiesen.

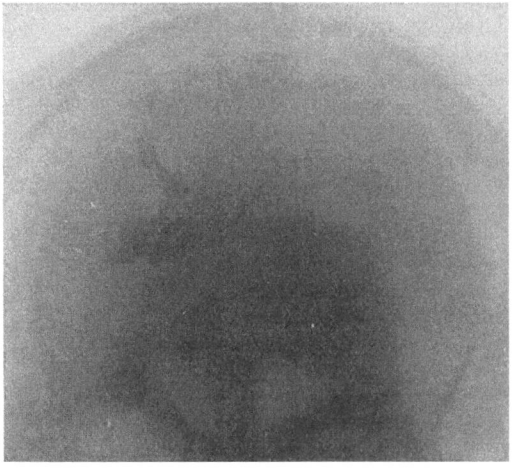

Abb. 4. Fall 2. Röntgenbild nach Lipjodoleinspritzung in eine Zyste des Tumors.

Allgemeine Drucksymptome. Doppelseitige Stauungspapille ohne meßbare Protrusion.

Röntgenuntersuchung. Netzförmig ausgedehnte Venen im Os parietale beider Seiten. Die Venen auf der rechten Seite anscheinend stärker ausgedehnt als auf der linken.

Lokalsymptome. *Kranialnerven:* Kein anormer Befund.

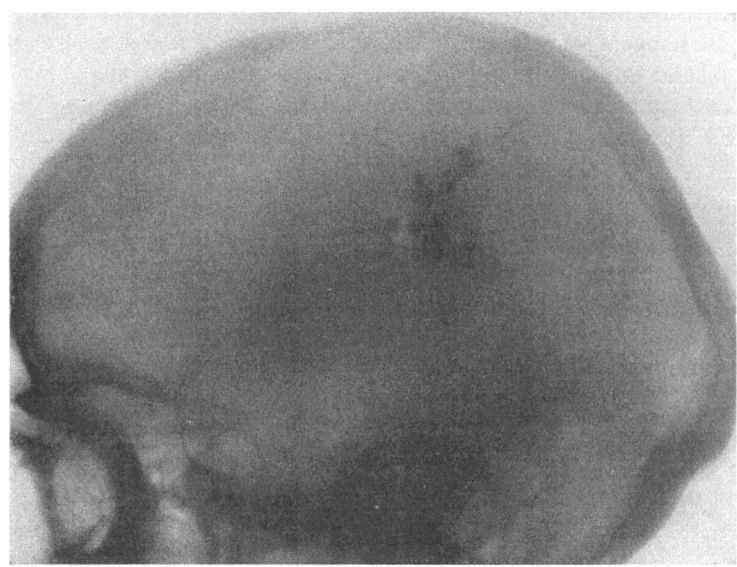

Abb. 5. Fall 2. Seitenbild.

Motilität und Sensibilität: Grobe Kraft in Ellenbogen-, Hand- und Fingergelenken der linken Seite herabgesetzt, deutliche Atrophie der Muskulatur auf der linken Seite und leichte Beugecontractur der drei ulnaren Finger. Die Sehnenreflexe im linken Arm deutlich gesteigert. Das Lagegefühl in der linken Hand etwas herabgesetzt. Sonst keine Sensibilitätsstörungen.

Operation am 5. II. 1924. Äthernarkose. Osteoplastischer Lappen über der rechten motorischen Region. Die Spannung der Dura vielleicht etwas erhöht. Duraeröffnung mit der Basis des Lappens nach oben. Am mittleren Teil der vorderen Zentralwindung die Hirnoberfläche auf einer markstückgroßen, ziemlich gut abgegrenzten Partie deutlich blässer und weicher als die umgebende Hirnsubstanz. Bei Punktion an dieser Stelle bekam man eine schwarzrote halbflüssige Masse in die Spritze und nach Incision daselbst kam man in einen unmittelbar unter der Rindenoberfläche liegenden Hohlraum; dieser war von einer schwarzroten klebrigen Masse erfüllt, die als ein hämorrhagisch infarciertes Gliom aufgefaßt wurde. Die Tumormasse wird mit einem stumpfen Löffel ausgelöffelt, wonach ein mehr als walnußgroßer Hohlraum zurückbleibt, der von einer Membran ausgekleidet zu sein scheint und mit Zenkerscher Lösung gepinselt wird. Subtemporale Dekompression, wonach der Knochenlappen an seinen Platz zurückgelegt wird. Vollständige Sutur.

Histologische Diagnose: Gliom.

Am Abend nach der Operation einige Anfälle mit Zuckungen im linken Arm und schwere Kopfschmerzen durch die ganze Nacht. Am Tage nach der Operation hochgradige Benommenheit und positiver Babinski auf der linken Seite, sowie deutlicher Fußklonus. Es schien eine schlaffe Parese des linken Unterarmes mit Ausfall der Sehnenreflexe zu bestehen. Wegen der zunehmenden Drucksymptome am 6. II. nachmittags Lumbalpunktion, wobei die Flüssigkeit sehr langsam ausfloß, der Druck aber allmählich auf 350 mm Wasser anstieg. Unmittelbar nach der Lumbalpunktion äußerst intensive Kopfschmerzen, die, wie der Patient angab, viel heftiger geworden wären als vorher.

Da der Patient deutliche Zeichen eines extraduralen Hämatoms aufwies, wurde der Lappen am 6. II. abends gehoben, wobei man die Dura von einem fast 2 cm dicken Blutkoagulum bedeckt fand, das ausgeräumt wurde. Drainrohr zwischen Dura und Knochen. Zurücklegung des Lappens. Exitus in zunehmendem Koma am 8. II. Sektion wurde nicht zugelassen.

Ein trauriges Beispiel eines zu spät diagnostizierten extraduralen Hämatoms. Nach den Symptomen zu urteilen, trat nach der Lumbalpunktion eine Einklemmung des Kleinhirns in das Foramen magnum ein. Die Symptome hätten schon am Abend nach der Operation oder spätestens am nächsten Morgen eine Lüftung des Lappens veranlassen sollen, aber trotzdem dies erst nach 24 Stunden geschah, scheint es möglich, daß der Patient hätte gerettet werden können, wenn nur die Lumbalpunktion unterlassen worden wäre. Bei der sekundären Operation hätte der Knochenlappen definitiv entfernt werden sollen.

Fall Nr. 4. K. G., ♀, 54 Jahre. S. 151/1924.

Großes Gliom im linken Frontallappen mit Aphasie, Hemiparese und allgemeinen, zu Koma vorgeschrittenen Drucksymptomen. Subtemporale Dekompression. Zwei Tage nach der Operation Exitus. Autopsie.

Seit einigen Wochen Kopfschmerzen und allmähliche geistige Umnachtung, weshalb Pat. wegen Psychose am 6. II. in Irrenanstalt aufgenommen wurde, von wo Prof. GADELIUS sie am 18. II. mit der Diagnose Tumor cerebri der chirurgischen Klinik überwies.

Allgemeine Drucksymptome. Doppelseitige Stauungspapille mit Protrusion von sechs Dioptrien. Hochgradig benommen.

Lokalsymptome. *Kranialnerven*: V, der Kiefer weicht nach rechts ab. Die Sensibilität kann nicht untersucht werden, gröbere Störungen aber anscheinend nicht vorhanden. VII, rechtsseitige Parese von zentralem Typus.

Motilität und Sensibilität: Rechtsseitige schlaffe Hemiparese. Die Sensibilität kann nicht ins einzelne geprüft werden. Pat. lokalisiert aber schmerzhafte Eindrücke auf der linken Seite besser als auf der rechten. Sie ist so gut wie vollständig aphasisch, scheint des Sprechens gänzlich unfähig zu sein und kann die einfachsten Aufträge nicht ausführen.

Auf Grund der rasch eintretenden Progression der Symptome schöpfte man Verdacht auf einen metastatischen Tumor, es konnte aber kein Primärherd nachgewiesen werden. Die allgemeinen Drucksymptome schritten immer mehr fort, und die Patientin war nach einigen Tagen komatös, die ganze Zeit vollständig inkontinent.

Operation am 26. II. Lokalanästhesie. Rechtsseitige subtemporale Dekompression nach präliminärer Ventrikelpunktion, die erwies, daß der rechte Seitenventrikel nach rechts verschoben war und unter mäßig erhöhtem Druck stehende Flüssigkeit enthielt. Die Hirnoberfläche sehr blaß, sonst aber nichts Pathologisches zu beobachten.

Fortschreitendes Koma. Exitus am 28. II.

Sektion: Apfelsinengroßes, rundliches, von Blutungen durchsetztes Gliom (Abb. 6), das, die Seitenventrikel komprimierend und verschiebend, beinahe den ganzen linken Frontallappen einnahm. Die linke Hemisphäre im ganzen größer als die rechte. Histologische Untersuchung: Gliom.

Ein von vornherein hoffnungsloser Fall, bei dem die Operation besser unterblieben wäre. Es wäre richtiger gewesen, die Dekompression auf der linken Seite anzulegen, obzwar es in diesem Falle keine große Rolle spielte.

Fall Nr. 5.
P. S., ♂, 26jähriger Arbeiter. S. 103/1924.

Subcorticales Gliom im linken Temporo-Parietal-Lappen mit Jackson-Epilepsie und Parese im rechten Arm und Gesicht. Ex-

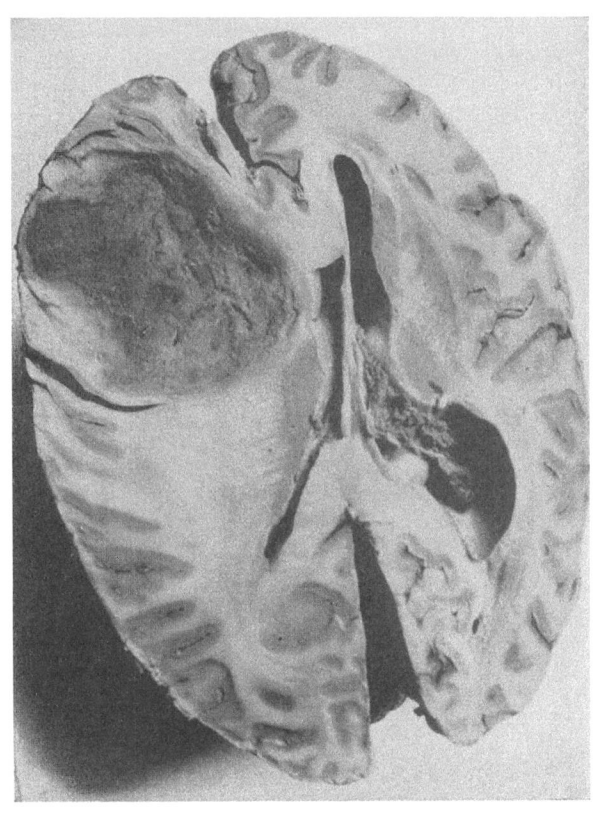

Abb. 6. Fall Nr. 4. Horizontalschnitt durch das Gehirn. Man beachte die Vergrößerung der ganzen linken Hemisphäre.

plorativoperation ohne Entdeckung des Tumors. Danach Röntgenbehandlung. Keine Besserung. Tod 8 Monate nach der Operation. Sektion.

Seit April 1924 Jacksonsche Anfälle, die im rechten Mundwinkel anfingen. Mitunter allgemeine Anfälle mit Bewußtseinsverlust. Aufnahme in die medizinische Klinik am 16. VI. 1924.

Allgemeine Drucksymptome. Beginnende Stauungspapille an beiden Seiten. Lumbaldruck 250 mm Wasser.

Lokalsymptome. *Kranialnerven:* V, der Kiefer weicht nach rechts ab. VII, Schwäche der rechten unteren Gesichtshälfte.

Motilität und Sensibilität: Leichte Parese des rechten Armes und der rechten Hand. Leichte Hypästhesie und vollständige Astereognose der rechten Hand.

Der Pat. wurde von Dr. ANTONI unter der Diagnose Tumor der linken Zentralregion der chirurgischen Klinik überwiesen.

Operation am 7. VII. 1924. Äthernarkose. Osteoplastische Freilegung des linken Rolandischen Gebietes und der oberen Temporalwindungen. Die Dura etwas gespannt, aber Ventrikelpunktion wurde nicht für notwendig gehalten. Die freigelegten Windungen, besonders die oberen Temporalwindungen, sehr abgeflacht. Kein Tumor zu entdecken. Die Operation wurde deshalb mit subtemporaler Dekompression abgeschlossen.

Die Wunde heilte p. p. und es entwickelte sich eine ziemlich gespannte subtemporale Protrusion. Röntgenbehandlung. Bei der Entlassung am 31. VII. die Protrusion weicher, die neurologischen Symptome aber unverändert. Im September und November 1924 Wieder-

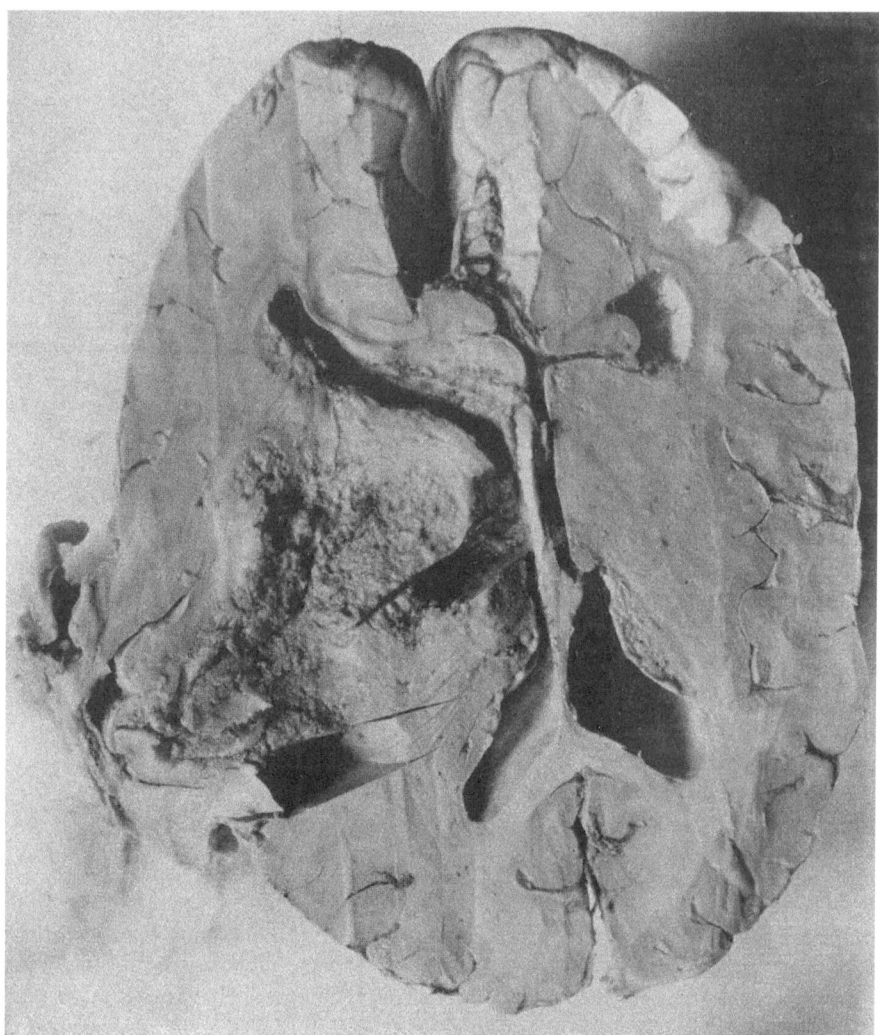

Abb. 7. Fall Nr. 5. Horizontalschnitt durch das Gehirn.

aufnahme behufs weiterer Röntgenbehandlung. Diese hatte indes keinen Erfolg, die Symptome zeigten im Gegenteil stetiges Fortschreiten und der Patient wurde vollständig hemiplegisch und aphasisch. Die subtemporale Protrusion nahm an Größe und Spannung zu, und im Februar 1925 wurde der Patient blind. Am 24. IV. trat der Exitus ein.

Sektion: In der linken Parieto-Temporal-Region ein großes subcorticales Gliom, das sich in den Seitenventrikel erstreckt (Abb. 7). Histologisch erwies sich der Tumor als ein Gliom vom Typus Spongioblastoma multiforme (GLOBUS und STRAUSS).

Der Fall ist in einem Artikel über Röntgenbehandlung von Gliomen ausführlicher mitgeteilt worden (OLIVECRONA und LYSHOLM).

Fall Nr. 6. ♂, *13 Jahre. S. 582/1924.*

Gliomatöse Cyste im linken Temporallappen mit allgemeinen Konvulsionen und Aphasie. Allgemeine Drucksymptome, die zur Erblindung führen. Zuckungen und Parese im linken Facialisgebiet. Ventrikulographie wies die Verschiebung und Dilatation der Seitenventrikel nach. Linksseitige subtemporale Dekompression und Entleerung der Cyste. Vorübergehende Besserung. $3^1/_2$ Monate später Exitus. Keine Autopsie.

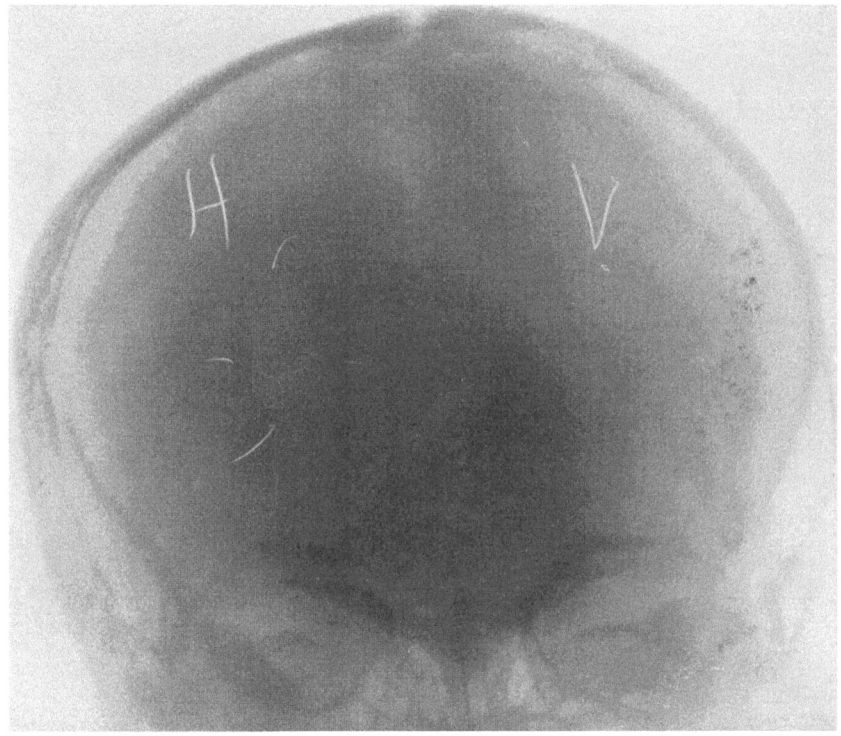

Abb. 8. Fall Nr. 6. Man beachte die Entkalkung der linken Felsenbeinpyramide und die Verdünnung der Squama os. temp. auf der linken Seite.

Vor 10 Jahren ein Anfall von Benommenheit und Schielen durch 2 Wochen. Späterhin war Pat. gesund, bis er vor 2 Jahren einen allgemeinen epileptischen Anfall mit Bewußtseinsverlust bekam. Seither mehrere Anfälle, einige ohne Konvulsionen, bestehend aus Bewußtseinsverlust mit darauffolgendem Kopfschmerz und Erbrechen. Häufige Anfälle von Kopfschmerzen auf der linken Seite des Kopfes und in der Supraorbitalregion lokalisiert. Seit November 1923 Doppelsehen, und Pat. konnte schwer die Namen der Dinge finden. In den letzten 2 Wochen Geruchshalluzinationen, zunehmende Unsicherheit beim Gehen und Stehen. Aufnahme in die Nervenklinik am 22. V. 1924.

Allgemeine Drucksymptome. Doppelseitige Stauungspapille mit Atrophie, das Sehvermögen auf Lichtempfindung reduziert. Sehr benommen.

Röntgenuntersuchung. (Abb. 8, 9.) Deutliche Suturdiastasen, besonders der Sutura frontotemp. Diese scheint auf der linken Seite weiter als auf der rechten und das Os temporale auf der linken Seite dünner als auf der rechten. Die Ala minor ist auf den erhältlichen Bildern nicht zu sehen, der laterale Teil der linken Felsenbeinpyramide ist aber dünner als auf der

20 Die Gliome.

rechten Seite und fleckförmig entkalkt. Allgemein verstärkte Impress. dig. und erweiterte Venen, auf beiden Seiten ungefähr gleich ausgedehnt. Die Sella ist vergrößert und der Sellaeingang weiter als normal.

Lokalsymptome. Empfindlichkeit und Verdünnung des linken Schläfenbeins.

Kranialnerven: I, die in der Anamnese berichteten Geruchshalluzinationen; VI, doppelseitige Parese; VII, Parese der beiden Äste auf der linken Seite.

Motilität und Sensibilität ohne Störungen. Mäßiger Grad von sensorischer Aphasie.

Ventrikulographie (Prof. JACOBAEUS) mit Injektion von Luft und Lipiodol in den linken Seitenventrikel zeigte beide Ventrikel sehr ausgedehnt und beträchtlich nach rechts verschoben (Abb. 10, 11). Während seines Aufenthaltes in der neurologischen und der medi-

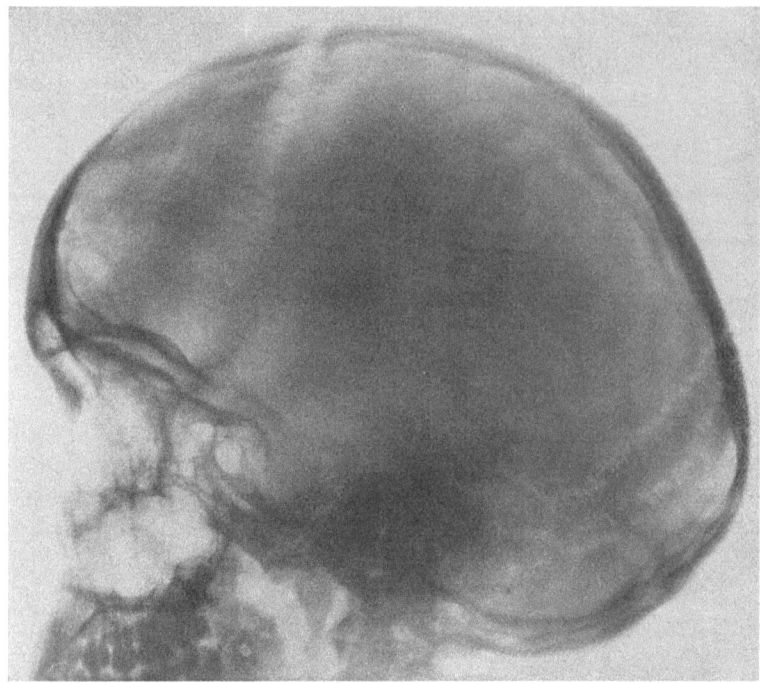

Abb. 9. Fall Nr. 6. Gesprengte Suturen, erweiterte Venen, Vergrößerung der Sella turcica.

zinischen Klinik hatte der Patient wiederholte Male Attacken von schweren Kopfschmerzen, oft mit Zuckungen im Gebiet des linken Gesichtsnerven verbunden.

Der Patient wurde von Prof. JACOBAEUS mit der Diagnose Tumor des linken Schläfelappens der chirurgischen Klinik überwiesen.

Operation am 3. VII. 1924. Kombinierte Lokalanästhesie und leichte Äthernarkose. Linksseitige subtemporale Dekompression. Knochen papierdünn. Dura stark gespannt. Es wurde durch die intakte Dura eine Punktion vorgenommen, wie man glaubte, in die zweite Temporalwindung, und man gelangte in der Tiefe von 1,5 cm in eine große Cyste mit strohfarbener Flüssigkeit. Die Flüssigkeit enthielt reichlich Albumin (Heller +), gerann aber nicht spontan. Mikroskopisch enthielt sie zahlreiche Erythrocyten, sonst aber keine pathologischen Bestandteile. Die Dura wurde geöffnet und eine Incision bis in die Cyste gemacht. Die Wände waren weich, solide Tumorknoten konnten nicht entdeckt werden. Es wurde eine große Menge Flüssigkeit abgelassen, aber das Kollabieren des Gehirns verhinderte eine gründliche Untersuchung des Cysteninneren. Verschluß der Wunde. In der ersten Zeit nach der Operation war der Patient viel lebhafter als vorher, und die Aphasie war weniger ausgesprochen. Allmählich trat aber eine Spannung der Dekompressionsöffnung ein, und der Patient verfiel wieder in seinen früheren Zustand. Es wurden mehrere Punktionen durch die Dekompressionsöffnung gemacht, aber die Erleichterung, welche sie mit sich führten, war immer von sehr kurzer Dauer. Am 29. VII. wurde Pat. entlassen. 3½ Monate später soll laut Bericht der Exitus eingetreten sein.

Es war dies ein zu zaghafter Versuch, eine ausgedehnte, aber relativ günstige Läsion durch den ungenügenden Raum, den eine subtemporale Dekompressionsöffnung bietet, anzugehen. Mit einer ausgiebigen Freilegung und mit vorhergehender Fixierung der Cystenwände durch Füllung mit einem Fixierungsmittel hätte in diesem Falle vielleicht ein günstiges Resultat erzielt werden können. Der Kollaps der Cyste verhinderte nun eine gründliche Orientierung, auch stand mir damals kein genügendes Instrumentarium (geeignete Spatel und Beleuchtungsapparate) zur Verfügung.

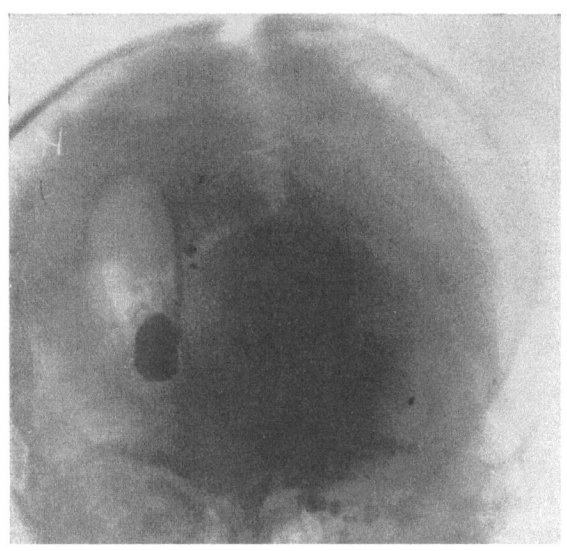

Abb. 10. Fall Nr. 6. Frontalbild nach Einspritzung von Luft und Lipojodol in das stark nach rechts verschobene Ventrikelsystem.

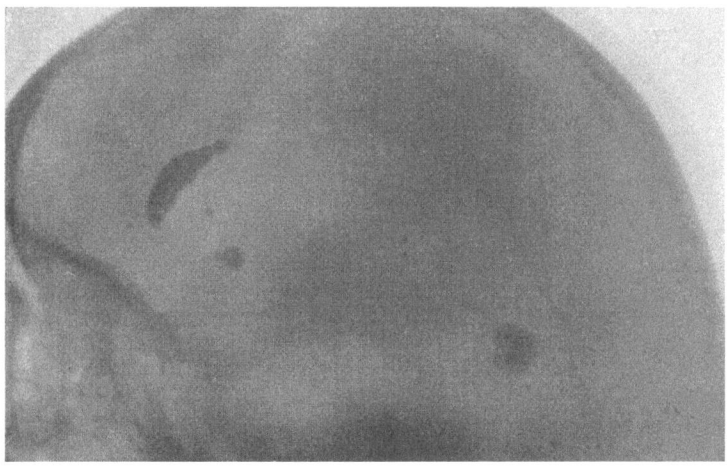

Abb. 11. Fall Nr. 6. Rechter Seitenventrikel.

Fall Nr. 7. V. W., ♂, 42 Jahre. S. 641/1924.

Subcorticales Gliom im rechten Parietal- und Temporallappen mit Hemihypästhesie, Hemiparese und Hemianopsie. In komatösem Zustande aufgenommen. Subtemporale Dekompression. Exitus binnen 24 Stunden. Autopsie.

Eine Woche vor der Aufnahme begannen in der Supraorbitalregion lokalisierte Kopfschmerzen. Zwei Tage später ein Gefühl von Eingeschlafensein in der linken Hand und im linken Arm. Aufnahme in die chirurgische Klinik am 24. VII. 1926.

Allgemeine Drucksymptome. Die Papillen verschwommen, aber ohne meßbare Protrusion. Lumbalpunktion zeigte einen Druck von 210 mm Wasser. Nonne —, Pandy —, 3 Zellen.

Lokalsymptome. *Kranialnerven:* V, linksseitige Hypästhesie, Cornealreflex links träge. VII, Schwäche in der linken unteren Gesichtshälfte.

Motilität und Sensibilität. Linksseitige Hemihypästhesie.

Die Wahrscheinlichkeitsdiagnose wurde auf Tumor gemacht, da aber allgemeine Drucksymptome so gut wie völlig fehlten, wurde gegenwärtig nicht zu einer Operation geraten. Eine vasculäre Läsion konnte nicht ausgeschlossen werden. Patient wurde am 31. VII. entlassen. Am nächsten Tage fühlte er sich viel schlechter, mit schweren Kopfschmerzen.

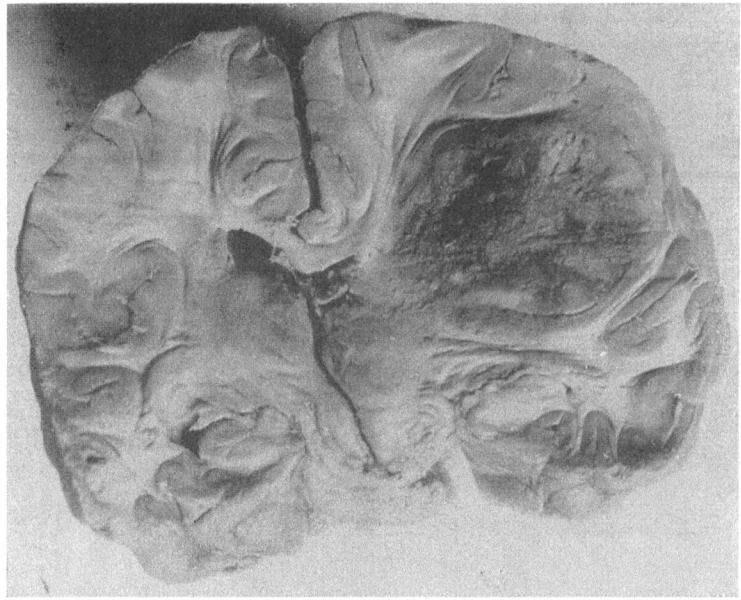

Abb. 12. Fall Nr. 7. Frontalschnitt durch das Gehirn.

Es wurde in seinem Heim eine Lumbalpunktion vorgenommen, die einen Druck von 310 mm Wasser zeigte. Die Symptome progrediierten rasch, und am 3. VIII. wies er folgende Erscheinungen auf: doppelseitige Stauungspapille von 3 Dioptrien, Hemihypästhesie und Hemiparese, Schlucken und Doppelsehen. Am 4. VIII. wurde der Patient bewußtlos und kam in diesem Zustande am selben Tage zur Aufnahme. Er war dann komatös mit linksseitiger Hemiplegie.

Operation am 4. VIII. Äthernarkose. Rechts subtemporale Dekompression. Dura sehr gespannt. Es wurde eine intravenöse Injektion von 10% Salzlösung und eine Lumbalpunktion vorgenommen. Diese Maßnahmen setzten den Druck so herab, daß die Dura eröffnet werden konnte. Dennoch leichte Protrusion des gespannten Hirns, aber ohne Bersten der Rinde. Punktion im hinteren Teil der oberen Temporalwindung gab einige Tropfen von einer gelben gerinnenden Flüssigkeit. Die Wunde wurde verschlossen. Das Koma ging nicht zurück und Patient starb am folgenden Nachmittage.

Sektion: Großer, ziemlich scharf abgegrenzter Tumor, der den hinteren Teil des rechten Parietal- und den oberen Teil des Temporallappens einnimmt (Abb. 12). Im Tumor mehrere frische Hämorrhagien. Mikroskopisch erwies er sich als Gliom.

Der Fall war hoffnungslos, aber eine Operation in einem früheren Stadium hätte vielleicht eine Erleichterung bringen können.

Fall Nr. 8. J. A., ♂, 49jähriger Landwirt. S. 660/1924.

Subcorticales Gliom des rechten Parieto-Occipitallappens verifiziert durch die von einer kleinen Cyste im Tumor erhaltene gelbe, gerinnende Flüssigkeit. Ventrikulographie. Explorative Freilegung und subtemporale Dekompression. Anschließende Röntgenbehandlung. Keine Besserung. Tod $3^1/_2$ Monate nach der Operation. Keine Sektion.

Seit Mai 1924 Kopfschmerzen und gelegentliche Attacken von Schwächegefühl in beiden Beinen, jedoch ohne Verlust des Bewußtseins und ohne Konvulsionen. Fortschreitende Verschlechterung des Sehvermögens. Am 7. VII. 1924 Aufnahme in die medizinische Klinik.

Allgemeine Drucksymptome. Beiderseitig Stauungspapille von 5 Dioptrien. V. rechts 0,1, V. links 0,3.

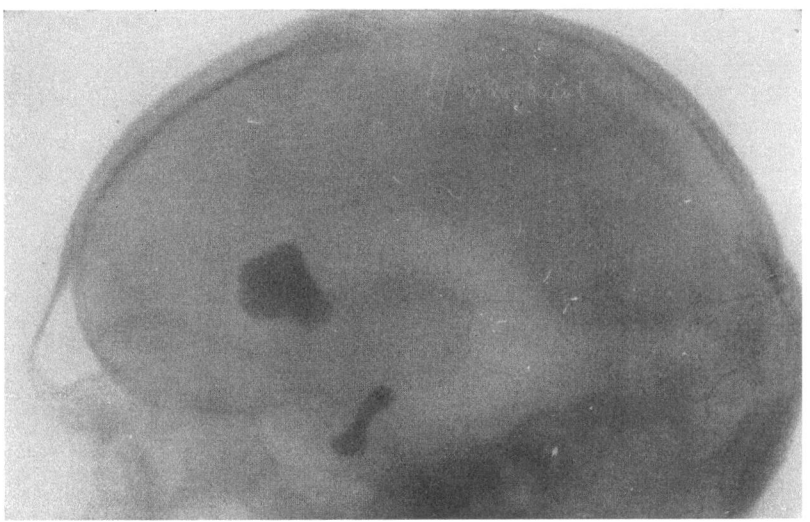

Abb. 13. Fall Nr. 8. Rechter Seitenventrikel nach Einspritzung von Luft und Lipojodol.

Lokalsymptome. Vielleicht leichte Abschwächung der tiefen Sensibilität im linken Bein, neurologische Untersuchung sonst negativ.

Am 22. VII. Ventrikulographie (Prof. JACOBAEUS). Punktion des hinteren Hornes des rechten Seitenventrikels. Der Druck war 250 mm Wasser. Es wurden 50 ccm Flüssigkeit entleert und durch ebensoviel Luft ersetzt. Außerdem wurden 2 ccm Lipiodol injiziert. Unmittelbar danach epileptischer Anfall mit Bewußtseinsverlust von einigen Sekunden. Die Ventrikulographie zeigte Kompression und Distorsion des hinteren Horns vom rechten Seitenventrikel (Abb. 13).

Während der folgenden Tage wiederholte Attacken von Erbrechen. Am 29. VII. wurde eine Punktion (Prof. JACOBAEUS) des rechten Occipitallappens in der Richtung der mutmaßlichen Lage des Tumors gemacht, es wurde aber nichts Abnormes gefunden. Unmittelbar danach epileptischer Anfall mit Bewußtseinsverlust. Pat. wurde von Prof. JACOBAEUS mit der Diagnose Tumor im rechten Parieto-Occipitallappen der chirurgischen Klinik überwiesen.

Während der ersten Tage nach der Aufnahme hatte der Patient hohe Temperatur und Nackensteifigkeit, er war sehr benommen und erbrach wiederholt. Um die Drucksymptome zu erleichtern, wurde am 4. VIII. der linke Seitenventrikel punktiert. Am 5. VIII. war das Sehvermögen links auf 0,1 und rechts auf $^1/_{16}$ heruntergegangen.

Operation am 8. VIII. Äthernarkose. Osteoplastischer Lappen, der den vorderen, an den Parietallappen grenzenden Teil des rechten Occipitallappens bloßlegte. Dura stark gespannt. Bei einem Versuche, das hintere Horn des rechten Seitenventrikels zu punktieren, drang die Nadel in einer Tiefe von 5 cm in eine kleine Cyste ein, die etwa 3 ccm gelber gerinnender Flüssigkeit enthielt. Mikroskopische Untersuchung der Flüssigkeit zeigte zahlreiche Fettkörnchenzellen, nekrotische Gehirnsubstanz und ein kleines Stück Gewebe, das als Bestandteil eines Glioms betrachtet wurde. Eine zweite Punktion erreichte den Seitenventrikel, der nahe der Cyste gelegen war, aber ungefähr $1^1/_2$ cm tiefer. Nach Öffnung der Dura stellte man fest, daß die Rinde mit einem dünnen Häutchen von altem Blut bedeckt war, das offenbar von den verschiedenen Punktierungen der letzten Tage herrührte. Die freigelegten Windungen flach und anämisch, ein Tumor war jedoch nicht zu sehen. Man nahm ein tiefsitzendes und inoperables Gliom an und machte eine subtemporale Dekom-

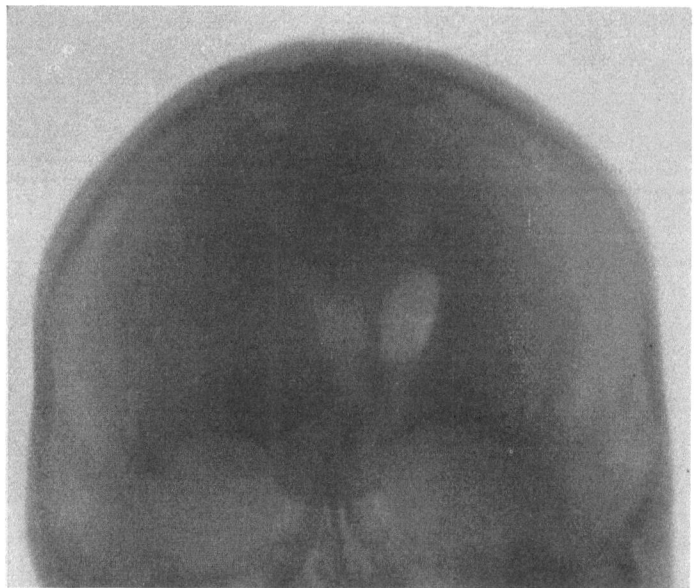

Abb. 14. Fall Nr. 9. Nach Luftfüllung beider Seitenventrikel aufgenommenes Frontalbild, das starke Verschiebung des Ventrikelsystems nach rechts zeigt. Schlechtere Füllung des vorderen Teiles des linken Seitenventrikels.

pression. Der Knochenkappen wurde wieder an seine Stelle gebracht und die Wunde ohne Drainage geschlossen.

Die eingeleitete Röntgenbehandlung gab keine Besserung, und zur Zeit der Entlassung, am 30. VIII., bestand eine gespannte subtemporale Protrusion. Die Stauungspapillen gingen unter Atrophie und weiterer Abnahme des Sehvermögens zurück. Am 20. X. Einleitung neuerlicher Röntgenbehandlung. Das Befinden hatte sich in der Zwischenzeit rapid verschlechtert, Pat. war desorientiert, fast blind und mit vollständiger Inkontinenz der Sphincter. Da eine weitere Behandlung aussichtslos erschien, wurde der Pat. wieder entlassen. Nach eingelaufener Nachricht trat der Tod am 25. XI. 1924 ein. Keine Sektion.

Rapid wachsendes, keiner Behandlungsform zugängliches Gliom.

Fall Nr. 9. C. O. M., ♂, 63 Jahre. S. 742/1924.

Gliom im linken Frontallappen mit allgemeinen Konvulsionen und psychischen Störungen. Die Ventrikulographie zeigte Kompression des Vorderhorns des linken Ventrikels und Verschiebung beider Ventrikel nach rechts. Operation, partielle Entfernung des Tumors. Tod. Autopsie.

Im November 1923 heftiges Schädeltrauma, aber kein Bewußtseinsverlust. Pat. darauf gesund bis März 1924, um welche Zeit er begann, sich müde zu fühlen und das Interesse für seine Arbeit zu verlieren. Mitte März wurde er bettlägerig und hatte häufige Anfälle von Erbrechen, aber keine Kopfschmerzen. Aufnahme in die medizinische Klinik am 28. VII. 1924.

Allgemeine Drucksymptome. Beiderseitige Stauungspapille, links 1 Dioptrie, rechts 1—2 Dioptrien. V. rechts 1, V. links 1. Lumbaldruck zwischen 290 und 360 mm Wasser. Die Cerebrospinalflüssigkeit, reich an Albumin, enthielt ungefähr 40 Zellen.

Lokalsymptome. Geistestätigkeit langsam, desorientiert in bezug auf Zeit und Raum. Schwatzt viel. Inkontinent. Mehrere epileptische Anfälle, die mitunter mit Rotation des Kopfes nach rechts, mitunter im rechten Arm und einmal im linken Arm anfingen. Von Dr. S. HESSER mit der Diagnose eines wahrscheinlich frontalen Hirntumors überwiesen.

Obzwar ein frontaler Tumor auf Grund der psychischen Symptome wahrscheinlich war, konnte die Seite nicht festgestellt werden. Eine Ventrikulographie schien daher indiziert und wurde am 27. VIII. vorgenommen. Es wurden die Hinterhörner der beiden Seitenventrikel punktiert. Der rechte Ventrikel enthielt 10 ccm von einer klaren Flüssigkeit, die durch Luft ersetzt wurde, der linke enthielt 6 ccm hellgelber Flüssigkeit, die ebenfalls durch Luft ersetzt wurde. Die Platten (Abb. 14) zeigten Kompression des Vorderhorns des linken Seitenventrikels und Dislokation beider Ventrikel nach rechts.

Operation am 1. IX. 1924. Äthernarkose. Osteoplastische Freilegung des linken Frontallappens. Bei einer weit vorne im Operationsfelde vorgenommenen Punktion erhielt man einige Kubikzentimeter von einer gelben gerinnenden Flüssigkeit. Die Dura war stark gespannt, und es wurde deshalb eine Punktion des linken Seitenventrikels vorgenommen.

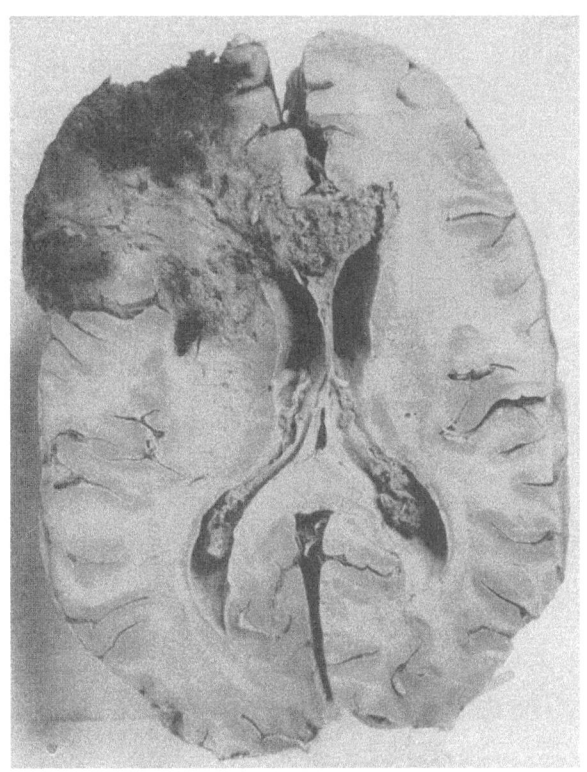

Abb. 15. Fall Nr. 9. Horizontalschnitt durch das Gehirn. Man beachte die Vergrößerung der ganzen linken Hemisphäre.

Nach der Duraeröffnung war ein im lateralen Teil des Frontallappens lokalisierter Tumor zu sehen. Er war leicht an der Dura festgelötet, hatte aber das makroskopische Aussehen eines Glioms. Trotz der Ventrikelpunktion war der intrakranielle Druck so hoch, daß der Tumor und der Frontallappen bald in die Duraöffnung zu prolabieren begannen. Injektion von 10proz. Salzlösung konnte den Druck nicht herabsetzen, und der Prolaps wurde bald durch die Ränder des Duraeffektes eingeschnürt, mit Ruptur der Rinde. Der Knochenlappen wurde entfernt, es erwies sich aber als unmöglich, den Prolaps mit dem Hautlappen zu decken. Ein großer Teil des Tumors wurde daher entfernt, und nach einer Lumbalpunktion kollabierte das Hirn genügend, um eine Schließung der Wunde zu erlauben. Der Patient kam nicht wieder zum Bewußtsein und starb am folgenden Tage.

Autopsie: Großer, den ganzen Frontallappen und den vorderen Teil des Corpus callosum einnehmender Tumor. Die ganze linke Hemisphäre vergrößert (Abb. 15). Mikroskopische Diagnose: Gliom.

Wenn Lokalanästhesie verwendet worden wäre, hätte der Prolaps des Gehirns während der Operation wahrscheinlich vermieden werden können, da es sehr ungewöhnlich ist, daß der intrakranielle Druck nicht durch Ventrikelpunktion unter Kontrolle gehalten werden kann, wenn Lokalanästhesie zur Verwendung kommt.

Fall Nr. 10. E. I. A. A., ♂, Kaufmann, 39 Jahre. S. 811/1924.

Gliom im Centrum semiovale der rechten Seite, das die basalen Ganglien und die Capsula interna infiltrierte. Linksseitige Hemiparese und Hemihypästhesie.

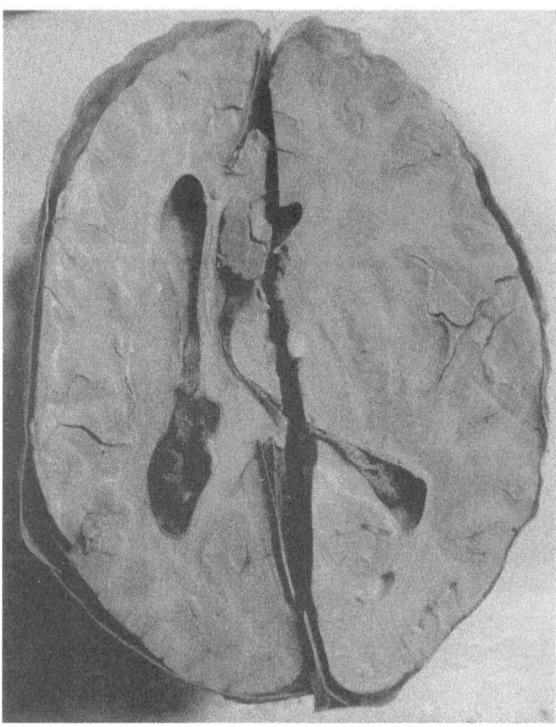

Abb. 16. Fall Nr. 10. Horizontalschnitt durch das Gehirn. Vergrößerung der ganzen rechten Hemisphäre.

Operation. Tumor nicht angetroffen. Subtemporale Dekompression. Nach 24 Stunden Tod in Koma. Sektion.

Im Juni 1922 im Arm beginnender epileptischer Anfall der linken Körperhälfte mit Bewußtseinsverlust. Nachher Kopfschmerzen und vorübergehende Schwäche im linken Arm und Bein. Dann durch ein halbes Jahr gesund, darauf im Jahre 1923 drei ähnliche Anfälle. Seit August 1924 zunehmende Schwäche in der linken Körperhälfte. Pat. wurde am 4. IX. 1924 in die Nervenklinik aufgenommen und von Prof. MARCUS am 12. IX. mit der Diagnose Tumor in der rechten motorischen Region der chirurgischen Klinik überwiesen.

Allgemeine Drucksymptome. Sehr benommen. Doppelseitige Stauungspapille. V. rechts 0,3, V. links 0,4.

Lokalsymptome. *Kranialnerven:* V, linksseitige Hypästhesie, der Cornealreflex auf der linken Seite träger als auf der rechten. Der Kiefer weicht nach links ab. VII, linksseitige Parese von zentralem Typus. XI, Parese der linken Seite von zentralem Typus.

Motilität und Sensibilität: Linksseitige Hemiparese ohne Contractur mit Ausnahme einer beginnenden Varoequinostellung des linken Fußes. Deutliche Atrophie der Muskulatur im linken Arm und Bein. Die Sehnenreflexe auf der linken Seite gesteigert. Babinski auf beiden Seiten positiv. Deutliche Herabsetzung der oberflächlichen Sensibilität des linken Beines. Die tiefe Sensibilität in sämtlichen Gelenken der linken Seite bedeutend herabgesetzt. Vollständige Astereognosie der linken Hand. Cremasterreflexe fehlen auf der linken Seite.

Röntgenuntersuchung zeigte in der Kalotte unregelmäßige, fleckige Verdünnungen und vertiefte Impressiones digitatae. Deutliche Entkalkung der Schädelbasis. Ausgesprochene Destruktion der unteren und hinteren Begrenzung der Sella turcica, auf der linken Seite stärker. Die Destruktion setzt sich nach vorne und unten durch den Sinus sphenoidalis und nach hinten in den vorderen Teil des Clivus fort.

Operation am 14. IX. Lokalanästhesie. Osteoplastische Freilegung der rechten motorischen Region. Duraspannung stark erhöht. Am rechten Seitenventrikel mißlingt eine

Punktion, weshalb sie an dem stark nach links verschobenen Seitenventrikel ausgeführt wird, aus dem klarer Liquor unter starkem Druck abfließt. Da die Dura aber weiter ziemlich stark gespannt war, wurde eine Lumbalpunktion gemacht. Hierbei rann Flüssigkeit ab, jedoch nur tropfenweise. Gleich danach bekam der Patient einen epileptischen Anfall, der im linken Arm begann. Die Dura wurde ohne nennenswerten Prolaps der Rinde geöffnet. Die Hirnwindungen stark abgeflacht und blaß. Im hinteren Teil des Trepanationsgebietes die Hirnoberfläche auf einem pfenniggroßen Gebiete gelblich verfärbt. Diese Mißfärbung war von einer schmalen rötlichen Zone umgeben. Man führte diese Veränderung auf ein Gliom zurück, das an dieser Stelle bis zur Oberfläche reichte. Die Incision der Hirnrinde zeigte daselbst aber keine sicheren Veränderungen. Im Laufe der Operation weitere drei oder vier epileptische Anfälle. Subtemporale Dekompression mit Beibehaltung des oberen Teiles des Knochenlappens. Vollständige Sutur mit Ausnahme von einem Drainrohr zwischen Dura und Knochen.

Am Abend zunehmende Umnebelung und Koma. Da man Verdacht auf ein extradurales Hämatom hatte, wurde am Abend des Operationstages der Knochenlappen gehoben, wobei man ein kleineres extradurales Hämatom fand, das aber keine Impression auf der Hirnfläche verursacht hatte und auch sonst die Symptome kaum zu erklären schien. Der Knochenlappen wurde vollständig entfernt. Ein Zigarettendrain, im übrigen vollständige Sutur. Sowohl während wie nach der Operation wies der Patient deutliche Cheyne-Stokessche Atmung auf, und der Zustand wurde ununterbrochen schlechter bis zum Exitus am 17. IX.

Sektion nach vorhergehender Formalinhärtung. Großes infiltrierendes Gliom in der rechten Hemisphäre, das hauptsächlich die basalen Ganglien und das Centrum semiovale in Mitleidenschaft zog (Abb. 16). Histologische Diagnose: Gliom.

Die Lumbalpunktion, die während der Operation vorgenommen wurde, war wahrscheinlich unnötig, sie trug jedenfalls nicht nennenswert dazu bei, den Druck zu senken, möglich ist aber, daß sie zum Teil Ursache des unglücklichen Ausgangs war. Der Knochenlappen hätte von Anfang an ganz weggenommen werden sollen.

Fall Nr. 11. A. T. L., ♂, Werkmeister, 53 Jahre. S. 1026/1924.

Großes Gliom im rechten Parietal- und Occipitallappen mit Hemihypästhesie, Hemiparese und Hemianopsie. Operation. Der Tumor wurde nicht gefunden. Tod in Koma zwei Tage nach der Operation. Sektion.

Im Februar 1924 ein Anfall mit Gefühl von Eingeschlafensein in der linken Hand, das sich den Arm hinauf verbreitete. Späterhin mehrere ähnliche Anfälle und außerdem einige mit Parästhesien beginnende, später von Krämpfen gefolgte Attacken, die in der linken Hand anfingen und von Bewußtseinsverlust begleitet waren. Zunehmende Schwäche im linken Arm und Bein sowie Kopfschmerzen. Aufnahme in die medizinische Klinik am 30. VIII. 1924. Am 13. IX. von Dr. Åkerblom mit der Diagnose Tumor im rechten Parietallappen der chirurgischen Klinik überwiesen.
Allgemeine Drucksymptome. Sehr benommen. Doppelseitige Stauungspapille. V. links 1; V. rechts 1. Lumbalpunktion in der medizinischen Klinik. Druck 240 mm H_2O. Nonne +, Pandy ++.
Lokalsymptome. *Kranialnerven:* II, homonyme Hemianopsie für Rot nach links nachweisbar. V, linksseitige Hypästhesie. VII, linksseitige Parese des unteren Astes.
Motilität und Sensibilität: Herabsetzung der groben Kraft im linken Arm und Bein ohne Reflexveränderungen. Starke Hypästhesie in der linken Körperhälfte mit vollständiger Astereognosie. Außerdem werden bei Berührung schmerzhafte Sensationen ausgelöst, die in die ganze linke Körperhälfte ausstrahlen.
Operation am 17. IX. Äthernarkose. Osteoplastische Freilegung der rechten Parietalregion. Die Dura stark gespannt. Versuche, den Ventrikel zu punktieren, mißlangen, weshalb Lumbalpunktion gemacht und die Dura eröffnet wurde. Die Windungen waren stark abgeflacht. Wegen starken Prolabierens der Rinde wurde der Knochenlappen entfernt.

Der Patient kam nicht wieder zum Bewußtsein und verschied am 19. IX.

Die Sektion wies ein großes Gliom in der rechten Hemisphäre nach. Das Präparat wurde nicht aufgehoben. Die Lage des Tumors ist nicht näher beschrieben.

Da die klinischen Symptome in diesem Falle mit größter Wahrscheinlichkeit für einen tiefgelegenen Tumor sprachen, hätte man sich mit einer einfachen subtemporalen Dekompression begnügen sollen.

Fall Nr. 12. A. O., ♂, 11jähriger Schuljunge. Sundsvall, Allg. Krankenhaus, 1925. *Große gliomatöse Cyste des linken Parietallappens, rechtsseitige Hemiparese. Operation. Entleerung der Cyste. Fixation der Cystenwände mit absolutem Alkohol. — Röntgenbehandlung. Ausgesprochene Besserung, 18 Monate nach der Operation symptomfrei.*

Seit 2½ Jahren ungefähr zweimal täglich Anfälle von Schwindel und Kopfschmerzen; während des letzten Jahres von einem Gefühl des Eingeschlafenseins im rechten Arm und Bein und später von Zuckungen der rechten Gesichtshälfte begleitet. Der rechte Arm und das rechte Bein sind schwächer geworden, und diese Schwäche ist unmittelbar nach den Attacken am ausgeprägtesten. Am 6. IV. 1925 Aufnahme in das Allg. Krankenhaus in Sundsvall.

Allgemeine Drucksymptome. Beiderseitige Stauungspapille. V. links und V. rechts 0,7. Schwerer Kopfschmerz.

Lokalsymptome. *Kranialnerven:* VII, leichte Schwäche der rechten unteren Gesichtspartie.

Motilität und Sensibilität: Rechtsseitige Hemiparese mit Fußklonus und dorsalem Zehenreflex. Fehlen der Abdominal- und Cremasterreflexe rechts. Keine Sensibilitäts- oder Sprachstörungen.

Klinische Diagnose (Dr. B. ÅKERBLOM): Tumor im linken Rolandischen Gebiet.

Operation am 9. IV. 1925. Äthernarkose. Osteoplastische Freilegung der linken Zentralwindungen. Dura außerordentlich stark gespannt Eine gegen den linken Seitenventrikel eingeführte Nadel drang in eine große gliomatöse Cyste ein, welche die typische gerinnende gelbe Flüssigkeit enthielt. Die Zentralwindungen stark abgeflacht und an einer umschriebenen Stelle von blaßgelber, auf Tumorinfiltration deutender Farbe. An dieser Stelle wurde die Cyste incidiert. Sie lag in einer Tiefe von 1½ cm und war fast so groß wie eine kleine Orange. Aus der Cyste, deren Wände weich waren, ohne jede Spur eines soliden Tumors in der Wand, wurde eine große Menge der gelben Flüssigkeit entleert. Aus einem Teil der Höhle, von welcher man vermutete, daß sie sehr nahe am Ventrikel lag, entstand eine beunruhigend starke Blutung. Dieser Teil der Cyste konnte nicht genügend untersucht werden, und die Blutung zwang schließlich zu Muskelimplantation. Die Cyste wurde mit reinem Alkohol behandelt und ein kleiner Bruchteil zur mikroskopischen Prüfung entfernt. Außerdem wurde ein kleines Stückchen der über der Geschwulst liegenden, auf Tumorinfiltration verdächtigen Rindenpartie zur mikroskopischen Untersuchung entnommen. Trotz der Entleerung der Cyste bestand eine beträchtliche Protrusion des Gehirns, und es wurde Fascie vom Beine des Patienten genommen, um einen teilweisen Verschluß der Dura herzustellen. Der Knochenlappen wurde nach Vornahme einer subtemporalen Dekompression wieder an seinen Platz gebracht. Verschluß ohne Drainage.

Der Patient erholte sich nach der Operation sehr gut. Unmittelbar nach der Operation vollständige Hemiplegie, aber keine Aphasie. Mikroskopische Untersuchung des von der Cystenwand entfernten Fragmentes zeigte Gliom, während das von der Rinde entnommene Stückchen nicht die geringsten Zeichen von Tumorinfiltration zeigte, dagegen Atrophie der Ganglienzellen und gliale Hypertrophie. Die Hemiplegie besserte sich schnell, und der Patient wurde am 3. V. zur Röntgenbehandlung in das S. Krh. gebracht. Er zeigte damals eine ziemlich große und gespannte subtemporale Protrusion, und der Knochenlappen war vorgewölbt. Stauungspapillen unter Atrophie und beträchtlichem Verlust von Sehvermögen im Zurückgehen begriffen, aber noch mäßige Schwellung von ungefähr 1—2 Dioptrien und leichte rechtsseitige Hemiparese und Hemihypästhesie. Da man glaubte, daß die Cyste sich wieder gefüllt hätte, führte man eine Nadel in diese Richtung ein. Es fanden sich jedoch nur wenige Kubikzentimeter alten Blutes in der Höhle. Nach dieser Punktion wurde die subtemporale Protrusion weicher, sie verschwand aber nicht. Pat. erhielt Röntgenbehandlung, deren Details vom Autor und Dr. LYSHOLM mitgeteilt sind. Bei der Entlassung am 9. VI. war die Protrusion viel kleiner und ganz weich. Neurologische Untersuchung zeigte eine sehr leichte Hemiparese und Hemihypästhesie. Die Papillen waren fast völlig flach, aber das Sehvermögen war beinahe geschwunden (Fingerzählen auf eine Entfernung von wenigen Zentimetern rechts und $^5/_{60}$ links).

Sonst ging es dem Patienten auch in der Folge sehr gut. Er erhielt im Juli, September und November 1925 und Februar 1926 weiter Röntgenbehandlung. Im Juli 1925 war die subtemporale Protrusion verschwunden. Zu dieser Zeit war von seiner früheren Hemiparese und Hemihypästhesie nichts mehr zu merken, mit Ausnahme von einem etwas ungewissen und variabeln dorsalen Zehenreflex rechts. Im Dezember 1925 hatte er einen allgemeinen epileptischen Anfall, der im rechten Arme begann, und später häufige Attacken von Parästhesien im rechten Arm. Bei einer Untersuchung im Februar 1926 fand man nichts von einer Protrusion am subtemporalen Defekt. Keine objektiven neurologischen Symptome. Nach den letzten über ihn erhaltenen Nachrichten im Oktober 1926 war sein Zustand unverändert.

Ein günstig verlaufender Fall von gliomatöser Cyste. Die Prognose muß jedoch als ungewiß betrachtet werden, da die Cyste zu groß war, um sie entfernen zu können, und nicht festgestellt werden konnte, daß sich keine soliden Tumorknötchen in der Wand der Cyste befanden. Daß der im Dezember 1925 aufgetretene epileptische Anfall als Beweis für ein Wachsen des Tumors anzusehen wäre, erscheint unwahrscheinlich, da 2 Monate später keine objektive Störung gefunden werden konnte und der Patient sich weiter wohlbefindet.

Fall Nr. 13. K. K., ♂, 49 Jahre, Kaufmann. S. 489/1925.

Subcorticales Gliom im rechten parietalen und temporalen Lappen mit Hemiparese, Hemihypästhesie, Hemianopsie und beginnendem Koma. Explorativoperation. Tumor nicht gefunden. Subtemporale Dekompression. Ausgesprochene temporäre Besserung. Tod 5 Monate später. Sektion.

Seit März 1925 frontale Kopfschmerzen, später mit einem Gefühl von Vertigo und Schwäche im linken Arm und Bein verbunden. Zunehmender Stumpfsinn. Aufnahme in

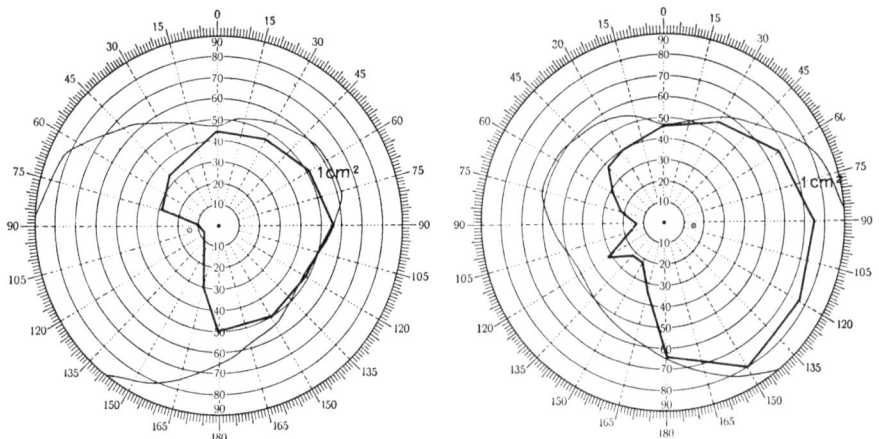

Abb. 17. Fall Nr. 13. Gesichtsfeld, 5 Wochen nach der Operation, homonyme Hemianopsie nach links zeigend.

die medizinische Klinik am 4. IV. 1925. Er hatte damals eine leichte linksseitige Hemiparese, Hemihypästhesie mit vollständiger Astereognosie der linken Hand, homonyme Hemianopsie nach links, beginnende Stauungspapille. Am 1. V. wird Pat. von Professor JACOBAEUS mit der Diagnose Tumor im rechten Parietallappen der chirurgischen Klinik überwiesen.

Allgemeine Drucksymptome. Fast komatös, kann aber aufgeweckt werden. Inkontinenz. Doppelseitige Stauungspapillen mit Hämorrhagien.

30   Die Gliome.

Lokalsymptome. *Kranialnerven:* II, die Gesichtsfelder konnten wegen des Zustandes nicht untersucht werden. V, Hypästhesie links, der Kiefer weicht leicht nach links ab. VII, leichte Schwäche der linken unteren Gesichtshälfte. XI, linksseitige Parese. XII, die Zunge weicht nach links ab.

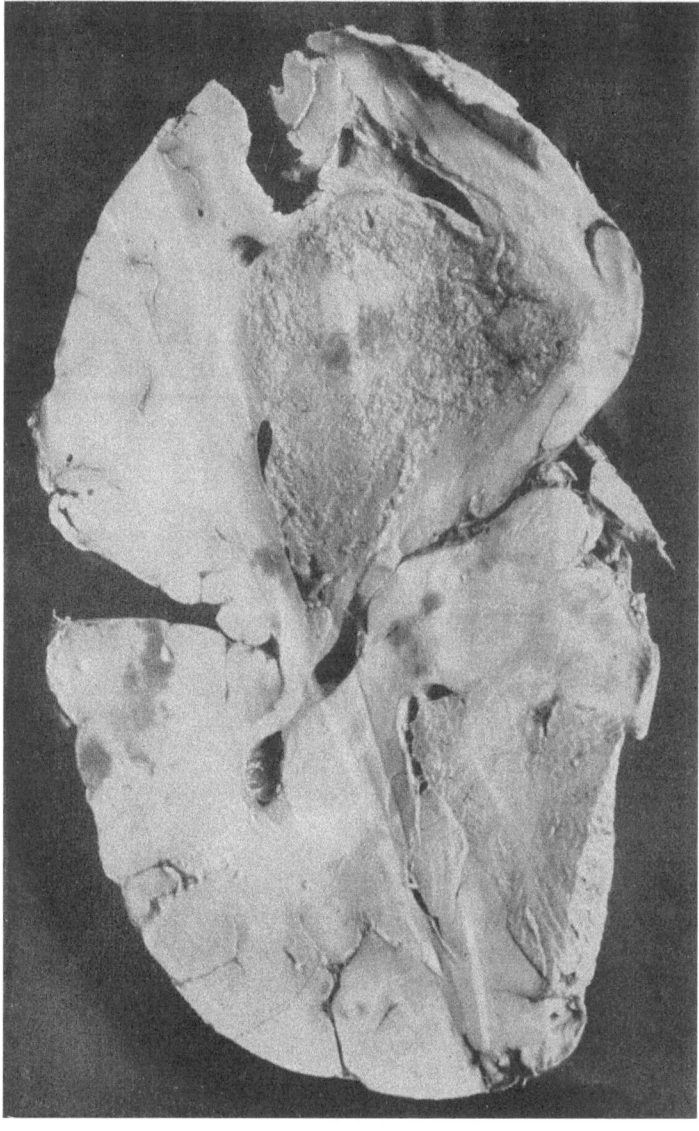

Abb. 18. Fall Nr. 13. Frontalschnitt durch das Gehirn.

Motilität und Sensibilität: Linksseitige schlaffe Hemiparese mit Verlust des Patellarreflexes auf beiden Seiten. Dorsaler Zehenreflex links. Ausgesprochene Hemihypästhesie in der linken Körperhälfte.

Operation am 4. V. 1925. Lokalanästhesie. Osteoplastische Freilegung der Zentralwindungen und des oberen Teiles des linken Temporallappens. Spannung der Dura leicht gesteigert. Die Windungen im hinteren und unteren Teile des Operationsfeldes sehr flach und anämisch, von blaßgelber Farbe. Punktionen waren negativ. Eine Incision in eine der abgeflachten Windungen ließ keine Spur von einem Tumor erkennen. Der Cortex war jedenfalls ungewöhnlich dünn. Es wurde angenommen, daß ein großes, subcorticales Gliom vorliege. Der Knochenlappen wurde nach subtemporaler Dekompression zurückgelegt. Ein kleines Stückchen Gummistoff wurde zwischen den Knochenlappen und die Dura gelegt und die Wunde verschlossen. Drain und Suturen wurden nach 24 resp. 48 Stunden entfernt. Wundheilung p. p. Es trat in jeder Hinsicht deutliche Besserung ein. Bei Entlassung am 10. VI. keine anderen Symptome als leichte Herabsetzung der Kraft im linken Arm und Bein, leichte linksseitige Hypästhesie und homonyme Hemianopsie (Abb. 17). Die Dekompressionsöffnung zeigte eine sehr kleine Protrusion, war aber nicht gespannt. Der Patient hatte Röntgenbehandlung erhalten, der Eindruck war aber, daß die Besserung hauptsächlich auf die Dekompression zurückzuführen sei.

Am 22. VII. Wiederaufnahme behufs weiterer Röntgenbehandlung. Die Symptome waren damals in der Hauptsache dieselben wie bei der Entlassung, aber die subtemporale Dekompression war etwas größer und die Hypästhesie vielleicht etwas ausgeprochener. Es kam daher nicht als Überraschung, als einen Monat später berichtet wurde, daß der Patient wiederum bettlägerig war und sein Zustand in jeder Hinsicht viel schlechter. Die Symptome progrediierten rasch, und der Patient starb im Oktober 1925. Das Gehirn wurde zur Untersuchung eingesandt. Die rechte Hemisphäre war bedeutend größer als die linke, und Schnitte (Abb. 18) zeigen ein ausgedehntes infiltrierendes Gliom, das den ganzen Temporallappen, die basalen Ganglien und den unteren Teil des Parietallappens einnimmt. Mikroskopisch war die Geschwulst ein Gliom mit zahlreichen nekrotischen Partien.

Ein früher letaler Ausgang nach der Operation wurde in diesem Falle auf Grund des Zustandes des Patienten für wahrscheinlich gehalten, und die auf die Druckerleichterung erfolgte Besserung war unerwartet.

Fall Nr. 14. E. A., ♀, 33 Jahre, Ehefrau. S. 569/1925.

Gliom im dritten Ventrikel, zuerst als Cerebellartumor diagnostiziert. Suboccipitale Dekompression. Röntgenbehandlung. Keine Besserung. Tod 5 Monate nach der Operation. Sektion.

Seit Oktober 1924 Kopfschmerzen und Erbrechen, Sausen in beiden Ohren. Mitunter Diplopie. Andauerndes Gefühl von Schwindel, aber keine ausgesprochenen vertiginösen Anfälle. Schwierigkeit beim Gehen seit Dezember 1924, schwankte wie berauscht. Das Sehvermögen hat in den letzten Monaten abgenommen. Aufnahme in die Nervenklinik am 18. IV. 1925. Damals ausgesprochene allgemeine Drucksymptome mit schweren Kopfschmerzen, doppelseitige Stauungspapille V. rechts, V. links 1 und Destruktion der hinteren Proc. clinoid. Von Lokalsymptomen nur eine unsichere cerebellare Inkoordination im linken Arm und Bein. Am 7. V. wurde eine Ventrikulographie versucht, aber die vom rechten Seitenventrikel erhaltene Flüssigkeit war blutig, und es wurde daher keine Luft injiziert. Nach der Punktion erbrach die Patientin. 2 Stunden später wurde sie bewußtlos und bekam Konvulsionen in beiden Armen. Das Bewußtsein kehrte aber bald wieder zurück, und es war jetzt beiderseitiger Patellar- und Fußklonus mit dorsalem Zehenreflex, Parese des linken Abducens und leichte Schwäche der rechten unteren Gesichtshälfte zu beobachten. Am folgenden Tage einen ähnlichen Anfall von Konvulsionen mit Bewußtseinsverlust. Nachher schwere Kopfschmerzen. Wegen der schweren Drucksymptome Ventrikelpunktion (Verf.). Es wurde Flüssigkeit aus dem linken Seitenventrikel entleert, der Druck war über 500 mm Wasser, und der Ventrikel schien vergrößert zu sein. In den nächsten Tagen mehrere Anfälle von der Art der vorhergehenden, und allmählich trat Parese von fast allen Kranialnerven der rechten Seite ein. Am 21. V. wurde Patientin von Prof. MARCUS mit der Wahrscheinlichkeitsdiagnose Kleinhirntumor der chirurgischen Klinik überwiesen.

Allgemeine Drucksymptome. Doppelseitige Stauungspapille. V. rechts 0,4, V. links 0,7. Schwere Kopfschmerzen. Die Paresen der Kranialnerven, die auf die Steigerung des intrakraniellen Druckes nach der vorhergehenden intraventrikularen Blutung zurückgeführt wurden, hatten jetzt etwas nachgelassen und bestanden aus doppelseitiger Anosmie, leichter Hypästhesie der linken Gesichtshälfte, abgeschwächtem Cornealreflex auf der rechten Seite, Parese des rechten Facialis (beide Äste) und einer leichten Schlaffheit des weichen Gaumens auf der linken Seite.

32   Die Gliome.

Lokalsymptome. Dysmetrie und Asynergie des linken Beines, sehr unsicherer Gang mit Fallen nach links nach einigen Schritten. Romberg + mit Tendenz zum Fallen nach links.

Die Diagnose war unsicher. Die Paresen der Kranialnerven wurden als Drucksymptome betrachtet, und die Lokalsymptome waren bei den vorgeschrittenen Drucksymptomen zu unsicher, um eine genaue Diagnose zu erlauben. Auf Grund des frühen Vorkommens von Erbrechen und der bei der Ventrikelpunktion gefundenen Ventrikelerweiterung war es ziemlich sicher, daß die Patientin einen Hydrocephalus hatte. Die Störungen beim Gehen und Stehen, über welche die Anamnese schon früh berichtet, ließen an einen medianen Kleinhirntumor denken. Es wurde daher beschlossen, das Kleinhirn freizulegen.

Operation am 22. V. 1925. Lokalanästhesie. Doppelseitige Freilegung des Kleinhirns. Punktion des rechten Seitenventrikels, der eine große Menge von Flüssigkeit unter gesteigertem Druck enthielt. Auf beiden Seiten war eine hintere Zisterne vorhanden. Die linke Kleinhirnhemisphäre schien sich mehr vorzuwölben als die rechte. Beide lateralen Rezesse,

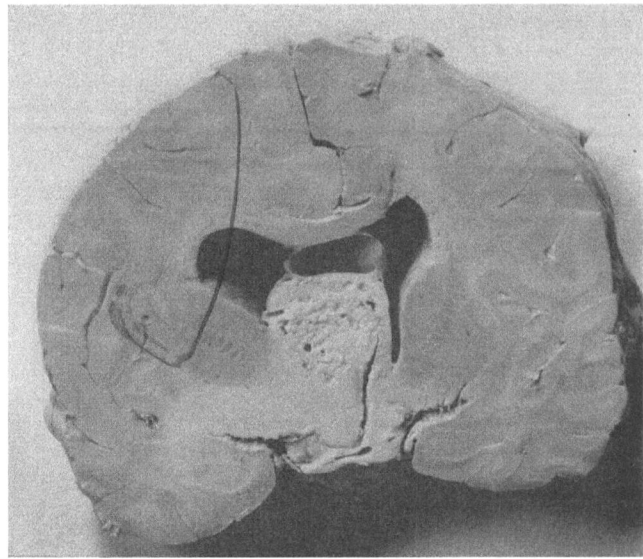

Abb. 19. Fall Nr. 14. Frontalschnitt durch das Gehirn in der Höhe des Chiasmas.

wie auch die Oberfläche der linken Kleinhirnhemisphäre wurden mit negativem Resultat untersucht. Punktionen der linken Hemisphäre waren negativ. Auch eine Incision in diese ließ keinen Tumor entdecken. Die Wunde wurde schichtenweise ohne Drainage verschlossen.

Die Wunde heilte p.p., die Kopfschmerzen verschwanden, und die Schwellung der Papillen ging zurück mit Atrophie und Abnahme der Sehschärfe bis auf Lichtperzeption im temporalen Feld des rechten Auges und $2/60$ im linken. Röntgenbehandlung. Die Dekompressionsöffnung vorgewölbt und ziemlich gespannt. Die Paresen der Kranialnerven besserten sich etwas. In den nächsten Wochen mehrere Anfälle von tiefer Somnolenz mit Inkontinenz, die plötzlich kamen, einige Stunden oder einen Tag andauerten und dann plötzlich verschwanden. Am 22. VII. wurde Patientin entlassen, am 5. X. wieder aufgenommen. In der Zwischenzeit wurde der Zustand stetig schlechter. Die Patientin war die meiste Zeit wegen Vertigo bettlägerig und hatte zahlreiche Anfälle von Somnolenz. Bei der Aufnahme war die Patientin bewußtlos, es bestand eine ausgesprochene Steifigkeit beider Arme und Beine, auf der rechten Seite ausgesprochener, sonst war der Zustand unverändert. Nach einigen Tagen hörte das Koma auf. Wegen der Rigidität und der Anfälle von Somnolenz wurde die Diagnose Kleinhirntumor aufgegeben und die Diagnose auf einen Tumor im dritten Ventrikel gestellt. Der Tod erfolgte am 24. X. 1925.

Autopsie: Das Gehirn wurde nach vorhergehender Formalinhärtung entfernt. Die Kleinhirnhemisphären wölbten sich in die Dekompressionsöffnung vor, aber in der hinteren Schädelgrube war kein Tumor zu finden. Frontalschnitte durch die Gehirnhemisphären (Abb. 19) zeigten die beiden Seitenventrikel sehr erweitert. Der dritte Ventrikel war mit einer bis in den rechten Frontallappen hineinreichenden Tumormasse erfüllt. Mikroskopische Diagnose: Gliom.

Hätte eine richtige präoperative Diagnose gestellt werden können, so wäre keine Operation — ein Balkenstich vielleicht ausgenommen — indiziert gewesen.

Fall Nr. 15. A. Ph., ♀, 56 Jahre, Ehefrau. S. 588/1925.

Subcorticales Gliom im linken Temporallappen mit homonymer Hemianopsie. Hemihypästhesie und Gyrus-angularis-Aphasie. Operation. Tumor nicht gefunden. Subtemporale Dekompression. Tod an Hirnödem 3 Tage nach der Operation. Autopsie.

Im Januar 1925 bemerkte die Patientin plötzlich, daß sie in der rechten Hälfte des Gesichtsfeldes blind sei. Sie hatte etwas Kopfschmerzen, mitunter Erbrechen und eine

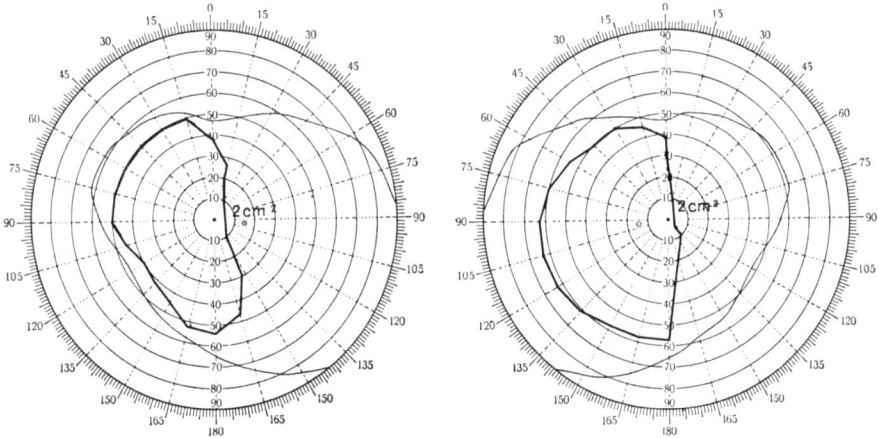

Abb. 20. Fall Nr. 15. Homonyme Hemianopsie; nach rechts zeigendes Gesichtsfeld.

Schwäche in der unteren rechten Gesichtshälfte. Es entwickelte sich allmählich eine Aphasie, Pat. wußte nicht mehr die Namen der Gegenstände, war unfähig zu lesen und konnte nur schwer schreiben. Diese Erscheinungen zeigten Neigung zur Besserung, aber am 10. V. wurden die Symptome plötzlich intensiver, und es stellten sich Kopfschmerzen und Erbrechen ein. Im Jahre 1917 wurde die Patientin wegen Brustkrebs operiert. Am 16. V. wurde sie in die Nervenklinik aufgenommen und am 27. V. von Prof. MARCUS mit der Diagnose Tumor im linken Schläfenlappen der chirurgischen Klinik überwiesen.

Allgemeine Drucksymptome. Doppelseitige Stauungspapille.

Lokalsymptome. *Kranialnerven:* II, homonyme Hemianpoise nach rechts (Abb. 20); VII, leichte Schwäche der rechten unteren Gesichtshälfte.

Motilität und Sensibilität: Leichte rechtsseitige Hemihypästhesie mit Aufhebung des Lagegefühls. Sehnenreflexe rechts lebhafter als links.

Aphasie: Keine Dysarthrie, kann lange und schwere Probeworte ohne Irrtümer wiederholen. Einfache und nicht gar zu komplizierte Aufträge, wie z. B. der Versuch mit den drei Papieren (PIERRE MARIE) können richtig ausgeführt werden. Pat. kann nur mit großer Schwierigkeit die Gegenstände beim Namen nennen, sie weiß nicht, wo sie ist, oder die Jahreszeit, aber sie erkennt die Bezeichnungen als richtig, wenn man sie ihr mitteilt. Sie ist absolut außerstande, einfache Sätze, wie z. B. Überschriften in einer Zeitung, zu lesen. Das Schreiben fällt ihr schwer, rechnen kann sie sehr schlecht.

Da die Patientin wegen Brustkrebs operiert worden war, mußte die Möglichkeit von cerebralen Metastasen in Erwägung gezogen werden. Von dem Chirurgen, der die Brustoperation ausgeführt hatte, erhielt man den Bescheid, daß der Fall in einem sehr frühen Stadium gewesen sei und die Axillardrüsen sich bei mikroskopischer Untersuchung als unbeteiligt erwiesen hatten. Es bestand keine Spur von Lokalrezidive und bei Röntgenuntersuchung der ganzen Wirbelsäule und des Beckens ließen sich keine Zeichen von Metastasen entdecken. Es schien deshalb höchst unwahrscheinlich, daß die Läsion durch cerebrale Metastasen bedingt sei.

Klinische Diagnose: Tumor im linken Temporallappen, der in der Nähe des Gyrus angularis liegt und wahrscheinlich auf die hintere Hälfte der oberen Temporalwindung übergreift.

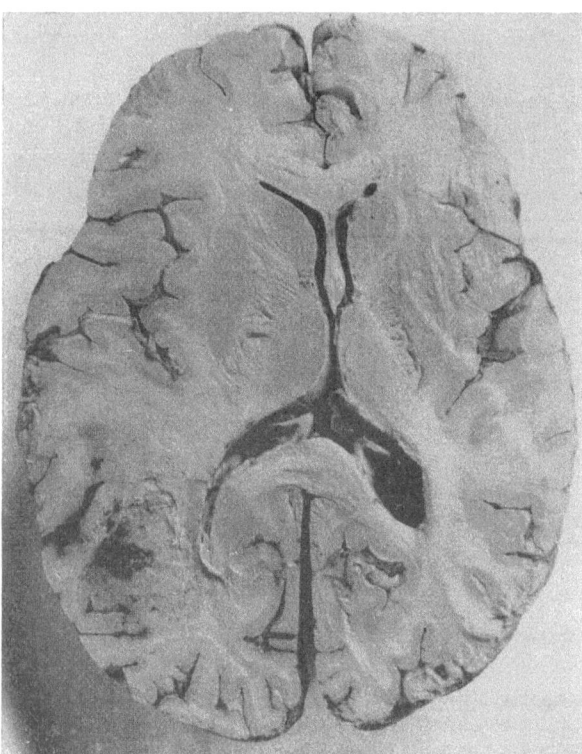

Abb. 21. Fall Nr. 15. Horizontalschnitt durch das Gehirn. Bedeutende Vergrößerung der ganzen linken Hemisphäre.

Operation am 29.V.1925. Lokalanästhesie. Osteoplastische Freilegung des linken Schläfelappens und den vorderen Teil des Occipitallappens. Dura gespannt. Punktion mißlang beim linken Seitenventrikel und wurde deshalb am rechten von einer separaten Öffnung ausgeführt. Die Entleerung der Cerebrospinalflüssigkeit erfolgte aber nur tropfenweise und hörte bald ganz auf. Man nahm an, daß die Nadel nur den Rand des Ventrikels getroffen hatte und es wurde deshalb eine Lumbalpunktion vorgenommen. Der Druck war aber niedrig und die Tropfen flossen langsam aus der Nadel. Windungen sehr flach und trocken und der hintere Teil der oberen Temporalwindungen hatte eine blaßgelbe Farbe. Die ganze laterale Oberfläche des Occipitallappens und der Temporallappen bis zur Schädelbasis wurden untersucht, ohne daß etwas von einem Tumor entdeckt werden konnte.

Punktion im hinteren Teil der zweiten Temporalwindung, es war aber kein Tumor zu fühlen. Subtemporale Dekompression, Zurücklegung des Knochenlappens. Zwischen die Dura und den Knochenlappen wurde ein Stückchen Gummistoff gelegt und die Wunde im übrigen verschlossen. Am nächsten Tage war die Patientin sehr somnolent, allmählich wurde sie komatös und die Temperatur stieg an. Der Tod erfolgte am 1. VI.

Autopsie: Infiltrierender Tumor, der den hinteren und oberen Teil des linken Temporallappens einnahm (Abb. 21). Anschwellung der ganzen linken Hemisphäre. Mikroskopische Diagnose: Gliom.

Dieser Fall war besonders wegen der vorliegenden dissoziierten Form von Aphasie von Interesse. Die bei Tumorfällen vorkommenden Aphasien sind sonst global und es ist selten eine dissoziierte Form zu finden. In diesem Falle entsprach die Aphasie recht gut dem Typus, der von MARIE und FOIX in ihrer

Arbeit über Aphasien infolge von Schädelschüssen „aphasie du plis-courbe" genannt wurde. Dieses Syndrom, das Läsionen des Gyrus angularis und der hinteren Teile der beiden oberen Temporalwindungen entspricht, ist durch eine vollständige oder fast vollständige Alexie mit mäßigen Störungen der anderen Sprachfunktionen charakterisiert und immer mit einer — gewöhnlich unvollständigen — Hemianopsie vereinigt.

Es lag kein sichtbarer Grund für den unglücklichen Ausgang vor. Der Zustand der Patientin war vor der Operation recht gut und es hatte bei der Operation keine Blutung stattgefunden. Viele Fälle von Gliom vertragen indes die operativen Eingriffe sehr schlecht und der Tod erfolgt unter den typischen Symptomen von Hirnödem, zum Koma progrediierender Somnolenz, steigender Temperatur und beschleunigter Atmung. Möglicherweise hat eine kleine Blutung im Tumor, voraussichtlich durch die explorative Punktion verursacht, dazu beigetragen. Es wäre ohne Zweifel besser gewesen den Knochenlappen zu entfernen, da in einem Falle von vermutlich inoperablem Tumor durch seine Erhaltung nichts gewonnen werden kann und seine Entfernung immer etwas zu einer Erleichterung des Druckes beiträgt.

Abb. 22. Fall Nr. 16. Frontalbild, das einen Konturdefekt des kleinen Keilbeinflügels auf der rechten Seite zeigt.

Fall Nr. 16. M. J., ♀, 47 Jahre, Ehefrau. S. 678/1925.

Subcorticales Gliom im rechten Frontallappen und im Corpus callosum mit psychischen Störungen. Explorative Ventrikelpunktion, subtemporale Dekompression. Plötzlicher Tod eine Woche nach der Operation durch Blutung in den Tumor. Autopsie.

Pat. hat durch mehrere Jahre an Kopfschmerzen und neurotischen Störungen gelitten. Seit 2 Monaten schwere Kopfschmerzen, in der letzten Zeit mit Erbrechen verbunden. Wiederholte Anfälle von Bewußtlosigkeit während der letzten 2 Wochen. Andauerndes Schlucken und Harninkontinenz in den letzten 2 Wochen. Aufnahme am 18. VI. 1925.

Allgemeine Drucksymptome. Doppelseitige Stauungspapille, 4—5 Dioptrien rechts, 2—3 Dioptrien links. Die Sehschärfe konnte wegen des geistigen Zustandes der Patientin nicht geprüft werden.

Röntgenuntersuchung: Gesteigerte Gefäßzeichnung und etwas verstärkte Impressiones digit. im vorderen Teile der Kalotte. Der rechte kleine Keilbeinflügel (Abb. 22) weist in seinem lateralen Teil einen Konturdefekt auf. Die Sattellehne entkalkt. Die Sella seicht. Sie mißt von vorn nach hinten 11 mm, in die Tiefe 5 mm, ihre Öffnung ist 6 mm.

Lokalsymptome. Denkvermögen sehr träge, das Gedächtnis sehr schlecht, vergißt sofort, was sie gefragt wurde. Desorientiert. Gutgelaunt und euphorisch. Druckempfindlichkeit auf Perkussion an beiden Frontalknochen, rechts ausgesprochener. Harninkontinenz. Schlucken. Leichte Schwäche der linken unteren Gesichtshälfte. Am 20. VI. ein in der rechten Gesichtshälfte beginnender epileptischer Anfall.

Hauptsächlich auf Grund der geistigen Störungen wurde die Diagnose auf Tumor des Frontallappens gestellt. Die Seite konnte nicht festgestellt werden. Die Entkalkung des kleinen Keilbeinflügels auf der rechten Seite wurde erst bei Nachprüfung der Platten entdeckt. Nach unseren jetzigen Erfahrungen hinsichtlich des lokalisatorischen Wertes dieser Veränderung würde sie vermutlich für die Seitendiagnose als genügend betrachtet worden sein. Die Facialisparese deutete auf Sitz in der rechten Seite, während die rechts beginnenden epileptischen Anfälle für Sitz der Läsion auf der linken Seite sprachen. Deshalb Vornahme einer Explorativpunktion der Seitenventrikel.

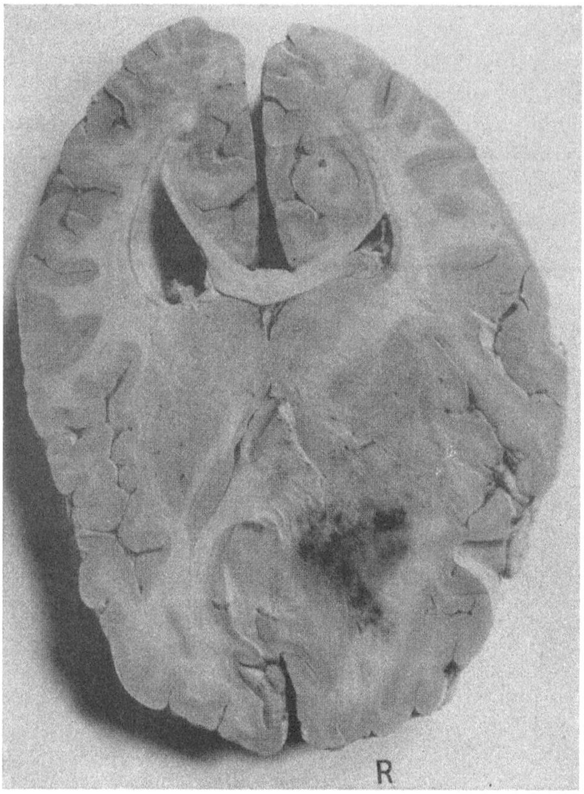

Operation am 22.VI.1925. Lokalanästhesie. Punktion des Vorderhorns des linken Seitenventrikels zeigte Erweiterung und Dislokation des Ventrikels nach links. Der Druck war stark gesteigert. Die Läsion mußte daher rechtsseitig sein. Sie direkt anzugehen war wegen des Zustandes der Patientin ausgeschlossen. Die Punktionsnadel wurde an ihrem Platz gelassen, während eine rechtsseitige subtemporale Dekompression gemacht wurde. Die Windungen waren abgeflacht und trocken, sonst konnten keine pathologischen Veränderungen beobachtet werden.

Die Wunde heilte p. p. Es trat keine Veränderung im Zustande der Patientin ein, bis sie am 1. VI. plötzlich das Bewußtsein verlor und nach einigen Stunden starb.

Abb. 23. Fall Nr. 16. Horizontalschnitt durch das Gehirn; zeigt ein großes Gliom im rechten Frontallappen und deutliche Vergrößerung der ganzen rechten Hemisphäre.

Autopsie: Das Gehirn nach vorheriger Härtung entfernt. Im rechten Frontallappen ein großer, zum Teil gut umschriebener Tumor, der sich in das Corpus callosum erstreckte und den Vorderteil des rechten Seitenventrikels obliterierte (Abb. 23). Im vorderen Teile des Tumors war eine kürzlich erfolgte Blutung vorhanden. Mikroskopische Diagnose: Gliom.

Da jeder Eingriff mit Ausnahme von einer einfachen Dekompression durch den Zustand der Patientin ausgeschlossen war, beabsichtigte man zuerst eine Dekompression vorzunehmen und für den Fall einer Besserung später die Läsion direkt anzugreifen. Der Verlauf verhinderte die Ausführung dieses Planes und die Autopsie wies nach, daß die Läsion inoperabel war.

Fall Nr. 17. J. E., ♂, 48jähriger Missionär. S. 910/1925.
Gliom im rechten Temporo-Parietallappen. Komatös bei der Aufnahme. Subtemporale Dekompression. Tod in fortschreitendem Koma binnen 24 Stunden. Autopsie.

Hat 16 Jahre in den Tropen zugebracht und dabei Malaria, aber, soweit es bekannt ist, keine anderen tropischen Infektionen akquiriert. 1912 eine Periode von heftigen Kopfschmerzen. Im Juni 1925 einige allgemeine epileptische Anfälle. Seit dem 18. VIII. 1925 Gefühl des Eingeschlafenseins in der ganzen linken Körperhälfte. Die letzten Tage eigentümliche Geruchshalluzinationen. Pat. wurde am 25. VIII. in die medizinische Klinik aufgenommen und am 27. VIII. von Prof. JACOBAEUS mit der Diagnose rechtsseitiger Hemisphärentumor der chirurgischen Klinik überwiesen.

Allgemeine Drucksymptome. Tief komatös. Augenhintergrund zeigt beiderseits ein deutliches Ödem in der nasalen Hälfte der Papille mit ausgedehnten und geschlängelten Venen. Deutliche Cyanose im Gesicht. Lumbalpunktion (in der medizinischen Klinik am 25. VIII.). Druck 180 mm H_2O, Pandy+, eine Zelle.

Lokalsymptome. Linksseitige Facialisparese von zentralem Typus. Schlaffe Lähmung des linken Armes, alle Reflexe fehlen. Bevor der Patient komatös wurde, wurde in der medizinischen Klinik eine leichte Herabsetzung des Schmerz- und Berührungssinnes im linken Bein nachgewiesen.

Infolge der unvollständigen Anamnese konnte eine völlig sichere Lokaldiagnose nicht gestellt werden. Am wahrscheinlichsten schien ein rechtsseitiger, nach oben wachsender Temporallappentumor.

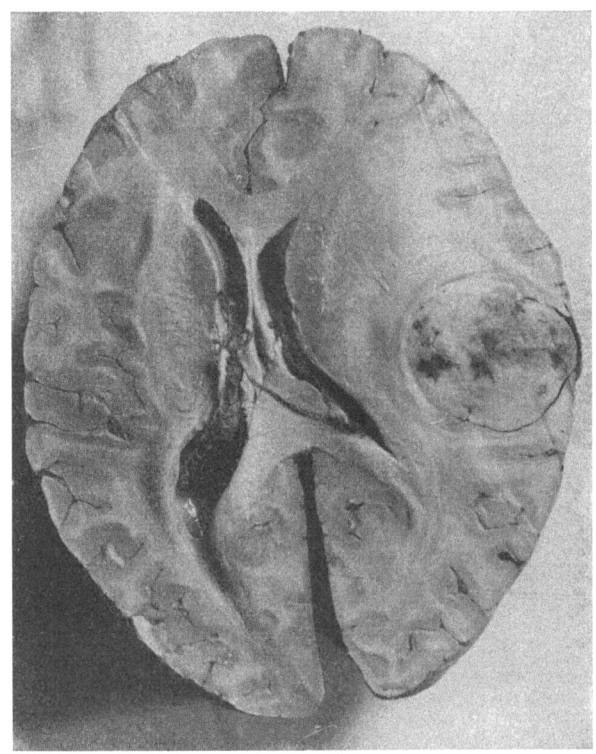

Abb. 24. Fall Nr. 17. Horizontalschnitt durch das Gehirn; zeigt ein gut begrenztes Gliom und bedeutende Vergrößerung der ganzen rechten Hemisphäre.

Operation am 27. VIII. Lokalanästhesie. Rechtsseitige subtemporale Dekompression. Da ein hoher Hirndruck zu erwarten war, wurde präliminäre Punktion des linken Seitenventrikels vorgenommen, der etwas nach links verschoben erschien und eine mäßige Menge Flüssigkeit unter mäßiger Drucksteigerung enthielt. Nach Anlegung der subtemporalen Dekompression traten die oberen Temporalwindungen sehr blaß und abgeflacht hervor, ein Tumor konnte jedoch nicht entdeckt werden. Punktion der oberen Temporalwindung ergab Hirnteilchen, die, wie die mikroskopische Untersuchung zeigte, zahlreiche kleine Fragmente eines sicheren Geschwulstgewebes enthielten, dessen Natur jedoch nicht näher festgestellt werden konnte. Fortschreitendes Koma und Exitus am 28. VIII.

Sektion nach vorhergehender Formalinhärtung. Ein Horizontalschnitt im Niveau des oberen Randes der Fissura Sylvii (Abb. 24) zeigte einen im oberen hinteren Teil des rechten Temporallappens gelegenen, sehr gut abgegrenzten, ca. mandarinengroßen Tumor, der auf einem kleinen Gebiete ungefähr 5 cm hinter dem vorderen Endpunkte der Fissura Sylvii bis an die Oberfläche reicht. Der Tumor hat eine graurote Farbe und ist von zahlreichen Blutungen durchsetzt. Die ganze rechte Hemisphäre bedeutend größer als die linke. Histologische Diagnose: Gliom.

Fall Nr. 18. K. J. K., ♂, 66jähriger Bauunternehmer. S. 1007/1925.

Subcorticales Gliom im linken Temporallappen mit Aphasie und rechtsseitige Hemiparese. Fast komatös. Subtemporale Dekompression. Fortschreitendes Koma und Tod 3 Tage später. Sektion.

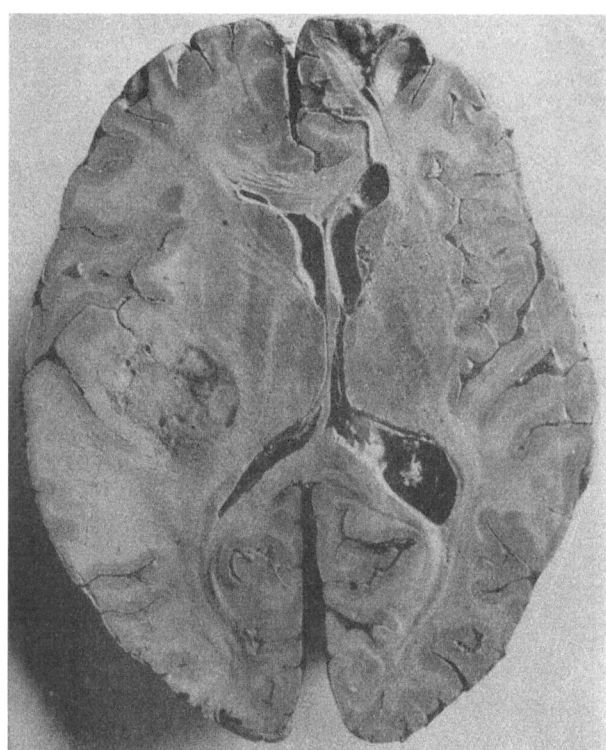

Abb. 25. Fall Nr. 18. Horizontalschnitt durch das Gehirn. Gliom im linken Temporallappen. Vergrößerung der ganzen linken Hemisphäre.

Seit Juli 1925 schwere, gelegentlich von Erbrechen begleitete Kopfschmerzen. Der rechte Arm und das rechte Bein wurden allmählich schwächer und seit August 1925 bestanden Schwierigkeiten beim Sprechen. Am 19. IX. Aufnahme in die neurologische Klinik. **Allgemeine Drucksymptome.** Fast komatös, konnte aber aufgeweckt werden. Beiderseits Stauungspapille. **Lokalsymptome.** Fast vollständige Aphasie. *Kranialnerven:* III, IV, VI, beiderseitige Ptosis, links stärker. Schwäche des linken Abducens. V, Verlust des Cornealreflexes rechts. VII, Schwäche der rechten unteren Gesichtspartien. *Motilität und Sensibilität:* Rechtsseitige Hemiparese, am ausgeprägtesten im Arm, der Contractur zeigt. Beiderseitig Babinski und Trömner. Sensibilitätsprüfung ist unmöglich. Von Prof. MARCUS mit der Diagnose auf Tumor im linken Temporallappen überwiesen.

Operation am 22. IX. 1925. Lokalanästhesie. Linksseitige subtemporale Dekompression nach vorheriger Punktierung des rechten Seitenventrikels, welche eine leichte Verschiebung des Ventrikels nach rechts und einen mäßig gesteigerten Druck zeigte. Die bloßgelegten Temporalwindungen stark abgeflacht und anämisch, die Venen ausgesprochen cyanotisch. Explorative Punktion der oberen Temporalwindung negativ; kein Tumor zu sehen.

Fortschreiten des Komas und Steigen der Temperatur. Exitus am 25. IX.

Sektion nach vorheriger Fixation mit Formalin. Die linke Hemisphäre größer als die rechte. Horizontalschnitt durch die Hirnhemisphäre im Niveau des Genu corpor. callos. zeigte ein großes infiltrierendes Gliom, welches den linken Temporallappen und die Region zwischen der Insula und den Basalganglien einnahm (Abb. 25). Im Tumor zahlreiche frische Hämorrhagien. Mikroskopische Diagnose: Gliom.

Der Ausgang war der bei komatösen oder fast komatösen Patienten gewöhnliche: baldiger Tod mit den Symptomen von Gehirnödem.

Fall Nr. 19. G. H., ♂, 31 jähriger Bäcker. S. 1084/1925.
Partiell cystisches Gliom des rechten Temporallapens mit epileptischen Anfällen und homonymer Quadrantenhemianopsie nach links. Operation, Exstirpation des Tumors. Nachfolgende Röntgenbehandlung. 11 Monate nach der Operation am Leben und arbeitsfähig.

„Schwindelanfälle" und in der Stirngegend lokalisierte Kopfschmerzen seit dem Sommer 1923. Im Oktober 1923 allgemeiner epileptischer Anfall mit Bewußtseinsverlust; die Konvulsionen im linken Arme am stärksten ausgeprägt. Pat. wurde mit Bromiden und Luminal behandelt, aber die 3—4 mal am Tage auftretenden „Schwindelanfälle" dauerten an. Während der zwei folgenden Jahre 2—3 allgemeine epileptische Attacken. Im August 1925 Spitalsbehandlung und Stellung der Diagnose auf Gehirntumor. Damals beiderseitige Stauungspapille, aber keine Lokalsymptome. Am 23. IX. 1925 wurde er in die neurologische Klinik aufgenommen. Zu dieser Zeit doppelseitige Stauungspapillen mit V. rechts 0,9, V. links 1. Die Gesichtsfelder bei Prüfung mit einer weißen Scheibe von 1 cm normal. Am 10. X. all-

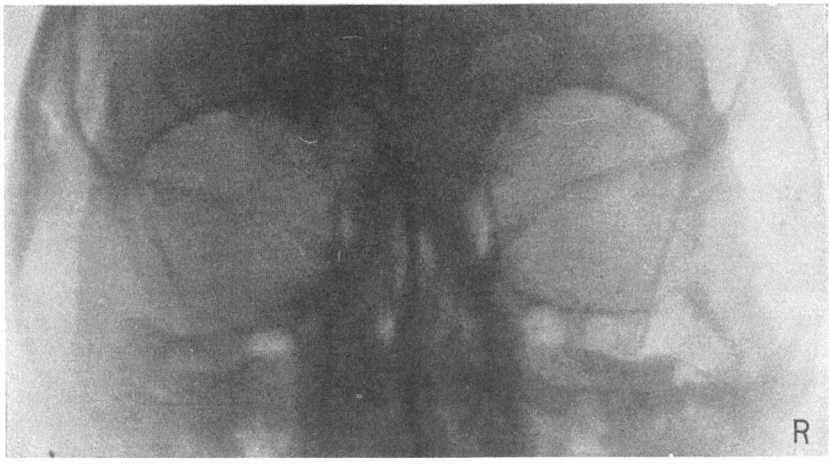

Abb. 26. Fall Nr. 19. Frontalbild, eine Verdünnung des lateralen Teiles des kleinen Keilbeinflügels auf der rechten Seite aufweisend.

gemeiner epileptischer Anfall mit Bewußtseinsverlust und rechtsseitig in Gesicht und Arm einsetzenden Konvulsionen. Am 12. X. wurde ein vergeblicher Versuch gemacht, den rechten Seitenventrikel zu punktieren. Punktion des linken Seitenventrikels am 14. X. gab hämorrhagische Flüssigkeit. Unmittelbar danach ein allgemeiner epileptischer Anfall mit Verlust des Bewußtseins für 20 Minuten. Danach wiederholtes Erbrechen und dorsaler Zehenreflex auf beiden Seiten. Man dachte daran, daß vielleicht eine corticale Vene punktiert worden sei und der Patient wurde sofort auf die chirurgische Klinik transferiert. Bei der Ankunft daselbst war er benommen, aber nicht bewußtlos, und hatte schwere Kopfschmerzen. Es erschien angezeigt, eine linksseitige subtemporale Dekompression zu machen.

Operation I am 14. X. 1925. Lokalanästhesie. Links subtemporale Dekompression. Dura stark gespannt. Ein Versuch, das temporale Horn des linken Seitenventrikels zu punktieren, blieb erfolglos. Durch mehrere kleine Incisionen wurde eine große Menge von der unter hohem Druck stehenden cerebrospinalen Flüssigkeit entleert. Dann konnte die Dura eröffnet werden. Von einer subduralen Blutung war nichts zu sehen und ein Tumor war gleichfalls nicht zu finden.

Wundheilung p. p. und ungestörte Rekonvaleszenz. Es entwickelte sich eine gespannte subtemporale Protrusion.

Allgemeine Drucksymptome. Beiderseitige Stauungspapille. Gespannte Hernie. V. rechts 0,8; V. links 0,9.

Röntgenuntersuchung. Im lateralen Teil der Ala minor auf der rechten Seite ein Konturdefekt, der sowohl auf Frontal- (Abb. 26) wie auf Seitenbildern zu sehen ist. Der Schädel im rechten Temporalgebiet vielleicht etwas dünner und konvexer als im linken. Im Os frontale, besonders auf der rechten Seite, deutliche Impress. dig. Die Suturen sind leicht erweitert. Die Sattellehne entkalkt. Die Proc. clinoid. ant. sind auf der rechten Seite dünner als auf der linken (Abb. 27, 28). Diese Veränderungen, mit Ausnahme der allgemeinen Druckveränderungen, wurden erst bei Nachprüfung der Platten entdeckt und konnten deshalb nicht für die Diagnose verwertet werden.

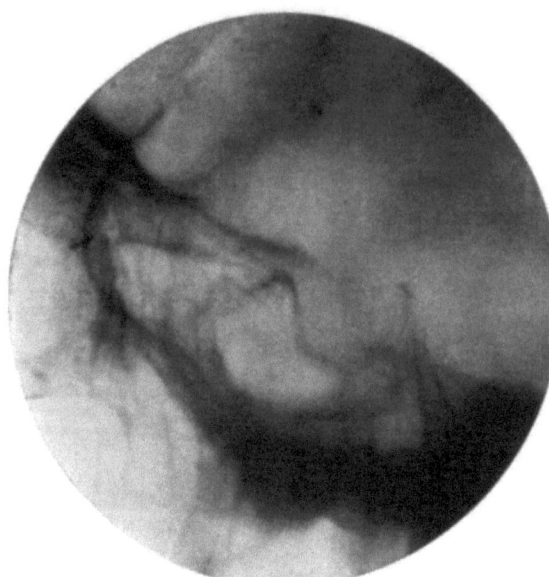

Abb. 27. Fall Nr. 19. Rechte Seite gegen die Platte. Man beachte den Defekt im kleinen Keilbeinflügel und die Entkalkung des Proc. clinoideus anterior.

Lokalsymptome. Der Patient beschreibt die „Schwindelanfälle" als eigentümliche Attacken von Geistesabwesenheit, die nur ungefähr $1/2$ Minute andauerten. Er kann seinen Geisteszustand während dieser Anfälle nicht schildern, ein Bewußtseinsverlust sei jedoch nicht vorhanden; er hört nur auf zu tun, was er eben vorhatte, um es unmittelbar danach fortzusetzen, als wenn nichts geschehen wäre. Gelegentlich sind diese Attacken von einem Gefühl von Ziehen in der linken Hand begleitet. Niemals irgendwelche Geschmacks- oder Geruchshalluzinationen. Die allgemeinen Attacken boten keine Anhaltspunkte von Wert für die Lokalisation, die „Schwindelanfälle" ließen aber eine Temporallappen-Läsion vermuten. Diese Annahme wurde durch zahlreiche Prüfungen der Gesichtsfelder, die einen sektorförmigen homonymen Defekt im linken oberen Quadranten des Gesichtsfeldes offenbarten, bestätigt. Der Defekt war am größten mit einer weißen 1-mm-Scheibe (Abb. 29), aber die keilförmige Gestalt war am besten bei Verwendung einer weißen 0,5-qcm-Scheibe zu erkennen. Das Sehvermögen war inzwischen rechts auf 0,5 und links auf 0,8 herabgesunken. Links dorsaler Zehenreflex.

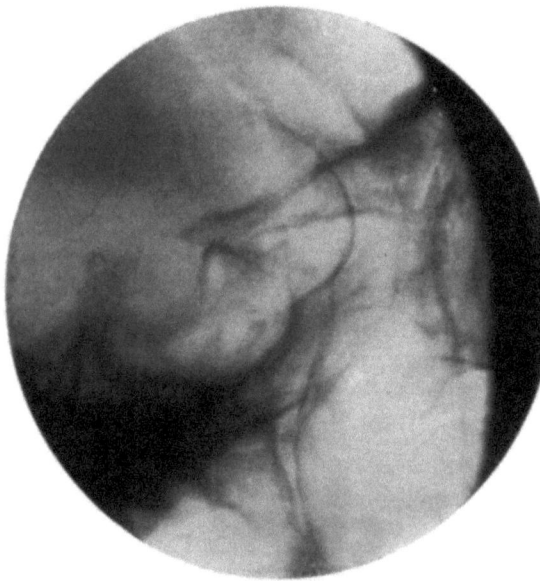

Abb. 28. Fall Nr. 19. Linke Seite gegen die Platte.

Klinische Diagnose. Tumor des rechten Temporallappens. In Anbetracht des langen Bestehens wurde eine verhältnismäßig benigne Läsion, ein Meningiom oder eine gliomatöse Cyste angenommen.

Operation II am 13. XI. 1925. Lokalanästhesie. Osteoplastischer Lappen, der den rechten Temporallappen freilegte. Die Squama des Schläfebeins wurde bis zur Schädelbasis entfernt. Spannung der Dura erhöht, aber nicht übermäßig. Eine im hinteren Teil des freigelegten Gebietes durch eine kleine Incision in die Dura vorgenommene Punktion führte in eine 1,5 cm tief gelegene Cyste. Diese enthielt eine strohfarbene Flüssigkeit, die indes nicht spontan gerann. Duraeröffnung. Die F. Sylvii war aufwärts verschoben. Die ganzen vorderen zwei Drittel des Temporallappens durch eine gelatinöse Tumormasse von nahezu halbflüssiger Konsistenz fast ersetzt. Nach vorne ein Vorsprung des Tumors gegen den Frontallappen. Aufwärts war der Tumor gegen das normale Gehirn scharf abgegrenzt, nach hinten aber nicht. Die Punktion war in die zweite Temporalwindung 2 cm hinter dem Tumor gemacht worden. Durch eine Incision in der Punktionsgegend gelangte man in eine sich rückwärts und einwärts bis zu einer Tiefe von 5—6 cm erstreckende große Höhle. Nach Unterbindung der Gefäße, die in den Tumor eintraten, wurde die feste Tumormasse leicht aus dem darunterliegenden normalen cerebralen Gewebe herausgeschält. Nach rückwärts

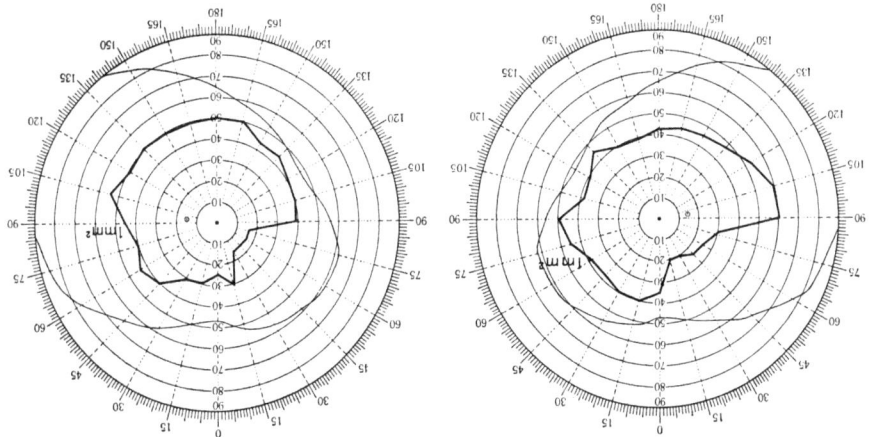

Abb. 29. Fall Nr. 19. Das Gesichtsfeld zeigt eine homonyme Quadranthemianopsie nach links.

ging der Tumor in die Cystenwand über wie in einen Stiel. Die ganze feste Tumormasse wurde, soweit man eine solche sehen konnte, weggenommen (Abb. 30) und die Wandung der Höhle gründlich mit ZENKERscher Lösung behandelt, nachdem ein Stück der Cystenwand zwecks Untersuchung entfernt worden war. Subtemporale Dekompression. Schließung ohne Drainage. Mikroskopische Diagnose der Cystenwand und des soliden Tumors: Gliom. Wundheilung p. p. und ungestörte Rekonvaleszenz. Nach der Operation klagte Pat., daß sein Gehör weniger gut sei als vorher. Röntgenbehandlung. Zur Zeit der Entlassung, am 16. XII. 1925, war die subtemporale Protrusion ziemlich groß und etwas gespannt. Die Stauungspapillen waren im Rückgang begriffen. V. links und V. rechts 1. Der Defekt im Gesichtsfeld konnte jetzt nur am rechten Auge demonstriert werden. Am 22. III. 1926 stellte sich der Patient wieder zur Untersuchung und weiteren Röntgenbehandlung ein. Die subtemporalen Protrusionen waren viel kleiner und ganz weich, er hatte weiter einmal täglich seine „Schwindelanfälle" und war sonst frei von Beschwerden. Einmal hatte er Zuckungen in der linken Gesichtshälfte gehabt.

Als der Patient zum letzten Male zur Untersuchung kam, im Oktober 1926, waren die Protrusionen noch kleiner geworden, aber nicht völlig flach. Mit Ausnahme seiner „Schwindelanfälle", die noch immer ungefähr einmal täglich auftraten, hatte er keine subjektiven Symptome und ging seit dem 1. VII. 1926 seiner Arbeit als Bäcker nach.

Der Fall ist hauptsächlich vom diagnostischen Standpunkte aus von Interesse. Ohne eine genaue und wiederholte Prüfung der Gesichtsfelder und den dadurch gelungenen Nachweis des kleinen homonymen Defektes, der für die

42 Die Gliome.

Diagnose entscheidend war, würde keine klinische Lokalisation des Tumors möglich gewesen sein. Es ist CUSHING (5), der die große Wichtigkeit von kleinen homonymen Gesichtsfelddefekten für die Diagnose von Temporallappentumoren nachgewiesen hat. Natürlich ist in diesem Falle ein Rezidiv zu erwarten, aber der Tumor scheint ein langsames Wachstum zu besitzen und man kann daher eine verhältnismäßig günstige Prognose annehmen.

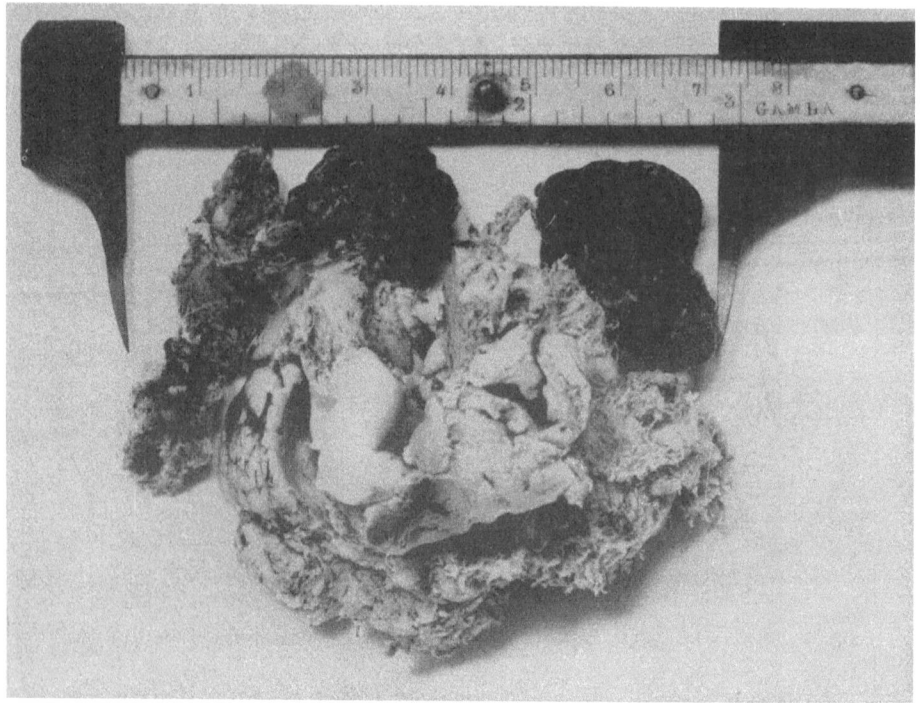

Abb. 30. Fall Nr. 19. Der exstirpierte Tumor.

Fall Nr. 20. E. L., ♀, 27 jähriges Dienstmädchen. S. 1089/1925.
Gliom im rechten Frontallappen ohne entscheidende lokalisierende Symptome. Ventrikulographie. Operation in zwei Sitzungen mit teilweiser Entfernung des Tumors. Röntgenbehandlung. 9 Monate nach der Operation symptomfrei.

Seit 4 Monaten schwere Kopfschmerzen, die am Scheitel lokalisiert und oft von Erbrechen begleitet waren. Häufige Attacken von Schwindel. Zeitweise erhöhte Frequenz der Harnentleerung. Am 14. IX. 1925 Aufnahme in die neurologische Klinik; am 17. X. wurde Pat. von Prof. MARCUS unter der Diagnose Verdacht auf linksseitigen Frontallappentumor der chirurgischen Klinik überwiesen.

Allgemeine Drucksymptome. Beiderseitige Stauungspapille. Protrusion von 2 bis 3 Dioptrien links und 1 Dioptrie rechts. V. rechts und V. links 1. Heftige, in der linken Stirngegend lokalisierte Kopfschmerzen.

Lokalsymptome. Deutliche Druckempfindlichkeit des linken Stirnbeins.

Kranialnerven: I, leichte Verminderung des Geruchssinns links; V, leichte Abweichung des Kiefers nach links; VII, vielleicht leichte Schwäche der unteren linken Gesichtshälfte.

Motilität und Sensibilität: Unsicherer dorsaler Zehenreflex rechts. Vielleicht etwas Inkoordination vom Cerebellartyp im linken Arm.

Der Befund legte die Diagnose eines linksseitigen Frontallappentumors nahe, und zwar wegen der scharf umschriebenen Druckempfindlichkeit des linken Stirnbeins und der linksseitigen Abschwächung des Geruchsvermögens. Diese Symptome wurden indes nicht als genügend betrachtet, um eine Exploration des linken Frontallappens zu rechtfertigen; zur Sicherstellung der Diagnose Ventrikulographie am 19. X. Die Hinterhörner beider Seitenventrikel wurden punktiert. Aus dem rechten Ventrikel konnten 17 ccm Flüssigkeit erhalten werden, die durch dieselbe Menge Luft ersetzt wurden. Vom linken Ventrikel wurden 6 ccm abgezapft und durch Luft ersetzt. Die Ventrikulogramme (Abb. 31) zeigten Dislokation

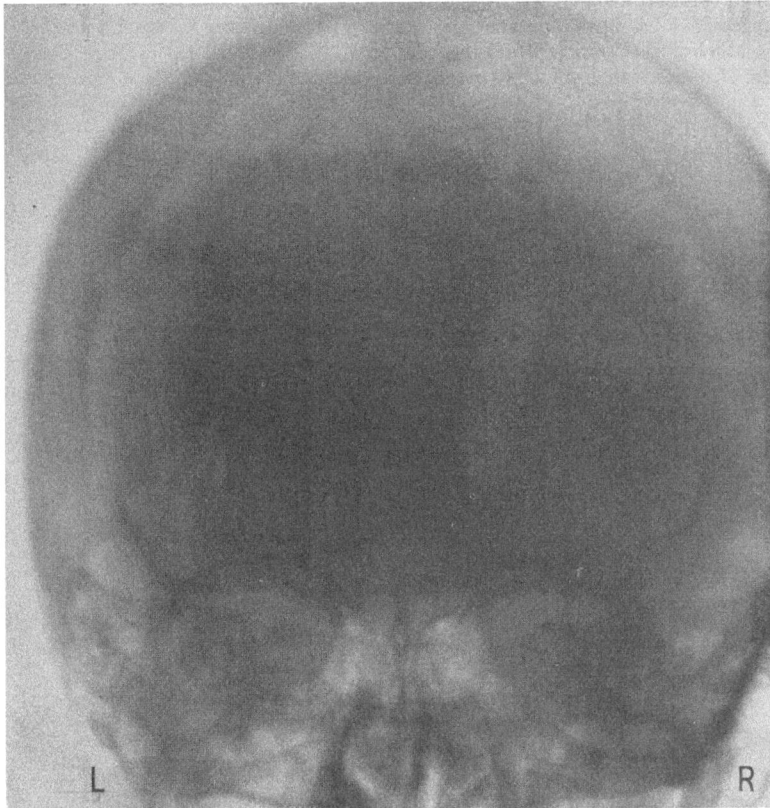

Abb. 31. Fall Nr. 20. Frontalbild nach Ventrikulographie; zeigt eine Kompression des Vorderhorns des linken Seitenventrikels und Verschiebung des Ventrikelsystemes nach rechts.

der Vorderhörner beider Ventrikel nach rechts. Das Vorderhorn des linken Ventrikels reichte nicht so weit vorwärts wie das des rechten und es bestand eine Verzerrung der Form des Vorderhorns am linken Ventrikel. Die Diagnose auf linksseitigen Frontaltumor war also bestätigt.

Operation I am 26. X. 1925. Lokalanästhesie. Großer osteoplastischer Lappen, der den ganzen linken Frontallappen freilegte. Spannung der Dura kaum erhöht. Eine Punktion durch die Dura in der Richtung gegen den linken Seitenventrikel stieß 1,5 cm unter der Oberfläche auf einen festen Widerstand. Duraeröffnung. Die Frontalwindungen im allgemeinen abgeflacht, besonders aber in einer gut umschriebenen Partie im mittleren Teil der beiden oberen Stirnwindungen. Eine Incision an dieser Stelle führte zu einem grauroten, 1 cm unter dem Cortex liegenden Tumor von fester Konsistenz, der gut umschrieben zu sein schien. Bei Trennung seines oberflächlichen Teiles vom Gehirn fand man indes, daß der Tumor in der Tiefe das angrenzende cerebrale Gewebe ohne scharfe Abgrenzung infiltrierte. Eine beträchtliche Portion des Tumors, der die Oberfläche des Frontallappens auf seiner medialen Seite zu erreichen schien, wurde mittels eines Saugapparates entfernt (Abb. 32). Während dieser Prozedur trat, besonders bei Behandlung des medialen Tumorteiles, eine beträchtliche Blutung auf, die aber durch heiße Salzlösung zum Stehen gebracht werden konnte. Während der Blutstillung begann das Gehirn zu schwellen und wurde bald so ödematös, daß der Cortex längs des medialen Randes des Kranialdefektes barst. Man mußte die Operation unterbrechen. Der Knochenlappen wurde entfernt, aber die Schwellung war so groß, daß die Dura nicht verschlossen werden konnte und es nur mit Schwierigkeit gelang, den Hautlappen nach Vornahme einer subtemporalen Dekompression zu vernähen. Die Schwierigkeit bei der Einpassung des geschwollenen Gehirns in den Hautlappen führte zu beträchtlicher Quetschung des Frontallappens. Die Wunde wurde ohne Drainage geschlossen. Unmittelbar nach der Operation bestand ein mäßiger Grad von Schock, die

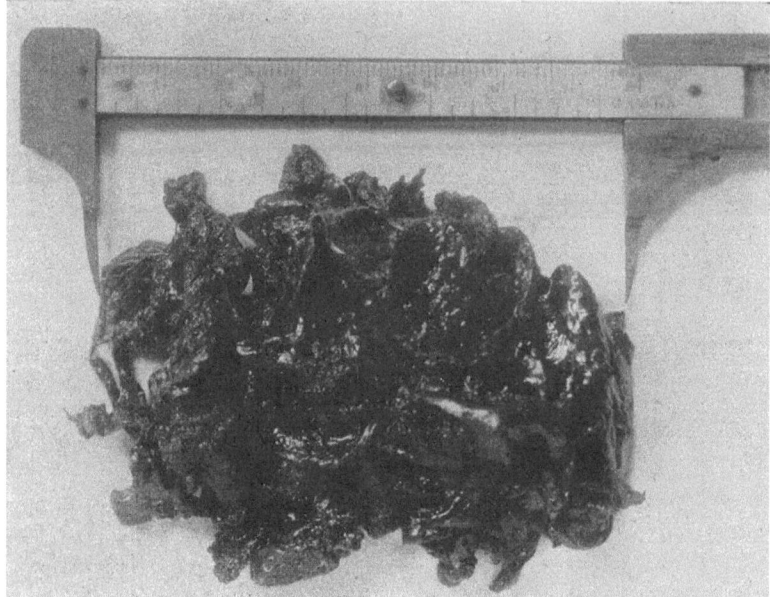

Abb. 32. Fall Nr. 20. Der exstirpierte Tumor.

Patientin erholte sich aber bald wieder. Nach der Operation bestand rechtsseitige Hemiparese und ausgeprägte Aphasie. Die Nähte wurden am zweiten Tage entfernt und die Wunde heilte p. p. Erholung im ganzen in Anbetracht der Schwere der Operation unerwartet glatt. Während der folgenden Wochen trat eine gespannte Protrusion an der Stelle des Knochendefektes auf, weshalb beschlossen wurde, die Wunde wieder zu öffnen, um zu sehen, ob es dem Tumor vielleicht gelungen sei, sich selbst aus dem Gehirn zu dislozieren. Mikroskopische Diagnose: Gliom.

Operation II am 27. XI. 1925. Äthernarkose. Um den Druck zu erleichtern, wurde vor Öffnung der Wunde 75 ccm 10proz. Salzlösung intravenös injiziert. Dies hatte keine merkliche Wirkung. Die Wunde wurde wieder geöffnet und der Lappen zurückgeklappt. Das Gehirn war durch eine dünne Schicht Bindegewebe, gleichsam durch eine neu geformte Dura, von dem Hautlappen getrennt. Es hatte nicht den Anschein, als ob der Tumor hier „geboren" worden wäre. Die alte Incision in dem Cortex hatte sich geschlossen und eine neue an dieser Stelle gemachte Incision führte in eine gänseeigroße Höhle, die mit einer nahezu halbflüssigen Masse von gelblichgrauem Tumorgewebe angefüllt war. Dieses wurde mit einem stumpfen Löffel entfernt. Die Wände der Höhle schienen aus Tumorgewebe von einer ziemlich harten Konsistenz zu bestehen, aber nicht sehr dick zu sein. Der Grund der Höhle war bis zu einer Tiefe von 8 cm unter dem Cortex gelegen, und ein Versuch, die Wände der Höhle zu entfernen, erschien aussichtslos. Die Wunde wurde ohne Drainage geschlossen.

Wundheilung p. p. Patientin erholte sich sehr gut von der Operation und erhielt dann Röntgenbehandlung. Die Hemiparese und Aphasie gingen zurück, waren aber bei der Entlassung, am 30. XII. 1925, nicht ganz verschwunden. Im März 1926 stellte sich die Patientin zur Beobachtung wieder ein. Die Protrusion im Schädeldefekt war vollständig verschwunden (Abb. 33), von der früheren Parese war keine Spur mehr da und von der Aphasie nur sehr leichte Überbleibsel. Pat. erhielt weiterhin Röntgenbehandlung. Als man sie, am 24. VII. 1926, zuletzt sah, zeigte sie keinerlei neurologische Störungen mehr und der Kranialdefekt war flach und weich. Sie war seit dem 1. VII. als Dienstmädchen in Arbeit, war frei von subjektiven Beschwerden, mit Ausnahme von zeitweiligem Schwindelgefühl beim Bücken.

In bezug auf den Ausgang der ersten Operation hatte man in Anbetracht des intensiven cerebralen, bei der Operation auftretenden Ödems große Besorgnis gehegt. Diese stellte sich glücklicherweise als unbegründet heraus und die Heilung erfolgte unerwartet glatt. Ob das Resultat der teilweisen Entfernung des Tumors und der Dekompression oder der Röntgenbehandlung zu verdanken ist, ist unmöglich zu entscheiden. Wahrscheinlich war die Hauptwirkung der Operation zuzuschreiben. Vermutlich handelt es sich um einen langsam wachsenden Tumor, da noch kein Zeichen von einem Rezidiv vorhanden ist. Das Wachstum

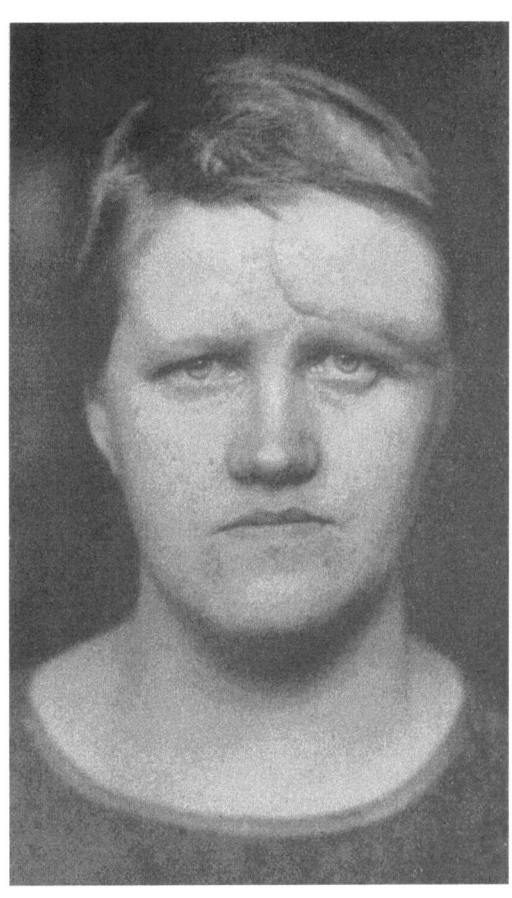

Abb. 33. Fall Nr. 20. Drei Monate nach der Operation.

der Neubildung mag bis zu einem gewissen Grade auch durch die Bestrahlung gehemmt worden sein.

Fall Nr. 21. G. A., ♂, 27jähriger Handelsgehilfe. S. 1133/1925.

Gliom des unteren Teiles der linken motorischen Sphäre mit Jacksonscher Epilepsie. Hemiparese, Hemihypästhesie und Aphasie. Keine allgemeinen Drucksymptome. Operation, Entfernung des Tumors. Verschlechterung des Zustandes nach dem Eingriff. Pat. ist 11 Monate nach der Operation gestorben.

Im Jahre 1920 Trauma gegen die linke Seite des Gesichtes und Kopfes mit Bewußtseinsverlust und Krämpfen im rechten Arm, im Bein und Gesicht. Pat. erholte sich vollständig von den Einwirkungen des Traumas, mit Ausnahme eines Schadens am linken Auge, und hatte keine Symptome bis Oktober 1921, zu welcher Zeit er einen epileptischen Anfall bekam, der sich auf die rechte Seite der Zunge, des Gesichts und die rechte Hand begrenzte und von einer drei Tage anhaltenden Bewußtlosigkeit gefolgt war. Während der folgenden Jahre zahlreiche ähnliche Attacken, und zwar manchmal mit und andere Male ohne Bewußtseinsverlust. Seit Dezember 1924 keine Anfälle mehr, aber im August 1925 bemerkte Pat., daß es ihm Schwierigkeiten machte, zu verstehen was er las. Bald wurde es ihm schwer zu schreiben und zu sprechen und diese Symptome progrediierten, so daß bald eine ausgesprochene Aphasie bestand. Während der letzten zwei Monate zunehmende Schwäche des rechten Armes und Beines. Am 26. X. 1925 in die neurologische Klinik aufgenommen und von Prof. Marcus am 15. XI. mit der Diagnose Tumor in der linken oberen Temporalwindung und im unteren Teil der Zentralwindungen der chirurgischen Klinik überwiesen.

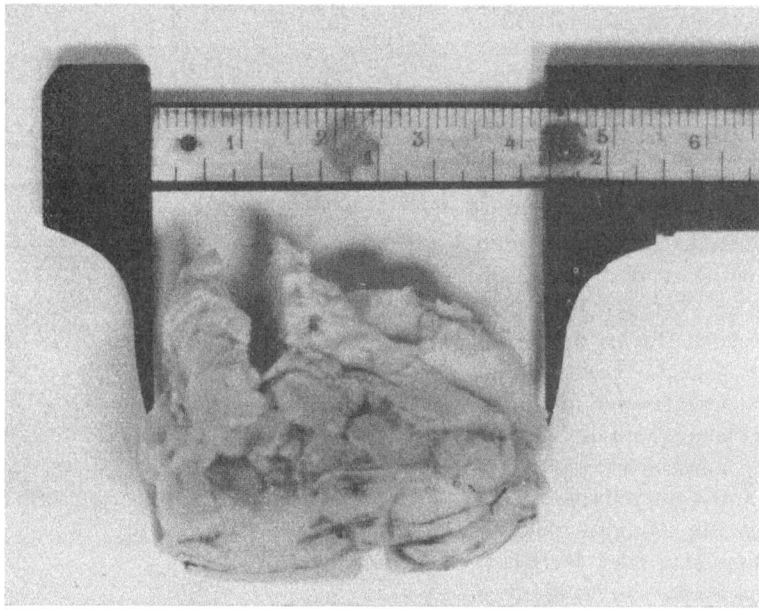

Abb. 34. Fall Nr. 21. Der exstirpierte Tumor.

Allgemeine Drucksymptome fehlen. Die Papillen sind flach, keine Kopfschmerzen.
Lokalsymptome. Ausgesprochene Aphasie vom Brocaschen Typ, mit ausgesprochener Dysarthrie, großer Schwierigkeit Gegenstände zu bezeichnen, und fast vollständige Unfähigkeit zu lesen und zu schreiben.
Kranialnerven: V, leichte rechtsseitige Hypästhesie. Der Unterkiefer weicht nach rechts ab. VII, Schwäche der rechten unteren Gesichtsseite. IX, X, Uvula deviiert nach rechts, der weiche Gaumen auf der rechten Seite schlaff. XI, rechtsseitige Parese von zentralem Typus.
Motilität und Sensibilität: Rechtsseitige Hemiparese. Fußsohlenreflex auf beiden Seiten plantar, aber Oppenheim auf der rechten Seite positiv. Abdominal- und Cremasterreflex fehlen auf der rechten Seite. Rechtsseitige Hemihypästhesie, ungefähr gleich ausgesprochen für tiefe und oberflächliche Sensibilität; leichte Astereognosis der rechten Hand.
Operation 11. XI. 1925. Lokalanästhesie. Osteoplastischer Lappen, der die Zentralwindungen und den oberen Teil des Temporallappens auf der linken Seite bloßlegt. Keine erhöhte Spannung der Dura. Duraöffnung. Im vorderen Teil des Duradefektes ein kleiner Tumor, welcher, soweit festgestellt werden konnte, das untere Drittel der vorderen und hinteren Zentralwindung einnahm und auf den hinteren Teil der dritten Frontalwindung überzugreifen begann. Der Tumor hatte eine graugelbliche Farbe und war beträchtlich härter

als das angrenzende cerebrale Gewebe. Nach vorne waren die Ränder des Tumors scharf begrenzt, nach hinten konnten keine scharfen Grenzen wahrgenommen werden. Die benachbarten Windungen abgeflacht, die Fissura Sylvii abwärts und rückwärts gedrückt. Der Tumor, offenbar ein Gliom, war anscheinend zum größten Teil begrenzt, so daß seine Entfernung angezeigt erschien.

Nach Unterbindung der in den Tumor eintretenden Gefäße konnte er leicht und ohne Trauma oder Blutung aus seinem Bette enucleiert werden. Vorne konnte man die dritte Frontalwindung von dem Tumor wegschieben, hinten aber mußte der Tumor mit dem Messer von der Rinde getrennt werden. Nur einige, in die Oberfläche des Tumors eintretenden Gefäße waren zu unterbinden. Gewicht des Tumors 25 g (Abb. 34). Makroskopisch war er an seiner Vorderseite gut eingekapselt, hinten war dies dagegen nicht der Fall. Mikroskopische Untersuchung zeigte, daß der Tumor, soweit festgestellt werden konnte, vollständig entfernt worden war, da er mit einer dünnen Schicht cerebralen Gewebes bedeckt war, das mikroskopisch scharf vom Tumorgewebe gesondert war.

Unmittelbar nach der Operation war die Parese der rechten Hand ein wenig stärker ausgesprochen als vorher und ebenso die Aphasie. Es wurde eine subtemporale Dekompression vorgenommen, der Knochenlappen wurde zurückgelegt und die Wunde ohne Drainage geschlossen. Die Wunde heilte p. p.; während der folgenden Tage hatte der Patient mehrere JACKSONsche Anfälle im rechten Arm und Bein, ohne Bewußtseinsverlust. Nach diesen Attacken wurde die rechtsseitige Parese intensiver und die Aphasie fast vollständig. Diese Symptome schritten stufenweise vor und zu der Zeit der Entlassung, welche sich infolge einer Pneumonie im Dezember verzögerte, hatte der Pat. eine vollständige rechtsseitige Hemiplegie mit Contractur und eine nahezu vollständige Aphasie. Röntgenbehandlung.

Am 15. IV. Wiederaufnahme des Patienten zur Beobachtung und weiteren Röntgenbehandlung. Die Dekompressionsöffnung war eingesunken. Neurologisch unveränderter Zustand mit vollständiger spastischer Hemiplegie und Contractur. Nach brieflicher Mitteilung ist der Patient am 11. X. 1926 gestorben.

In diesem Falle wäre es zweifellos besser gewesen, den Tumor sich selbst zu überlassen, da er aber gut begrenzt zu sein schien, war die Versuchung groß, ihn zu entfernen. Das bei Entfernung des Tumors der Rinde zugefügte Trauma war, wie aus der geringen Zunahme der Symptome unmittelbar nach der Operation hervorgeht, sehr unbedeutend. Das spätere Fortschreiten der Symptome, welche sich im Laufe von ungefähr einem Monat langsam entwickelten, läßt sich am besten durch ein Fortschreiten der Neubildung gegen die innere Kapsel erklären. Bemerkenswert ist das Einsinken der Dekompressionsöffnung, aber ähnliche Beobachtungen sind auch von KRAUSE gemacht worden.

Fall Nr. 22. E. F., ♀, 58jähriges Dienstmädchen. S. 1247/1925.
Subcorticales Gliom im rechten Parietallappen mit Hemiparese und -hypästhesie. Explorativoperation ohne Bloßlegung des Tumors. Subtemporale Dekompression. Röntgenbehandlung. Keine Besserung. Drei Monate später Exitus. Autopsie.

Ende Oktober 1925 in der rechten Parietalregion lokalisierte Kopfschmerzen. Pat. setzte ihre Arbeit bis zum 3. XI. fort, an welchem Tage plötzlich Parese der ganzen linken Seite des Körpers mit dem Gefühl des Eingeschlafenseins eintrat. Am 5. XI. 1925 in die neurologische Klinik aufgenommen, wurde sie am 3. XII. von Prof. MARCUS mit der Diagnose Tumor in der rechten Parietalregion der chirurgischen Klinik überwiesen.

Allgemeine Drucksymptome. Beiderseits Stauungspapillen von ungefähr 3 Dioptrien. V. rechts 0,4; V. links 0,9. Sehr benommen, aber nicht komatös.

Lokalsymptome. *Kranialnerven:* V, Hypästhesie auf der linken Seite. VII, vielleicht etwas Schwäche der linken unteren Gesichtspartie. Gesichtsfeld normal.

Motilität und Sensibilität: Linksseitige Hemiparese; gelegentlich konnte dorsaler Zehenreflex auf der linken Seite hervorgerufen werden. Oppenheim auf beiden Seiten positiv. Abdominale Reflexe sehr schwach auf der linken, lebhaft auf der rechten Seite. Linksseitige Hemihypästhesie, für tiefe und oberflächliche Empfindung ungefähr gleich ausgesprochen. Astereognosis der linken Hand.

48 Die Gliome.

Operation 12. XII. 1925. Lokalanästhesie. Osteoplastische Freilegung der Zentralwindungen und des oberen Teiles des rechten Temporallappens. Spannung der Dura leicht erhöht. Versuch, das temporale Horn des rechten Seitenventrikels zu punktieren, erfolglos. Eröffnung der Dura. Die Windungen stark abgeflacht, hauptsächlich im hinteren Teil des Operationsfeldes. Mit einer in die hintere Zentralwindung eingeführten Untersuchungsnadel fühlte man ungefähr 2 cm unter der Rinde einen Widerstand. Nachdem die Lage der vorderen Zentralwindung durch Faradisation festgestellt war, wurde eine Incision in die hintere Zentralwindung gemacht, aber kein Tumor entdeckt. Da der Befund mit großer Wahrscheinlichkeit auf ein infiltrierendes Gliom deutete, wurde der Knochenlappen entfernt und eine subtemporale Dekompression vorgenommen. Wundschluß ohne Drainage.

Nach der Operation vollständige Parese des linken Armes. Die Wunde heilte p. p. Allmählich entwickelte sich eine ziemlich große und gespannte subtemporale Protrusion. Die Parese des linken Armes besserte sich und bei der Entlassung, am 18. XII., war der Zustand ungefähr derselbe wie zur Zeit der Aufnahme. Es waren jedoch keine Kopfschmerzen mehr vorhanden. Röntgenbehandlung. Nach den erhaltenen Mitteilungen ist sie im März 1926 gestorben.

Es wurde eine Sektion gemacht, aber das Gehirn wurde nicht konserviert. Man fand einen großen, die rechte Hemisphäre einnehmenden Tumor, seine genaue Größe und Ausdehnung wurde jedoch nicht verzeichnet. Mikroskopische Diagnose: Gliom.

Fall Nr. 23. N. O. P., ♂, 26 jähriger Arbeiter. S. 1313/1925.

Gliomatöse Cyste im rechten Frontal- und Parietallappen, durch die Eigenschaften des Cysteninhalts verifiziert. Hemiplegie mit Contractur und ausgesprochenen allgemeinen Drucksymptomen. Operation. Entleerung der Cyste und Entfernung der Cystenwände. Erhebliche Besserung.

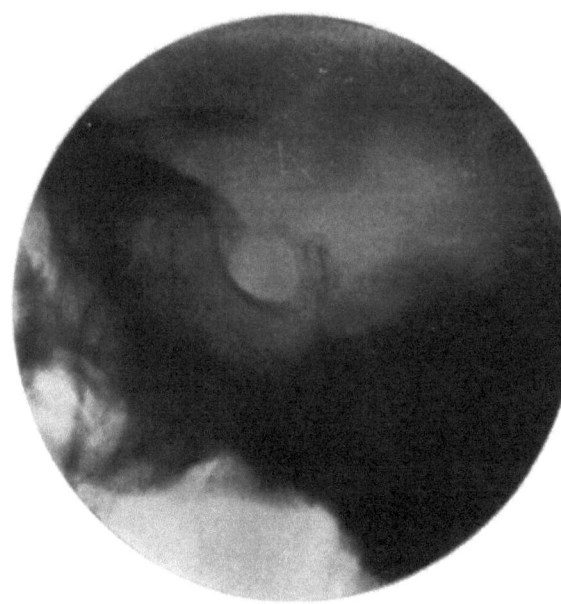

Abb. 35. Fall Nr. 23. Rechte Seite gegen die Platte. Entkalkung und Zuspitzung des Proc. clinoideus anterior auf der rechten Seite.

Vor 13 Jahren ein Schlag auf den Kopf mit momentanem Bewußtseinsverlust. Nachher keine Symptome. Am 4. I. 1925 erkrankte Pat. akut mit heftigen Kopfschmerzen und Erbrechen. Er wurde in einem Krankenhause behandelt. Bei der Aufnahme war er somnolent, hatte Nackensteifigkeit und positiven Kernig; die Sehnenreflexe auf der rechten Seite lebhafter als auf der linken. Lumbalpunktion zeigte einen Druck von 300 mm Wasser. Die Cerebrospinalflüssigkeit ließ das Vorhandensein einer subarachnoidalen Blutung erkennen. Er erholte sich schnell und wurde am 21. I. 1925 symptomfrei mit der Diagnose: spontane subarachnoidale Blutung, entlassen. Nachher war er vollständig gesund bis zum 3. XI. 1925, an welchem Tage er plötzlich im linken Arm und Bein paralytisch wurde und heftige Kopfschmerzen bekam. Von den Vorgängen seit seiner Erkrankung hat er keine Erinnerung. Aufnahme an der medizinischen Klinik am 3. XII. 1925. Von Dr. A. GRÖNBERG am 21. XII. mit der Alternativdiagnose: Tumor in der rechten motorischen Region bzw. Pachymeningit. haemorrhag. intern., der chirurgischen Klinik überwiesen.

Allgemeine Drucksymptome. Etwas somnolent. Beiderseitige Stauungspapille mit beginnender sekundärer Atrophie. V. rechts 0,3; V. links 0,4. Lumbaldruck 290 mm, die Flüssigkeit klar, keine Zellen.

Röntgenuntersuchung. Die Suturen etwas erweitert. Verstärkte Impress. dig., besonders über dem Frontallappen. Der Schädel zeigt vielleich eine kleine Ausbuchtung am medialen Umfang des rechten Os frontale nächst der Sutur gegen das Os parietale. Der laterale Teil des Umfanges des rechten kleinen Keilbeinflügels tritt auf dem Frontalbild nicht hervor. Der rechte Proc. clin. ant. kalkärmer und mehr zugespitzt als der linke (Abb. 35, 36). Proc. clin. post. entkalkt, aber auf beiden Seiten gleich. Die Sella turcica, sonst von normaler Form und Größe, gut konturiert, ohne lokale Destruktion.

Lokalsymptome. Ausgesprochene Empfindlichkeit bei Perkussion über dem rechten Stirnbein, am stärksten um das Tuber frontale. Der Perkussionsschall im Vergleich zu dem der anderen Seite deutlich verändert. Keine psychischen Störungen.

Kranialnerven: VII, leichte Schwäche der linken unteren Gesichtshälfte. XI, ausgesprochene Parese von zentralem Typus auf der linken Seite. XII, die Zunge weicht leicht nach links ab.

Motilität und Sensibilität: Vollständige spastische Hemiplegie mit Flexions- und Adductionscontractur des Armes und Extensionscontractur des Beines. Ausgesprochene Atrophie der Muskeln des linken Armes und Beines. Die Sehnenreflexe links gesteigert, Fuß- und Patellarklonus links angedeutet. Dorsaler Zehenreflex links. Abdominal- und Cremasterreflexe links schwächer als rechts.

Klinische Diagnose. Die Ausdehnung der Läsion war offenbar nach hinten von der Zentralfurche begrenzt. Das plötzliche Einsetzen sprach einigermaßen für die Diagnose subdurales Hämatom, aber es konnte keine Ätiologie hierfür gefunden werden. Ein Gliom mit Blutung und nach dem anscheinenden Stillstand des Prozesses zu urteilen, mit

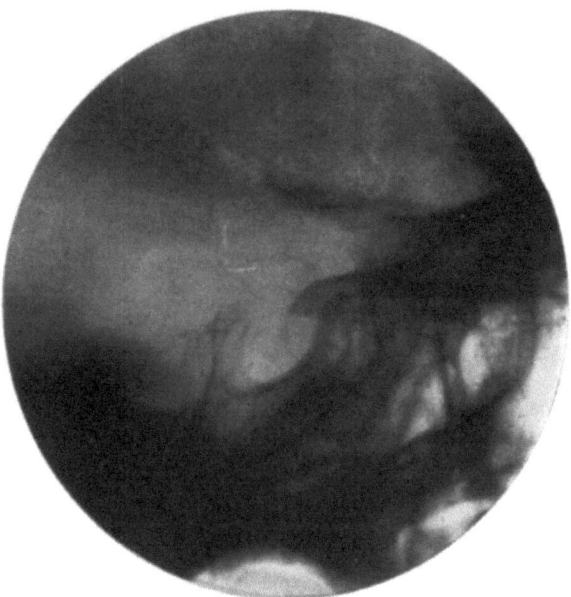

Abb. 36. Fall Nr. 23. Linke Seite gegen die Platte. Proc. clinoideus anterior auf dieser Seite bedeutend kalkhaltiger.

degenerativen Veränderungen, wurde als die wahrscheinlichste Diagnose betrachtet.

Operation am 23. XII. 1926. Lokalanästhesie. Präliminare Punktion des linken Seitenventrikels. Großer osteoplastischer Lappen, der zwei Drittel des Frontallappens und den Parietallappen ein gutes Stück hinter dem Sulcus centralis freilegte. Die Windungen vor der Zentralfurche abgeflacht und anämisch, die Windungen hinter ihr von normalem Aussehen. Wahrscheinlich an der Grenze zwischen dem mittleren und unteren Drittel der Zentralwindung wurde eine weiche Stelle palpiert. Eine Punktion daselbst ergab eine braungelbe Flüssigkeit, die in ein paar Minuten gerann. Es wurde bis zur Cyste inzidiert, die ungefähr 2 cm unter der Rinde lag, wobei man in eine apfelsinengroße Kaverne gelangte. Die Kaverne war mit Flüssigkeit und einer großen Menge dunkelfarbiger, sehr weicher Masse erfüllt, die einer nekrotischen Tumormasse glich. Diese wurde mit einem stumpfen Löffel ausgelöffelt (Abb. 37). Die Wände der Kaverne waren nicht ganz glatt, es schien, als ob etwas Gewebe von derselben Art wie es eben ausgelöffelt worden war, **an den Wänden festsäße.** Diese wurden gründlich mit ZENKERscher Lösung fixiert und konnten **nachher leicht** ohne Blutung ausgeschält werden (Abb. 38). Auf dem Cystengrunde hatte das Gehirn eine recht harte Konsistenz, aber ob dies auf eine Tumorinfiltration zurückzuführen sei, konnte nicht festgestellt werden. Nach Entfernung der Cystenwände wurde die Höhle nochmals mit ZENKERscher Lösung fixiert und dann mit Salzlösung ausgefüllt. Nach Anlegung einer subtemporalen Dekompression wurde die Dura sonst geschlossen. Der Lappen wurde zurück-

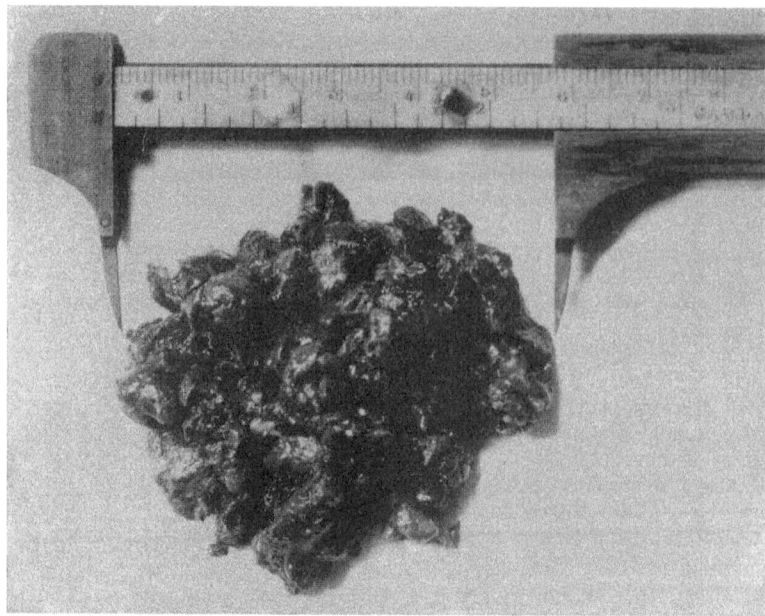

Abb. 37. Fall Nr. 23. Der solide Inhalt der Cyste.

gelegt, Wundverschluß ohne Dränage. Wundheilung p. p. In den ersten Wochen sammelte sich Flüssigkeit unter dem Lappen an, der sich vorwölbte. Die Flüssigkeit wurde durch Punktionen entfernt und nach ungefähr 2 Wochen hatte die exzessive Sekretion von Flüssigkeit aufgehört. Die ganze Zeit keine sensiblen Störungen. Die Hemiplegie besserte sich

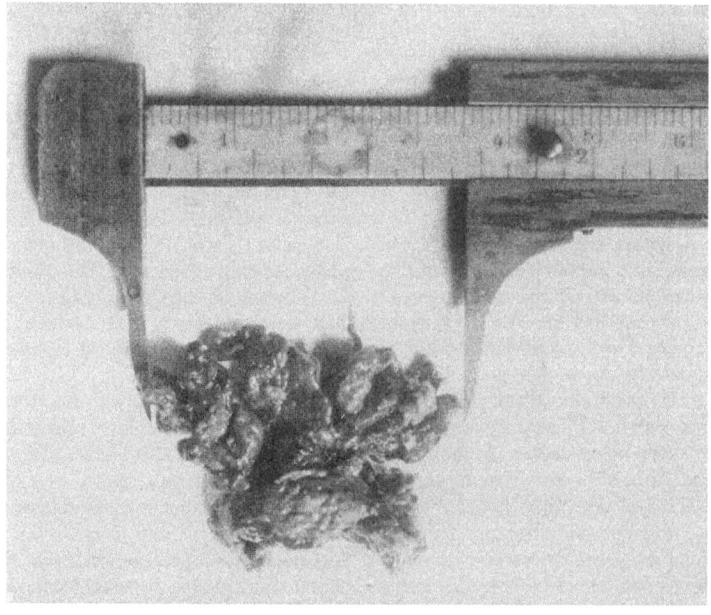

Abb. 38. Fall Nr. 23. Die exstirpierten Cystenwände.

sehr langsam. Bei der Entlassung, am 6. V. 1926, waren die Papillen flach, im subtemporalen Defekt keine Protrusion. V. rechts 0,6; V. links 0,7. Der Arm konnte in Schulter- und Ellenbogengelenk bewegt werden, die Hand war aber immer noch vollständig gelähmt und es bestand eine beträchtliche Contractur. Das Bein konnte in den Hüft- und Kniegelenken frei bewegt werden, weniger gut in Fuß- und Zehengelenken, und der Patient war imstande, auf einen Stock gestützt herumzugehen. In einem am 22. VI. angelangten Brief teilte er mit, daß sich das Bein weiter gebessert habe und daß er ohne Schwierigkeiten gehen könne. Der Arm ist aber unverändert geblieben. Im Dezember 1926 teilte der Patient mit, daß die Besserung gute Fortschritte gemacht hat, so daß er jetzt imstande wäre, leichtere Arbeiten zu verrichten.

Mikroskopische Untersuchung der exstirpierten Teile des Cystenmembrans zeigte bedeutende entzündliche Veränderungen, aber keine sicheren Tumorelemente.

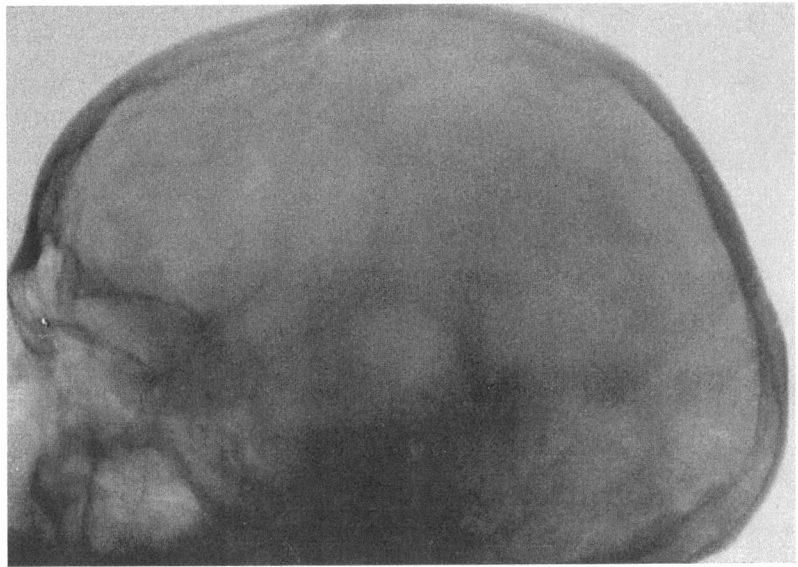

Abb. 39. Fall Nr. 24. Röntgenbild, das starke Entkalkung der Kalotte und Sprengung der Suturen zeigt.

Die Resultate der mikroskopischen Untersuchung machen die Klassifizierung dieses Falles unsicher. Nach dem Aussehen des Cysteninhaltes habe ich diesen Fall gleichwohl unter die Gliome eingereiht und es ist denkbar, daß das Tumorgewebe vollständig nekrotisiert und resorbiert worden ist. Man könnte eine apoplektische Cyste annehmen, aber diese Erklärung scheint mit Rücksicht darauf, daß der Patient ein junger Mann mit gesunden Gefäßen ist und mit Rücksicht auf die Größe der Cyste und das Vorhandensein hochgradiger Drucksymptome weniger wahrscheinlich. Blutung und Nekrose in einem Gliom mit darauffolgender Cystenbildung scheint daher die wahrscheinlichste Deutung zu sein, obzwar man natürlich vorläufig die Möglichkeit von anderen Erklärungen offenhalten muß.

Fall Nr. 24. A. V., ♂, 17jähriger Arbeiter. S. 12/1926.

Kleines Gliom am hinteren Teil des dritten Ventrikels, das den Aquaeductus Sylvii verschließt und Hydrocephalus sowie sekundäre Kleinhirnsymptome verursacht. Negative Freilegung des Kleinhirns. Tod 2 Tage später infolge von postoperativer Drucksteigerung. Sektion.

Seit drei oder vier Jahren in der Stirngegend lokalisierter und gelegentlich von Erbrechen begleiteter Kopfschmerz. Während der ersten Jahre war dieser nahezu konstant, in der letzten Zeit aber ist er nur gelegentlich aufgetreten. Seit drei oder vier Jahren Tinnitus im rechten Ohr, niemals im linken. Pat. glaubt, daß das Gehör im rechten Ohr während des letzten Jahres zurückgegangen ist. Seit ungefähr einem Jahre Schwierigkeiten beim Gehen. Das Sehvermögen hat während der letzten zwei Jahre progressiv abgenommen. Das Gedächtnis versagte. In der letzten Zeit starke Benommenheit. Bis Oktober 1925 war Pat. seiner Arbeit nachgegangen. Am 11. I. 1926 Aufnahme in die chirurgische Klinik.

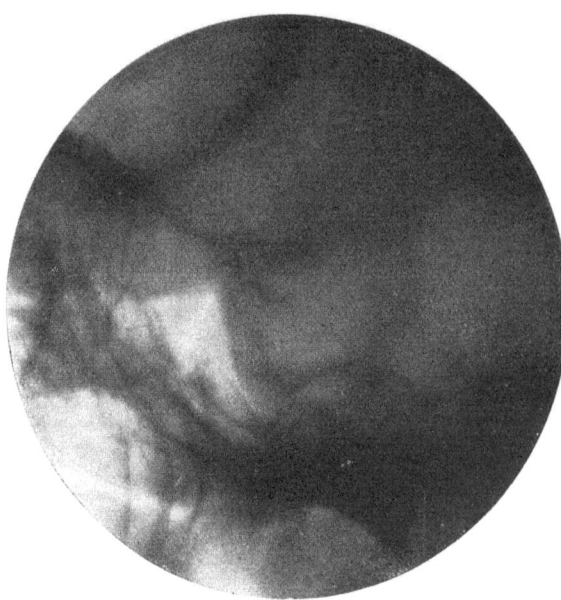

Abb. 40. Fall Nr. 24. Hochgradige Vergrößerung der Sella turcica bei Tumor im dritten Ventrikel mit sekundärem Hydrocephalus.

Allgemeine Drucksymptome. Sehr benommen. Reaktionszeit außerordentlich lang. Intelligenz sehr niedrig. Beiderseitige Stauungspapillen mit sekundärer Atrophie und Protrusion von ungefähr 2 Dioptrien. V. rechts 0,3.

Röntgenuntersuchung. In der ganzen Kalotte stark ausgesprochene Impress. dig., die Suturen stark dilatiert. Die Sutura coronaria anscheinend weiter auseinandergesprengt als die Sutura lamboidea (Abb. 39). Die Sella turcica scheint tiefer und größer zu sein als normal, ihr Boden ist hinabgepreßt. Die Sella mißt von vorn hinten 16 mm und hat eine Tiefe von 13 mm. Der Sellagrund liegt 10 mm über der mittleren Schädelgrube. Die Proc. clin. ant. zugespitzt und entkalkt. Der Clivus fehlt vollständig (Abb. 40). Die Entkalkung der

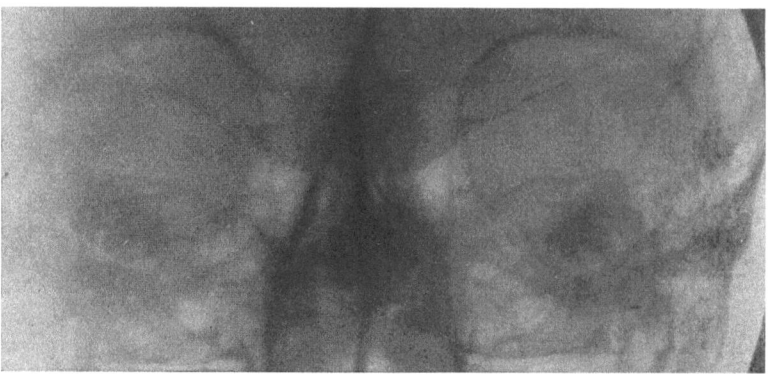

Abb. 41. Fall Nr. 24. Frontalbild, das hochgradige Entkalkung der beiden Felsenbeinpyramiden zeigt. Die Keilbeinflügel sind gut erhalten.

Felsenbeinpyramiden ist hochgradig, auf beiden Seiten gleich. Ala magna und minor weisen keine Veränderungen auf (Abb. 41).

Lokalsymptome. *Kranialnerven* negativ, mit Ausnahme von einer leichten Verschlechterung des Gehörs auf der rechten Seite.

Motilität und Sensibilität: Negativ.

Cerebellar: Etwas Dysmetrie in beiden Armen. Schwankender, breitspuriger Gang mit Neigung nach rechts abzuweichen. Kann nur einige Schritte gehen und hat sogar beträchtliche Schwierigkeiten beim Sitzen. Leichte Dysmetrie in beiden Beinen.

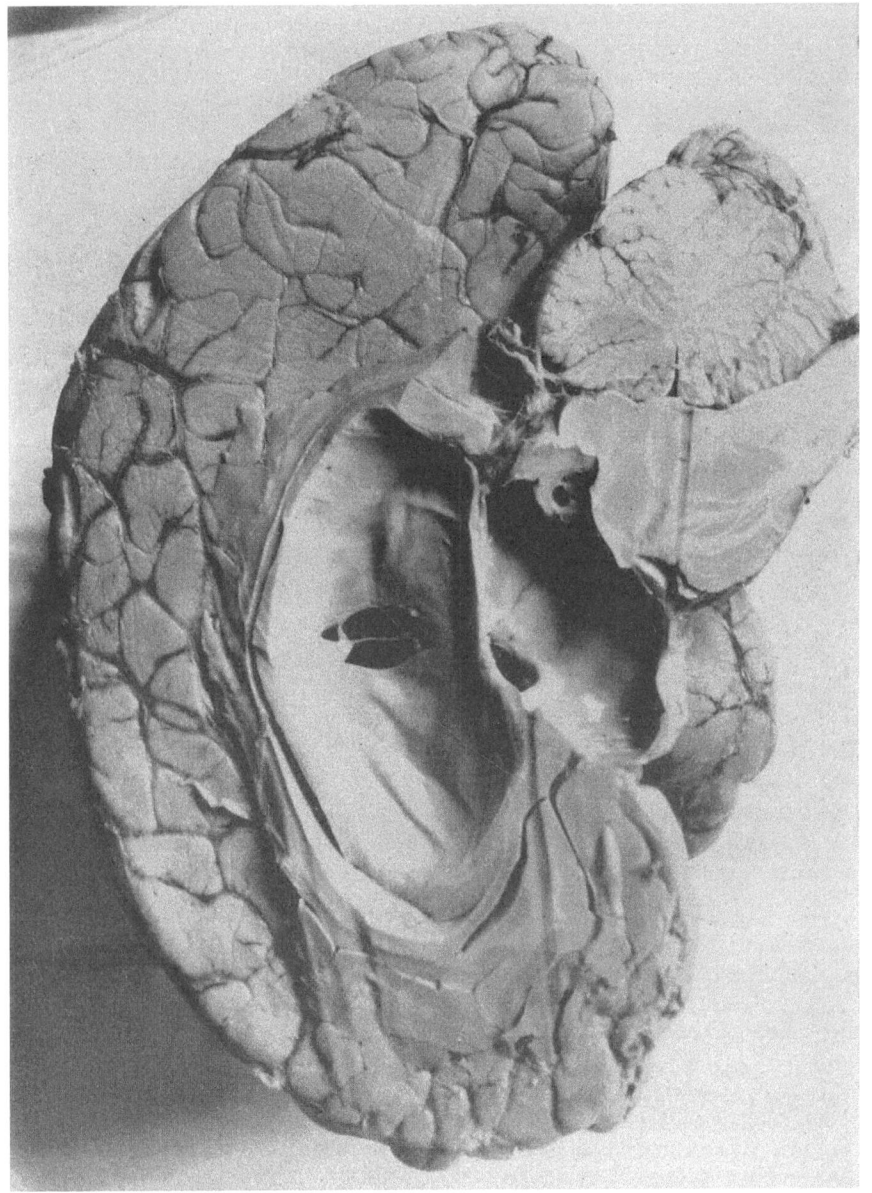

Abb. 42. Fall Nr. 24. Sagittalschnitt zwischen den Hemisphären. Kleiner Tumor im hintersten Teil des dritten Ventrikels und enorme Dilatation des letzteren und des Seitenventrikels.

Die Diagnose bot in diesem Falle beträchtliche Schwierigkeiten. Der Patient zeigte ausgeprägte allgemeine Drucksymptome, die, nach den Röntgenplatten zu urteilen, schon lange bestanden. Infolge seiner Benommenheit und des herabgesetzten Zustandes seiner Geistestätigkeit war es schwer, eine zuverlässige Anamnese zu erhalten. Die psychischen

Störungen wurden als sekundäre Folgen seiner allgemeinen Drucksymptome betrachtet. Die cerebellaren Symptome waren ausgesprochen, sie konnten aber ebensogut sekundär durch einen inneren Hydrocephalus bedingt sein. Ein medianer Kleinhirntumor oder ein Hypophysengangtumor waren die Möglichkeiten, die hauptsächlich in Betracht gezogen wurden. Es fand sich jedoch kein suprasellarer Schatten und die Gesichtsfelder waren normal. Man entschloß sich daher zu einer explorativen Freilegung des Kleinhirns.

Operation am 12. I. 1926. Lokalanästhesie. Doppelseitige Freilegung des Kleinhirns. In Anbetracht der Unbestimmtheit der Diagnose wurde nach Vornahme der horizontalen Incision eine Punktion des linken Seitenventrikels vorgenommen. Der Ventrikel wurde ungefähr 3 cm unter dem Cortex erreicht und enthielt eine große Menge von Flüssigkeit. Da sich die Diagnose auf einen internen Hydrocephalus also bestätigte, wurde die Operation fortgesetzt. Knochen sehr dünn. Nach Duraeröffnung zeigte sich, daß eine große hintere Zisterne vorhanden war, was das Bestehen eines Kleinhirntumors so gut wie völlig aus schloß. Punktion des Vermis negativ.

Der Patient überstand die Operation fast ohne jede Reaktion. An dem folgenden Tage wurde er jedoch sehr benommen, dann bewußtlos und starb am 14. I.

Autopsie. Das Gehirn wurde nach vorheriger Fixation mit Formalin entfernt. Die Windungen stark abgeflacht. Der dritte Ventrikel erschien wie eine große, zwischen den Schenkeln des Chiasmas sich vorwölbende Cyste. Bei Untersuchung der Schädelbasis erwies sich die Sella viel weiter als gewöhnlich und die Hypophyse lag als dünne Scheibe auf dem Boden der Sella. Beide Pori weiter als gewöhnlich. Ein Sagittalschnitt zwischen den Hemisphären zeigte den ungefähr haselnußgroßen, den Aquaeductus Sylvii zusammenpressenden Tumor im hintersten Teil des dritten Ventrikels gelegen (Abb. 42). Sowohl der Seiten- als der dritte Ventrikel enorm ausgedehnt. Mikroskopisch war der Tumor ein gefäßreiches Gliom.

Hätte in diesem Falle die richtige Diagnose gestellt werden können, so wäre keine Operation, ein Balkenstich möglicherweise ausgenommen, angezeigt gewesen. Nach der negativen Kleinhirnfreilegung lautete die Wahrscheinlichkeitsdiagnose Hypophysengangtumor und man hatte einige Bedenken wegen der unterlassenen Ventrikulographie. Diese Maßnahme war in Betracht gezogen, aber als zu gefährlich betrachtet worden, da der Patient vorgeschrittene Drucksymptome zeigte. Eine Kleinhirnfreilegung und Dekompression wurden daher als die wenigst gefährliche Methode angesehen, um zur Diagnose zu kommen. Wahrscheinlich würde eine Ventrikulographie nichts anderes gezeigt haben wie einen Hydrocephalus und also keinen weiteren Aufschluß für die Diagnose gegeben haben, vielleicht mit Ausnahme dessen, daß sie möglicherweise einen Hypophysengangtumor definitiv ausgeschlossen hätte.

Fall Nr. 25. S. M., ♂, 58 Jahre, Oberst. S. 78/1926.

Subcorticales Gliom des linken Temporallappens mit Geruchshalluzinationen, Aphasie und Hemiplegie. Wegen der Temperatur, Schüttelfröste und Leukocytose, Verdacht auf Absceß. Subtemporale Dekompression. Tod 24 Stunden später infolge von Blutung in den Tumor und Hirnödem. Autopsie.

Seit Ende August 1925 hat sich der Patient müde und deprimiert gefühlt. Durch zwei Wochen im September 1925 klagte er über unangenehme Geruchssensationen. Zur selben Zeit mehrere Schüttelfröste und Temperatursteigerung bis 38°. Der Zustand besserte sich, mit Ausnahme von gelegentlichen Schüttelfrösten bestanden keine Symptome, und der Patient setzte bis zum 29. XII. seine Arbeit fort, an welchem Tage eine plötzliche Temperatursteigerung eintrat und er sich krank und müde fühlte. Allmählich entwickelten sich eine Schwäche der rechten Gesichts- und Körperhälfte und Schwierigkeiten beim Sprechen. Aufnahme in die medizinische Klinik am 23. I. 1926.

Allgemeine Drucksymptome. Fast komatös. Fundi normal. Lumbaldruck 100 bis 150 mm Wasser. Cerebrospinalflüssigkeit gelblich gefärbt. Pandy +, Nonne +, 10 Zellen.

Lokalsymptome. Vollständige Aphasie, rechtsseitige Hemiplegie mit dorsalem Zehenreflex.

Leukocyten 13 500, Fåhreus 32, 59, 104 mm (1, 2, 24 Stunden). Temperatur 37,8.

Die Läsion befand sich offenbar in der vorderen Hälfte des linken Temporallappens. Ihre Natur war aber zweifelhaft. Obzwar kein primärer Herd gefunden wurde, deuteten die Schüttelfröste, die Temperatur, Leukocytose, gesteigerte Senkungsgeschwindigkeit und vielleicht auch die Zellvermehrung in der Cerebrospinalflüssigkeit auf einen Abseß. Andererseits könnte aber auch ein Gliom mit Blutungen dieselben Symptome hervorrufen. Pat. wurde von Prof. JACOBAEUS mit der erwähnten Alternativdiagnose überwiesen.

Es wurde beschlossen, eine Explorativpunktion des linken Temporallappens vorzunehmen und, falls diese negativ ausfallen sollte, die Operation als eine subtemporale Dekompression fortzusetzen.

Operation am 23. I. Lokalanästhesie. Später mußte wegen der Unruhe des Patienten zu Äthernarkose gegriffen werden. Von einer Incision aus, die sich von der Mitte des Joch-

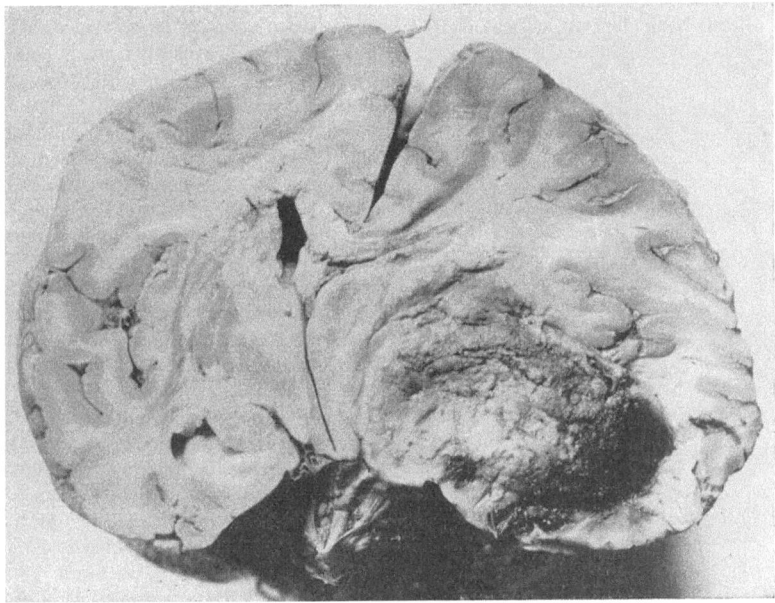

Abb. 43. Fall Nr. 25. Frontalschnitt durch das Gehirn. Großes Gliom und Blutungen im linken Temporallappen.

beins aus nach oben und hinten erstreckte, wurde der Knochen in der Schläfengrube freigelegt und eine Knochenöffnung von 2 cm Durchmesser gemacht. Nachdem ein kleiner Einschnitt in die Dura gemacht worden war, wurde der Schläfelappen in verschiedenen Richtungen punktiert, aber kein Eiter gefunden. Der Knochendefekt wurde daher bis auf die bei subtemporaler Dekompression gewöhnliche Dimension vergrößert. Die Dura war stark gespannt, aber ein Versuch, das temporale Horn des linken Seitenventrikels zu punktieren, war erfolglos. Es wurden deshalb 75 ccm 10proz. Salzlösung intravenös injiziert, was den Druck auch erheblich herabsetzte. Die Dura wurde geöffnet. Der Zustand des Patienten verbot eine längere Untersuchung. Der freigelegte Teil des Temporallappens wies nichts Pathologisches auf, mit Ausnahme einer ausgesprochenen Abflachung der Windungen. Verschluß ohne Dränage. Die Temperatur stieg und der Patient starb am nächsten Tage unter den Symptomen von Hirnödem.

Autopsie. Die linke Hemisphäre größer als die rechte, die Fissura Sylvii nach oben verschoben. Ein Frontalschnitt 3—4 cm hinter dem Ende des Temporallappens zeigt einen großen, teils gut abgegrenzten, teils infiltrierenden Tumor (Abb. 43) mit zahlreichen älteren und frischen Hämorrhagien. Histologische Diagnose: Gliom.

Die Explorativnadel wurde in diesem Falle mehr verwendet als es gewöhnlich in einem Tumorfalle ratsam ist, das Wesentliche war aber, einen Absceß auszuschließen, da ein Gliom an dieser Stelle natürlich eine ganz hoffnungslose Läsion ist. Die zahlreichen Punktionen mögen daher das Ende beschleunigt haben, indem sie Blutungen in den Tumor verursachten.

Fall Nr. 26. B. S., ♀, 30 Jahre, Ehefrau. S. 154/1926.

Ausgebreitetes infiltrierendes Gliom im Centrum semiovale und den basalen Ganglien der linken Seite, Jacksonsche Anfälle in der rechten Körperhälfte, gefolgt von Hemiparese und Hemihypästhesie. Explorativoperation ohne Entdeckung des Tumors. Subtemporale Dekompression. 24 Stunden später Tod an Hirnödem. Autopsie.

Vor 4 Jahren ein auf Arm und Bein der rechten Seite beschränkter Anfall von Konvulsionen. Gleich nach dem Anfall ein Gefühl von Eingeschlafensein in der rechten Körperhälfte und wahrscheinlich auch eine leichte Parese im rechten Arm und Bein, aber die Patientin erinnert sich nicht genau an die damaligen Symptome. Das Taubheitsgefühl in den Extremitäten ging allmählich vorüber, aber eine Schwäche im Arm und Bein sind seitdem geblieben. Sprachstörungen kamen nicht vor. Der Zustand blieb unverändert bis vor sechs Monaten, um welche Zeit die Patientin anfing „Schwindelanfälle" zu bekommen, die sie nicht beschreiben kann. Diese Anfälle dauern nur einige Sekunden; kein Bewußtseinsverlust, keine Konvulsionen oder Halluzinationen, die Anfälle sind hauptsächlich durch ein Gefühl von Geistesabwesenheit charakterisiert. Seit 6 Monaten ist die Parese im rechten Arm und Bein rasch fortgeschritten. In den letzten 3 Jahren viel Kopfschmerzen. In den letzten Wochen starke Abnahme des Sehvermögens, und das rechte Auge wurde im Laufe von einer

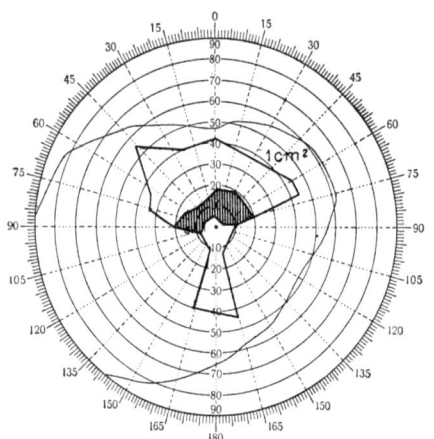

Abb. 44. Fall Nr. 26. Das Aussehen des linken erhaltenen Gesichtsfeldes.

Woche blind. In den letzten drei Jahren Ohrensausen auf beiden Seiten. Vor 2 Monaten wurde in einem Krankenhause eine Lumbalpunktion vorgenommen. Der Druck war 120 mm Wasser, Nonne —, keine Zellen. Vor 3 Wochen eine zweite Lumbalpunktion, die einen Druck von 200 mm Wasser zeigte. Pat. wird von Dr. B. Lund mit der Diagnose Hirntumor überwiesen. Aufnahme in die chirurgische Klinik am 11. II. 1926.

Allgemeine Drucksymptome. Beiderseitige Stauungspapille mit Atrophie. V. rechts Amaurosis; V. links 0,4. Das Gesichtsfeld des linken Auges zeigt einige Unregelmäßigkeiten (Abb. 44), diese wurden aber als Folge der Stauungspapille betrachtet.

Röntgenuntersuchung. Die Dicke des Schädels scheint geringer als normal. Ausgesprochene Impress. dig. Leichte Andeutung von Diastase zwischen den Suturen. Die Gefäßfurchen stärker hervortretend als normal. Ungefähr in der Mittellinie auf der linken Seite der Kalotte ist eine 11 × 8 mm große Verdünnung des Knochens (Emissarium) zu sehen (Abb. 45). Der Keilbeinflügel tritt auf der linken Seite undeutlicher hervor als auf der rechten, die Spitze des Felsenbeins spitziger und kalkärmer als rechts (Abb. 46). Die Sella turcica mißt 14 × 6 mm, das Dorsum sellae ist mehr rückwärts geneigt und weist ebenso wie die übrigen Konturen der Sella turcica eine unscharfe Zeichnung und verminderte Kalkdichte auf.

Lokalsymptome. *Kranialnerven:* V, Kornealreflex fehlt rechts. Der Kiefer deviiert nach rechts. VII, leichte Schwäche der rechten unteren Gesichtshälfte. IX, X, die Uvula weicht nach rechts ab, weicher Gaumen auf der rechten Seite etwas schlaff. XI, Parese von zentralem Typus rechts.

Motilität und Sensibilität: Rechtsseitige Hemiparese, Dynamometer 10 in der rechten Hand, 50 in der linken. Keine Contractur. Sehnenreflexe rechts lebhafter als links. Kein Klonus. Variabler und unsicherer dorsaler Zehenreflex rechts. Abdominalreflexe rechts schwächer als links. Leichte rechtsseitige Hemihypästhesie, nur subjektiv für die oberflächlichen Qualitäten, aber ganz ausgesprochen für das Lagegefühl. Schätzung von Gewichten links gut, rechts beeinträchtigt. Vielleicht eine leichte Astereognosis in der rechten Hand. Eine Stimmgabel wurde rechts weniger deutlich gefühlt als links.

Da das erste Symptom ein JACKSONscher Anfall gewesen war, hielt man es für wahrscheinlich, daß die Läsion cortical sei und im Parietallappen lokalisiert. Die Veränderungen des Gesichtsfeldes im linken Auge wurden auf Rechnung der vorgeschrittenen sekundären Atrophie geschrieben. Es unterlag keinem Zweifel, daß die Läsion ein Tumor war, und die lange Dauer der Symptome sowie die röntgenologischen Veränderungen im Schädel sprachen für ein langsam wachsendes Neoplasma, wahrscheinlich ein Meningiom oder eine gliomatöse Cyste. Ein parasagittales Meningiom wurde als wahrscheinlichste Diagnose betrachtet.

Operation am 22. II. 1926. Lokalanästhesie. Ein Versuch, den rechten Seitenventrikel zu punktieren, war erfolglos. Es wurde nun ein großer osteoplastischer Lappen zurückgeschlagen, der die

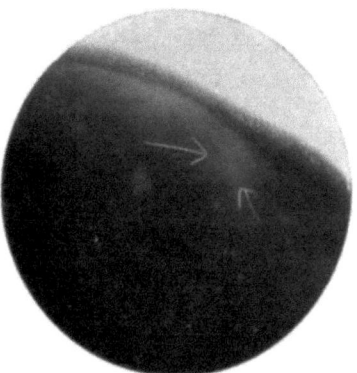

Abb. 45. Fall Nr. 26. Röntgenbild, das große Emissarien nächst der Mittellinie auf der linken Seite zeigt.

Zentralwindungen der linken Seite freilegte. Gegen die Mittellinie war der Knochen dünner als an anderen Stellen, wies aber sonst keine Veränderungen auf. Die Dura war sehr gespannt. Der Knochendefekt wurde deshalb bis in die Fossa temporalis hinab erweitert, um Quetschung des Hirns zu vermeiden, wenn eine stärkere Protrusion eintreten sollte. Duraeröffnung. Es erfolgte eine bedeutende Protrusion des gespannten Hirns, aber ohne Ruptur der Pia-Arachnoidea. Die Windungen abgeflacht, sonst ohne

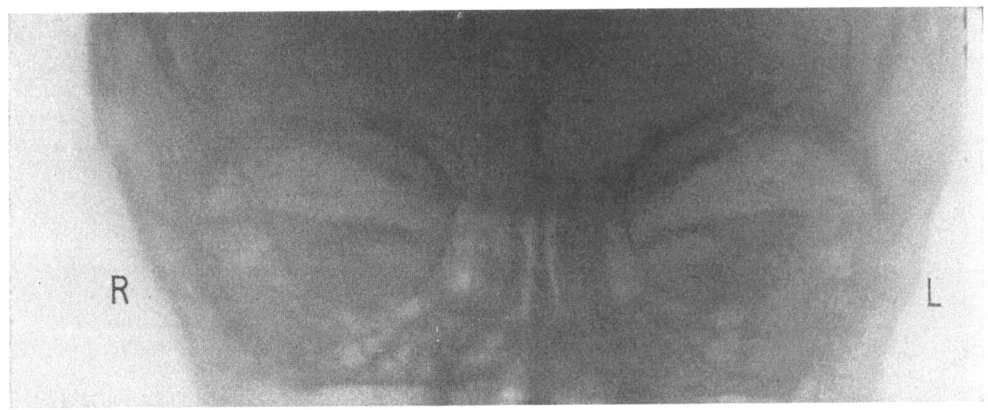

Abb. 46. Fall Nr. 26. Frontalbild, Atrophie der Felsenbeinpyramide auf der linken Seite. Der große Keilbeinflügel tritt auf der linken Seite schlechter hervor als auf der rechten.

pathologische Veränderungen. Ungefähr 3 cm von der Mittellinie mündeten 5—6 große Venen in laterale Ausdehnungen des longitudinalen Sinus ein. Da die Diagnose auf parasagittales Meningiom gestellt worden war, wurde es für nötig betrachtet, den medialen Rand der Hemisphäre zu inspizieren, für den Fall, daß der Tumor in der Nähe des Falx liegen würde. Die in den Sinus mündenden Venen wurden daher ligiert und der mediale Teil der Hemisphäre untersucht, aber nichts Abnormes gefunden. Im hinteren Teil der freigelegten

Hirnpartie, in der Nähe der Mittellinie, schien ein Stück des Gehirns weicher zu sein als das angrenzende Hirngewebe. An dieser Stelle wurde eine Explorativpunktion gemacht und man erhielt eine kleine Menge dunklen Blutes in die Spritze. Es wurde deshalb inzidiert und in einer Tiefe von 1—2 cm stieß man auf eine kleine, mit dunklem Blut gefüllte Höhle. Es war schwer zu sagen, ob die Blutung durch die vorhergehende Punktion verursacht war oder ob eine spontane Blutung in einem Tumor vorlag. Die Wände der Höhle schienen jedenfalls normal zu sein. Zu diagnostischen Zwecken wurde ein kleines Stück Gewebe vom Grunde der Höhle entnommen. Eine mikroskopische Untersuchung zeigte, daß das Hirngewebe mit sehr zahlreichen Leukocyten infiltriert war. Wie die Autopsie später nachwies, hatte die Blutung am Rande des Tumors stattgefunden und die Nadel hatte wahrscheinlich ein Gefäß im Tumor getroffen. Es wurde geschlossen, daß die Patientin ein tief-

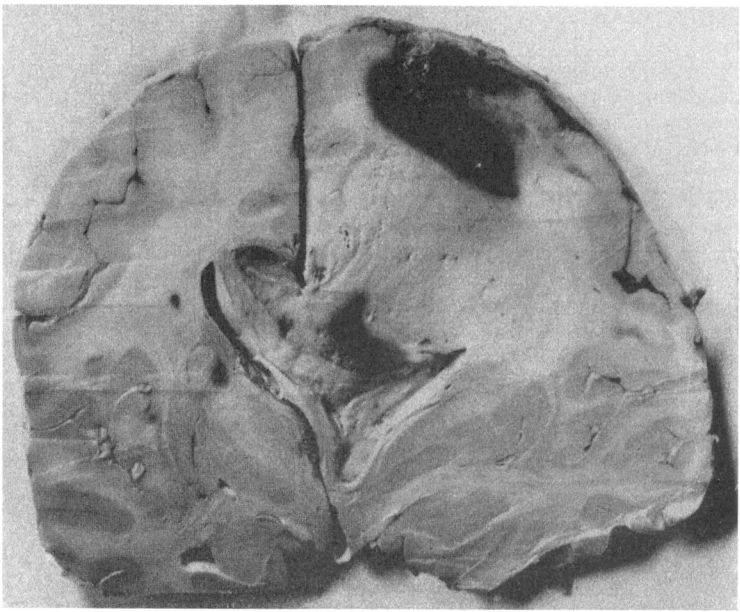

Abb. 47. Fall Nr. 26. Frontalschnitt durch das Gehirn. An der linken Seite in den basalen Ganglien ein großes Gliom, das sich in das Zentrum semiovale hinauf erstreckt. Blutung an der Stelle der Incision in die Rinde. Auch der rechte Seitenventrikel vollständig komprimiert. Hier einige kleinere Blutungen nach den Versuchen zu Ventrikelpunktion sichtbar.

gelegenes Gliom habe. Der Knochenlappen wurde daher entfernt und eine subtemporale Dekompression vorgenommen. Verschluß ohne Dränage.

In den folgenden Stunden hatte die Patientin mehrere JACKSONsche Anfälle in der rechten Körperhälfte mit Beginn im Arme. Sie verlor allmählich das Bewußtsein, die Temperatur stieg und der Tod erfolgte am 23. II.

Autopsie. Keine extradurale Blutung. Das Gehirn wurde nach vorhergehender Formalinhärtung entfernt. Frontalschnitte zeigten ein ausgedehntes Gliom, das die ganze Mittelpartie des Corpus callosum, das Centrum semiovale, den Nucleus caudatus und den Thalamus auf der linken Seite einnahm (Abb. 47). Die vorderen zwei Drittel des linken Seitenventrikels und des dritten Ventrikels vollständig vom Tumor eingenommen. Auch der vordere Teil des rechten Seitenventrikels fast ausgefüllt, was das Mißlingen des Punktionsversuches an diesem Ventrikel erklärt. Die hinteren Teile der beiden Seitenventrikel stark erweitert. Histologische Diagnose: Gliom.

Die sensiblen Störungen in diesem Falle hatten ihren Ursprung zweifellos hauptsächlich im Thalamus. Ich glaube aber nicht, daß die Sensibilitätsveränderungen — wenigstens in Tumorfällen — genügend charakteristisch sind, um zwischen einer thalamischen und corticalen oder capsulären Läsion zu unterscheiden. Die erhalten gebliebene Stereognose zugleich mit der ausgesprochenen Störung des Lagegefühls und der schlechteren Wahrnehmung einer tönenden Stimmgabel sollten aber, wenn sie eine Thalamus-Läsion nicht bewiesen, zum mindesten einen Verdacht darauf erweckt haben. Die in solchen Fällen gewöhnlich vorhandenen spontanen Schmerzen fehlten ganz. Die Veränderungen des Gesichtsfeldes wurden als Folge der Stauungspapillen aufgefaßt, da eine deutliche Atrophie vorlag und das Sehvermögen auf 0,4 herabgesetzt war. Der Sitz des Tumors macht es aber wahrscheinlich, daß die Gesichtsfeldeinschränkung auf die Beteiligung der Sehbahn zurückzuführen sei.

Jedenfalls muß festgestellt werden, daß der letale Ausgang in diesem Falle durch eine irrige Diagnose und eine falsch intendierte Operation verschuldet war. Die unmittelbare Todesursache war Hirnödem, wahrscheinlich entstanden oder wenigstens verschärft durch die Unterbindung mehrerer in den longitudinalen Sinus eintretenden Venen. Wenn der Operateur nicht im Glauben an die Diagnose parasagittales Meningiom befangen gewesen wäre, so würde diese Ligierung nie gemacht worden sein und der Patient hätte die Operation wahrscheinlich überlebt, obzwar die Läsion natürlich gänzlich hoffnungslos war. Eine Ventrikulographie würde in diesem Falle insofern von Nutzen gewesen sein, als sie dem Patienten wahrscheinlich eine unnütze Freilegung erspart und die operativen Eingriffe auf eine subtemporale Dekompression begrenzt hätte.

Fall Nr. 27. N. G. A. I., ♂, Arbeiter, 28 Jahre. S. 667/1926.

Gliomatöse Cyste mit verkalktem solidem Tumorgewebe in der Cystenwand. Epileptische Anfälle und ausgesprochene allgemeine Drucksymptome, aber keine Lokalsymptome. Tumor durch Kalkschatten auf dem Röntgenbild lokalisiert. Punktion und Luftfüllung der gliomatösen Cyste. Operation. Exstirpation des soliden Tumors und Kauterisierung der Cystenwand. Abgesehen von einer leichten, im Rückgang begriffenen postoperativen Aphasie symptomfrei entlassen.

Pat. war vollständig gesund, bis er vor 3 Jahren einen epileptischen Anfall mit Bewußtseinsverlust bekam. Später noch zwei ähnliche Anfälle, der letzte im Sommer 1926. Nach diesem letzteren Anfall Kopfschmerz und Erbrechen. Glaubte zu merken, daß das Sehvermögen abgenommen habe. Im letzten Monat mitunter Schwierigkeiten, die richtigen Worte zu finden. Pat. ist still und verschlossen geworden und hat ein heftiges Wesen bekommen. Am 6. VII. wurde er in die Nervenklinik aufgenommen und am 15. VII. von Dr. SAHLGREN mit der Diagnose linksseitiger Frontallappentumor der chirurgischen Klinik überwiesen.

Allgemeine Drucksymptome. Doppelseitige Stauungspapille mit Protrusion von ungefähr 2 Dioptrien. V. rechts 1; V. links 0,8. Mäßige Stauung in den extrakraniellen Gefäßen. Der Nervenstatus sonst vollständig negativ, bis auf eine Parese im rechten unteren Facialisast, die aber nach Aussage des Patienten von einer Drüsenoperation am Halse herrührt.

Röntgenuntersuchung. (Abb. 48, 49): Impress. dig. etwas ausgesprochener als normal. Auf einem seitlichen Bild des Schädels sind in der Höhe der Sutura coronaria, ungefähr in der halben Höhe des Abstandes zwischen Schädelbasis und oberstem Teil der Kalotte, zwei Verkalkungen zu sehen, eine ungefähr erbsengroße, unregelmäßige und ungefähr 5 mm hinter der ersteren eine zweite, gut reiskorngroße. Die Verkalkungen sind sehr dicht. Auf einem Frontalbild des Schädels liegen sie links von der Mittellinie (ca. 2 cm). An der Stelle der Glandula pinealis ist eine kleinere Verkalkung sichtbar. Der laterale Teil des kleinen Keilbeinflügels auf der linken Seite bedeutend dünner und zum Teil defekt. Der Proc. clin.

ant. auf der linken Seite hat in seiner oberen Kontur, auf einem ca. 5 mm langen Gebiete, einige Millimeter von der Spitze einen Defekt. Sella turcica von normaler Form und Größe.

Der auf den Röntgenplatten ersichtliche Kalkschatten gab den einzigen Anhaltspunkt für eine Lokaldiagnose. (Die Entkalkung des kleinen Keilbeinflügels und der einseitige Konturdefekt des Proc. clin. ant. wurden erst bei Nachprüfung der Platten entdeckt.) Ein hier lokalisierter Tumor mußte indes, falls er solid war, als inoperabel betrachtet werden; da aber die Untersuchungen van Dessels ergeben haben, daß ein sehr großer Teil der verkalkten Gliome cystisch ist, konnte man hoffen, daß hier eine gliomatöse Cyste vorliege. Man beschloß daher, eine Explorativpunktion des linken Frontallappens vorzunehmen.

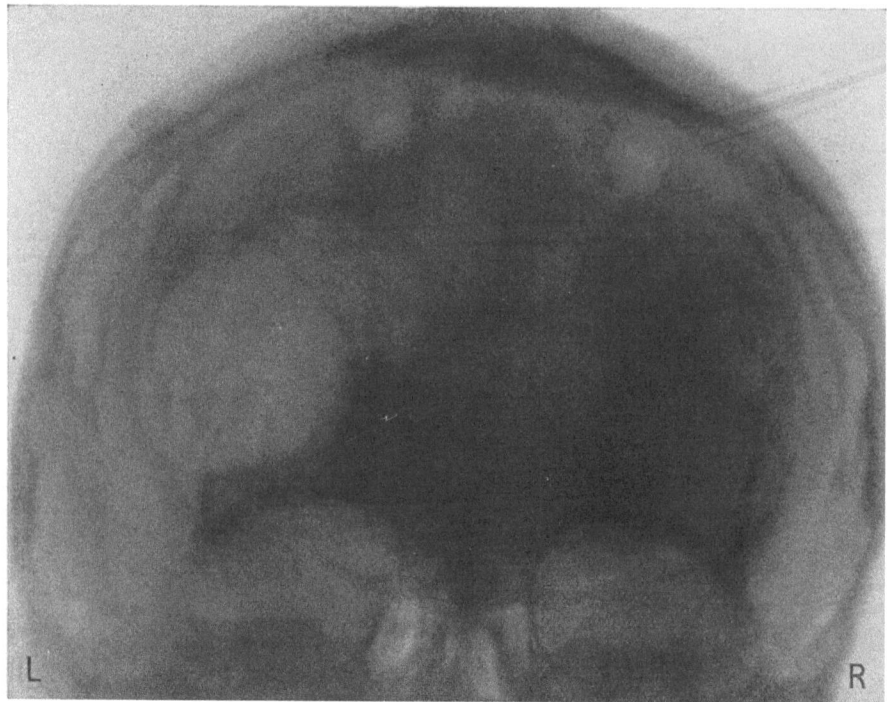

Abb. 48. Fall 27. Luftgefüllte gliomatöse Cyste im linken Stirnlappen mit einem im medialsten unteren Teil der Cyste gelegenen verkalkten Herd. Man beachte ferner die Atrophie des kleinen Keilbeinflügels auf der linken Seite.

Operation I am 26. VII. Lokalanästhesie. Explorativpunktion des linken Frontallappens. Bei Punktion in der Richtung gegen den auf den Röntgenplatten sichtbaren Kalkschatten wurde eine 4 cm tief gelegene Cyste angetroffen, die dunkelgelbe, stark blutfarbige, jedoch nicht koagulierende Flüssigkeit enthielt. Es wurden ungefähr 40 ccm Cysteninhalt entleert und durch die entsprechende Menge Luft ersetzt. Das Röntgenbild (Abb. 48, 49) zeigte eine im linken Frontallappen gelegene, ca. mandarinengroße zweikammerige Cyste und eine ca. 1 cm hohe kegelförmige Einbuchtung, in deren Spitze die bei der vorigen Untersuchung sichtbaren Verkalkungen zu liegen scheinen. Nach der Lufteinblasung nahmen die Drucksymptome in den nächsten Tagen zu, weshalb eine neuerliche Punktion mit Herauslassen der eingespritzten Luft vorgenommen wurde.

Operation II am 4. VIII. Lokalanästhesie. Linksseitiger osteoplastischer Lappen von derselben Größe und Form wie bei einer transfrontalen Hypophysenfreilegung. Die Dura stark gespannt, weshalb der rechte Seitenventrikel punktiert wurde. Die hintere Hälfte der Frontalwindungen, besonders die mittlere, stark abgeflacht und blaß. Bei der Punktion wurde in der Tiefe von 3—4 cm eine Cyste angetroffen. Sie wurde mehrmals mit Kochsalzlösung ausgespült und dann mit 30 ccm ZENKERscher Lösung gefüllt, die eine Weile darin belassen wurde. Nach Ligatur einiger kleiner corticaler Gefäße Incision der Cyste im hinteren Teil der mittleren Frontalwindung. Die Höhle war gut mandarinengroß, die Wände ziemlich zerfetzt und uneben. Im medialen Teil des Cystenbodens eine haselnußgroße, zapfenförmig vorspringende Partie der Cystenwand, die wahrscheinlich dem auf den Röntgenplatten

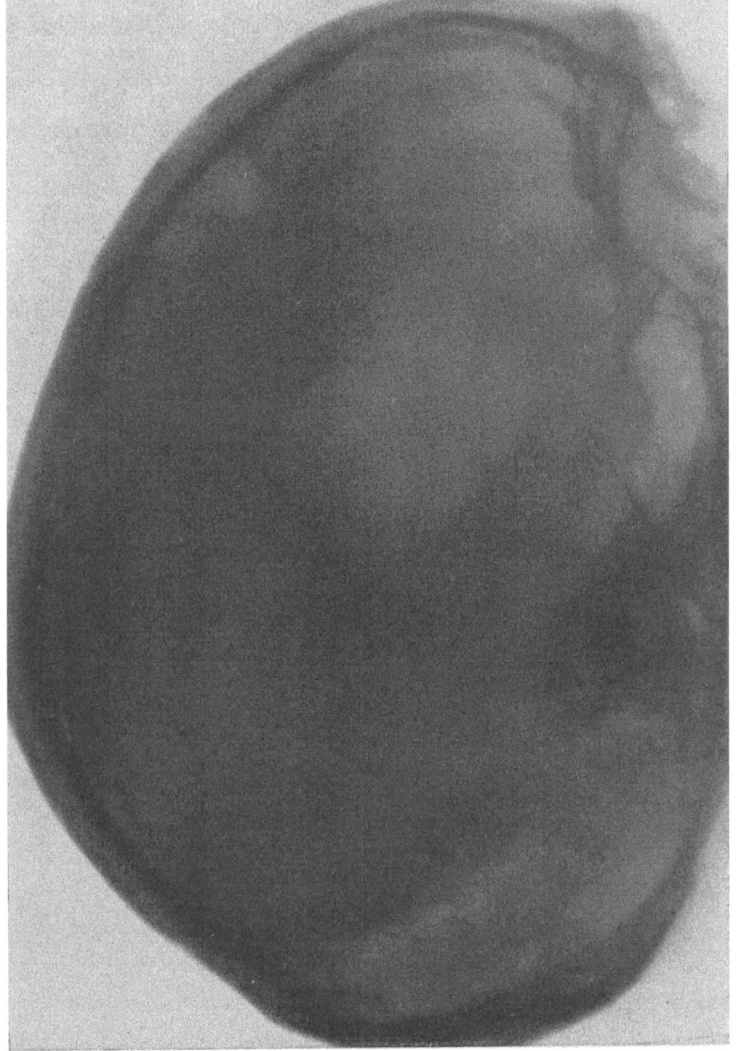

Abb. 49. Fall Nr. 27. Seitenbild der luftgefüllten gliomatösen Cyste. Im Zentrum der Cyste ist der verkalkte Tumor sichtbar.

beobachteten soliden Tumor entspricht. Das Gebilde wurde exstirpiert, sonst konnten keine soliden Tumoren in den Cystenwänden palpiert werden. Nach deren nochmaliger gründlicher Fixierung mit ZENKERscher Lösung wurde die Höhle mit Kochsalzlösung gefüllt. Subtemporale Dekompression. Der übrige Knochenlappen beibehalten. Eine Zigarette zwischen Dura und Knochen, sonst vollständige Sutur. Mikroskopische Untersuchung der Cystenwand und des soliden Tumors zeigte, daß beide dasselbe Aussehen haben, nämlich das eines zellenreichen Glioms mit großen, weiten Gefäßen und Kalkablagerungen. Dränrohr und Fäden wurden nach 24 bzw. 48 Stunden herausgenommen. Unmittelbar nach der Operation trat bedeutende Dysarthrie und am Tage darauf vollständige Anarthrie und starke Benommenheit ein. In den darauffolgenden Tagen nahm die Somnolenz langsam zu, der Urin ging hie und da ins Bett, und am 6. Tage trat ziemlich rasch vollständiges Koma ein und die Temperatur stieg auf 39,3 an. Der Hirnbruch hatte unterdessen etwas an Größe zugenommen und war jetzt außerordentlich stark gespannt. Auf Grund des langsamen Steigens und späten Auftretens der Symptome meinte man ein extradurales Hämatom ausschließen zu können und hielt es für wahrscheinlich, daß die Symptome durch Hirnödem bedingt wären.

Operation III am 10. VIII. Hebung des Knochenlappens. Kein Hämatom, dagegen starkes Hirnödem, das einen mandarinengroßen, stark gespannten Prolaps in den Duradefekt hinausgepreßt hatte, jedoch ohne Ruptur der Rinde. Um den Druck zu verringern, wurde die Dura fast vollständig geöffnet und der Knochenlappen entfernt. Schon unmittelbar nach der Operation war der Patient bedeutend wacher geworden als vorher.

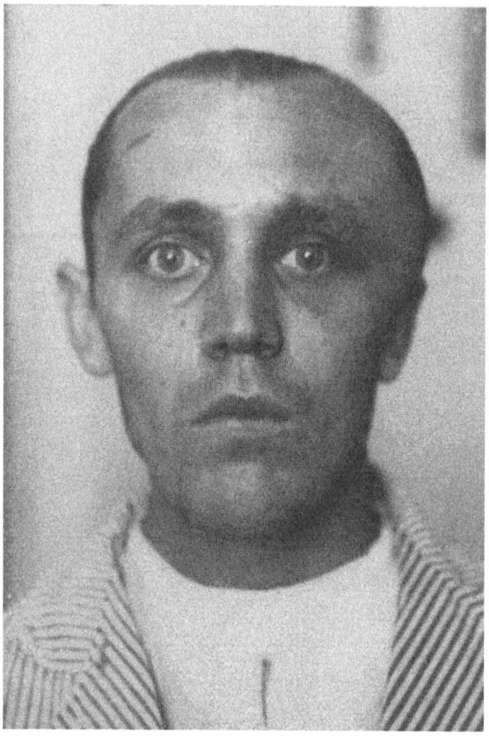

Die Temperatur nahm ab und die Heilung erfolgte weiterhin ohne Komplikationen. Röntgenbehandlung. Die Aphasie ging zurück und bei der Entlassung am 2. X. war der Patient subjektiv symptomfrei. Der Hirnbruch war mäßig vorgebuchtet, aber ganz weich. Der große Defekt im Cranium (Abb. 50) bereitete keine Beschwerden. Die Stauungspapillen waren mit einiger Atrophie zurückgegangen, zeigten aber noch immer eine unbedeutende Protrusion mit normal weiten Venen. V. links und V. rechts 0,9. Pat. wies noch immer leichte aphasische Störungen auf in Form von subjektiver Schwierigkeit für das Finden von Worten, aber kaum objektiv nachweisbare Veränderungen. Rechtsseitiger Babinski und Fußklonus, aber keine Gangstörungen und auch sonst keine Pyramidensymptome. Die Bauchreflexe fehlten jedoch auf der rechten Seite. Die früher sichtbare Verkalkung im linken Frontallappen war jetzt verschwunden.

Abb. 50. Fall Nr. 27. 6 Wochen nach der Operation.

Trotz der Diagnose Gliom ein wahrscheinlich prognostisch relativ günstiger Fall, da der in der Cystenwand befindliche solide Tumorteil exstirpiert werden konnte. Der Fall illustriert weiter den Verlauf postoperativer lokaler Ödeme, die mitunter nach der Exstirpation von Tumoren oder der Behandlung von Cysten mit Fixationsflüssigkeiten eintreten; diese letzten scheinen von diesem Gesichtspunkte aus nicht ganz gefahrlos zu sein, besonders im Frontallappen, der ja eine relativ schlechte Gefäßversorgung hat. Es würde in diesem Falle natürlich wünschenswert gewesen sein, den Knochenlappen beizubehalten, die Gefahr hiervon schien aber im Verhältnis zum Gewinn zu groß zu sein, weshalb er auch bei der sekundären Operation geopfert wurde.

Fall Nr. 28. N. F. N., ♂, Werkstattsarbeiter, 36 Jahre. S. 778/1926.
Teilweise cystisches Gliom im rechten Temporallappen mit homonymer Quadrantenhemianopsie und sensorischer Aphasie. Explorativtrepanation. Nachweis eines teilweise cystichen, aber zum größten Teil soliden Glioms in der Tiefe des Temporallappens. Dekompression. Gebessert entlassen.

Im Oktober 1925 vorübergehendes Doppeltsehen. Seit derselben Zeit eigentümliche, vom Patienten als „Schwindelanfälle" beschriebene Attacken mit einem Gefühl des Eingeschlafenseins des ganzen Körpers, das nach ein paar Augenblicken vorübergeht und eine Sensation geben soll, die eher angenhm als unangenehm ist. Eine um diese Zeit in der neurologischen Klinik vorgenommene Untersuchung zeigte nichts Pathologisches vom Nervensystem mit Ausnahme von subjektiven Doppelbildern. Seit Februar 1926 anfallsweise auftretende schwere Kopfschmerzen, mitunter mit Erbrechen verbunden. Seit derselben Zeit war Pat. sehr müde, hat viel geschlafen und ist stumpfsinnig geworden. Das Gedächtnis soll stark abgenommen haben, besonders in der letzten Zeit, aber schon im Oktober 1925 scheinen Gedächtnisdefekte vorhanden gewesen zu sein. Im Juni und Juli 1926 wurde er

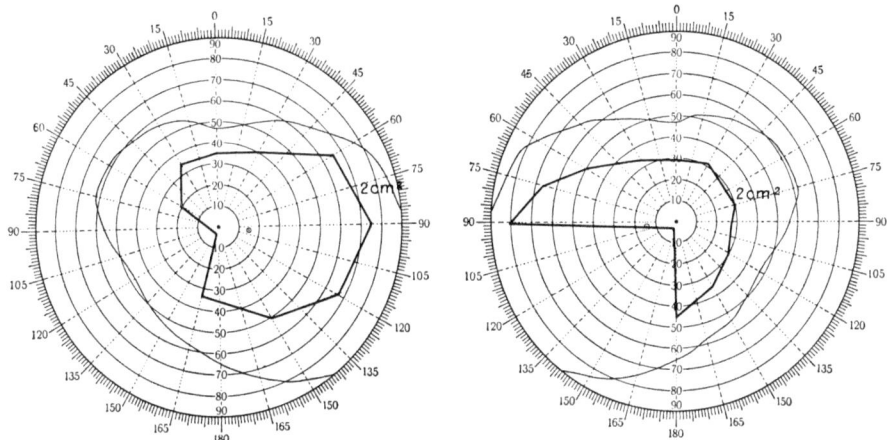

Abb. 51. Fall Nr. 28. Homonyme Quadranthemianopsie nach links bei Tumor im rechten Temporallappen.

unter der Diagnose Lues cerebri in einem Krankenhause behandelt. Wassermann soll positiv gewesen sein. Im Juli 1926 angeblich ein paarmal Geruchshalluzinationen. Am 18. VIII. 1926 überwies Dr. ANTONI den Patienten mit der Diagnose Hirntumor ohne sichere Lokaldiagnose der chirurgischen Klinik.

Allgemeine Drucksymptome. Stark benommen. Doppelseitige hochgradige Stauungspapillen. V. rechts und V. links 0,2.

Lokalsymptome. *Kranialnerven:* II, homonyme Hemianopsie nach links, bei Objekten von 0,25 qcm komplett, bei größeren Objekten in Form eines nach unten gerichteten Quadranten (Abb. 51). III, IV, VI, linksseitige Abducensparese, wahrscheinlich auch eine leichte Schwäche des rechten Abducens. VII, wahrscheinlich leichte mimische Schwäche im linken Facialis.

Motilität und Sensibilität: Babinski wahrscheinlich auf beiden Seiten positiv, ebenso Oppenheim, der rechts deutlich positiv ist, links etwas variierend. Andeutung von Fußklonus auf der linken Seite. Patient ist linkshändig, schreibt aber mit der rechten Hand.

Es bestehen auffallende psychische Störungen. Die Stimmung ist euphoristisch, etwas scherzhaft. Hochgradige Gedächtnisdefekte. Kann Datum, Monat oder Jahr nicht angeben. Weiß nichts davon, was sich unmittelbar vor seiner Aufnahme in das Krankenhaus ereignete. Es fällt ihm schwer, Ansprache zu verstehen und er vergißt gleich, was gesagt worden ist. Einfachere Aufträge kann er korrekt ausführen, aber mit verlängerter Reaktionszeit. Komplizierte Aufträge, wie z. B. die Probe mit den drei Papieren, mißlingen vollständig. Die Benennung der Gegenstände weist deutliche Defekte auf, er erkennt aber die meisten Gegenstände, die ihm gezeigt werden, und die übrigen, wenn ihm das richtige Wort genannt wird. Kann sehr schlecht lesen, nur mit Mühe die Überschriften in einer Zeitung zusammenbuchstabieren. Kopfrechnen sehr schlecht. Das Schreiben ist ihm ganz unmöglich; sowohl Schreiben wie Lesen sind aber wegen der Gesichtsfelddefekte und der herabgesetzten Sehschärfe schwer zu beurteilen. Vielleicht lag außerdem eine Astereognosie der linken Hand vor, dies war aber wegen der Aphasie schwer zu beurteilen. Sprachstörungen fehlen, bei schwer auszusprechenden Wörtern bleibt er aber stecken. Wahrscheinlich Herabsetzung der Auffassung der Bewegungen in den Gelenken der linken Hand, das Untersuchungsergebnis ist jedoch wegen des psychischen Zustandes des Patienten schwer zu beurteilen.

Kleinhirn: Der Finger-Nasenversuch korrekt, Knie- und Fersenversuch zeigt einen gewissen Grad von Ungeschicklichkeit und Asynergie der Bewegungen, aber keine hochgradige Inkoordination; Romberg positiv mit Falltendenz nach hinten. Der Gang sehr unsicher, wackelnd, mit Überhängen nach den Seiten, aber nicht breitspurig. Kann nur einige Schritte gehen. Kein Nystagmus. Keine Adiadochokinesis.

Die psychischen Defekte wurden auf eine sensorische Aphasie leichteren Grades zurückgeführt. Die Gesichtsfelduntersuchungen infolge der Benommenheit und des psychischen Zustandes etwas unsicher, da aber zwei Untersucher, voneinander unabhängig, zu der Auffassung gekommen waren, daß ein homonymer Gesichtsfelddefekt nach links bestände, glaubte man, sich doch auf das Untersuchungsergebnis verlassen zu können.

Klinische Diagnose: Rechtsseitiger Temporallappentumor.

Operation am 25. VIII. Lokalanästhesie. Präliminare Punktion des Hinterhorns des linken Seitenventrikels, wobei klarer Liquor unter hohem Druck und in etwas vergrößerter Menge abgelassen wurde. Osteoplastische Freilegung des ganzen rechten Temporallappens. Dura trotz der Ventrikelpunktion stark gespannt, aber nach ihrer Eröffnung kein bemerkenswerter Prolaps der Rinde. Sämtliche Windungen, besonders die unteren Temporalwindungen, abgeflacht und blaß. Bei Punktion des hinteren unteren Teiles des Schläfenlappens kam man in der Tiefe von 4—5 cm in eine Höhle, die eine stark blutfarbige, schwach gelb schimmernde Flüssigkeit enthielt, in der sich fast sofort ein großes Koagulum bildete. Bei Incision in die zweite Temporalwindung kam man in der Tiefe von 5 cm in eine fast vollständig kollabierte Höhle von ungefähr Walnußgröße. Die Wand sehr gefäßreich. Es schien nicht mit Sicherheit zu entscheiden zu sein, ob man in ein cystisches Gliom oder in eine abgesperrte Partie des Seitenventrikels geraten ist, die erste Alternative scheint aber die wahrscheinlichste. Von der lateralen Wand wurde eine Probeexcision gemacht. Eine andauernde Blutung vom Grunde machte die Implantation eines Muskelstückes notwendig. Mit Rücksicht auf den Gefäßreichtum des Tumors und die Gefahr einer Verschlechterung der Aphasie wurden weitere Maßnahmen als kontraindiziert betrachtet und die Operation mit einer subtemporalen Dekompression unter Beibehaltung des obersten Teiles des Knochenlappens abgeschlossen. Zwischen Dura und Knochenlappen ein Zigarettendrain, im übrigen vollständige Sutur.

Histologische Untersuchung der probeexstirpierten Stücke ergab, daß ein zellreiches Gliom vorlag. Drainröhrchen und Suturen nach 24 resp. 48 Stunden herausgenommen.

Die ersten Tage sehr benommen, fast komatös. Mehrmals Zuckungen im linken Facialisgebiete. Der Urin ging ins Bett. Nach einigen Tagen wurde der Zustand allmählich besser. Wundheilung p. p. mit Ausbildung eines mittelgroßen, anfangs ziemlich stark gespannten Hirnbruches. Mitte September wurde Röntgenbehandlung eingeleitet. Der Hirnbruch nahm allmählich an Größe ab und wurde ganz weich.

Zur Zeit der Entlassung, am 9. X., hatte der Patient keine subjektiven Beschwerden. Der Hirnbruch war ziemlich klein und ganz weich. Der psychische Zustand bedeutend gebessert, vollständig klar und orientiert. Die Aphasie bedeutend zurückgegangen, aber immer noch deutlich merkbar. Die Gesichtsfelder wiesen weiter einen homonymen Defekt nach links auf. V. rechts 0,4; V. links 0,2.

Der Fall hat hauptsächlich vom diagnostischen Standpunkt Interesse. Die wichtigste Stütze für die Diagnose gab die homonyme Hemianopsie. Die aphasischen Störungen waren wegen der vorgeschrittenen allgemeinen Drucksymptome schwer einzuschätzen und machten anfangs mehr den Eindruck einer allgemeinen Herabsetzung der psychischen Funktionen infolge langdauernder Drucksteigerung.

Die Störungen in der Fähigkeit der Benennung von Gegenständen waren jedoch so augenfällig, daß man das Vorhandensein einer sensorischen Aphasie annehmen mußte. Für einen Temporallappentumor sprachen auch die vom Patienten als Schwindelanfälle bezeichneten Attacken, die am ehesten mit den von HUGHLINGS JACKSON bei Temporallappenaffektionen beschriebenen „dreamy states" übereinstimmten, obzwar sie in diesem Falle nur zweimal mit Geruchshalluzinationen verbunden waren.

2. Gliome in der hinteren Schädelgrube.

Fall Nr. 29. E. G. L., ♂, 15 Jahre alt. S. 1036/1923.

Gliom in der rechten Kleinhirnhemisphäre mit akut einsetzenden schweren Drucksymptomen, aber sehr unbedeutenden Lokalsymptomen. Operation in zwei Sitzungen geplant. Tod an Atemlähmung 12 Stunden nach der ersten Séance. Sektion.

Seit der Kindheit Strabismus convergenz. Ende Juli 1923 allmählich zunehmende Schmerzen im Hinterkopf. Sonst keine Symptome, kein Doppelsehen, kein Erbrechen, keine Gleichgewichtsstörungen. Am 3. IX. wurde Pat. in die Nervenklinik aufgenommen und unter der Diagnose Tumor cerebri ohne bestimmte Lokalisation der chirurgischen Klinik überwiesen.

Allgemeine Drucksymptome. Doppelseitige Stauungspapillen mit reichlichen Blutungen. Protrusion von 4—5 Dioptrien. V. links 0,2; V. rechts 0,7. Sehr schwere Kopfschmerzen, die sich etwas lindern, wenn der Patient den Kopf rückwärts beugt. Deutliche Cyanose im Gesicht.

Röntgenuntersuchung. Die Suturen, besonders die Sutura lambdoidea, weit, Impress. dig. vertieft. Deutlich hervortretende Venenzeichnung in der hinteren Schädelgrube. Bei occipito-frontaler Projektion des Clivus in das Foramen magnum scheint die dorsale Kontur des Clivus konkav und unschärfer als normal.

Lokalsymptome. *Kranialnerven:* V, deutlich herabgesetzte Kornealreflexe an beiden Augen, deutlicher am linken. VI, deutliche Parese rechts. VIII, herabgesetztes Gehör auf dem rechten Ohr. Die kalorische Reaktion des rechten Ohres zeigte einigermaßen variierendes Verhalten. Nystagmus und Falltendenz in normaler Weise. Der Zeigeversuch hingegen ergab manchmal kein Fehlzeigen, manchmal aber ein ganz deutliches. Außerdem kommt bisweilen spontanes Fehlzeigen nach innen in beiden Schultergelenken vor.

Motilität und Sensibilität normal.

Kleinhirn: Nystagmus beim Blick nach links. Äußerst geringe Dysmetrie im rechten Arm und rechten Bein, vielleicht auch Adiadochokinesis in unbedeutendem Grade im rechten Arm. Der Gang etwas unsicher, aber weder deutlich breitspurig noch schwankend, jedoch deutliche Unsicherheit beim Wenden, mit konstanter deutlicher Tendenz zu Deviation nach links. Romberg negativ. Deutliche Steifigkeit der Halswirbelsäule und Empfindlichkeit über der Nackenmuskulatur, ausgesprochener auf der linken Seite. Keine deutliche Contracturstellung des Kopfes.

Obgleich die Symptome zunächst auf einen Tumor in der hinteren Schädelgrube deuteten, hielt man es für das Sicherste, das Vorhandensein eines Hydrocephalus mittels explorativer Ventrikelpunktion zu verifizieren. Am 18. IX. wurde der rechte Seitenventrikel punktiert. Dabei entleerte sich eine bedeutend vermehrte Menge von Flüssigkeit unter starkem Druck, worauf 1 ccm einer Indigo-Karminlösung in den Ventrikel injiziert wurde. Eine 15 Minuten später ausgeführte Lumbalpunktion wies wasserklare Flüssigkeit ohne Farbbeimengung auf.

Klinische Diagnose: Tumor cerebelli (nähere Lokalisation nicht spezifiziert). Mit Rücksicht auf die stark ausgesprochenen Drucksymptome und das Alter des Patienten wurde beschlossen, den Eingriff in zwei Sitzungen auszuführen.

Operation am 22. IX. Äthernarkose. Doppelseitige Freilegung des Kleinhirns. Wegen der starken venösen Stauung in den Weichteilen und Knochen wurde schon in einem frühen Stadium Ventrikelpunktion gemacht, was die Blutung etwas verringerte. Nachdem die

Dura hinreichend bloßgelegt worden war, wurde die Operation unterbrochen und die Wunde vernäht.

Der Zustand des Patienten nach der Operation war anfangs völlig zufriedenstellend. Um 10 Uhr 30 Minuten abends eine Attacke von ausgesprochener Cheyne-Stoke-Atmung, die aber nach ungefähr einer Stunde wieder vorüberging. Um 2 Uhr vormittags wieder Cheyne-Stokes mit Exitus nach $1/2$ Stunde.

Die Sektion zeigte ein großes Gliom, das die ganze rechte Kleinhirnhemisphäre infiltrierte, in den Subarachnoidalraum hinauswuchs und mehrere Kranialnerven rechts umschloß. Das Präparat wurde nicht konserviert.

Die Operation hätte hier zweifelsohne in einer Sitzung ausgeführt werden sollen, gerade wegen der Intensität der Drucksymptome, welche hier nebst dem Mangel an Erfahrung den Operateur zum Operieren in zwei Sitzungen veranlaßt hatten. Die erste Attacke der Cheyne-Stoke-Atmung hätte eine Revision der Wunde mit Öffnung der Dura veranlassen sollen.

Fall Nr. 30. B. H., ♂, 11 Jahre alt. S. 683/1924.

Gliom des Vermis, möglicherweise Medulloblastom, teilweise cystisch mit höchstgradigen allgemeinen Drucksymptomen. Cerebellare Inkoordination in allen vier Extremitäten, am ausgeprägtesten in den Beinen. Operation. Tumor nicht freigelegt, aber Fragmente davon bei einer Explorativpunktion entdeckt. Röntgenbehandlung. Bedeutende, ungefähr ein Jahr lang anhaltende Besserung. Zweite Operation, 16 Monate nach der ersten, mit teilweiser Entfernung des ausgedehnten, beide Hemisphären infiltrierenden Glioms. Besserung von kurzer Dauer. Tod 18 Monate nach der ersten Operation. Keine Sektion.

Seit März 1924 häufige Attacken von Kopfschmerzen und Erbrechen. Einige Schwierigkeit beim Gehen kurze Zeit vor der am 26. VII. 1924 erfolgten Aufnahme auf die medizinische Klinik. Am 9. VIII. durch Dr. Hesser unter der Diagnose Cerebellartumor an die chirurgische Klinik überwiesen.

Allgemeine Drucksymptome. Schwere Kopfschmerzen und Erbrechen. Stark abgemagert. Beiderseitige Stauungspapille. V. rechts 0,5; V. links 0,7. Beiderseits Exophthalmus.

Röntgenuntersuchung (Abb. 52). Der Schädel sehr dünn, besonders in der hinteren Schädelgrube. Weite Suturen, am meisten ist anscheinend die Sutura lambdoidea erweitert. In der hinteren Schädelgrube treten weite, geschlängelte Venen hervor. Der Clivus stark entkalkt, die hintere Kontur ist auf einem ca. 1 cm großen Gebiete ungefähr in der Mitte des Clivus nicht zu verfolgen. Diffuse Entkalkung der ganzen Sella. Sie ist von gewöhnlicher Form, mißt 9×7 cm.

Lokalsymptome. *Kranialnerven:* Rechtsseitige Abducenslähmung, sonst negativ.

Kleinhirn: Kopf nach links geneigt. Dysmetrie und Asynergie in allen vier Extremitäten, links etwas stärker. Taumelnder Gang mit Neigung zur Deviation nach links. Nystagmus nach beiden Seiten gleich. Da die Kleinhirnsymptome der Krankengeschichte nach verhältnismäßig spät auftraten, wurde es als ratsam betrachtet, das Vorhandensein eines Hydrocephalus zu verifizieren. Dieses geschah am 10. VIII. durch eine beiderseitige Ventrikelpunktion, bei welcher sich eine symmetrische Erweiterung der beiden Ventrikel und ein Druck von über 500 mm Wasser herausstellte.

Operation am 12. VIII. 1924. Äthernarkose. Beiderseitige Freilegung des Kleinhirns. Knochen sehr dünn, Dura stark gespannt. Punktion des linken Seitenventrikels. Die Gebilde der Mittellinie scheinen etwas nach links disloziert zu sein. Der mittlere Teil der rechten Hemisphäre und der Vermis blasser als der Rest des freigelegten Kleinhirns. Eine Punktion des mittleren Teiles der rechten Hemisphäre stieß in einer Tiefe von 2 cm auf eine kleine Cyste, die einige Kubikzentimeter strohfarbener, gerinnender Flüssigkeit enthielt. Incision in den mittleren Teil der rechten Hemisphäre, der Tumor war aber nicht zu entdecken. Ein vom Grunde der Incision entferntes Fragment zeigte bei mikroskopischer Untersuchung ein kleines Stück gliomatösen Gewebes. Der Tumor sehr zellreich mit kleinen runden Zellen, die denen eines Medulloblastoms ähnelten. Die Wunde wurde in gewöhnlicher Weise schichtenweise geschlossen; Entfernung der Nähte am 22. VIII., nachdem die Wunde p. p. geheilt war. Einige der tiefen Nähte müssen unsicher gesessen haben, da sich unter der Galea eine Ansammlung von Cerebrospinalflüssigkeit zeigte. Diese Flüssigkeitsansammlung ist seither die ganze Zeit bestehen geblieben (Abb. 53).

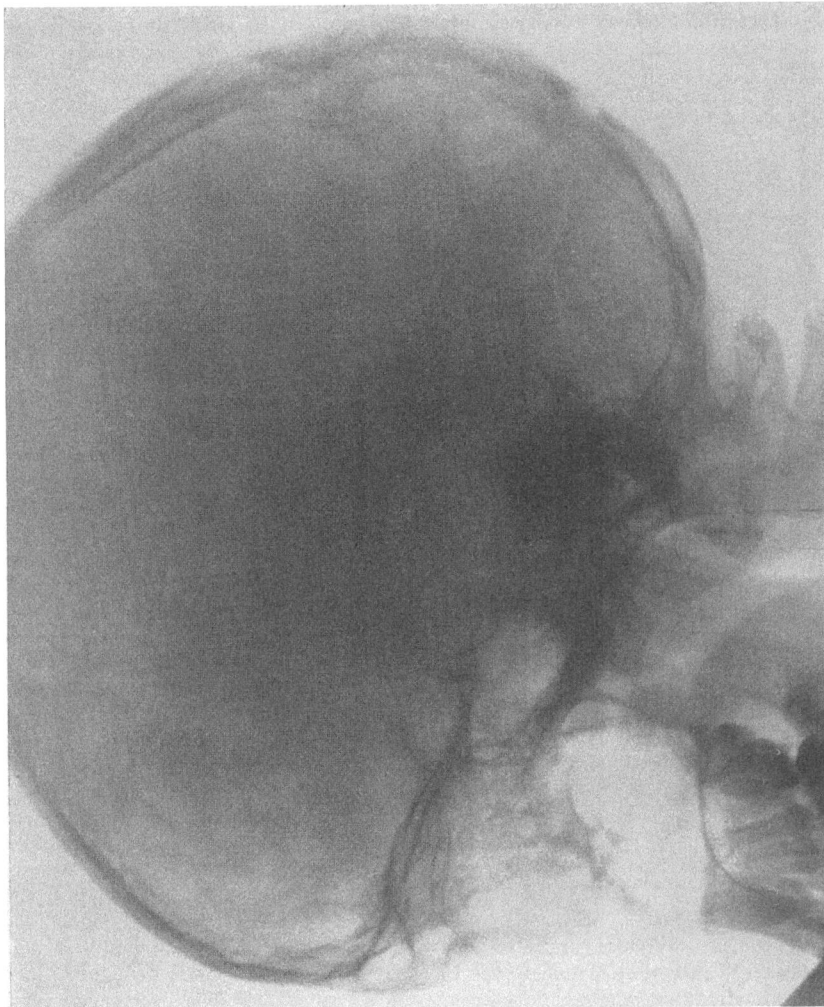

Abb. 52. Fall Nr. 30. Röntgenbild, das das typische Bild von hochgradigem Hydrocephalus bei einem jüngeren Individuum zeigt.

Die Rekonvaleszenz langsam, gelegentlich Attacken von Erbrechen und Benommenheit. Zur Zeit der Entlassung, am 29. X., war die Stauungspapille unter Atrophie zurückgegangen. V. rechts 3/60; V. links 4/10. Die Abducenslähmung verschwunden und die Kleinhirnsymptome, hauptsächlich der Gang, beträchtlich gebessert. Im November eine Serie von Röntgenbehandlungen. Im Februar 1925 kam der Patient wieder behufs Beobachtung und Röntgenbehandlung zur Aufnahme. Sein Befinden war ausgezeichnet. Außer einer leichten Inkoordination der Beine keine Symptome. 10 Monate nach der Operation vorgenommene Röntgenuntersuchung zeigte, daß der Kalkgehalt im Cranium bedeutend gesteigert war und daß der Clivus entschieden deutlicher hervortritt als früher. Die Weite der Suturen deutlich geringer (Abb. 54). Im Mai 1925 gelegentliche Attacken von Kopfschmerzen und Erbrechen, diese Symptome verschwanden aber nach einer neuerlichen Serie von Röntgenbehandlungen. Während der folgenden drei Monate Wohlbefinden, im September 1925 wurde aber der Gang sehr unsicher. Kopfschmerzen und Erbrechen. Nach Röntgenbehandlung keine weitere Besserung, im Gegenteil, nach jeder Bestrahlung Kopfschmerzen und Erbrechen. Im Dezember 1925 verschlechterte sich der Zustand stark. Er war sehr benommen, fast unfähig zu gehen und zu stehen, hatte schwere Kopfschmerzen und wiederholtes Erbrechen. Es bestand eine große Ansammlung von Flüssigkeit unter der Galea. Als letzter Versuch wurde eine zweite Operation in der Hoffnung vorgeschlagen, daß die Geschwulst eine cystische Degeneration durchgemacht habe.

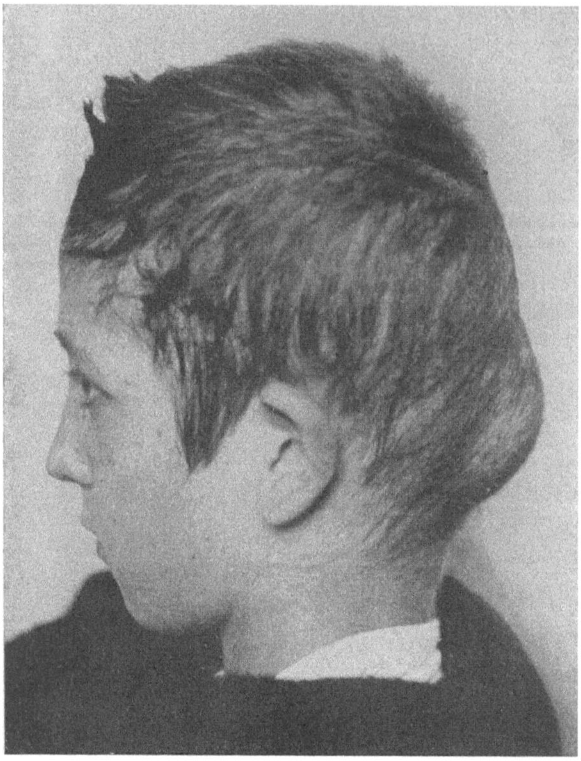

Operation II am 15. XII. 1925. Äthernarkose. Unter der Galea fand man eine Ansammlung von Cerebrospinalflüssigkeit in einem cystenähnlichen Raum eingeschlossen, dessen Wände mit einer glatten, glänzenden, der Innenseite der Dura gleichenden Haut bedeckt waren. Es bestand eine sehr enge Verbindung mit dem subarachnoidalen Raum. Auf der hinteren Oberfläche jeder Hemisphäre eine ungefähr kleineigroße, eine gelbe gerinnende Flüssigkeit enthaltende Cyste. Die hintere Wand der beiden Cysten wurde entfernt. Sie bestand, wie auch die anderen Wände der Cysten, aus einem sehr zähen und sklerosierten Gewebe, wahrscheinlich infolge einer sekundären Reaktion auf die Röntgenbehandlung. Soweit festgestellt werden konnte, dehnte sich dieses Gewebe tief in die betreffende Kleinhirnhemisphäre aus, aus welchem Grunde kein Versuch zur Entfernung gemacht wurde. Schichtenweiser Verschluß in gewöhnlicher Weise. Bei histologischer Untersuchung des entfernten Teiles der Cyste erwies er sich als Gliomgewebe mit ausgeprägten entzündlichen und regressiven Veränderungen. Während der folgenden Wochen frei von Kopfschmerzen und Erbrechen. Die Wunde heilte p. p. Ungefähr einen Monat nach der Operation wieder Kopfschmerzen und Erbrechen. Da jede weitere Behandlung aussichtslos war, wurde er auf Wunsch der Eltern am 23. I. nach Hause entlassen, wo er am 1. II. 1925 starb.

Abb. 53. Fall Nr. 30. Der Patient zwei Monate nach der Operation mit Liquorcyste unter der Galea.

Dieser Fall gleicht dem Falle Nr. 35 in jeder Beziehung und der Tumor war wahrscheinlich von der gleichen Art, obgleich dies unbewiesen blieb. Die Wirkung der Röntgenbehandlung war im Anfange günstig, aber nach der dritten Behandlung war dem Fortschreiten des Tumors offenbar durch die Bestrahlung nicht länger Einhalt zu tun.

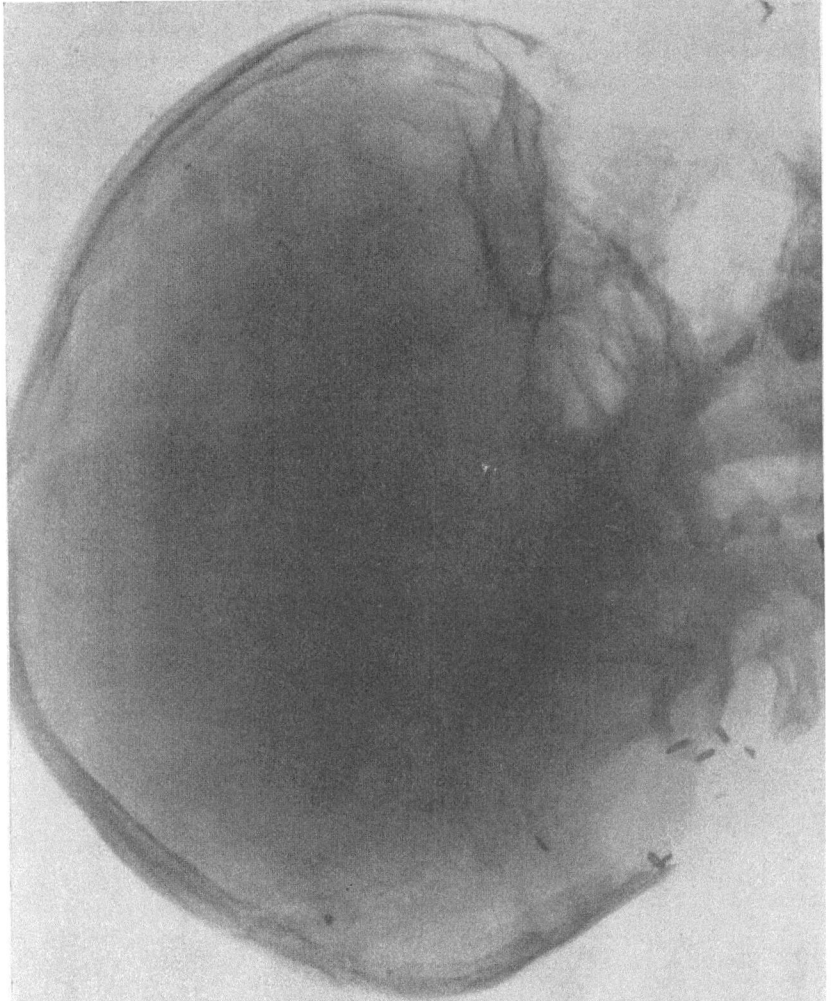

Abb. 54. Fall Nr. 30. Röntgenbild zehn Monate nach der Operation, das einen allgemein verbesserten Kalkgehalt im Cranium und verringerte Weite der Suturen zeigt.

Fall Nr. 31. Å. W., ♂, 22jähriger Student. S. 259/1924.
Gliomatöse Cyste der rechten Hemisphäre und des Wurms mit vorgeschrittenen allgemeinen Drucksymptomen. Zweizeitige Operation. Genesung. Zwei Jahre nach der Operation Wohlbefinden.

Kopftrauma durch einen Fall im Herbst 1922 ohne unmittelbare ernste Folgen. Ungefähr 2 Monate später Doppelsehen und gleichzeitig beträchtliche Unsicherheit beim Gehen und Stehen. Zu derselben Zeit traten leichte Kopfschmerzen und subjektive Herabsetzung des Sehvermögens auf. Damals soll eine Stauungspapille gefunden worden sein und der Patient wurde wegen des supponierten Gehirntumors einer Röntgenbehandlung unterzogen. Darauf beträchtliche Besserung, die ungefähr ein halbes Jahr anhielt, im Sommer 1923 aber Wiederkehr der Symptome und schwere, von Erbrechen begleitete Kopfschmerzen. Die Gleichgewichtsstörung war immer ausgesprochener geworden, so daß der Patient während des letzten Monats unfähig war zu gehen. Seit dem Frühjahr 1924 zahlreiche Attacken von anhaltendem Schluchzen, leichte Dysarthrie und mitunter Schwierigkeit der Urinentleerung. Seit Beginn der Krankheit nicht imstande, mit der rechten Hand zu schreiben, später zunehmende Funktionsunfähigkeit beider Hände. Am 15. IX. 1924 in die medizinische Klinik

70   Die Gliome.

aufgenommen, wurde er am 24. IX. durch Prof. JACOBAEUS unter der Diagnose von Kleinhirntumor, wahrscheinlich cystischer Natur, der chirurgischen Klinik überwiesen.
Allgemeine Drucksymptome. Ziemlich benommen. Beiderseitige Stauungspapille mit sekundärer Atrophie. V. rechts 0,7; V. links 0,5.

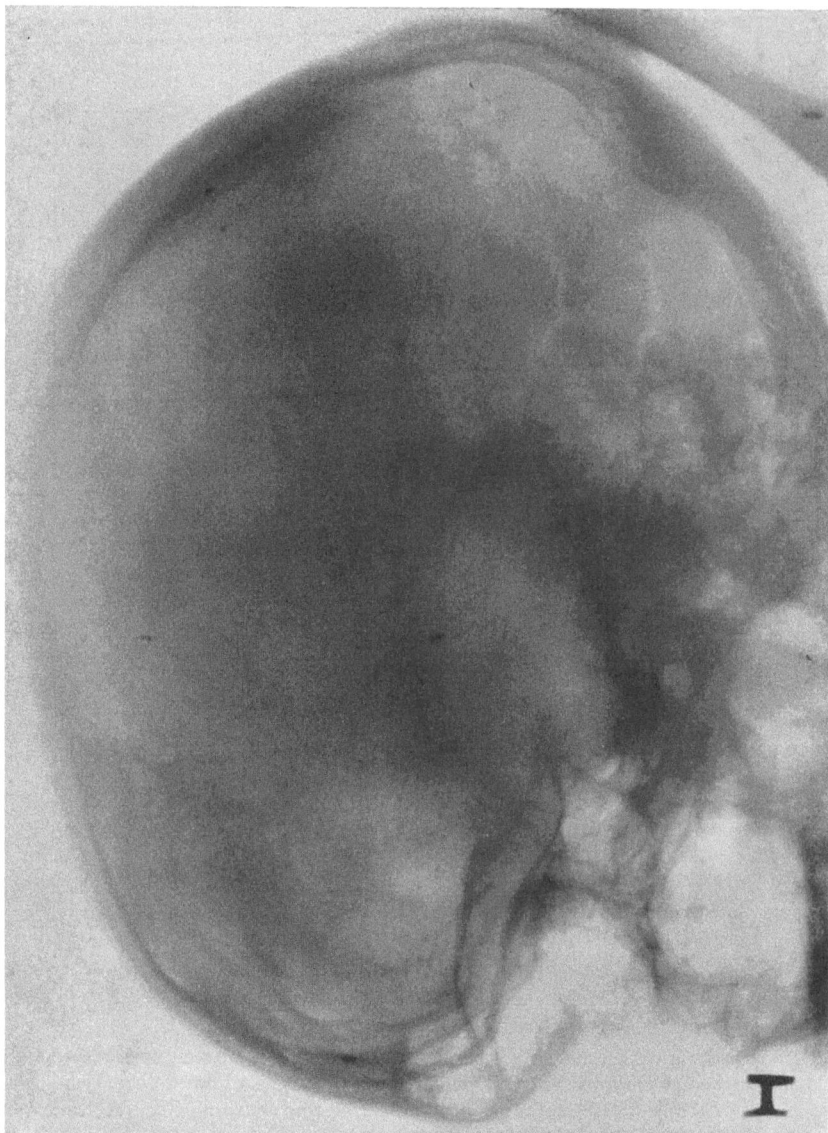

Abb. 55. Fall Nr. 31. Röntgenbild eines typischen Hydrocephalus internus bei einem jüngeren Individuum.

Röntgenuntersuchung (Abb. 55). In der Kalotte eine deutlich ausgesprochene fleckige Entkalkung. Die Impress. dig. weit und deutlich hervortretend. Die Diploevenen scheinen nicht besonders ausgedehnt. Starke Diastase der Suturen, besonders der Sutura lambdoidea. Ausgesprochene allgemeine Entkalkung in der ganzen Schädelbasis, besonders kräftig im Sellagebiet. Die Sella bedeutend tiefer und ihre Mündung breiter als bei Untersuchung vor einem halben Jahre. Der Sellagrund geht auch tiefer hinab als vorher und reicht jetzt bis 7 mm vom Grunde der mittleren Schädelgrube. Die Proc. clin. ant. treten deutlich ohne

Destruktion hervor, ebenso die Sulci nervi optici. Das Dorsum sellae stark entkalkt. Die Pori treten in gewöhnlicher Weise ohne Defekte hervor.

Lokalsymptome. *Kranialnerven:* V, Kornealreflex der linken Seite ein bißchen träger als auf der rechten. Leichte Kieferdeviation nach links. VII, motorische Schwäche der unteren rechten Gesichtshälfte. Leichte Abschwächung des Geschmacks an den rechten vorderen zwei Dritteln der Zunge. VIII, Fehlen der kalorischen Reaktion im rechten Ohr. IX, X, leichte Herabsetzung des Geschmacks auf dem hinteren rechten Drittel der Zunge. Uvula weicht nach rechts ab.

Motilität und Sensibilität: Sehnenreflexe links lebhafter als rechts. Unsicherer dorsaler Zehenreflex links.

Kleinhirn: Nystagmus, Dysmetrie und Asynergie im rechten Arm und Bein. Leichte Inkoordination des linken Armes und Beines. Adiadochokinesis im rechten Arm. Gehen und Stehen breitspurig, sehr unsicher. Kann nur wenige Schritte gehen. Wenden fast unmöglich. Der Kopf vielleicht etwas nach rechts geneigt. Romberg +, mit Neigung rückwärts zu fallen. Sprache undeutlich und verschwommen.

Operation am 26. IX. 1924. Lokalanästhesie. Doppelseitige Freilegung des Kleinhirns. Ausgeprägte Stauung in den extrakranialen Gefäßen, die eine frühe Ventrikelpunktion zur Verminderung der Blutung erforderlich machte. Knochen ziemlich dick, auf der rechten Seite jedoch dünner als auf der linken. Während der Entfernung des hinteren Randes des Foramen magnum ging der Blutdruck auf 75 hinunter und der Puls, der vorher zwischen 120 und 136 gewesen war, auf ungefähr 100. Obgleich nur sehr geringe Blutung erfolgt war, wurde es als ratsam angesehen, die Operation nach der Entfernung des Knochens zu unterbrechen. Die Wunde wurde wieder vernäht.

Der Patient war nach der Operation in gutem Zustand, und der Blutdruck stieg wieder auf 95. Am folgenden Tage war der Patient sehr benommen und konnte nicht schlucken. Beträchtliche Erhöhung der Dysarthrie. Der Zustand blieb unverändert bis zum 29. IX.

Operation II am 29. IX. Lokalanästhesie. Die Wunde wurde wieder geöffnet und die Dura nach Punktion des linken Seitenventrikels durchtrennt. Die rechte Hemisphäre wölbte sich bedeutend mehr vor als die linke, und im medianen Teil der rechten Hemisphäre konnte man einen Widerstand fühlen, der auf eine Cyste deutete. Eine Explorativpunktion traf in 2 cm Tiefe auf eine Cyste, die mindestens 50 ccm einer bernsteinfarbenen, spontan gerinnenden Flüssigkeit enthielt. Die sodann inzidierte Cyste schien den medianen Teil der Hemisphäre einzunehmen und sich bis in den Vermis zu erstrecken. Die Größe der Cyste wurde auf die einer kleinen Mandarine geschätzt. Die Wände waren glatt und glänzend, nirgends konnten feste Tumorknoten entdeckt werden. Die Cystenwände wurden gründlich mit ZENKERscher Lösung behandelt, es wurde aber nicht versucht, etwas von der Cystenwandung zu entnehmen. Die Schließung der Wunde war von beträchtlichen Schmerzen begleitet, da man nur eine geringe Menge des Anästheticums injiziert hatte. Durch die Schmerzen war das Vernähen der Wunde erschwert.

Unmittelbar nach Entleerung der Cyste war die Sprache sehr verbessert und der Patient konnte nach der Operation ohne jede Schwierigkeit schlucken. Wundheilung ohne Störung, mit Ausnahme von einem plötzlichen Ansteigen der Pulsfrequenz bis ungefähr 180 am 1. X. Blutdruck 85, Respiration normal und Allgemeinzustand ausgezeichnet. Die Temperatur betrug ungefähr 38°, und nach einem Tage ging der Puls auf seine frühere Höhe von 100 zurück. Bei Entfernung der Nähte am 9. X. fand man eine Ansammlung von Cerebrospinalflüssigkeit unter der Galea und am 16. X. sickerte Flüssigkeit durch, was jedoch nach zwei oder drei Tagen aufhörte. Eine Ansammlung der Flüssigkeit blieb jedoch an den lateralen Enden der Incision zurück und verschwand erst ungefähr 1 Jahr nach der Operation.

Am 9. XI. verließ der Patient in jeder Beziehung sehr gebessert das Spital. Die Papillen flach, Sehvermögen auf beiden Augen bis 0,9 gebessert. Der Gang noch ein wenig unsicher, breitspurig, einige Schwierigkeit beim Wenden und noch eine beträchtliche cerebellare Inkoordination im rechten Arm und eine geringere im rechten Bein. Das letzte Mal wurde der Patient am 7. VII. 1926 untersucht, zu welcher Zeit er subjektiv von allen Beschwerden frei war. Die Dekompression war flach und die Ansammlung der Flüssigkeit unter der Galea verschwunden. Es bestand ein leichter Grad von cerebellarer Inkoordination der rechten Hand, das Gehen und Stehen aber war so gut wie normal. Seit Januar 1926 als Bankbeamter tätig.

Dieser Fall ist als gliomatöse Cyste betrachtet worden, obgleich dies nur durch den Charakter der Cystenflüssigkeit verifiziert worden war. Da kein Stück der

Cyste entfernt worden war, ist es möglich, daß sie eine sogenannte einfache Cyste gewesen ist. In diesem Falle wäre die Prognose als völlig günstig zu betrachten.

Fall Nr. 32. S. H. P., ♂, Metzger, 21 Jahre. S. 577/1925.

Gliom im Kleinhirn mit Nystagmus und subjektivem Schwindelgefühl als einzigen Lokalsymptomen, aber mit ausgesprochenen allgemeinen Drucksymptomen. Obstruktiver Hydrocephalus, nachgewiesen durch doppelseitige Ventrikelpunktion und Kommunikationsproben. Explorative Freilegung des Kleinhirns. Kein Tumor angetroffen. Dann ca. $^1/_2$ Jahr Symptomfreiheit, darauf progressive Verschlechterung und Tod, 14 Monate nach der Operation. Die Sektion zeigte ein großes, das ganze Kleinhirn infiltrierendes Gliom mit Tumormetastasen im ganzen Ventrikelsystem und mikroskopisch auch in den weichen Häuten über den Hemisphären.

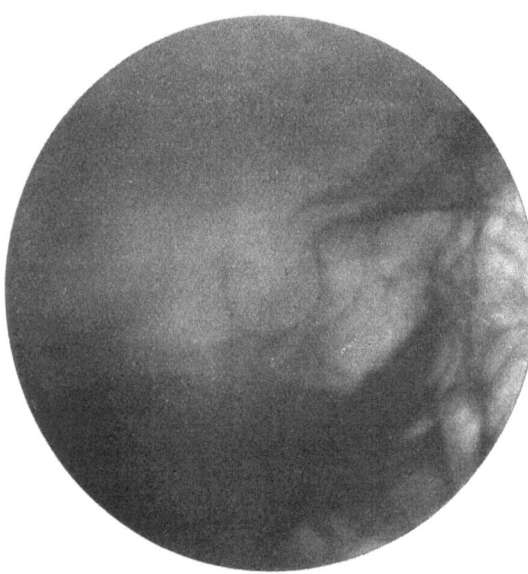

Abb. 56. Fall Nr. 32. Röntgenbild der Sella turcica, das Entkalkung und Konturdefekt des Clivus zeigt, obzwar die röntgenologischen Zeichen erhöhten Druckes sonst verhältnismäßig unbedeutend ausgesprochen waren.

Seit Anfang 1924 Schwindelgefühl bei Blick nach oben. Beim Gehen wichen die Schritte oft seitlich ab, jedoch in keine bestimmte Richtung. Bei der am 16. I. vorgenommenen Untersuchung keine objektiven Symptome. Augenhintergrund beiderseits ohne abnormen Befund. Seit Februar 1925 zunehmende Kopfschmerzen und Erbrechen des Morgens und in der letzten Zeit auch Doppelsehen. Dagegen sind die Gangstörungen besser geworden. Pat. wurde am 31. III. in die Nervenklinik aufgenommen und am 24. V. von Prof. Marcus mit der Diagnose Verdacht auf Kleinhirntumor der chirurgischen Klinik überwiesen.

Allgemeine Drucksymptome. Kopfschmerzen und Erbrechen seit einigen Monaten. Doppelseitige Stauungspapille. V. rechts und V. links 1.

Lokalsymptome. *Kranialnerven:* III, IV, VI, subjektive Doppelbilder bei fast allen Blickrichtungen, jedoch ohne objektiv nachweisbare Abweichung eines Auges.

Motilität und Sensibilität: Normale Befunde.

Kleinhirn: Langsamer, ziemlich grobwelliger Nystagmus beim Blick nach rechts, etwas kurzwelligerer und rascherer beim Blick nach links. Druckempfindlichkeit über der Nackenmuskulatur auf beiden Seiten, rechts stärker. Unbedeutende Nackensteifigkeit. Keine Zwangsstellung des Kopfes. Finger-Nasenversuch und Knie-Fersenversuch absolut korrekt. Gang normal, bei geschlossenen Augen jedoch etwas wackelnd. Romberg negativ.

Röntgenuntersuchung. Suturen, besonders Sutura lambdoidea, weit. Vergrößerte Breite der Gefäßfurchen. Verstärkte Impress. dig. Clivus stark entkalkt, mit einem Defekt in seiner hinteren Kontur auf einer 0,8 cm langen Strecke (Abb. 56). Die Proc. clin. post. markieren sich als undeutliche sklerosierte Verdickungen. Die Sella turcica sonst von gewöhnlicher Form und Größe mit glatten, scharfen Konturen. An den Felsenbeinen sind keine Veränderungen sichtbar.

Die früh einsetzenden Gleichgewichtsstörungen, die jedoch später zurückgingen, sowie der Nystagmus sprachen für einen Kleinhirntumor. Die Symptome waren aber sehr unbedeutend und vor allem fehlte jede Spur von Dysmetrie und Asynergie, weshalb man es für nötig hielt, das Vorhandensein eines Hydrocephalus durch doppelseitige Ventrikelpunktionen zu verifizieren oder auszuschließen. Diese wurde am 25. V. ausgeführt und ergab, daß die Ventrikel symmetrisch gelegen waren und klare Flüssigkeit in etwas gesteigerter Menge und unter leicht erhöhtem Druck enthielten. In den rechten Seitenventrikel wurden 2 ccm Jod-Natriumlösung eingespritzt. Bei der 20 Min. später gemachten Lumbalpunktion konnte in der Lumbalflüssigkeit kein Jod nachgewiesen werden. Da somit das Vorhandensein eines obstruktiven Hydrocephalus bestätigt worden war, wurde die klinische Diagnose auf einen wahrscheinlich rechtsseitigen Kleinhirntumor gestellt.

Operation am 27. V. 1925. Lokalanästhesie. Doppelseitige Freilegung des Kleinhirns. Dura stark gespannt, weshalb das Hinterhorn des linken Seitenventrikels punktiert wurde. Die freigelegte Kleinhirnoberfläche wies bei Inspektion und Palpation nichts Pathologisches auf. Die rechte Hemisphäre buchtete sich etwas stärker vor als die linke, aber die Mittellinie war nicht verschoben. Punktion der beiden Hemisphären fiel negativ aus. Die rechte Hemisphäre wurde auf eine Strecke von 5 cm und in eine Tiefe von 3 cm gespalten. Die Schnittfläche zeigte aber keine pathologischen Veränderungen. Sutur in der üblichen Weise in mehreren Schichten.

Histologische Untersuchung der erhaltenen Hirnteilchen und Probeexzision vom Grunde der Incision in der rechten Hemisphäre wies keine sichtbaren Veränderungen nach.

Wundheilung p. p. ohne Komplikationen. Am 3. VII. wurde Röntgenbehandlung eingeleitet.

Bei der Entlassung am 17. VII. war die Stauungspapille mit erhaltener normaler Sehschärfe zurückgegangen. Pat. hatte keine subjektiven Beschwerden.

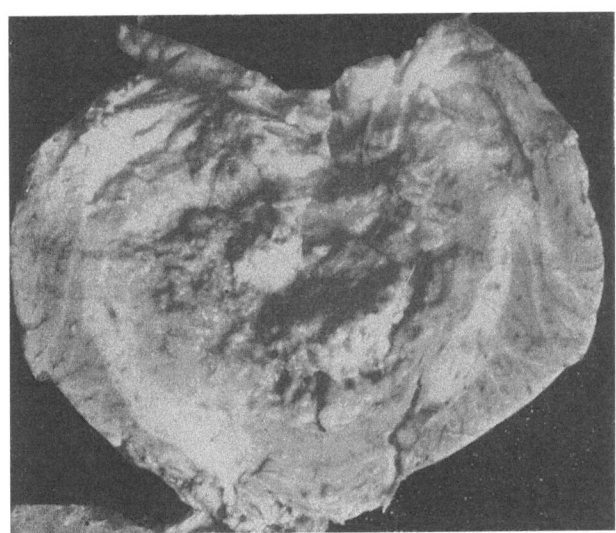

Abb. 57. Fall Nr. 32. Frontalschnitt durch das Kleinhirn, das von schmierig zerfallenden Tumormassen durchsetzt ist, die auch das Dach des erweiterten vierten Ventrikels bilden.

Das Doppelsehen war weniger belästigend. Nystagmus unverändert. Sonst keinerlei Kleinhirnsymptome. Der Gang absolut normal, ohne Schwanken bei Wendungen. Mit Ausnahme von Doppeltsehen war der Patient dann symptomfrei bis Dezember 1925, hatte aber nicht gearbeitet, da er sich zu schwach gefühlt hatte. Ende Dezember 1925 wieder Kopfschmerzen und Erbrechen. Kurz vorher hatten sich auch Gleichgewichtsstörungen eingestellt. Am 12. III. 1926 wurde der Patient wieder aufgenommen. Er wies nun doppelseitige Stauungspapille auf mit einer Protrusion von etwa 3 Dioptrien, hatte aber noch normale Sehschärfe. Nystagmus unverändert. Sehr leichte Dysmetrie im linken Arm und Bein. Der Gang deutlich breitspurig mit leichten Schwankungen nach den Seiten und etwas steifer Führung des linken Beines beim Gehen. Beim Rückwärtsbeugen kommt die Kniebeugung später als die Beugung im Rücken, und er fällt dadurch nach hinten. Romberg negativ. Nach Röntgenbehandlung wurde der Patient am 21. IV. in unverändertem Zustande wieder entlassen. Am 15. V. kam er in bedeutend verschlechtertem Zustande wieder zur Aufnahme. Das Sehvermögen war verschlechtert, die Sprache sehr undeutlich und fast unmöglich zu verstehen. Pat. kann nicht gehen, sondern fällt sofort, wenn er ohne Stütze bleibt. Der Hirnbruch stark gespannt und etwas vorgewölbt. Bei Punktion durch den Hirnbruch entleerte sich zuerst klare, etwas gelbliche, nicht koagulierende Flüssigkeit (ca. 100 ccm) und bei tieferer Punktion erhielt man Hirnteilchen, deren mikroskopische Untersuchung zeigte, daß sie Gliomelemente enthielten. Sehschärfe auf beiden Augen 0,4. Die Protrusion der Papillen war auf 6 Dioptrien gestiegen.

74 Die Gliome.

Die Symptome progrediierten rasch. Der Patient wurde nach ungefähr einem Monat blind und starb am 25. VII.

Sektion nach vorhergehender Formalinhärtung. Das Kleinhirn war von zerfallenden Gliommassen durchsetzt, die an der Muskulatur in der Dekompressionsöffnung breit ad-

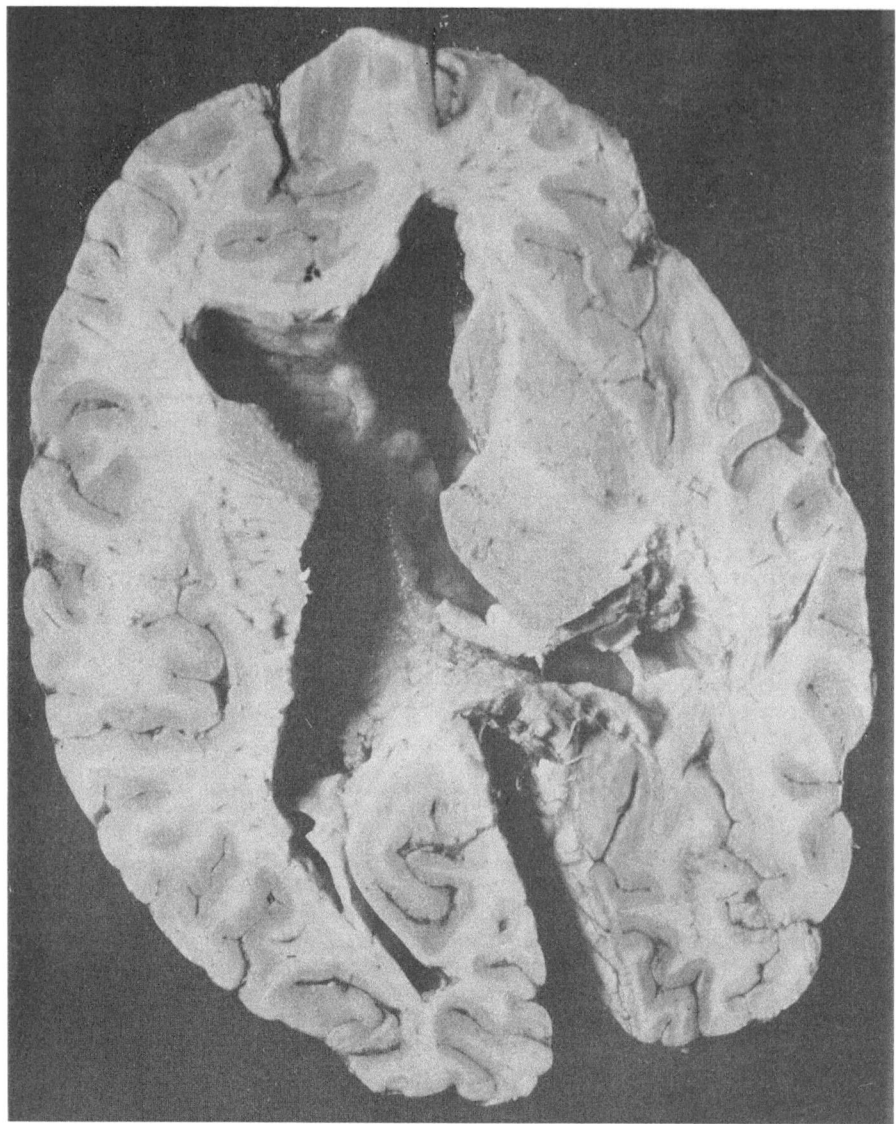

Abb. 58. Fall Nr. 32. Horizontalschnitt durch das Großhirn, das starke Erweiterung der Seitenventrikel zeigt, deren Wände zum großen Teil mit Tumormassen ausgekleidet sind.

härierten. Der ganze Vermis und ein guter Teil der beiden Hemisphären sind vollständig von einer zerfallenden klebrigen Tumormasse durchsetzt, die auch den vierten Ventrikel ausfüllt, der deutlich ausgedehnt ist (Abb. 57). Ein Horizontalschnitt durch die Hemisphären des Großhirns zeigt einen bedeutenden Hydrocephalus und große Tumormassen, die die Wände der beiden Seitenventrikel tapetenförmig auskleiden (Abb. 58). Die weichen Häute über den Hemisphären weisen makroskopisch keine Zeichen von Geschwulstinfiltration auf. Mikroskopisch zeigte sich, daß der Tumor aus einem feinfibrillären Gliom bestand, und Gliomgewebe vom selben Typus war auch in den weichen Häuten über dem Großhirn zu finden.

Auf Grund des negativen Operationsbefundes und der äußerst unbedeutenden cerebellären Symptome wurde die Diagnose Kleinhirntumor für unsicher gehalten, bis Anfang März 1926 eine ziemlich rasche Progression der Symptome eintrat. Nach der letzten Röntgenbehandlung im März 1926 schien es beinahe, als ob diese eine Verschlechterung hervorgerufen hätte, da die Symptome im Laufe von ein paar Wochen sehr schnell progrediierten. Es wurde eine sekundäre Operation in Erwägung gezogen, da eine Probepunktion der linken Hemisphäre aber gezeigt hatte, daß der Tumor nicht, wie man hoffte, eine cystische Degeneration durchgemacht hatte, stand man von weiteren Eingriffen ab. Von Interesse ist, daß in diesem Falle eine diffuse Verbreitung des Tumors sowohl in das ganze Ventrikelsystem wie auch in die weichen Häute über den Hemisphären des Großhirns eintrat.

Fall Nr. 33. R. E., ♂, 6 Jahre alt. S. 1070/1925.

Gliom des Vermis, wahrscheinlich Medulloblastom mit vorgeschrittenen Drucksymptomen und cerebellarer Inkoordination in allen vier Extremitäten, am ausgeprägtesten in den Beinen. Operation. Freilegung des Tumors. Röntgenbehandlung. Erhebliche Besserung. 11 Monate nach der Operation frei von allen Symptomen.

Seit Ende Juni 1925 häufige Attacken von Kopfschmerzen und Erbrechen. In den Intervallen zwischen den Anfällen fühlte sich der Patient vollständig wohl. In den letzten Monaten taumelnder Gang und Doppeltsehen. Am 12. X. 1925 Aufnahme in die chirurgische Klinik.

Allgemeine Drucksymptome. Beiderseitige Stauungspapille. V. rechts und V. links 1.

Röntgenuntersuchung. Die Kalotte bedeutend dünner als normal mit tiefen Impress. dig. (Abb. 59). Diastase zwischen den Suturen (sowohl in der Sutura coronaria wie in der Sutura lambdoidea). Die Schädelbasis gesenkt. Die Sella mißt 11 × 9 cm und liegt gesenkt. Die Konturen leicht unscharf. Keine Entkalkung. Die Sattellehne leicht nach hinten, die Proc. clin. ant. leicht nach oben gerichtet. Die Proc. clin. post. fehlen. Die Felsenbeinspitzen stark entkalkt (Abb. 60), auf beiden Seiten gleich. Geschlängelte Venen in der hinteren Schädelgrube.

Lokalsymptome. *Kranialnerven:* Durchweg negativ, mit Ausnahme von linksseitiger Abducenslähmung.

Motilität und Sensibilität: Dorsaler Zehenreflex rechts, variabler und inkonstanter Zehenreflex links.

Kleinhirn: Dysmetrie und Asynergie in allen vier Extremitäten, am ausgesprochensten in den Beinen, aber auf beiden Seiten gleich. Gehen und Stehen sehr unsicher. Druckempfindlichkeit an beiden Hinterhauptknochen.

Klinische Diagnose: Medianer Kleinhirntumor, wahrscheinlich Medulloblastom.

Operation am 16. X. Äthernarkose. Doppelseitige Freilegung des Kleinhirns. Knochen sehr dünn. Punktion des linken Seitenventrikels. Keine Verschiebung der Gebilde der Mittellinie, dagegen starke Herunterpressung des Kleinhirns im Foramen magnum. Eine Explorativpunktion in den Vermis stieß in einer Tiefe von 2 cm auf einen Tumor von sehr weicher Konsistenz, so daß seine Masse leicht in die Spritze aufgezogen werden konnte. Der Vermis wurde in der Mittellinie auf eine Länge von 2 cm inzidiert. In einer Tiefe von $1^1/_2$ cm fand man einen grauroten, sehr weichen Tumor. In Anbetracht seiner Lage und wahrscheinlichen Natur wurde kein Versuch gemacht, ihn zu entfernen. Man entnahm nur ein kleines Fragment zur Untersuchung. Die Wunde wurde in der gewöhnlichen Art schichtweise geschlossen.

Mikroskopische Diagnose: Sehr zellreiches Gliom mit kleinen runden Zellen, wahrscheinlich ein Medulloblastom. Die Wunde heilte ohne Komplikationen.

Am 25. XI. wurde der Patient zur Röntgenbehandlung in das Radiumheim transferiert. Er war damals bis auf das Fortbestehen eines beträchtlichen Grades von cerebellarer In-

76   Die Gliome.

koordination der Beine frei von Drucksymptomen, das Sehvermögen hatte sich aber sehr vermindert; es konnte nicht genau bestimmt werden, war aber wahrscheinlich 3 oder 4/60, ungefähr gleich auf beiden Seiten. Im Februar eine neue Serie von Röntgenbehandlungen. Am 4. III. 1926 zur Beobachtung wieder aufgenommen. Die beim Verlassen des Spitals sehr gespannte Hernie war jetzt nahezu verschwunden und ganz weich. Die Papillen flach

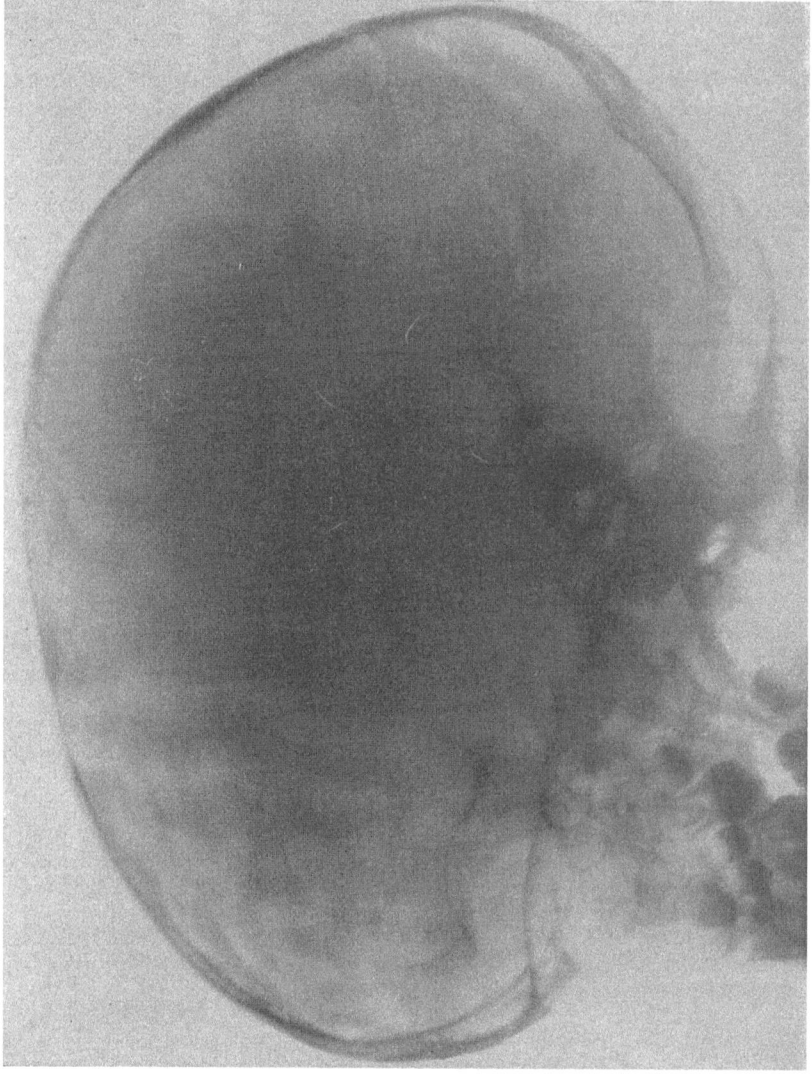

Abb. 59. Fall Nr. 33. Das typische Bild eines Hydrocephalus internus bei einem Kinde.

mit sekundärer Atrophie. V. rechts 1/50; V. links 3/50. Der Gang leicht unsicher, sonst bestanden jedoch keine cerebellaren Symptome. Als man den Patienten im September 1926 wiedersah, war er so gut wie vollständig frei von allen Symptomen. Die Papillen flach und an der Stelle des Schädeldefekts keine Protrusion. Keine cerebellaren Symptome und der Gang vollständig normal.

Das Alter des Patienten, die Anamnese und die klinischen Symptome, die Lage des Tumors und sein histologisches Bild machten die Diagnose auf Medulloblastom fast sicher, obgleich dies nicht durch Anwendung der für diesen Zweck erforderlichen histologischen Methoden bewiesen worden war. Da die Erfahrungen von BAILEY und CUSHING (2) zeigen, daß diese Fälle am besten mit einer suboccipitalen Dekompression und anschließender Röntgenbehandlung behandelt werden, während die Entfernung dieser Tumoren schwer und gefahrvoll ist und die Resultate nicht besser werden, wurde kein Versuch gemacht den Tumor zu entfernen. Mit Berücksichtigung der Lage des Tumors muß man das Befinden des Patienten als außerordentlich zufriedenstellend bezeichnen.

Abb. 60. Fall Nr. 33. Frontalbild. Starke Entkalkung der Felsenbeinpyramiden.

Fall Nr. 34. A. T., ♂, 51 jähriger Landwirt. Akademisches Krankenhaus Upsala, 1018/1925.

Rechtsseitiger Brückenwinkeltumor, klinisch als Acusticustumor aufgefaßt. Operation. Partielle Exstirpation des Tumors. Tod an Aspirationspneumonie 8 Tage nach der Operation. Die Sektion zeigte ein Gliom im Brückenwinkel.

Seit August 1923 Anfälle von Kopfschmerzen und Schwindel und seit derselben Zeit Ohrensausen und abnehmendes Hörvermögen im rechten Ohr. Die am Scheitel lokalisierten Kopfschmerzen traten anfangs in Anfällen auf und strahlten abwärts gegen den Nacken aus. Allmählich wurden sie fast kontinuierlich und waren oft von Erbrechen begleitet. Seit Ende 1924 subjektive Verschlechterung des Sehvermögens. Gleichzeitig zunehmende Schwierigkeit beim Gehen und Stehen, anfangs hauptsächlich merklich, wenn er im Dunkeln ging. Pat. wurde im Juni 1924 in die medizinische Klinik des Akademischen Krankenhauses aufgenommen, wo man eine leichte Facialisparese auf der rechten Seite, Herabsetzung des Hörvermögens auf derselben Seite und Nystagmus nach links konstatierte. Im Februar 1925 wurde er wiederum in die medizinische Klinik aufgenommen. Er war einige Zeit wegen Kopfschmerzen und Gleichgewichtsstörungen arbeitsunfähig gewesen, welche Symptome seit dem vorigen Spitalsaufenthalt bedeutend zugenommen hatten. In der letzten Zeit vor der Aufnahme im Februar 1925 vorübergehendes Doppeltsehen und Schwierigkeiten beim Schlucken. Bei Untersuchung wies er ein stark herabgesetztes Hörvermögen auf der rechten Seite und herabgesetzte kalorische Reaktion auf derselben Seite auf. Der Nystagmus etwas rascher und feinwelliger nach links, gröber und langsamer nach rechts. Der Gang breitspurig und wackelnd. Romberg pos., mit Falltendenz nach rechts. Die Facialisparese schien verschwunden zu sein, die Kornealreflexe waren normal. Ende Februar wurde eine leichte Verschwommenheit der Papillengrenzen beobachtet, die aber nicht mit Sicherheit als pathologisch betrachtet werden konnte. Die Diagnose lautete: Verdacht auf Acusticustumor. Am 31. XI. 1925 wurde Pat. wieder in die medizinische Klinik aufgenommen. Seit dem vorigen Spitalsaufenthalt hatten sich die Symptome allmählich verschärft, indem sich zuweilen Anfälle von intensivem Schwindelgefühl einstellten, bei welchen der Patient fällt, wenn er keine Stütze erhält. Die Kopfschmerzen waren bedeutend heftiger geworden und das Sehvermögen hatte abgenommen. Ab und zu vorübergehendes Doppeltsehen. Der Gang hatte sich bedeutend verschlechtert, die Schluckbeschwerden hatten zugenommen.

Allgemeine Drucksymptome. Doppelseitige Stauungspapille. V. rechts und V. links 0,6. Kopfschmerzen und Erbrechen.

Lokalsymptome. *Kranialnerven:* III, IV, VI, mitunter Doppeltsehen, aber keine nachweisbare Abweichung in der Stellung der Augen. V, Kornealreflex fehlt auf der rechten Seite, links ist er beinahe verschwunden. VIII, nahezu völlige Taubheit auf der rechten Seite. Kalorische Reaktion fehlt rechts, links ist sie normal. Spontanes Fehlzeigen nach innen mit dem rechten Arm. IX, X, Uvula weicht nach rechts ab. Subjektive Schlingbeschwerden.

Kleinhirn: Nystagmus rasch und klein nach links. viel gröber und langsamer nach rechts. Gehen ist dem Patienten fast unmöglich. er fällt sofort nach rechts.

Klinische Diagnose (Prof. BERGMARK, Prof. BARANY): Rechtsseitiger Acusticustumor.

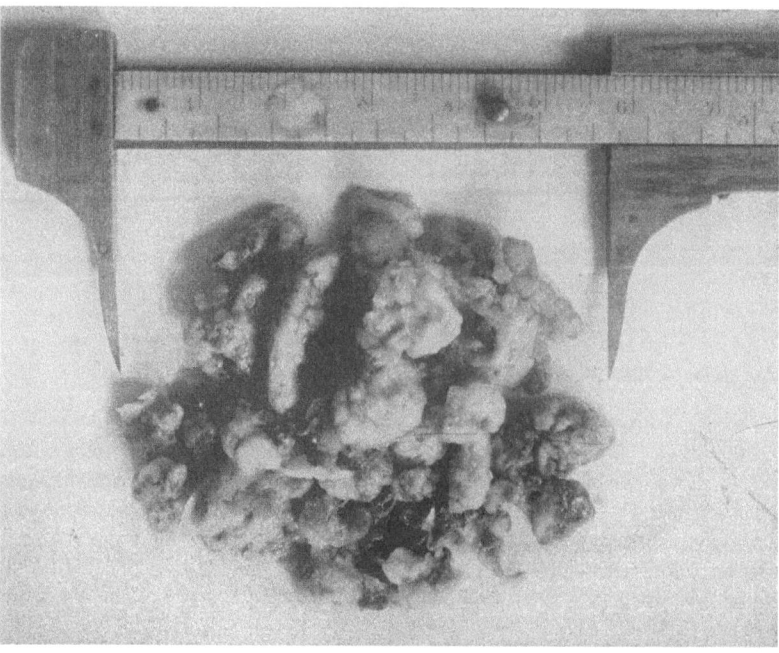

Abb. 61. Fall Nr. 34. Der exstirpierte Teil des Tumors.

Operation am 22. XII. Lokalanästhesie. Doppelseitige Freilegung des Kleinhirns in der gewöhnlichen Weise, rechts bis hinauf zum Winkel zwischen Sinus transversus und Sinus sigmoideus. Dura stark gespannt. Ventrikelpunktion, wobei klarer Liquor unter starkem Druck abläuft. Beim Abheben der rechten Kleinhirnhemisphäre sieht man 2 cm vor dem Sinus sigmoideus einen grauroten, von der Hirnsubstanz gut abgegrenzten Tumor, der in seinem makroskopischen Aussehen am ehesten einem Acusticustumor ähnelt. Die hintere Fläche des Tumors kann von der Spitze der Felsenbeinpyramide bis zum oberen Rande des Foramen magnum freigelegt werden. Der Tumor scheint sehr groß zu sein. Die Tumorkapsel wird incidiert und der Inhalt ausgelöffelt, was anfangs leicht und ohne nennenswerte Blutung vor sich geht. Näher an der Kapsel hat das Tumorgewebe aber eine festere Konsistenz und ist ziemlich gefäßreich, so daß die Ausschälung hier schwierig wird. Der Teil des Tumors, der als unterer Pol aufgefaßt wird und der bis zum Foramen magnum hinabreicht, wird aufgehoben und, wie es schien, zur Gänze entfernt. Beim Versuch, etwas mehr vom oberen Teil des Tumors wegzuschaffen, entsteht eine heftige Blutung, die nur mit viel Mühe und nach Auflegung mehrerer Muskelstücke gestillt werden kann. Die Höhle wird mit Zenkerscher Lösung ausgewischt. Vollständige Sutur. Gewicht der exstirpierten Tumorpartie 12 g (Abb. 61).

An den ersten Tagen nach der Operation war der Zustand zufriedenstellend; nach einigen Tagen stellten sich jedoch allmählich hohes Fieber und Kopfschmerzen ein, der Patient wurde verwirrt und hatte Schwierigkeiten beim Schlucken. Die Sprache wurde verschwommen und undeutlich und der rechte Arm stark ataktisch. Am 29. XII. Zeichen von Pneumonie und am 30. XII. Exitus.

Sektion nach vorhergehender Formalinhärtung. Die ganze hintere Schädelgrube mit ihrem Inhalt wurde durch einen frontalen Sägeschnitt durch die Mitte der Sella turcica herausgenommen. Nach Aufschneidung der Dura und Entfernung des Knochens auf der hinteren Seite wird das Kleinhirn aus dem Präparat herausgenommen. Zwischen dem Felsenbein einerseits und Tumor und Kleinhirn andererseits ein ca. 1 cm dickes Blutkoagulum. Das Präparat zeigt, daß der größte Teil des Tumors noch zurückgeblieben ist (Abb. 62)

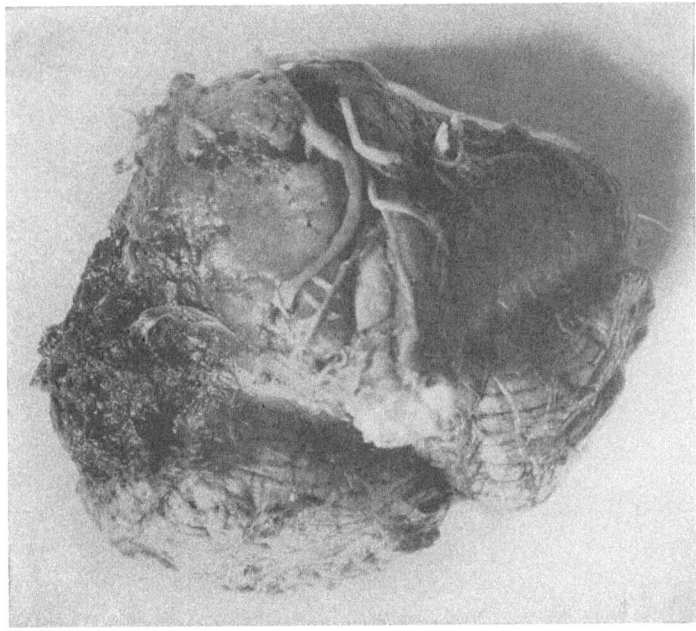

Abb. 62. Fall Nr. 34. Sektionspräparat, zeigt den zurückgelassenen Teil des Tumors, der den Pons und das verlängerte Mark komprimiert. Man beachte die großen Gefäße, die über den unteren Pol des Tumors verlaufen, und die deutliche Schnürfurche, die sich längs des Randes des suboccipitalen Defektes entwickelt hat.

und aus einem langen, unregelmäßig geformten Gebilde besteht, das den ganzen rechten Brückenwinkel ausfüllt und vom oberen Rande des Pons ein gutes Stück unter den Rand des Foramen magnum reicht. Der lateralste hintere Teil des Tumors ist entfernt worden und hier findet sich eine durch Blutkoagula erfüllte Höhle. Auf der Oberfläche ist der Tumor kleinknollig und unregelmäßig geformt und hat nicht die rundliche Form der typischen Acusticustumoren. Er macht im Pons und verlängerten Mark eine tiefe Einbuchtung (Abb. 63) und deckt den größeren Teil der ventralen Oberfläche des Pons. Über dem unteren Pol läuft die Arteria vertebralis und erzeugt eine tiefe Furche im Tumor. Länge des Tumors ca. 6 cm. Makroskopisch scheint er gegen die Hirnsubstanz überall gut abgegrenzt zu sein. Das Kleinhirn weist eine deutliche Schnürfurche längs der Kanten der Dekompressionsöffnung und längs des Randes des Atlasbogens auf. Mikroskopische Untersuchung der exstirpierten Fragmente wie verschiedener Teile des zurückgebliebenen Tumors zeigen, daß ein typisches Gliom vorliegt.

Die histologische Untersuchung gab hier das einigermaßen überraschende Resultat, daß der Tumor trotz seiner, nach dem makroskopischen Aussehen zu urteilen, gänzlich extracerebellaren Entwicklung doch ein Gliom war. Der Fall gehört also zu der seltenen Kategorie von Brückenwinkeltumoren, die aus extracerebral entwickelten Gliomen bestehen und von Pons, Flocculus oder anderen Teilen des Hirnstammes bzw. des Kleinhirns ausgehen können und mitunter, wie in einem von F. HENSCHEN beschriebenen Falle, mit dem Hirnstamm oder dem Kleinhirn nur durch einen schmalen Stiel verbunden sind. In diesem Falle konnte man nicht mit Sicherheit eine makroskopische Verbindung zwischen dem Tumor und dem Hirn nachweisen und auf Anraten Prof.

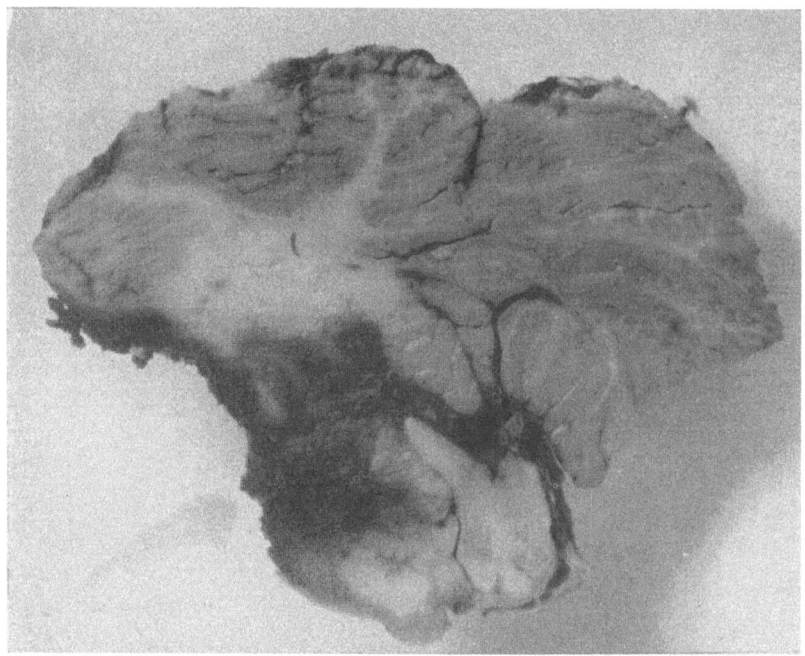

Abb. 63. Fall Nr. 34. Frontalschnitt durch Kleinhirn und Pons, die bedeutende Kompression des Hirnstammes zeigend.

HENSCHENS wurde daher beschlossen, das Präparat nach Einbettung in Serien zu schneiden, um den Ausgangspunkt entscheiden zu können. Diese Untersuchung ist noch nicht abgeschlossen.

Klinisch war der Tumor in diesem Falle aus guten Gründen als Acusticustumor mit Gehörs- und Vestibularissymptomen als frühesten und meist hervortretenden Erscheinungen im Krankheitsbild diagnostiziert worden und auch die Operation konnte keinen Anlaß geben, die klinische Auffassung zu ändern. Das Sektionspräparat zeigte dagegen schon makroskopisch eine Abweichung von den typischen Acusticustumoren, die in der Regel rund und glatt sind und außerdem wohl nur ausnahmsweise die Größe erreichen, wie sie hier vorlag; wiederholte mikroskopische Untersuchungen zeigten, daß es sich mit Sicherheit um ein Gliom handelte. Schon darum muß der Tumor als inoperabel betrachtet werden, ein Verhalten, das durch die Lagebeziehungen zu den basalen Arterien, dem Pons und verlängerten Mark noch weiter akzentuiert wird. Ein Versuch zu Totalexstirpation würde höchstwahrscheinlich mit Exitus in tabula geendet haben.

Fall Nr. 35. E. N., ♂, Waldarbeiter, 25 Jahre. S. 609/1926.

Gliom im Vermis mit Gleichgewichtsstörungen, doppelseitiger Abducensparese und sehr fortgeschrittenen allgemeinen Drucksymptomen. Suboccipitale Dekompression. Tod am Tage nach der Operation infolge postoperativer Drucksteigerung. Sektion.

Im Herbst 1925 stellten sich Gleichgewichtsstörungen ein. Pat. wackelte wie ein Betrunkener. Seit derselben Zeit hie und da Doppeltsehen und Sausen in den Ohren. Im Frühjahr 1926 Ungeschicklichkeit in den Händen und gleichzeitig schwere Kopfschmerzen und Erbrechen. Aufnahme in die chirurgische Klinik am 19. VI. 1926.

Allgemeine Drucksymptome. Sehr benommen, kann aber erweckt werden. Sphincterinkontinenz. Erbricht täglich. Doppelseitige Stauungspapillen mit Protrusion von ca. 7 Dioptrien mit zahlreichen Blutungen. V. rechts 0,3; V. links 0,5.

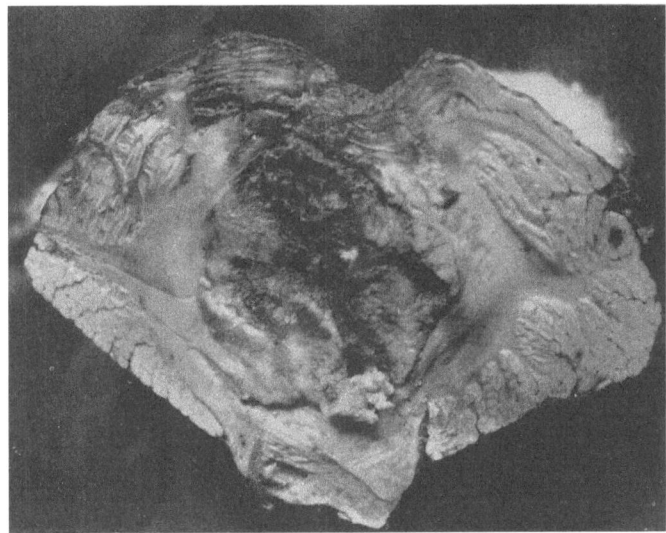

Abb. 64. Fall Nr. 35. Frontalschnitt durch das Kleinhirn. Der im Dach des vierten Ventrikels gelegene, von Blutungen durchsetzte Tumor.

Röntgenuntersuchung. Impress. dig. etwas vertieft. Suturen, besonders Sutura lambdoidea, weit. Clivus und Dorsum sellae entkalkt, die hintere Kontur tritt undeutlich in der Höhe des Sellabodens hervor. Proc. clin. ant., Keilbeinflügel und Felsenbein ohne abnormen Befund.

Lokalsymptome. *Kranialnerven:* III, IV, VI, auf beiden Seiten leichte Schwäche des Abducens. VIII, absolute Taubheit und aufgehobene kalorische Reaktion auf dem rechten Ohr.

Motilität und Sensibilität: Hochgradige Hypotonie der Muskulatur der Beine. Babinski auf der rechten Seite positiv, auf der linken Seite unsicher. Die Sensibilität kann wegen des Zustandes des Patienten nicht geprüft werden, wahrscheinlich bestehen aber keine gröberen Störungen.

Kleinhirn: Hochgradige Dysmetrie und Asynergie in Armen und Beinen, auf der rechten Seite ausgesprochener. Adiadochokinesis der rechten Hand. Nystagmus bei allen Blickrichtungen, feinwelliger und rascher bei Blick nach links, grobwelliger und langsamer bei Blick nach rechts. Gehen ohne Hilfe unmöglich. Bedeutende Nackensteifigkeit und Druckempfindlichkeit über dem Occipitalbein auf beiden Seiten. Deutliche Cyanose im Gesicht.

Obzwar die Anamnese und einigermaßen auch der objektive Befund für einen median gelegenen Tumor sprachen, der sich, nach der ausgeprägten Cyanose zu schließen, wahrscheinlich ziemlich nahe am vierten Ventrikel befinden würde, bestanden doch gewisse Zweifel wegen des Funktionsausfalls des achten Hirnnerves.

Klinische Diagnose: Kleinhirntumor, hauptsächlich die rechte Hemisphäre und den Vermis betreffend.

Operation am 26. VI. Lokalanästhesie. Beiderseitige Freilegung des Kleinhirns. Ventrikelpunktion. Die rechte Hemisphäre buchtete sich mehr vor als die linke, weist aber im übrigen keine Veränderungen auf. Die hintere Zisterne auf beiden Seiten vollständig verstrichen. Die Tonsillen des Kleinhirns stark in das Foramen magnum hinuntergepreßt. Man untersuchte den rechten Brückenwinkel, ohne einen Tumor antreffen zu können, es war aber unmöglich bis zum Porus zu sehen, da das Kleinhirn sehr schwer zur Seite zu

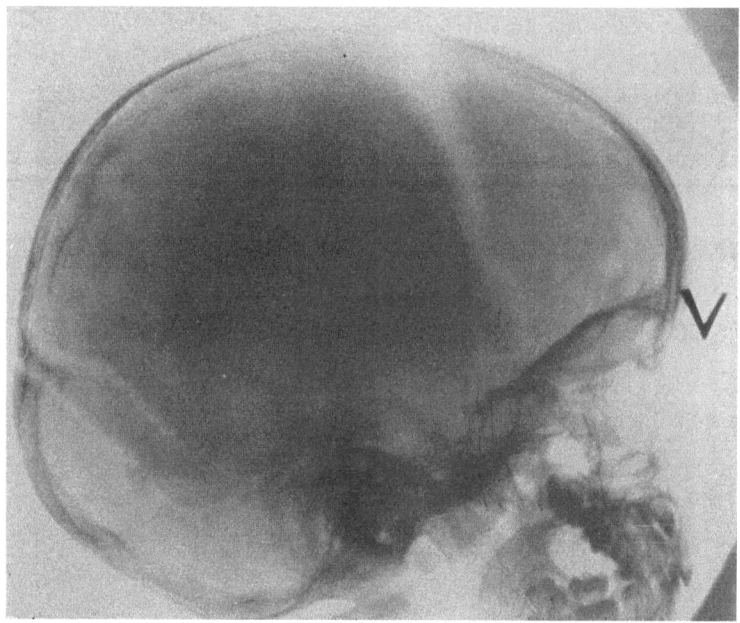

Abb. 65. Fall Nr. 36. Hochgradige Sprengung der Suturen bei Kleinhirntumor eines Kindes.

schieben war. Bei Punktion im medialen Teile der rechten Hemisphäre und in der Mittellinie bekommt man dunkles dickflüssiges Blut in die Spritze und es wurde angenommen, daß man in ein sehr gefäßreiches Gliom geraten war. In Anbetracht der extremen Drucksymptome und der wahrscheinlichen Diagnose Medulloblastom begnügte man sich mit einer Dekompression. Vollständige Sutur.

Der Patient überstand die Operation gut, nach einigen Stunden traten aber Zeichen von medullärem Ödem auf, Puls und Temperatur stiegen an und es stellte sich tiefes Koma ein. Exitus am 29. VI.

Sektion nach vorhergehender Formalinhärtung. Das Operationsfeld ohne abnormen Befund. Äußerst starke Herabpressung des Kleinhirns in das Foramen magnum mit stark ausgesprochener Schnürfurche. Ein Frontalschnitt durch das Kleinhirn zeigte in der medialen Partie, hauptsächlich in Vermis und rechter Hemisphäre, einen gut abgegrenzten, von Blutungen durchsetzten Tumor von sehr weicher, fast halb flüssiger Konsistenz. Der Tumor füllte den vierten Ventrikel vollständig aus und hat dessen Boden auf der rechten Seite stark ausgebuchtet (Abb. 64). Mikroskopische Diagnose: Kleinzelliges, zellenreiches Gliom, am ehesten einem Medulloblastom ähnelnd.

Mit Rücksicht auf die bei der Operation beobachtete hochgradige Einklemmung des Kleinhirns in das Foramen magnum hätte man in diesem Fall eine Resektion des Atlasbogens vornehmen sollen.

Fall Nr. 36. N. H., ♂, 2 Jahre. S. 655/1926.

Gliom im Vermis. Partielle Exstirpation des Tumors. Tod infolge von Schock und Blutung in unmittelbarem Anschluß an die Operation. Sektion.

Ende Mai 1926 fing das Kind an kränklich zu werden, hatte das Bedürfnis zu liegen und schlafen und zeigte ein geistig stumpfes Verhalten. Anfang Juni bemerkte die Mutter, daß das Kind begann unsicher und wackelnd zu gehen und nach innen zu schielen. Es erbrach jeden Tag. Allmählich wurde das Gehen ganz unmöglich und auch das Sitzen ohne Stütze schwer. In der letzten Zeit konnte er Urin und Fäces nicht halten. Pat. wurde am 14. VII. von Dr. Hellström mit der Diagnose Kleinhirntumor der chirurgischen Klinik überwiesen.

Allgemeine Drucksymptome. Sehr benommen. Reagiert kaum auf Anrede. Doppelseitige Stauungspapille.

Röntgenuntersuchung (Abb. 65, 66). Starke Sprengung der Suturen und Verdünnung der Kalotte. Die Sella turcica weist eine gut erhaltene Kontur auf, mit Ausnahme des fehlenden Processus clinoid. post. Die Felsenbeinpyramiden zeigen sehr starke Entkalkung, auf beiden Seiten gleich.

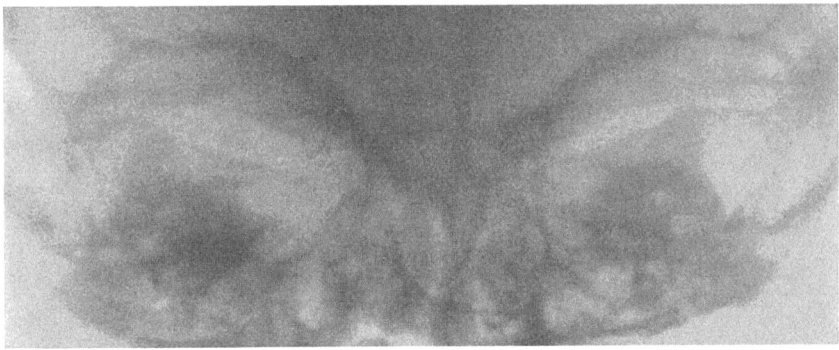

Abb. 66. Fall Nr. 36. Frontalbild. Starke Entkalkung der Felsenbeinpyramiden.

Lokalsymptome. *Kranialnerven:* Doppelseitige Abducensparese.

Motilität und Sensibilität, soweit man beurteilen kann, ohne abnormen Befund.

Kleinhirn: Pat. kann nicht ohne Stütze sitzen, geht mit Hilfe unsicher, breitspurig und wackelnd. Die Mutter bemerkte, daß er im Gebrauch der Hände ungeschickt geworden war. Er liegt am liebsten mit dem Kopfe nach hinten geneigt, hat aber keine nachweisbare Nackensteifigkeit. Kein Nystagmus.

Klinische Diagnose: Medulloblastom im Vermis.

Operation am 14. VII. Äthernarkose. Beiderseitige Freilegung des Kleinhirns in der üblichen Weise. Sehr starke venöse Stauung in den Weichteilen und den Knochen, wodurch die Freilegung sehr schwierig und der Blutverlust relativ stark wurde. Die Dura kolossal gespannt. Ventrikelpunktion. Es entleerte sich klarer Liquor unter starkem Druck. In diesem Stadium der Operation war der Puls in der letzten Viertelstunde fast ganz verschwunden und die Respiration fing an unregelmäßig und oberflächlich zu werden, weshalb eine intravenöse Injektion von Kochsalz vorgenommen wurde. Hierdurch wurde der Puls bedeutend kräftiger und die Dura wurde geöffnet. Dabei schoß zwischen den Hemisphären ein rötlichgrauer, gut abgegrenzter Tumor hervor, der sich stark in die rechte Hemisphäre einbuchtete und mit dem unteren Pol in das Foramen magnum eindrang. Mit Rücksicht auf den Zustand des Patienten hatte man nur eine Dekompression machen wollen, aber wegen der Drucksteigerung, die den Tumor hervorpreßte, so daß dieser sich sozusagen selbst

84 Die Gliome.

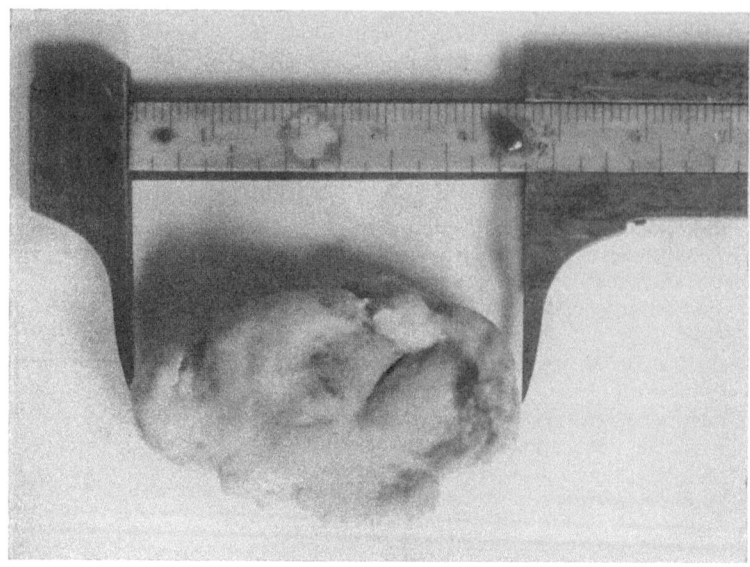

Abb. 67. Fall Nr. 36. Der exstirpierte Teil des Tumors.

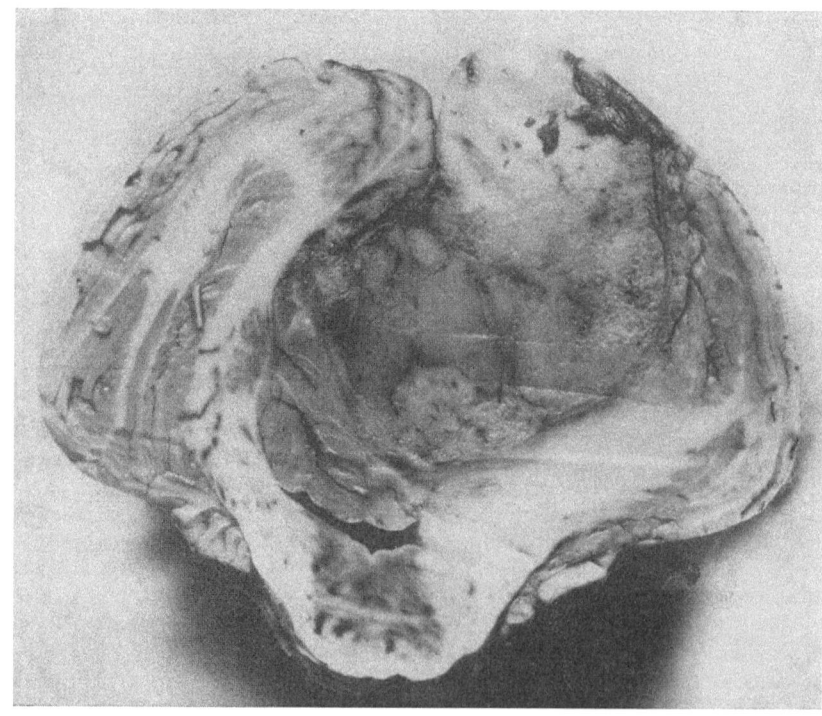

Abb. 68. Fall Nr. 36. Frontalschnitt durch das Kleinhirn. Der Tumor, vom Vermis ausgehend und den vierten Ventrikel komprimierend.

zu exstirpieren strebte, erwies es sich notwendig, einen Teil des Tumors zu beseitigen, um zu vermeiden, daß er beim Zusammennähen zerquetscht werde. Man entfernte daher eine ungefähr hühnereigroße Partie der Geschwulst (Abb. 67), was leicht und ohne nennenswerte Blutung vor sich ging. Dabei konnte man sehen, daß sich der Tumor in den Vermis fortsetzte und eine deutliche Einbuchtung der verlängerten Mark verursachte. Während des Vernähens wurde der Allgemeinzustand und der Puls immer schlechter und es trat der Exitus ein, bevor man eine geplante Bluttransfusion ausführen konnte.

Sektion nach vorhergehender Formalinhärtung. Recht bedeutende Herunterpressung des Kleinhirns in das Foramen magnum mit deutlich entwickelter Schnürfurche. Es ist ein gut kinderhandgroßer, gut abgegrenzter Tumor sichtbar, der fast den ganzen Vermis und den oberen Teil der rechten Hemisphäre einnimmt, die Bindearme des Kleinhirns hochgradig komprimiert und den vierten Ventrikel zu einem spaltförmigen Raum reduziert (Abb. 68). Die Seitenventrikel bedeutend dilatiert. Mikroskopisch ist der Tumor ein kleinzelliges, zellreiches Gliom, am ehesten einem Medulloblastom ähnlich.

Es wäre unzweifelhaft richtiger gewesen, in diesem Falle die Operation in zwei Sitzungen vorzunehmen. Wegen der extremen Drucksymptome hielt man dies aber für sehr riskant und nachdem sich der Puls nach der Kochsalzinjektion erholt hatte, öffnete man die Dura in der Absicht, die Operation durch eine einfache Dekompression zu beendigen. Dies erwies sich aber unmöglich und man wurde durch das spontane Hervorpressen des Tumors in eine Zwangslage versetzt und genötigt, die Operation über die geplanten Grenzen zu erstrecken. Das Resultat zeigte, daß es hier ohne Zweifel besser gewesen wäre, die Operation vor der Öffnung der Dura zu unterbrechen.

Fall Nr. 37. G. N., ♂, 39jähriger Ingenieur. S. 692/1926.

Cyste im Vermis und im medialen Teil der linken Hemisphäre mit Gleichgewichtsstörungen, Nystagmus und stark ausgeprägten bulbären Erscheinungen, aber ziemlich unbedeutenden allgemeinen Drucksymptomen. Operation in zwei Sitzungen. Zwischen den Sitzungen wiederholte Anfälle von Cheyne-Stokescher Atmung; nach Ventrikelpunktionen gebesserte Respiration. Incision und Kauterisierung der Cyste. Tod 6 Tage nach der Operation an Respirationslähmung. Sektion.

Der Patient erkrankte im Dezember 1925 mit wackelndem Gang und Falltendenz nach rechts als ersten Symptomen; dann in der Stirn und im Nacken lokalisierte Kopfschmerzen, die anfangs am heftigsten waren. Kein Erbrechen, aber des Morgens Übelkeiten. Im April 1926 bestand vorübergehendes Doppeltsehen, die Gleichgewichtsstörung hatte zugenommen. In der letzten Zeit Falltendenz nach links. In den letzten Tagen vor der Aufnahme langandauernde Anfälle von Schluchzen und Gähnen. Pat. wurde von Dr. ANTONI mit der Diagnose auf einen wahrscheinlich medial und in der Nähe des vierten Ventrikels lokalisierten Kleinhirntumor überwiesen und am 26. VII. 1926 aufgenommen.

Allgemeine Drucksymptome. Stark benommen, reagiert lange Zeiten überhaupt nicht auf Anrede. Der Augenhintergrund zeigt beiderseits verwischte Papillengrenzen, weite und geschlängelte Venen, aber keine meßbare Protrusion. V. rechts 0,7; V. links 1. Der Urin geht ins Bett. Schwere Kopfschmerzen mit paroxysmalen Verschlechterungen.

Lokalsymptome. *Kranialnerven:* Keine sicheren Veränderungen, vielleicht eine leichte Schwäche im rechten Facialis.

Motilität und Sensibilität: Keine sicheren Veränderungen.

Kleinhirn: Grobwelliger rascher Nystagmus beim Blick nach links. Etwas feinerer Nystagmus beim Blick nach rechts, aber mit derselben Frequenz. Finger-Nasenversuch zeigt auf beiden Seiten einen gewissen Grad von Tremor, aber keine deutliche Dysmetrie. Deutliche Adiadochokinesis in der linken Hand. Hochgradige Dysmetrie und Asynergie der beiden Beine. Der Gang sehr unsicher, breitspurig und beim Umwenden sehr schwankend. Romberg positiv mit Falltendenz nach links. Druckempfindlichkeit im Nacken. Deutliche

Nackensteifheit. Mitunter Zwangsstellung des Kopfes, der nach rechts rotiert und nach links geneigt ist.

Verlängertes Mark: Deutliche Cyanose im Gesicht, langsamer Puls, langandauernde Anfälle von Schluchzen und Gähnen.

Irreführende Symptome: Druck und Perkussionsempfindlichkeit über beiden Stirnbeinen. Starke Hemmung aller psychischen Funktionen. Die Stereognose ist auf beiden Seiten schlechter, schlechter in der linken als in der rechten Hand. Möglicherweise eine gewisse Rigidität des linken Armes.

Am 10. VII. war von Dr. ANTONI Ventrikelpunktion und Ventrikulographie ausgeführt worden, wobei nur eine unbedeutende Menge Luft eingespritzt wurde. Das Ventrikulogramm zeigte aber symmetrisch gelegene Ventrikel.

Operation am 29. VII. Lokalanästhesie. Doppelseitige Freilegung des Kleinhirns. Der Patient war schon von Anfang an ziemlich cyanotisch und die Cyanose nahm im Laufe der Operation allmählich zu. Blutung relativ unbedeutend, der Blutdruck hielt sich konstant. Sobald man den Knochen genügend freigelegt hatte, war der Patient indes ganz dunkelblau, die Atmung fing an im höchsten Grade angestrengt zu werden und das Bewußtsein verschwand. Es war deutlich, daß ein Respirationsstillstand unmittelbar bevorstehend war, und man mußte daher die Operation unterbrechen. Um den Druck zu erleichtern, wurde zuerst eine linksseitige Ventrikelpunktion vorgenommen, wobei sich klarer Liquor in vermehrter Menge unter hohem Druck entleerte. Darauf wurde die Atmung sofort besser, die Cyanose nahm ab und das Bewußtsein kehrte zurück. Man hielt es jedoch für angeraten, die Vollendung der Operation auf eine zweite Sitzung zu verschieben. Der Zustand blieb in den nächsten Stunden einigermaßen zufriedenstellend. Die Cyanose war nicht ausgeprägter als vorher, der Patient war aber nicht bei völlig klarem Bewußtsein. Um 11 Uhr abends verschlechterte sich der Zustand, der Puls ging auf 54 hinunter, die Atmung nahm CHEYNE-STOKESschen Typus an und der Patient war so gut wie bewußtlos. Um 11 Uhr 30 Minuten wurde daher eine Ventrikelpunktion in der alten Öffnung vorgenommen, wobei sich eine reichliche Menge Liquor unter starkem Druck entleerte. Die Atmung wurde fast unmittelbar darauf besser, ruhig und regelmäßig, die Pulsfrequenz stieg und das Bewußtsein klärte sich. Der Zustand blieb darauf durch einige Stunden ziemlich gut, verschlechterte sich aber dann wieder, so daß er am 30. VII. um $1/_28$ Uhr vormittags ebenso war wie vor der Punktion. Um 8 Uhr vormittags wurde daher eine neuerliche Punktion vorgenommen, wobei aber eine kleine Blutung eintrat, so daß der ausströmende Liquor stark blutfarbig war. Atmung usw. besserten sich aber unmittelbar nach der Ventrikelpunktion. Um 1 Uhr nachmittags am 30. VII. war der Patient wiederum fast komatös mit schnarchender Atmung und bedeutender Cyanose. Es war deutlich zu ersehen, daß der lokale Druck auf die vitalen Zentren so hochgradig war, daß die durch Wiederansammlung von Liquor im Ventrikelsystem entstehende Drucksteigerung hinreichte, um eine unmittelbar lebensgefährliche Funktionsstörung in den Zentren des verlängerten Marks hervorzurufen. Die einzige Chance des Patienten lag daher in einer sofortigen Operation. Man entschloß sich demzufolge, trotz des sehr schlechten Zustandes, die Operation am 30. VII. um 1 Uhr nachmittags fortzusetzen.

Operation II. Lokalanästhesie. Die Atmung wurde fast sofort unregelmäßig und schnarchend und die Cyanose nahm zu, weshalb der Seitenventrikel wiederum punktiert wurde. Der Inhalt des Ventrikels zeigte etwas Blutbeimengung. Der Knochen, der ziemlich dick und gefäßreich war, wurde im gewöhnlichen Ausmaß entfernt und wegen der andauernden Atmungsschwierigkeiten und der Cyanose schloß man unmittelbar Laminektomie am Atlas an. Die Dura trotz der Ventrikelpunktion ziemlich stark gespannt, konnte aber ohne Schwierigkeit geöffnet werden, wobei die Duraincision bis zum oberen Rand des Epistropheusbogens fortgesetzt wurde. Die hintere Zisterne war auf beiden Seiten vollständig verstrichen und das Kleinhirn war bis gleich unter den oberen Rand des Epistropheus in den Spinalkanal hineingepreßt. Erst nachdem die Incision bis hierher verlängert worden war, erhielt man Flüssigkeit vom Spinalkanal. Die Respiration wurde sofort besser und das Bewußtsein, das ganz verschwunden gewesen war, kehrte allmählich zurück, nachdem die Einklemmung des Kleinhirns gelöst worden war. Die Hemisphären symmetrisch gelegen, boten mit Ausnahme einer bedeutenden Stauung in den Venen bei Inspektion und Palpation nichts Abnormes. Bei Punktion im Vermis wurde in der Tiefe von 2 cm eine Cyste, die mit einer strohgelben, rasch koagulierenden Flüssigkeit angefüllt war, angetroffen. Transverselle Incision in den Vermis und in den medialen Teil der linken Hemisphäre. Nach einiger Mühe wurde die Cyste angetroffen, deren Inhalt inzwischen koaguliert war. Ihre Wände waren vollständig glatt, ohne Zeichen von solidem Tumorgewebe. Die Cyste war in der Mittellinie lokalisiert, erstreckte sich 5—6 cm in die Tiefe und war der Größe nach etwas kleiner als ein Hühnerei. Die Cystenwände wurden mit ZENKERscher Lösung touchiert. Das Kleinhirn war nun bedeutend zusammengesunken. Sutur schichtenweise in der gewöhnlichen Art. Der Zustand des Patienten war am Ende der Operation ganz bedeutend besser als am Beginn. Die Atmung war frei und ohne Beschwerden, die Cyanose hatte abgenommen und das Bewußtsein war zurückgekehrt, obzwar der Patient noch immer nicht orientiert war.

Die ersten 2—3 Tage blieb der Zustand unverändert, allmählich trat aber Verschlechterung ein, die Respiration wurde wiederum angestrengt, mit neuen Anfällen von CHEYNE-STOKESscher Atmung. Auch Schluckbeschwerden stellten sich ein. Eine neuerliche Ventrikelpunktion hatte keinen Effekt auf diese Symptome, die offenbar auf einem lokalen Ödem beruhten, das progredierte und am 5. VIII. zum Tode führte.

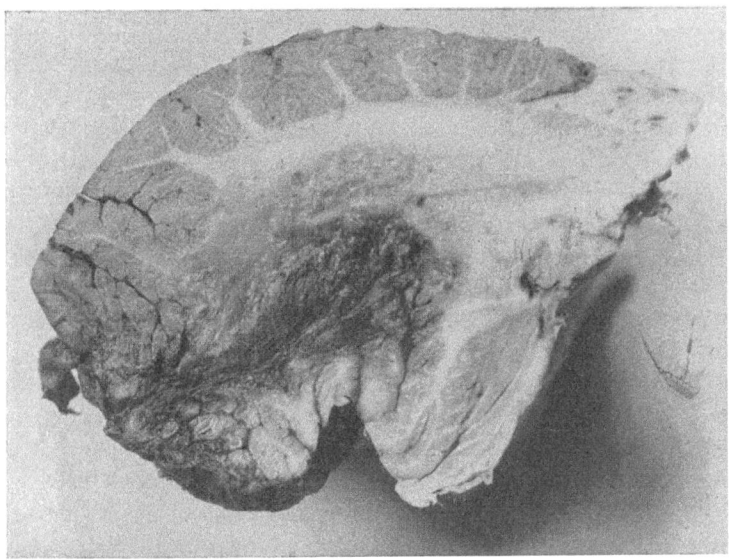

Abb. 69. Fall Nr. 37. Sagittalschnitt durch die linke Kleinhirnhemisphäre etwas nach links von der Mittellinie, mit der kollabierten und von einer Malazie umgebenen Cyste. Auch tritt die hochgradige Schnürfurche rund um die Kleinhirntonsillen hervor.

Sektion nach vorhergehender Formalinhärtung. Das Operationsfeld bot nichts Bemerkenswertes. Keine Nachblutung, dagegen eine mäßig ausgesprochene Malacie des Kleinhirns im Gebiete nächst der Incision in die Cyste. Das Volumen des Kleinhirns hat nach der Operation wesentlich zugenommen, was sich in dessen Hinauspressung in die Trepanationsöffnung zeigt; zudem sind die Tonsillen noch weiter in den Spinalkanal hintergepreßt worden, so daß eine tiefe Schnürfurche entstanden ist. Das verlängerte Mark und die Unterseite des Pons bedeutend abgeflacht. Die Seitenventrikel bedeutend ausgedehnt; das Hinterhorn des linken Seitenventrikels mit koaguliertem Blut gefüllt, das von der vorhergehenden Ventrikelpunktion stammt. An einem Medianschnitt durch das Kleinhirn und verlängerte Mark erscheint der vierte Ventrikel etwas erweitert und in der linken Hälfte des Kleinhirns tritt die vollständig kollabierte Cyste als ein etwas über mandelgroßes, rötlichbraunes, in Erweichung begriffenes Gebiet hervor (Abb. 69).

Mikroskopische Untersuchung zeigte eine stark eitrige Entzündung im Gebiete der Cystenwand und deren nächster Umgebung. Sichere Tumorelemente konnten aber nicht angetroffen werden.

Obzwar sich der Patient bei der Operation in einem extremen Stadium von medullärer Kompression befand, hätte er durch ein weniger eingreifendes Operationsverfahren wohl gerettet werden können. Wie aus der Sektion hervorging, wurde nämlich der Tod durch die als Folge des Eingriffes entstandenen Malacien mit darauffolgendem lokalem Ödem verursacht. Man hätte sich also in diesem Falle mit Rücksicht auf die vorgeschrittenen Symptome auf eine einfache Punktion und Entleerung der Cyste beschränken und ihre radikale Behandlung bis auf ein andermal verschieben sollen. Der Fall ist außerdem von Interesse mit Rücksicht auf den Effekt der Atlasresektion und der Lösung der Einklemmung des Kleinhirns im Foramen magnum. Erst nachdem dies geschehen war, wurde die Respiration frei, und ohne diese Maßregel wäre es wohl unmöglich gewesen, die Operation zu Ende zu führen. Der Raum, der auf diese Weise gewonnen wurde, war aber nicht genügend groß, um den Patienten gegen die Folgen des postoperativen Ödems zu schützen.

Die Gruppe von Gliomen oberhalb des Tentoriums umfaßt 28 Fälle, von denen drei ganz oder teilweise cystische Tumoren (Nr. 6, 8, 23) nur durch das Aussehen des Cysteninhaltes verifiziert wurden. Die Gründe, die dazu veranlaßten, diese Fälle in die Gruppe der Gliome einzureihen, sind früher erörtert worden und irgendwelche Zweifel an der Richtigkeit der Diagnose dürften bis auf den Fall Nr. 23 kaum vorhanden sein.

Die Diagnose Gliom war nur in 2 Fällen (Nr. 2, 27) vor der Operation sicher festgestellt, in einem Falle auf Grund einer preliminären Hirnpunktion, im anderen auf Grund einer intrakraniellen Verkalkung, die explorative Punktion und Luftfüllung einer gliomatösen Cyste veranlaßte. Es wurde aber natürlich auch bei der großen Mehrzahl der übrigen Fälle ein Gliom als die wahrscheinlichste Diagnose betrachtet. Bei Fällen positiver Zeichen dafür, daß der Tumor anderer Natur ist, kann man in der Regel nicht weiter als bis zu einer Mutmaßung kommen, da ja die Entwicklung oder Symptomatologie der Gliome nichts für sie Spezifisches enthält. Höchstens könnte man nach einer langen Krankheitsdauer mit einem gewissen Grad von Wahrscheinlichkeit schließen, daß der Tumor relativ gutartig, also bei Fehlen einer positiven Stütze für die Diagnose Meningiom, eine gliomatöse Cyste oder ein relativ benigner gliomatöser Tumor anderer Art ist. Andererseits kann ein akutes oder apoplektiformes Einsetzen der Erkrankung Anlaß zu Verdacht auf einen Absceß oder einen metastatischen Tumor geben, obzwar dieses beim Fehlen eines nachweisbaren Primärherdes selten mehr als eine Vermutung werden kann.

Die operative Mortalität bei Gliomen ist, wie es ja seit langem wohl bekannt ist, sehr hoch. Prozentuelle Berechnungen haben an einem so kleinen Material wie dieses keinen Wert, besonders wenn die Mortalität, wie wir bald zeigen werden, hauptsächlich durch die Art des Tumors und die Indikationsstellung bestimmt wird und erst in zweiter Reihe durch die Beschaffenheit der operativen Prozedur. Das in der Literatur veröffentlichte verwendbare Vergleichsmaterial ist verhältnismäßig klein, weil die Mehrzahl der Verfasser ihr Material nach der Art der Operation oder der topographischen Lage des Tumors gruppiert hatten. Tooth hat in seiner bekannten Statistik vom National Hospital in London, wo die Mehrzahl der Fälle von Horsley operiert wurde, eine Mortalität von etwa 60%. SARGENT erhielt eine Mortalität von 25% bei 112 Fällen. SACHS (1) hatte 18 Todesfälle unter 21 Gliomen. Die Statistik v. EISELSBERGS von 1913 weist eine Mortalität von 61,1% unter 54 Gliomfällen auf. Sowohl diese wie die oben angegebene Ziffer TOOTHS muß als approximativ betrachtet werden, da die Prinzipien der Verifikation und anatomischen Nomenklatur nicht mit denen identisch waren, deren ich mich bedient habe.

Unter meinen 28 Fällen traten 15 Todesfälle ein. Die Todesursachen waren folgende: Extradurales Hämatom in einem Fall (Nr. 3). In einem anderen Falle (Nr. 10) war ein kleineres extradurales Hämatom wahrscheinlich eine beitragende Ursache zum tödlichen Ausgang, obzwar die wesentliche Ursache sicherlich die Grundkrankheit mit dem durch sie bedingten Hirnödem war. In einem Fall (Nr. 24) wurde infolge von Fehldiagnose bei einem Tumor über dem Tentorium eine suboccipitale Dekompression gemacht, und der Tod wurde durch eine postoperative Drucksteigerung verursacht, zu deren Bekämpfung die Dekompression in diesem Falle ungenügend und an ungeeigneter Stelle angelegt war. In einem Falle (Nr. 16) wurde der Tod durch spontane Blutung im Tumor eine Woche nach der Operation verursacht. Die übrigen Fälle starben alle unter dem Bilde einer akuten Hirnschwellung, einer rasch in Koma übergehenden Somnolenz, Steigen von Temperatur, Puls und Respirationsfrequenz. Bei drei von diesen Fällen (Nr. 15, 25, 26) ist es möglich, daß die operativen Maßnahmen (Punktionen, Ligatur der Gefäße) diesen Prozeß auslösten oder beschleunigten und daß also eine weniger gründliche Operation besser vertragen worden wäre. Die Aufopferung des ganzen Knochenlappens, die ich erst im letzten Jahre bei inoperabeln Gliomen konsequent durchgeführt habe, hätte vielleicht zur Rettung des einen oder anderen von diesen Fällen beitragen können. Die Unmöglichkeit einer Beherrschung der intrakraniellen Drucksteigerung und die dadurch erzwungene partielle Exstirpation eines diffus infiltrierenden Glioms war in einem Falle (Nr. 9) die Todesursache.

Schon aus dieser Übersicht geht hervor, daß die hohe Mortalität wesentlich durch die Natur des Tumors bedingt wird. Auch die makroskopische Beschaffenheit des Tumors spielt hier eine große Rolle, indem die Mortalität bei den soliden, in der Regel infiltrativ wachsenden Gliomen weitaus am größten ist. Wenn man die Gliome nach dem Vorschlage MARTINS in solide Gliome, cystische Gliome und gliomatöse Cysten einteilt, findet man, daß die unmittelbare operative Prognose für die beiden letzteren Gruppen um vieles besser ist als für die erstgenannte (Tabelle 7).

Tabelle 7.

	Anzahl der Fälle	Todesfälle
Solide Gliome	20	14
Cystische Gliome	4	1
Gliomatöse Cysten . . .	4	0

Natürlich spielen Zufälle bei einem so kleinen Material eine allzu große Rolle, als daß man aus diesen Ziffern weitergehendere Schlüsse ziehen dürfte, und wenigstens hinsichtlich der cystischen Gliome wird wohl der Unterschied in der Wirklichkeit kaum so groß sein, wie ihn die obenstehenden Ziffern andeuten; daß ein wesentlicher Unterschied hinsichtlich der unmittelbaren Operationsprognose zwischen den cystischen und soliden Tumoren besteht, scheint jedoch unzweifelhaft zu sein. Wie aus der Arbeit MARTINS hervorgeht, haben die cystischen Tumoren auch eine beträchtlich bessere, definitive Prognose als die soliden. Meine Fälle sind noch zu kurze Zeit in Beobachtung, um bestimmte Schlüsse in dieser Richtung zu erlauben. Es ist aber wohl kaum ein Zufall, daß von den sechs überlebenden soliden Gliomen alle, mit einer Ausnahme, im Laufe von einem Jahre nach der Operation starben, während von den sieben überlebenden cystischen Gliomen fünf noch am Leben sind, davon zwei mehr als ein Jahr nach der Operation. Der Grund für die günstigere unmittelbare Prognose dürfte wohl darin zu suchen sein, daß die Entleerung einer Cyste Platz für das postoperative Ödem gibt.

Wenn man weiter das Material mit Rücksicht auf die Art und die Intensität der vorhandenen allgemeinen Drucksymptome betrachtet, so findet man auch hier, daß die Prognose wesentlich von der Art des Tumors sowie von der Indikationsstellung bestimmt wird. Die allgemeinen Drucksymptome werden hier im weitesten Sinne als die Summe der allgemeinen Veränderungen aufgefaßt, zu denen der Tumor Anlaß gibt, wobei man dessen eingedenk sein muß, daß der Patient sich in Extremis befinden kann, ohne das klassische Symptom des gesteigerten intrakraniellen Druckes, die Stauungspapille, oder auch nur einen gesteigerten Lumbaldruck aufzuweisen, selbst wenn der Tumor über dem Tentorium gelegen ist und keine vitalen Zentren direkt affiziert. Von diesem Gesichtspunkt aus gruppieren sich die Fälle folgenderweise (Tabelle 8):

Tabelle 8.

	Anzahl der Fälle	Nr.	Anzahl der Todesfälle	Nr.
Vollständiges oder fast vollständiges Koma	7	1, 2, 4, 7, 13, 17, 18	6	1, 2, 4, 7, 17, 18
Fortgeschrittene Drucksymptome mit starker Somnolenz	10	6, 8, 9, 10, 11, 16, 22, 24, 25, 28	6	9, 10, 11, 16, 24, 25
Mäßige oder leichte Drucksymptome............	11	3, 5, 12, 14, 15, 19, 20, 21, 23, 26, 27	3	3, 15, 26

Aus dieser Tabelle geht hervor, daß die unmittelbare Operationsprognose im wesentlichen Grade von der Art und Intensität der allgemeinen Drucksymptome abhängig ist. Wo diese bis zum Koma fortgeschritten sind, sind die Aussichten, mit einer Operation Nutzen zu bringen, minimal, während sich die Prognose andererseits um so besser gestaltet, je leichter die Drucksymptome sind. Aus der Tabelle geht auch hervor, daß die ungünstigen Fälle in der Majorität sind und daß die komatösen Patienten nicht weniger als $1/4$ des Materials ausmachen. Durch eine strengere Indikationsstellung hätte sich also die prozentuelle Mortalität wesentlich herabdrücken lassen. Eine frühere Diagnose, die in fast allen Fällen hätte gestellt werden können, würde die unmittelbare Prognose wesentlich gebessert haben. Dagegen hätte sich die endgültige Prognose wohl kaum bessergestellt, da alle diese Patienten inoperable Tumoren hatten.

Die Bedeutung der Art der Operation für die unmittelbare Prognose geht aus der folgenden Tabelle hervor:

Tabelle 9.

	Anzahl der Fälle	Nr.	Anzahl der Todesfälle	Nr.
Subtemporale Dekompression . .	9	2, 4, 6, 7, 16, 17, 18, 19, 25	7	2, 4, 7, 16, 17, 18, 25
Suboccipitale Dekompression. . .	2	14, 24	1	24
Explorative Freilegung mit darauf folgender subtemporaler Dekompression	10	1, 5, 8, 10, 11, 13, 15, 22, 26, 28	5	1, 10, 11, 15, 26
Exstirpation des Tumors oder Cystenbehandlung.	8	3, 9, 12, 19, 20, 21, 23, 27	2	3, 9
	29		15	

Aus der Tabelle 9 ergibt sich das anscheinend paradoxale Verhalten, daß die einfachste und am wenigsten eingreifende Operation, nämlich die subtemporale Dekompression, die unvergleichlich höchste Mortalität hat, während die Mortalität am niedrigsten ist, wo der Tumor exstirpiert oder eine Cyste behandelt werden konnte, also wo die eingreifendste Therapie zur Verwendung kam. Dies hängt natürlich damit zusammen, daß sämtliche Fälle in den drei ersten Kolonnen der Tabelle 9, mit zwei Ausnahmen, nämlich den beiden überlebenden subtemporalen Dekompressionen, tiefgelegene Tumoren gehabt haben, die keiner Behandlung zugänglich waren und in der großen Mehrzahl der Fälle weit vorgeschrittene allgemeine Drucksymptome aufwiesen. Von den beiden operablen Fällen dieser Kategorie wurde der eine Patient (Nr. 19) nochmals operiert, wobei eine partielle Exstirpation des Tumors gemacht wurde, während beim anderen Fall (Nr. 6) keine weitere Behandlung erfolgte. Die Tabelle gibt also noch eine Stütze für die Auffassung, daß die Mortalität hauptsächlich von der Art der Läsion und weniger von der Natur des Eingriffes abhängig ist. Daraus folgt aber nicht, daß nicht eine niedrigere Mortalität hätte erreicht werden können, wenn man einen kleineren Eingriff als den, der faktisch zur Verwendung kam, vorgenommen hätte. Besonders in Kolonne 3 in der Tabelle 9 sind einige Fälle aufgenommen, die wahrscheinlich einen besseren Ausgang gehabt hätten, wenn an Stelle einer osteoplastischen Freilegung eine einfache subtemporale Dekompression gemacht worden wäre. Mit besonderem Nachdruck kann diese Auffassung bei den Fällen Nr. 10, 11 und 26 geltend gemacht werden, wo man, nach den klinischen Symptomen zu urteilen, mit großer Wahrscheinlichkeit einen tiefgelegenen inoperablen Tumor vermuten konnte, und dieselbe Erwägung kann auch in den Fällen Nr. 8, 13, 22 angestellt werden, die jedoch den größeren Eingriff überlebten. Eine nähere Erörterung dieser oft sehr schwer zu entscheidenden Fragen muß aber auf das Kapitel über Operationsindikationen verschoben werden. So viel kann aber jetzt schon vorausgeschickt werden, daß ich auf Grund der oben angeführten Erfahrungen in bezug auf die explorativen Freilegungen konservativer geworden bin und dafür die Grenzen für die Indikation der subtemporalen Dekompression weiter gestellt habe.

Unter sämtlichen 28 Fällen waren acht (3, 6, 12, 19, 20, 21, 23, 27) operabel; sie waren einer partiellen oder wie es schien vollständigen Exstirpation des Tumors zugänglich, oder der Tumor war cystischer Natur. In den 4 Fällen von solidem Tumor wurde die Exstirpation so vollständig gemacht, als es nach den vorliegenden Umständen ratsam erschien. Außerdem wurde in einem Falle (Nr. 9) durch den enorm erhöhten Hirndruck eine partielle Exstirpation erzwungen, wo eine solche Maßregel nach Größe und Beschaffenheit des Tumors sonst nicht als indiziert betrachtet worden wäre. In 3 Fällen von cystischem Tumor wurde entweder nur eine Fixation der Cystenwand mit ZENKERscher Lösung oder Alkohol, oder, wo es die Umstände erlaubten, Exstirpation der Cystenwand vorgenommen. In einem Fall (Nr. 6) wurde die Cyste nur entleert — mit schlechtem Resultat, da sie sich bald wieder füllte. Mit Rücksicht auf den Zustand des Patienten (Amaurose, Aphasie) verzichtete man hier auf weitere Maßnahmen.

In den 8 Fällen, wo die Läsion einer Behandlung unterzogen wurde, waren die Resultate im großen ganzen zufriedenstellend. Die Mortalität war verhältnismäßig niedrig und hätte bei etwas größerer Erfahrung noch niedriger sein können. In einem Falle (Nr. 21) hätte man wegen der Lage und der Beschaffenheit des Tumors auf eine Exstirpation verzichten sollen, da das Resultat eine Verschlechterung der früheren Symptome wurde. Die übrigen 5 Fälle (Nr. 12, 19, 20, 23, 27) leben noch $1^1/_2$ Jahr bis 3 Monate nach der Operation, alle so gut wie symptomfrei, mit Ausnahme von Nr. 23, bei dem noch eine Hemiparese zurückgeblieben ist. Auch die definitiven Resultate dieser Gruppe sind, soweit sie sich in der kurzen Beobachtungszeit überblicken lassen, relativ zufriedenstellend. Die rein dekompressiven Operationen geben von diesem Gesichtspunkte aus ein weit schlechteres Resultat, indem sämtliche Fälle, bis auf einen (Nr. 28), der vor 3 Monaten operiert wurde, höchstens 9 Monate nach der Operation gestorben sind.

Betrachtet man die Resultate im Hinblick auf die symptomatische Wirkung der Operation, so findet man, daß unter 13 Überlebenden der Zustand bei einem Fall (Nr. 21) schlechter wurde, bei fünf (Nr. 5, 6, 8, 22, 14) blieb er unverändert und der progressive Charakter der Grundkrankheit rief eine rasch fortschreitende Verschlechterung hervor, die von der Operation anscheinend nicht besonders beeinflußt wurde. Einer von diesen Patienten (Nr. 6) war schon vorher blind, und weitere drei (Nr. 5, 8, 14) wurden im Laufe der Krankheit blind oder fast blind. In den sieben anderen Fällen (Nr. 12, 13, 19, 20, 23, 27, 28) trat eine wesentliche Besserung ein, deren Dauer aber in der Mehrzahl der Fälle noch nicht beurteilt werden kann. In einem Falle (Nr. 13) dauerte die Besserung nur ein paar Monate und der Patient starb nach einer rasch fortschreitenden Verschlechterung einige Monate nach der Operation. Vier von den übrigen sind ganz oder teilweise arbeitsfähig geworden und zwei sind erst vor kurzer Zeit operiert worden, so daß es noch zu früh ist, ihre evtl. eintretende Arbeitsfähigkeit zu beurteilen. Zusammenfassend kann man über die Gliome oberhalb des Tentoriums sagen, daß ungefähr die Hälfte nach der Operation und ein Viertel einige Monate nach der Operation gestorben ist, während sich bei einem Viertel wesentliche Besserung mit ganz oder teilweise zurückgewonnener Arbeitsfähigkeit ergab.

Von Gliomen unter dem Tentorium fanden sich 9 Fälle. In bezug auf zwei von diesen, die sog. gliomatöse Cysten waren, wären gewisse, im früheren erörterte Vorbehalte hinsichtlich Diagnose und Gruppierung zu machen. 8 Fälle waren vor der Operation als intracerebelläre Tumoren, wahrscheinlich Gliome, diagnostiziert, und bei fünf von ihnen war die Lage des Tumors näher präzisiert worden; bei vier hatte man eine Lokalisation (Nr. 33, 35, 36, 37) im Vermis und bei einem in der rechten Hemisphäre angenommen, was sich bei der Operation auch bestätigte. In einem Falle (Nr. 34) war die Diagnose auf Acusticustumor gestellt worden, eine Auffassung, die auch während der Operation als richtig betrachtet wurde; erst die mikroskopische Untersuchung ließ den Tumor als ein Gliom erkennen, das sich in diesem Falle extracerebellär entwickelt hatte.

Von diesen 9 Fällen sind fünf gestorben, ein Mortalitätsverhältnis, das ungefähr demjenigen für Gliome über dem Tentorium entspricht. Die Todesursachen waren wie folgt: In einem Falle, wo die Operation in 2 Sitzungen geplant worden war (Nr. 29), trat 12 Stunden nach der ersten Sitzung der Tod ein, allem Anschein nach infolge einer akuten postoperativen Drucksteigerung. In einem anderen Falle (Nr. 34) war lokales Ödem, gefolgt von Pharynxparese und Aspirationspneumonie, die Todesursache. Der Exstirpationsversuch wurde in diesem Falle zunächst durch eine Fehldiagnose veranlaßt, da das Gebilde als Acusticustumor aufgefaßt worden war. Blutung im Tumor, wahrscheinlich von einer Explorativpunktion hervorgerufen, verursachte den Tod im Falle Nr. 35, bei dem wegen der intensiven Drucksymptome mit Einklemmung des Kleinhirns auch eine Resektion des Atlasbogens hätte gemacht werden sollen. Ein Fall (Nr. 36), ein 2jähriges Kind, starb infolge Blutung und Schock, und in einem Falle (Nr. 37) wurde der Tod durch ein postoperatives lokales Ödem verursacht.

In dieser Gruppe von Fällen können also die Todesursachen leichter auf operationstechnische Irrtümer zurückgeführt werden als bei der vorhergehenden Gruppe, wo es meist unmöglich ist zu entscheiden, welche Rolle der operative Eingriff oder eine seiner Einzelheiten für den Ausgang gespielt haben. Der Ausgang der Operation steht auch nicht in einer so deutlichen Beziehung zur Intensität der vorhandenen Drucksymptome wie bei Gliomen über dem Tentorium. Sämtliche 9 Fälle haben sehr hochgradige Drucksymptome aufgewiesen, obzwar diese vielleicht im großen ganzen bei den letal verlaufenen Fällen etwas vorgeschrittener waren als bei denjenigen, die die Operation überlebten. Einige der Todesfälle, vielleicht alle, hätten möglicherweise durch ein anderes Verfahren als das tatsächlich verwendete vermieden werden können. Nr. 29 durch Vornahme der Operation in einer Sitzung; Nr. 35 durch Unterlassung der Explorativpunktion, die jedoch schwerlich zu rechtfertigen wäre, da man ja niemals ausschließen kann, daß die Läsion eine Cyste ist, wofür bekanntlich im Kleinhirn besondere Wahrscheinlichkeit besteht; Nr. 37, wenn man sich mit einer Entleerung der Cyste begnügt und die radikale Behandlung auf eine spätere Sitzung verschoben hätte usw. Im Falle Nr. 36 wurde die Möglichkeit einer präoperativen Röntgenbehandlung in Erwägung gezogen, da eine relativ bedeutende Röntgenempfindlichkeit des Tumors vermutet werden konnte, aber mit Rücksicht auf die hochgradigen Drucksymptome hielt man die Gefahr für zu groß. Die unmittelbare Prognose für Kleinhirngliome sollte besser sein als für Gliome oberhalb des Tentoriums, teils weil die ersteren in der Regel in einem früheren Stadium diagnostiziert werden können, teils weil viele von ihnen cystisch sind und schließlich, weil die Dekompression wirksamer wird als bei Hemisphärengliomen. Die Kleinhirngliome stellen aber häufig größere Forderungen an die Erfahrung des Operateurs und technische Mißgriffe rächen sich schwerer als bei Gliomen oberhalb des Tentoriums.

In einem Falle (Nr. 30) wurde wegen rasch fortschreitender Verschlechterung, die durch Röntgenbehandlung nicht mehr beeinflußt wurde, eine sekundäre Operation vorgenommen, in der Hoffnung, daß der Tumor eine cystische Degeneration durchgemacht habe. Dies erwies sich teilweise als richtig, außerdem lag aber ein diffus wachsendes Gliom vor, das beide Kleinhirnhemisphären infiltrierte, weshalb der Effekt einer partiellen Excision der Cystenwände von kurzer Dauer wurde. In einem anderen Falle (Nr. 32) wurde die Möglichkeit einer sekundären Operation in Erwägung gezogen, nachdem aber eine Punktion solides Tumorgewebe im Kleinhirn nachgewiesen hatte, wurde in Anbetracht der unbefriedigenden Resultate im vorhergehenden Falle von weiteren Eingriffen abgeraten. Die Sektion wies auch nach, daß eine sekundäre Operation in diesem Falle vollständig aussichtslos gewesen wäre.

Die definitiven Resultate bei den Überlebenden waren relativ günstig. Ein Patient (Nr. 31) lebt 2 Jahre und einer (Nr. 33) ein Jahr nach der Operation symptomfrei. Zwei sind gestorben, nämlich Nr. 30 $1^{1}/_{2}$ Jahre nach der Operation und nachdem er ungefähr 1 Jahr symptomfrei gewesen war, und Nr. 32 nach einem Jahr mit $^{1}/_{2}$ Jahr Symptomfreiheit.

Der Effekt der Röntgenbehandlung bei Gliomen ist noch strittig und sicherlich bei verschiedenen Typen von Gliomen sehr variierend. Bei dem vorliegenden Material ist sie in 14 Fällen zur Verwendung gekommen, von denen zwei (Nr. 27, 28) zu kurze Zeit beobachtet sind, daß man ein Urteil über die Wirkung haben könnte. Auch in mehreren anderen Fällen ist es schwer zu entscheiden, ob eine evtl. Besserung auf die Operation mit Dekompression und evtl. partielle Exstirpation des Tumors zurückzuführen ist. Von den der Beurteilung zugänglichen 12 Fällen hatte die Röntgenbehandlung sicher keinen oder einen äußerst geringen Effekt bei sieben (Nr. 5, 8, 13, 14, 21, 22, 32) und verursachte bei zweien von ihnen so schwere subjektive Beschwerden (Kopfschmerzen, Erbrechen), daß sie unterbrochen werden mußte. In den übrigen 5 Fällen hatte die Röntgenbehandlung einen unverkennbar günstigen Effekt in 2 Fällen (Nr. 30, 31) und wahrscheinlich auch in Nr. 12 und Nr. 20, obwohl es in diesen beiden Fällen schwer ist, zwischen dem Effekt der Operation und der Röntgenbehandlung zu unterscheiden. Im Falle Nr. 19, der gleichfalls röntgenbehandelt wurde, hatte man den Eindruck, daß die Besserung zum wesentlichen Teil auf der Operation beruhte. Eine nähere Analyse des Effektes der Behandlung, sowohl der operativen als auch der Röntgenbehandlung, je nach der feineren Struktur der Gliome gemäß den Angaben BAILEYS und CUSHINGS (1) habe ich bis auf weiteres aufschieben müssen. Interessant ist aber, daß die beiden Fälle, bei denen der deutlichste Röntgeneffekt erhalten wurde, zwei median gelegene Kleinhirngliome waren, die ihrem Bau nach am meisten mit dem Typus von Gliomen übereinstimmten, die CUSHING und BAILEY (2) Medulloblastom nennen und die nach ihren Erfahrungen auf Röntgenbehandlung relativ günstig reagieren.

IV. Meningiome.
1. Meningiome über dem Tentorium.

Fall Nr. 38. A. S., ♀, 50 Jahre, Arbeiterin. S. 610/1924.

Parasagittales Meningiom mit Jacksonanfällen und postparoxysmaler Parese, Knochenhügel mit Erosion des Knochens über dem Tumor. Unvollständige Exstirpation des Tumors. Keine Besserung, Tod 8 Monate nach der Operation, wahrscheinlich an Rezidiv.

Vor vielen Jahren wegen tuberkulöser Drüsen am Halse behandelt. Seit Juli 1923 Zuckungen im linken Bein, die sich ungefähr einmal im Monat einstellten. Seit Juni 1924

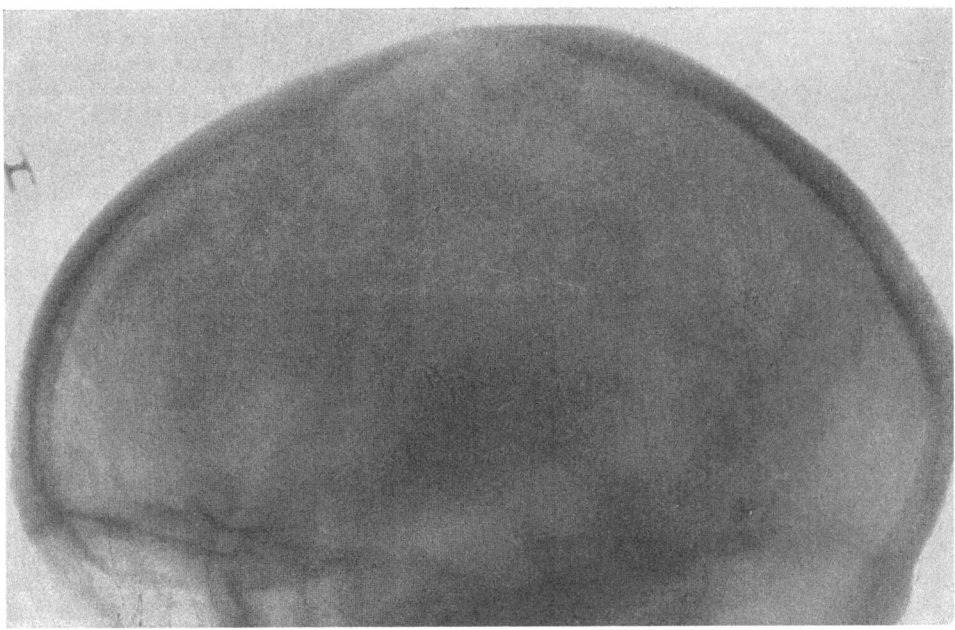

Abb. 70. Fall Nr. 38. Röntgenbild des Craniums, das eine Erosion des Knochens in der Nähe der Mittellinie und stark erweiterte Diploevenen in der Umgebung der Erosion zeigt.

in der Stirn lokalisierte Kopfschmerzen und im Juli desselben Jahres zahlreiche Jacksonanfälle, die im linken Fuße begannen und sich auf das linke Bein beschränkten. Diese Anfälle waren von schweren Schmerzen im Bein gefolgt. Nach den Anfällen vollständige Parese des linken Beines, Schwäche im linken Arm, Erbrechen und Kopfschmerzen. Am 7. VII. 1924 wurde Pat. in die medizinische Klinik aufgenommen und am 16. VII. von Dr. ANTONI mit der Diagnose linksseitiges parasagittales Meningiom der chirurgischen Klinik überwiesen.

Allgemeine Drucksymptome. Beiderseitige Stauungspapille von etwa 2 Dioptrien. V. rechts und V. links je 1. Lumbalpunktion: Druck 370 mm H_2O. Pandy und Nonne +. Keine Zellen.

Lokalsymptome. Unmittelbar vor der Sutura lambdoidea, unmittelbar rechts von der Mittellinie ein flacher Knochenhügel von ungefähr 3 cm Durchmesser und 2—3 mm Höhe. Dieser Erhöhung des Knochens entsprechend zeigte das Röntgenbild eine Erosion des Knochens mit zahlreichen unregelmäßig geformten Verdünnungen (Abb. 70).

Röntgenuntersuchung. Allgemeine fleckige Entkalkung der Kalotte mit deutlich ausgesprochenen Gefäßfurchen. In der Umgebung der Usur ist ein deutliches Netz von geschlängelten Venen zu sehen mit dichteren Maschen um die lokale Veränderung (Abb. 70).

Kranialnerven: XI, vielleicht eine leichte Schwäche auf der linken Seite.

Motilität und Sensibilität: Vielleicht leichte Schwäche im linken Arm. Leichte Parese im linken Bein mit positivem Babinski, aber ohne Klonus. Subjektives Gefühl des Eingeschlafenseins im linken Bein mit deutlicher Herabsetzung der tiefen Sensibilität im linken Fuß.

Operation am 16. VII. Lokalanästhesie. Osteoplastische Freilegung der Zentralwindungen auf der rechten Seite, wonach man den Knochendefekt bis 2 cm links von der Mittellinie vergrößerte, so daß der Sinus longitudinalis auf eine Strecke von 5—6 cm freigelegt wurde. Dem Knochenhügel entsprechend, fand man den Knochen sehr verdünnt. Er war sehr gefäßreich und die Knochenoperation war von einer ziemlich starken Blutung aus zahlreichen Diploevenen begleitet. Die Dura war stark gespannt; Eröffnung ungefähr 2 cm von der Grenze des Tumors. Dieser war ca. mandarinengroß, zeigte breite Adhäsionen an Sinus longitudinalis und Falx und war zum größten Teil von der Hirnrinde bedeckt, so daß nur ein kleinerer Teil des Tumors zur Hirnoberfläche emporragte. Die Auslösung des Tumors wurde auf der lateralen Seite begonnen, wobei zahlreiche Gefäße, die von der Hirnrinde in den Tumor liefen, unterbunden werden mußten. Hierbei starker Blutverlust, so daß es notwendig wurde, die Operation abzuschließen, bevor der Tumor von Falx und Sinus losgemacht worden war. Der Tumor wurde mit dem Thermokauter gespalten, wobei ein Stück der Geschwulst, das am Sinus festsaß, zurückblieb. Die Dura wurde offen gelassen und der Knochenlappen zurückgeklappt. In den leeren Raum, der an der Stelle entstanden war, wo man den Knochen entfernt hatte, wurde ein kleines Drainrohr eingeführt, sonst vollständige Sutur.

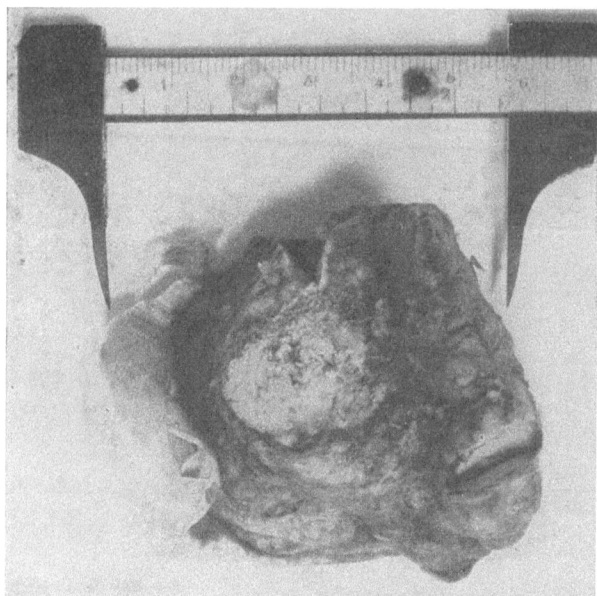

Abb. 71. Fall Nr. 38. Der exstirpierte Tumor.

Gewicht des Tumors 43 g (Abb. 71). Histologische Diagnose: Meningiom.

Am Tage nach der Operation vollständige linksseitige Hemiplegie und zahlreiche Jacksonsche Anfälle in der linken Körperhälfte. Das Drainrohr wurde nach 24 Stunden herausgenommen, an den darauffolgenden Tagen etwas Sekretion aus dem Drainkanal. Im Laufe von 2 Wochen schloß sich dieser jedoch vollständig. Die Hemiplegie ging langsam zurück, bei der Entlassung im Dezember 1924 bestand aber noch immer ein bedeutender Grad von spastischer Parese im linken Bein und eine leichte Schwäche auch im linken Arm. Die Patientin konnte indes gehen und sich einigermaßen selbst behelfen. Die Stauungspapille war vollständig zurückgegangen mit erhaltener Sehschärfe. Nach ein paar Monaten begann die Parese zuzunehmen, und die Patientin starb im März 1925. Es war aber nicht möglich, Aufschlüsse über die Todesursache und die dem Tode unmittelbar vorhergehenden Symptome zu erhalten, aber mit Rücksicht auf die unvollständige Exstirpation kann man annehmen, daß ein Rezidiv vorlag.

In diesem Falle wäre es besser gewesen, den Knochenlappen zu opfern, den Knochendefekt noch etwas mehr über die Mittellinie zu erweitern und die

Operation in zwei Sitzungen vorzunehmen. Dann wäre wohl eine vollständige Exstirpation des verhältnismäßig kleinen und günstig lokalisierten Tumors ohne größere Schwierigkeiten möglich gewesen, besonders wenn die Exstirpation mit Ablösung des Tumors von Sinus und Falx begonnen worden wäre.

Fall Nr. 39. K. F. F., ♂, 44 Jahre. S. 678/1924.

Linksseitiges Meningiom der fronto-temporalen Region mit außerordentlich starkem Übergreifen des Tumors auf den darüberliegenden Knochen und die extrakraniellen Weichteile. Jacksonsche Anfälle.

Leichte rechtsseitige Hemiparese und Aphasie; psychische Störungen. Operation und Entfernung des Tumors. Tod an Blutung und Schock. Autopsie.

1916 Trauma in der linken Schläfengegend. Seit 1920 bemerkte der Patient eine langsam zunehmende Prominenz in der linken Temporalregion. Seit 1923 JACKSONsche Anfälle, die vom rechten Arm ausgingen und eine leichte Schwäche im Arm zurückließen. Wurde mehrmals gegen ein vermutetes Schädelsarkom mit Röntgenstrahlen behandelt, jedoch ohne Besserung. Die Anfälle kamen mit variierenden Intervallen wieder und verbreiteten sich allmählich auf die rechte Gesichtshälfte und mitunter auf das rechte Bein. Seit Anfang 1924 Schwierigkeiten beim Benennen von Gegenständen und Gedächtnisschwäche. Aufnahme in die chirurgische Klinik am 15. VII. 1924.

Allgemeine Drucksymptome. Beiderseitige Stauungspapille mit einer Protrusion von 2 Dioptrien links und einer kaum meßbaren rechts. Keine Kopfschmerzen. V. links 2/16; V. rechts 7/10.

Lokalsymptome. In der linken vorderen Fronto-Temporalregion eine sehr große Prominenz, die sich beinahe von der Mittellinie und nach unten bis zum Jochbein erstreckt und dem Kopfe des Patienten eine ganz unsymmetrische Form gibt (Abb. 72). Die Mitte der Erhebung ist etwas weicher als ihr übriger Teil, der eine beinahe knöcherne Konsistenz besitzt.

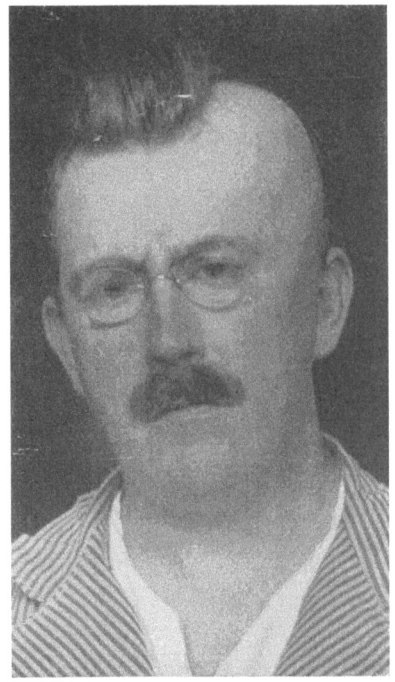

Abb. 72. Fall Nr. 39. Photographie des Patienten, die die große Auftreibung in der linken Fronto-Temporalregion zeigt.

Röntgenuntersuchung (Abb. 73, 74). Im hinteren Teil des linken Os frontale und im vorderen Teil des Os parietale, sowie im obersten Teil der Squama ossis tempor. ist eine Destruktion von 10 × 6 cm zu sehen. Der Knochen zeigt hier lochförmige Zerstörungen, von denen sowohl die Lamina externa wie die Lamina interna betroffen ist. Außen an der Lamina externa sternförmige dichte Knochenstrahlen. Die normale Knochenzeichnung ist vollständig zerstört und durch eine unregelmäßige fleckige Knochenbildung ersetzt. Von der Rücklehne der Sella sind nur noch einige dünne unscharfe Knochenlamellen vorhanden. Proc. clin. ant. sin. stark verdünnt und an der Spitze arrodiert. Die Kontur der Ala minor ist unmittelbar vor dem Proc. clin. ant. auf einem ca. 1½ cm langen Gebiete nicht zu sehen. (Seitliche Aufnahme.) Auf dem Frontalbilde tritt die Ala magna auf der rechten Seite deutlich hervor, auf der linken Seite ist die Kontur durchweg unscharf, teilweise unmöglich zu verfolgen. Die linke Orbita bedeutend dichter als die rechte.

Kranialnerven: V: vielleicht etwas motorische Schwäche rechts. VII: Schwäche der rechten unteren Gesichtshälfte.

Motilität und Sensibilität: Vielleicht etwas Rigidität des rechten Armes und Beines. Sehnenreflexe rechts lebhafter als links, gegenwärtig besteht aber keine nennenswerte Schwäche im rechten Arm. Zehenreflex auf beiden Seiten plantar. Der Gang etwas unsicher und breitspurig, aber ohne Faltendenz in eine besondere Richtung.

Leichte Aphasie vom BROCAschen Typus. Leichte psychische Störungen. Der Patient ist sich seines ernsten Zustandes durchaus nicht bewußt. Er ist scherzhaft und ziemlich reizbar.

Krankengeschichte und klinische Symptome waren zwar recht charakteristisch für ein großes Meningiom, die Röntgenaufnahmen zeigten jedoch eine so außerordentliche Destruktion des Knochens mit Spiculabildung, daß ein periostales Sarkom nicht ganz ausgeschlossen werden konnte. Aus diesem Grunde entschloß man sich, eine Probeexcision

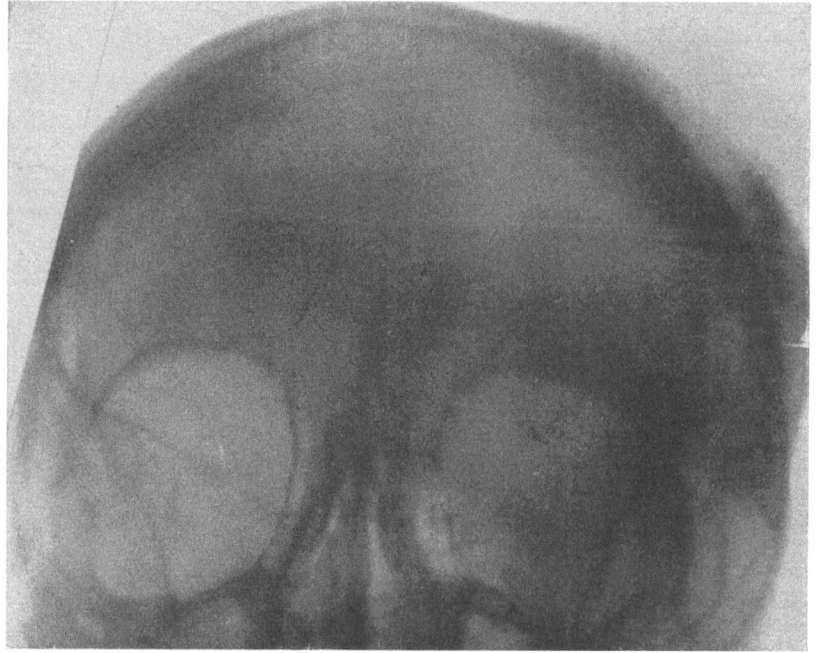

Abb. 73. Fall Nr. 39. Man beachte die sarkomähnlichen Spiculabildungen, die Zerstörung des kleinen Keilbeinflügels und die erhöhte Dichte der ganzen Orbita auf der linken Seite.

aus dem Tumor zu machen, der unmittelbar unter der Galea lokalisiert zu sein schien. Dies wurde am 20. VII. ausgeführt. Der Tumor erwies sich als sehr gefäßreich und die mikroskopische Diagnose lautete Meningiom von schnellwachsendem Typus. Wegen der Größe des Tumors entschloß man sich nicht ohne ernste Bedenken, eine Operation anzuraten.

Operation am 11. VIII. Äthernarkose. Die Haut wurde mit der Galea zusammen in Form eines Ω-förmigen Lappens mit der Basis in der Temporalregion vom Tumor abpräpariert. Der extrakraniale Teil des Tumors erstreckte sich von der Mittellinie bis unter das Jochbein. Der Tumor war sehr gefäßreich. Man beabsichtigte eine osteoplastische Resektion des Knochens, die seinen ganzen angegriffenen Teil inbegriff, und die Sägeschnitte im Knochen wurden demgemäß geführt. Außerdem erschien es nötig, den Knochen bis etwa 3 cm rechts von der Mittellinie zu entfernen. Es wurde ein Knochendefekt von ungefähr 3 cm Breite angelegt, der sich — die Basis des Knochenlappens ausgenommen — rund um den Tumor erstreckte. Der Knochen war sehr gefäßreich, und infolge der Blutung erwies es sich als notwendig, das Aufklappen des Lappens auf eine zweite Operation zu verschieben. 3 Stunden nach der Operation mußte eine Transfusion vorgenommen werden. In den folgenden Tagen war der Patient nicht orientiert, aber sonst in recht gutem Zustande.

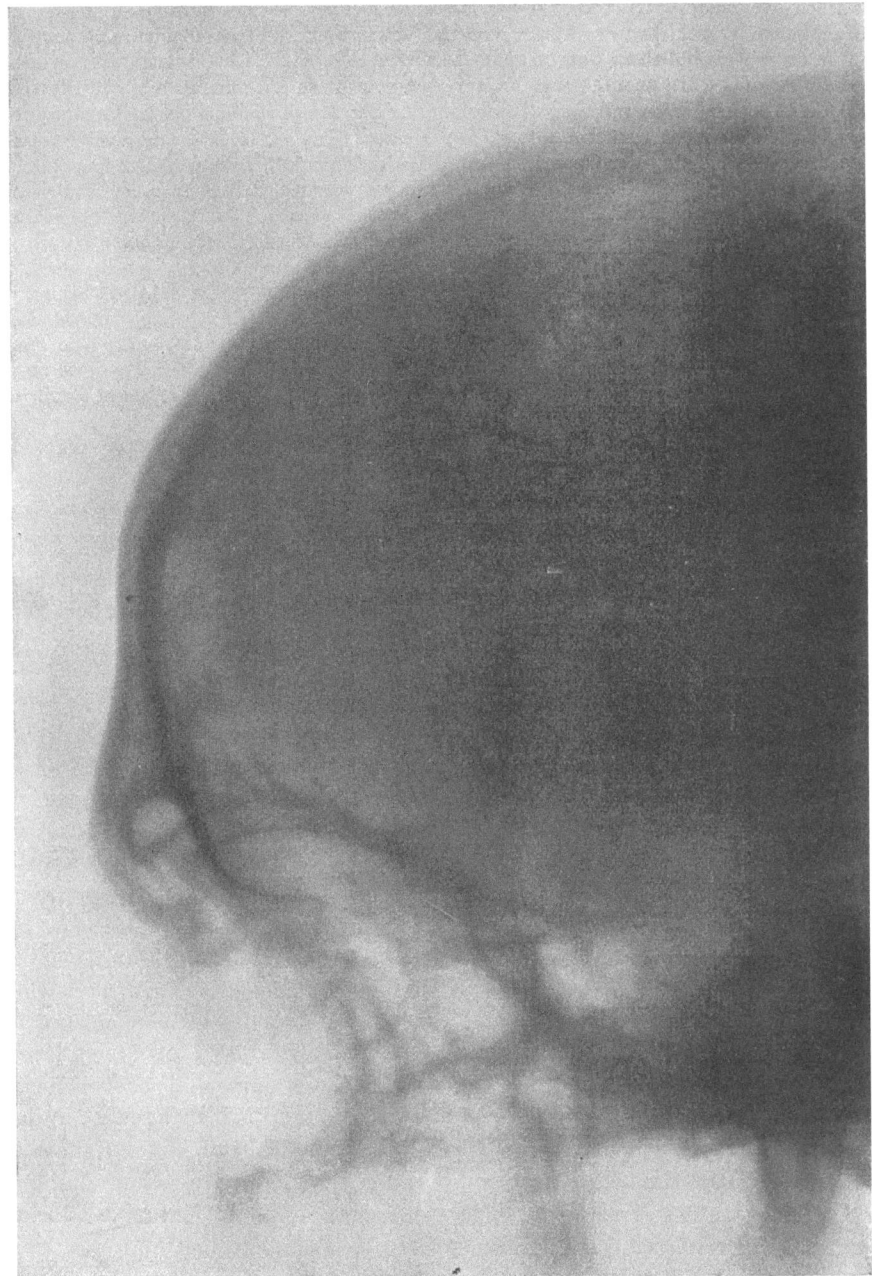

Abb. 74. Fall Nr. 39. Linkes Seitenbild.

Operation II am 16. VIII. Der Hautlappen wurde zurückgeschlagen und die Dura am Rande des Knochendefektes geöffnet. Die Dura war außerordentlich gefäßreich, und ihre Eröffnung konnte erst nach Anbringung von Silberklammern rund um den Defekt zu Ende geführt werden. Die Basis des Knochenlappens konnte wegen zahlreicher Adhäsionen zwischen der Tumoroberfläche und der Rinde nicht umgebrochen werden, und erst nach vorsichtigem Wegschieben des Cortex von der Tumorfläche war es möglich, den Knochenlappen so weit aufzuheben, daß er gebrochen werden konnte. Die Blutung war erheblich und der Blutdruck fiel unaufhörlich. Es war aber unmöglich, die Operation zu unterbrechen, weil der Knochenlappen mit dem Tumor infolge der Anschwellung des Gehirns während der Enucleation nicht zurückgelegt werden konnte. Der Zustand des Patienten machte eine rasche Beendigung der Operation unbedingt erforderlich, und nachdem ungefähr die Hälfte des Tumors vom Cortex freigemacht worden war, wurde der Rest der Enucleation rasch mit dem Finger beendet. Danach war der Patient pulslos. Der Knochenlappen wurde gebrochen, der Tumor entfernt und die Blutung aus der Höhle durch Muskelimplantation zum Stehen gebracht. Die Wunde wurde rasch suturiert. Man bereitete eine Transfusion vor, aber bevor diese ausgeführt werden konnte, starb der Patient.

Gewicht des Tumors 485 g (Abbildung 75).

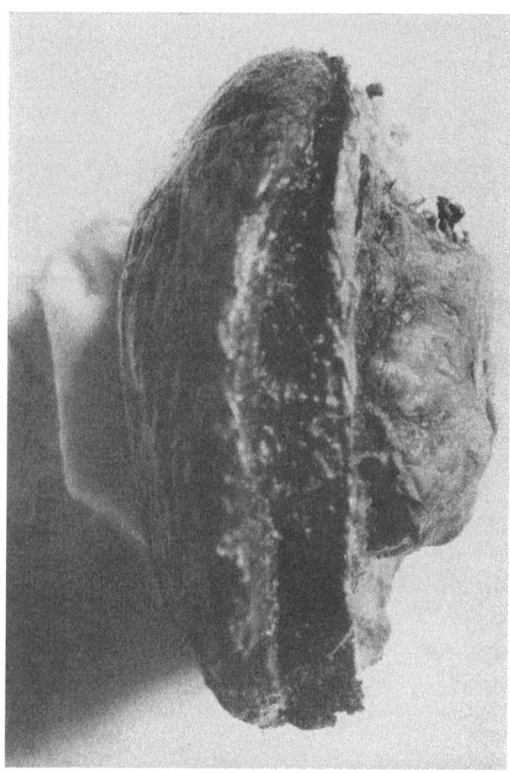

Abb. 75. Fall Nr. 39. Der exstirpierte Tumor.

Dies war eine meiner ersten Erfahrungen von einem großen und gefäßreichen Meningiom, und sie war sicherlich nicht ermutigend; die technischen Schwierigkeiten schienen fast unüberwindlich. Der größte Irrtum war der Versuch, den Tumor mit dem osteoplastischen Lappen en bloc zu entfernen. Es wäre viel besser gewesen, den ganzen vom Tumorgewebe angegriffenen Knochen zu entfernen und somit nur die Durafläche des Tumors freizulegen. Dies würde wegen des Gefäßreichtums der Geschwulst eine Operation in zwei oder drei oder vielleicht noch mehr Sitzungen erfordert haben, aber da die allgemeinen Drucksymptome nicht so sehr ausgesprochen waren, ist es wahrscheinlich, daß eine auf diese Art ausgeführte Operation erfolgreich zu beenden gewesen wäre. Eine Trennung des Tumors von der Rinde wäre dann viel leichter gewesen und ohne daß man gezwungen gewesen wäre, in der engen Öffnung zwischen dem halb gehobenen Knochenlappen mit anhaftendem Tumor und Cortex zu arbeiten. Auch hätte man den Knochen auf eine größere Strecke rund um den Tumor entfernen müssen, mit einer entsprechenden Öffnung der Dura, um Platz für das Hirnödem zu schaffen, das jetzt an sich schon eine fast tödliche Komplikation wurde und eine rasche und erzwungenermaßen recht brutale Entfernung des Tumors erforderte.

Fall Nr. 40. G. K., ♂, 37 Jahre. S. 1186/1924.
Parasagittales Meningiom der linken Frontalregion mit aufgelagerter Exostose und Destruktion des Knochens. Bis zur Erblindung fortschreitende allgemeine Drucksymptome. Operation und Entfernung des Tumors. Liquorfistel. Tod an Encephalitis 20 Tage nach der Operation.

Seit 15 Jahren vollständige Taubheit am linken Ohr, die nach einer Erkältung aufgetreten war. Seit dieser Zeit Ohrensausen auf dieser Seite. Seit 3 Jahren in der Frontalregion lokalisierte Kopfschmerzen, oft mit Erbrechen verbunden. Die Kopfschmerzen verschwanden 3 Monate vor der Aufnahme. Seit Oktober 1924 rasche Abnahme des Sehvermögens. Vorübergehend Diplopie im Oktober 1924. Aufnahme in die chirurgische Klinik am 16. XII. 1924.

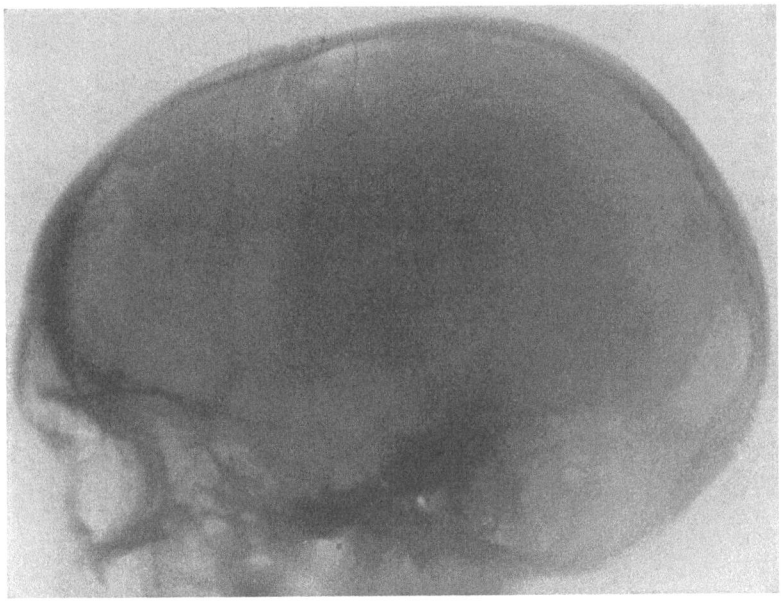

Abb. 76. Fall Nr. 40. Linkes Seitenbild, das die Zerstörung in der Gegend des linken Frontalknochens zeigt.

Allgemeine Drucksymptome. Beiderseitige Stauungspapille in Rückbildung unter Atrophie. Das Sehvermögen auf beiden Seiten auf Lichtperzeption reduziert.

Lokalsymptome. Keine psychischen Störungen, obzwar der Patient etwas euphorisch ist. Der Schädel ist insofern asymmetrisch, als eine deutliche Protrusion der oberen Hälfte des linken Stirnbeins besteht. Ausgesprochene Druckempfindlichkeit dieses Knochens.

Röntgenuntersuchung. Im linken Os frontale ungefähr von der Mittellinie an und bis ca. 6 cm lateralwärts eine lokale Destruktion des Knochens mit vollständig zerstörter Knochenzeichnung. Die Destruktion ist ziemlich gut abgegrenzt, reicht durch die vordere Wand des Sinus frontalis auf der linken Seite, die stark diffus verdichtet ist (Abb. 76). Vollständige Destruktion des Dorsum sellae und der Proc. clin. post. Der Sellaboden ist bedeutend herabgepreßt, steht 8 mm über einer durch die linke Schädelgrube gedachten Ebene (Abb. 77). Sonst sind keine für gesteigerten Hirndruck typischen Veränderungen in der Kalotte und in der Schädelbasis zu sehen. Sowohl auf dem Frontal- sowie auf dem seitlichen Bild tritt der kleine Keilbeinflügel auf der linken Seite hervor.

Kranialnerven: Anosmie auf der linken Seite. Taubheit und Verlust der kalorischen Reaktion am linken Ohre. Die Kranialnerven zeigen sonst keinen abnormen Befund, vielleicht mit Ausnahme einer leichten Hypästhesie für Berührung vom ersten Zweige des fünften Nerven auf der linken Seite und einer leichten Deviation des Kiefers nach links.

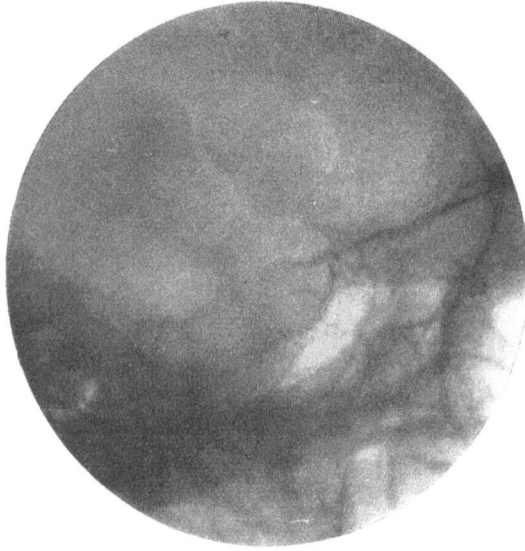

Abb. 77. Fall Nr. 40. Vollständige Zerstörung der Rücklehne der Sella turcica. Linker Keilbeinflügel dagegen gut hervortretend.

Die Protrusion des Stirnbeins zusammen mit der Destruktion des Knochens in dieser Region, der Anosmie und dem Nachweis, daß der erste Zweig des fünften Nerven in Mitleidenschaft gezogen ist, wurden als hinreichende Beweise für einen linken Frontaltumor, aller Wahrscheinlichkeit nach ein Meningiom, betrachtet. Hätte der Knochendefekt gefehlt, so würden die anderen Symptome auf Grund des linksseitigen Ohrensausens und der Taubheit vielleicht zugunsten eines Acusticustumors mißdeutet worden sein.

Klinische Diagnose: Linksseitiger Frontaltumor, wahrscheinlich Meningiom.

Operation am 12. XII. Lokalanästhesie. Osteoplastische Resektion, welche die linke Frontalregion freilegte und das Destruktionsgebiet im Knochen umfaßt. Das Tumor-

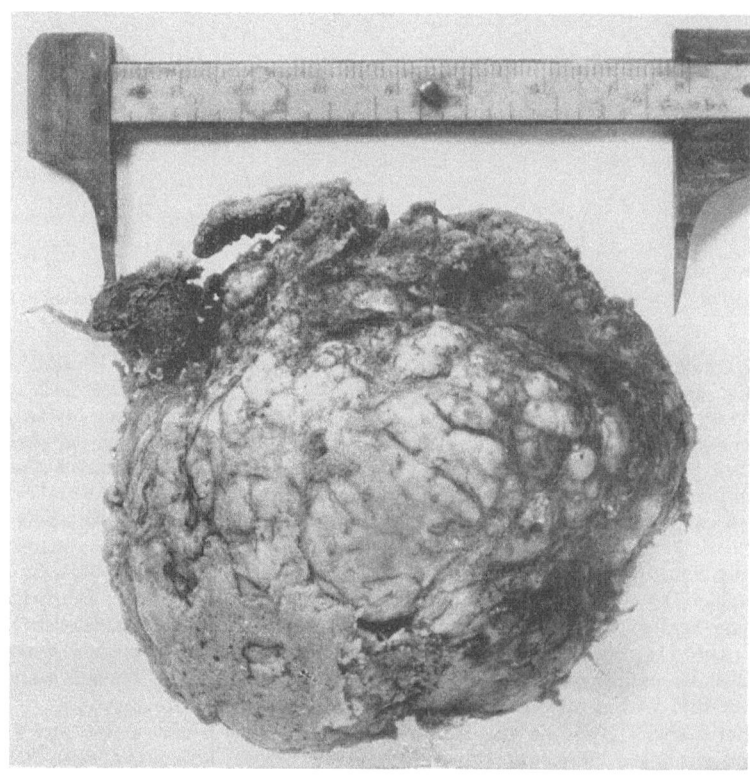

Abb. 78. Fall Nr. 40. Der exstirpierte Tumor.

gewebe schien nicht auf den Knochen übergegriffen zu haben. Die Dura war stark gespannt und es wurde deshalb der rechte Seitenventrikel punktiert. Duraincision ungefähr 2 cm vom Rande des Tumors. Die Geschwulst adhärierte etwas an der Rinde. Diese Adhäsionen waren sehr gefäßreich und mehrere zwischen Tumor und Cortex verlaufende Gefäße mußten ligiert werden. Während der Enucleation des Tumors, die wegen der gefäßreichen Adhäsionen sehr langsam vor sich ging, entstand eine bedeutende Anschwellung des Gehirns, die zuletzt einen solchen Grad erreichte, daß es notwendig wurde die Operation schnell zu beenden, wenn es nicht zu einer ausgedehnten Ruptur der Pia-Arachnoidea kommen sollte. Während dieser Prozedur entstand eine starke Blutung aus mehreren in den Tumor eintretenden Venen, die Geschwulst wurde aber zur Gänze entfernt und die Blutung durch Muskelinplantation zum Stehen gebracht. Es wurde kein Versuch gemacht, den großen Duradefekt zu bedecken und der Knochenlappen wurde zurückgelegt, nachdem ein Drain aus Gummistoff zwischen den Knochen und das Gehirn gelegt worden war. Sonst wurde die Wunde vollständig geschlossen.

Gewicht des Tumors 108 g (Abb. 78).

Nach der Operation war der Blutdruck zwischen 60 und 70 und es bestand eine beträchtliche Schockwirkung. Eine Transfusion von 500 ccm Blut hob Blutdruck und Allgemeinzustand.

Der Drain wurde nach 24 Stunden entfernt. Als die Suturen nach 48 Stunden herausgenommen wurden, bemerkte man an der Drainagestelle ein Aussickern von Cerebrospinalflüssigkeit. Dies hörte aber nach 3—4 Tagen auf. Am 28. XII. hatte der Patient einen Hustenanfall, der von

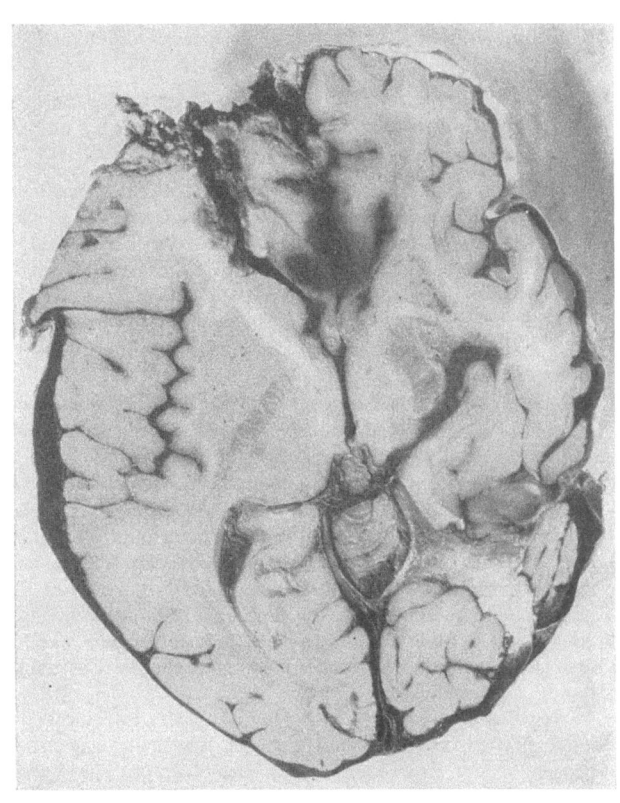

Abb. 79. Fall Nr. 41. Horizontalschnitt durch das Gehirn, auf dem der in den Seitenventrikel führende Fistelgang sichtbar ist.

neuerlichem Liquorabsickern an derselben Stelle wie zuvor gefolgt war. Von der Fistel, die von da ab persistierte, entstand eine Infektion mit purulenter Encephalitis des Stirnlappens. Exitus am 5. I. 1925. Die kurz vorher durch Punktion des rechten Seitenbentrikels erhaltene Cerebrospinalflüssigkeit war klar.

Autopsie: Der Pol des linken Frontallappens in einem Zustande von roter Erweichung, mit Zeichen von purulenter Encephalitis, die sich in die basalen Ganglien und den linken Seitenventrikel (Abb. 79) erstreckte.

Für ein Meningiom von dieser Größe war der Fall verhältnismäßig günstig und bei größerer Erfahrung hätte die Geschwulst sicher glücklich entfernt werden können. Der hauptsächliche technische Irrtum in diesem Falle bestand darin, daß der Knochenlappen viel zu klein war, indem er kaum mehr als die Destruktionsfläche des Stirnbeins umfaßte. Dies führte zu einem eingeschränkten

Operationsfeld, als entdeckt wurde, daß der Tumor viel größer war als man angenommen hatte und zu dem folgenden Hirnödem, das in den engen Grenzen der Duraöffnung nicht Platz finden konnte. Dies zwang seinerseits zu einer raschen Beendigung der Enucleation, um eine Einschnürung des vordringenden Gehirns in der Duraeröffnung zu vermeiden und führte ohne Zweifel zu einer beträchtlichen Schädigung des Frontallappens. Drainage hätte in diesem Falle sicherlich vermieden werden müssen und jedenfalls hätte man die Fistel unmittelbar nach Entfernung des Drains durch Suturen verschließen sollen.

Fall Nr. 41. J. V., ♀, 60 Jahre, verheiratet. Sundsvall. Allgemeines Krankenhaus und S. Nr. 495/1925.

Parasagittales Meningiom mit linksseitiger Hemiplegie und psychischen Störungen. Operation in drei Sitzungen. Entfernung des Tumors. Tod an operativem Schock. Autopsie.

Im Frühjahr 1924 ein Anfall von Vertigo und Erbrechen. Im Sommer 1924 wiederholte Anfälle von Schwindel, besonders beim Bücken. Seit September 1924 langsam fortschreitende Parese des linken Beines, die im Fuß begann. Ein Gefühl von Eingeschlafensein im linken Bein seit derselben Zeit. Im Dezember 1924 wurde das linke Bein allmählich paretisch und unempfindlich. Aufnahme in das allgemeine Krankenhaus zu Sundsvall am 30. III. 1925.

Allgemeine Drucksymptome. Doppelseitige Stauungspapille. V. rechts und V. links je 0,2. Schwere Kopfschmerzen. Lumbalpunktion: Druck von 430 mm Wasser. Pandy +, Nonne —. 2 Zellen.

Lokalsymptome. Linksseitige spastische Hemiparese mit beginnender Contractur, aber ohne Sensibilitätsstörungen. Geistig ist die Patientin deprimiert und klagt viel, ist unruhig und redet viel Unsinn.

Klinische Diagnose (Dr. B. ÅKERBLOM): Tumor im rechten Parietallappen.

Operation I am 8. IV. 1925. Lokalanästhesie. Osteoplastische Freilegung der Zentralwindungen und dem hinteren Teil des Frontallappens. Knochen sehr gefäßreich, besonders gegen die Mittellinie. Dura stark gespannt. Duravenen bedeutend größer als normal und formten gegen die Mittellinie einen dichten Plexus von überfüllten Venen. Hier konnte man den Seitenrand eines harten Tumors fühlen, der sich längs der ganzen Länge des medialen Teiles des Kranialdefektes erstreckte. Da es deutlich war, daß ein großes und gefäßreiches Meningiom vorlag, hielt man es für geraten, die Entfernung des Tumors auf eine zweite Sitzung zu verschieben.

Wegen der ausgesprochenen Steigerung des intrakraniellen Druckes wurde der Knochen in der subtemporalen Region mit der Knochenzange entfernt, die Dura aber ungeöffnet gelassen. Nach Probeexcision aus dem Tumor wurde der Knochenlappen zurückgelegt. Zwischen Knochenlappen und Dura wurde ein Drain aus Gummistoff gelegt und die Wunde im übrigen verschlossen.

Drain und Suturen wurden nach 24 bzw. 48 Stunden entfernt. Die Wunde heilte p. p. und die Patientin wurde für die zweite Operation am 2. V. dem Seraphimer Krankenhause überwiesen.

Die neurologischen Störungen waren inzwischen etwas fortgeschritten, die Hemiplegie war vollständig und es bestand jetzt eine ausgesprochene Hemihypästhesie.

Operation II am 5. V. 1925. Lokalanästhesie. Der linke Seitenventrikel wurde punktiert. Der Knochenlappen wurde aufgeklappt und der Knochen über die Mittellinie hinaus entfernt, bis der Sinus longitudinalis gut freigelegt war und sich die vordere und hintere Grenze des Tumors im Kranialdefekt befanden. Der den Tumor und den Sinus deckende Knochen war sehr gefäßreich und es entstand eine beträchtliche Blutung aus zahlreichen venösen Verbindungen zwischen Knochen und Dura. Obwohl der Blutdruck konstant bei 110 geblieben war, trat ein plötzlicher Kollaps ein, als die Entfernung des Knochens fertig war. Die Patientin verlor plötzlich das Bewußtsein, der Puls verschwand und die Atmung wurde mühsam und schnarchend. Man glaubte, daß eine Luftembolie in einen Parasinoidalsinus stattgefunden hätte und die Operation wurde unterbrochen. Während der Lappen auf seinem Platze suturiert wurde, kehrte das Bewußtsein zurück, schwand aber nach einigen

Minuten wieder. Es wurde sofort eine intravenöse Kochsalzinjektion vorgenommen. Pat. kam darauf zu sich, der Puls stellte sich wieder ein und der Blutdruck stieg auf 110. Die Wunde wurde ohne Drainage verschlossen.

Als die Nähte nach 48 Stunden entfernt wurden, sah man, daß sich in dem leeren Raum, wo der Knochen entfernt worden war, ein Hämatom gebildet hatte. Dieses wurde später infiziert. Die Wunde wurde daher zum Teil geöffnet und Irrigation mit DAKINscher Lösung vorgenommen. Am 10. VI. war die Wunde vollständig geheilt, man hielt es jedoch für angeraten, die Operation einige Wochen aufzuschieben. Die Symptome und besonders die Sehschärfe blieben während dieser Zeit unverändert.

Operation III am 2. VI. 1925. Lokalanästhesie. Wie bei den früheren Eingriffen war die Patientin auch während dieser Operation sehr unruhig, aber man hielt eine Allgemein-

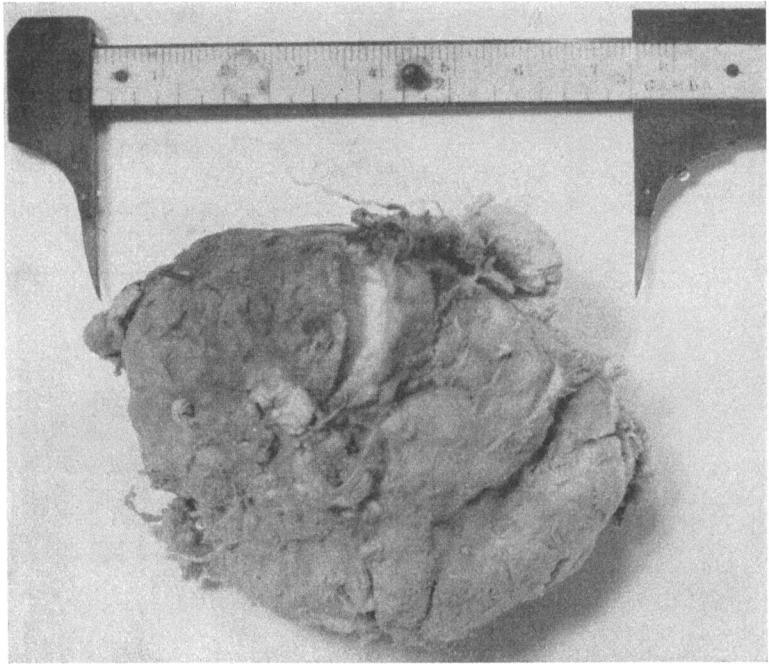

Abb. 80. Fall Nr. 41. Der exstirpierte Tumor.

narkose mit Rücksicht auf den Zustand der Patientin und die Natur und Größe des Tumors für kontraindiziert. Die Spannung der Dura war kaum gesteigert und bedeutend geringer als bei der ersten Operation. Duraeröffnung mit der Basis des Lappens in der Temporalregion. Der Tumor, der sich als ein großes parasagittales Meningiom erwies, wurde mit Hilfe feuchter Wattestückchen vorsichtig vom Cortex weggeschoben. Zahlreiche vom Cortex in den Tumor eintretende Venen mußten ligiert werden. Obzwar der Tumor sehr gefäßreich war, ging die Enucleation fast ohne Blutverlust vor sich. Trotzdem sank der Blutdruck binnen einer halben Stunde nach Beginn der Operation auf 70. Da die Dura geöffnet war und die Operation in vollem Gange, hielt man es für besser, sie fortzusetzen, da kein sichtlicher Grund für den gesenkten Blutdruck bestand. Nach einer Stunde war der Puls nicht mehr fühlbar und die Patientin bewußtlos. Es wurde eine intravenöse Kochsalzinjektion gegeben und die Enucleation rasch mit dem Finger beendet. Die intravenöse Injektion konnte aber die Zirkulation nicht beleben und die Patientin starb auf dem Tisch.

Gewicht des Tumors 70 g (Abb. 80).

Die *Autopsie* zeigte, daß der Tumor gänzlich, ohne makroskopische Zeichen einer wesentlichen Schädigung des Gehirns entfernt worden war.

Der tödliche Ausgang ist darauf zurückzuführen, daß die durch den Fall des Blutdruckes gegebene Warnung nicht beachtet worden war. Wenn die Operation sofort unterbrochen worden wäre, hätte die Patientin vielleicht gerettet werden können. Die Ursache für den Fall des Blutdruckes bei der zweiten und dritten Operation ist unklar. Die Blutung mag bei der zweiten Operation eine beitragende Rolle gespielt haben, obzwar sie kaum ausschlaggebend war; bei der dritten Operation konnte der Kollaps aber sicher nicht auf die Blutung zurückgeführt werden. Die wahrscheinlichste Erklärung dürfte wohl ein vom Tumor ausgeübter und durch die operativen Maßregeln verstärkter Druck auf das Mittelhirn sein. FRAZIER erwähnt einen ähnlichen Fall mit einem in derselben Region situierten Tumor. Der Grund für das Fortsetzen der Operation in diesem Falle war, daß der Blutdruck bei einigen Operationsfällen in der hinteren Schädelgrube, wo er ohne vorhergehende Blutung gefallen war — was man darum auf vasomotorische Störungen zurückgeführt hatte — unmittelbar wieder anstieg, nachdem die Manipulationen in der Nähe des Foramen magnum beendet waren. Aus der Erfahrung im vorliegenden Falle erhellt aber deutlich, daß eine wesentliche Senkung des Blutdruckes, aus welcher Ursache immer, als strikte Indikation zum Unterbrechen der Operation betrachtet werden soll, wenn dies nur irgend möglich ist.

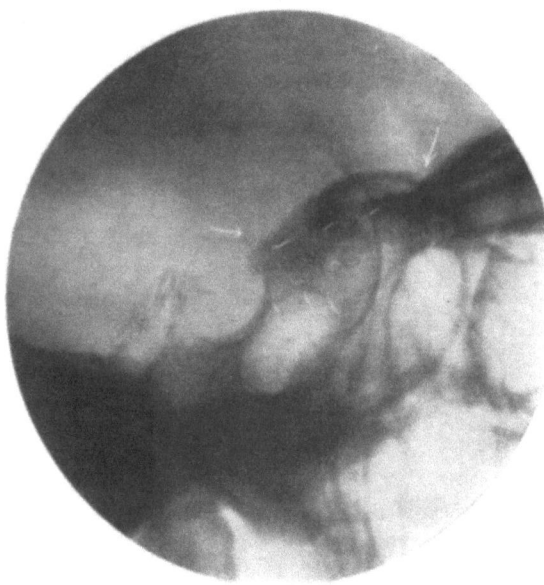

Abb. 81. Fall Nr. 42. Flache Exostose unmittelbar vor dem Processus clinoideus anterior. Man beachte ferner die periostale Auflagerung hinter dem Clivus.

Fall Nr. 42. ♀, E. S., 30 jährige Dienerin. S. 636/1925.
Lange bestehendes suprasellläres Meningiom mit Amaurosis im rechten Auge und temporaler Hemianopsie im linken Auge. Primäre Opticusatrophie. Transfrontale Freilegung des Tumors, Entfernung von Fragmenten zwecks Verifikation. Röntgenbehandlung. Die Patientin lebt im subjektiv gebesserten Zustande ein Jahr nach der Operation.

Im Jahre 1920 bemerkte die Patientin, daß sie auf dem rechten Auge blind war. Wann die Blindheit sich einstellte und ob es plötzlich oder langsam geschah, darüber weiß Pat. nichts. Seit 1922 abnehmendes Sehvermögen auch auf dem linken Auge. Seit Ende 1924 schwere, in der Frontalregion lokalisierte Kopfschmerzen und mitunter Schwindelanfälle. Aufnahme in die chirurgische Klinik am 6. VI. 1925.

Allgemeine Drucksymptome. Beide Papillen sehr blaß, besonders die rechte; die Ränder verwischt, ganz leichte Protrusion der linken Papille. Schwere Kopfschmerzen.

Lokalsymptome. Primäre Opticusatrophie mit Amaurosis auf der rechten und temporaler Hemianopsie auf der linken Seite. V. links 0,2. Röntgenologische Befunde: Auf einem

Profilbild ist der Sulcus chiasmatis des Os sphenoidale leicht konvex nach oben statt flach oder leicht konkav wie normal (Abb. 81). Ebenso auf dem Frontalbilde (Abb. 82). In dieser Vergrößerung des Korpus des Keilbeinknochens nach oben läßt sich eine Tasche des Sinus sphenoidalis verfolgen. Außerdem fand sich hinter dem Clivus ein dünner streifenförmiger Kalkschatten (vgl. S. 9). Diese Veränderungen wurden als Folgen eines Osteoms oder einer kongenitalen Deformation des Keilbeins gedeutet. Die Foramina optica waren nicht vergrößert. Die Patientin war recht korpulent. Der Grundumsatz betrug 10%. Keine genitalen Störungen. Die Patientin befand sich im vierten Schwangerschaftsmonat.

Die Diagnose war in diesem Falle von besonderem Interesse. Da eine Opticusneuritis infolge von Sinuserkrankung ausgeschlossen werden konnte, mußte eine Chiasmaläsion, aller Wahrscheinlichkeit nach ein Tumor, vorhanden sein. Die Diagnosen, die ernstlich in Betracht gezogen werden konnten, waren: Hypophysengangtumor, Gliom des Chiasma und suprasellares Meningiom. Von diesen Möglichkeiten schien ein Hypophysengangtumor die am wenigsten wahrscheinliche zu sein, da ein suprasellarer Schatten fehlte und ein solcher Schatten nach SOSMAN und MAC KENZIE mit der jetzigen Technik in 70% der Fälle zu finden sein soll. Die Diagnose schwankte daher hauptsächlich zwischen einem primären

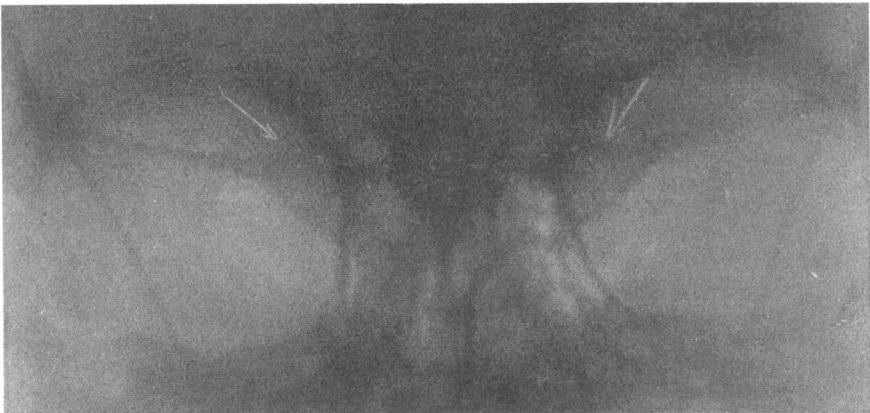

Abb. 82. Fall Nr. 42. Frontalbild. Auftreibung der oberen Fläche des Keilbeinkörpers.

Gliom im Chiasma und einem suprasellären Meningiom. Das Fehlen röntgenologischer Veränderungen in den Foramina optica könnte wohl als ein — wenn auch nicht entscheidendes — Argument gegen ein Gliom des Chiasmas betrachtet werden. Andererseits ist aber die suprasellare Region ein Prädilektionssitz von Meningiomen (CUSHING, 7) und die Veränderungen des Keilbeins könnten als Analogon der Schädelhyperostosen infolge daruntersitzender Meningiome gedeutet werden. Die Wahrscheinlichkeitsdiagnose lautete deshalb auf suprasellares Meningiom, aber keine von den beiden anderen oben erwähnten Möglichkeiten konnte ganz ausgeschlossen werden. In Anbetracht der Chance, einen Hypophysengangtumor zu finden, wurde beschlossen, eine transfrontale Freilegung der Chiasmaregion vorzunehmen.

Operation am 20. VI. 1925. Lokalanästhesie. Großer osteoplastischer Lappen, der den ganzen rechten Frontallappen freilegt. Dura etwas gespannt. Ein Versuch, den rechten Seitenventrikel zu punktieren, gelang nicht. Die Dura wurde vom Orbitaldach gelöst und längs des Keilbeinrandes geöffnet. Der rechte Sehnerv war nicht zu finden, an seiner Stelle lag ein dunkelroter flacher Tumor mit körniger Oberfläche. Da die Läsion offenbar inoperabel war, wurde kein Versuch gemacht, den Tumor weiter freizulegen. Ein Fragment des Tumors wurde zur Diagnose entfernt. Die Wunde wurde verschlossen und die Dura offen gelassen.

Die histologische Diagnose war Meningiom mit zahlreichen psammösen Körperchen. Der postoperative Verlauf war ungestört und die Patientin verließ das Krankenhaus am 15. VII., nachdem sie Röntgenbehandlung erhalten hatte. Diese verursachte aber starke Kopfschmerzen und wurde unterbrochen, da die Beschaffenheit des Tumors ein günstiges Resultat der Bestrahlung ziemlich unwahrscheinlich machte. Im Januar 1926 normaler

Partus einer ausgetragenen Frucht. Pat. stellte sich im Juni 1926 wieder vor und war um diese Zeit frei von subjektiven Beschwerden. Sehvermögen unverändert.

Der Fall ist hauptsächlich vom diagnostischen Gesichtspunkt interessant. Aus der Anamnese und dem mikroskopischen Aussehen des Tumors läßt sich schließen, daß der Tumor langsam wächst und trotz seiner Lage kann man wohl erwarten, daß die Patientin noch mehrere Jahre lebt.

Fall Nr. 43. S. S., ♀, 28 Jahre. S. 826/1925.

Meningiom der linken postzentralen Region mit sensibeln Jacksonschen Anfällen. Operation in drei Sitzungen. Lebt $3/4$ Jahr nach der Operation bei gutem Befinden.

Die Mutter der Patientin ist wegen Syphilis behandelt worden. Seit Januar 1925 in der rechten Hand Anfälle von Eingeschlafensein, die sich dann von hier auf die ganze rechte Körperhälfte erstreckten. Die Anfälle traten mit Intervallen von ungefähr 10 Tagen auf, begannen immer im rechten Daumen und das Gefühl von Eingeschlafensein verbreitete sich dann nach oben und war mit einer schmerzhaften Sensation im Vorderarm verbunden. Während des Anfalles, der nur einige Minuten dauert, besteht das Gefühl des Eingeschlafenseins in der rechten Körperhälfte, am ausgesprochensten im Arm und Pat. fühlt die angegriffenen Glieder steif und ungeschickt. Keinerlei Konvulsionen. Während des Anfalles und ungefähr einen Tag nachher heftiger, in der Frontalregion lokalisierter Kopfschmerz. In den ersten 12—24 Stunden nach dem Anfall einige Schwierigkeit beim Sprechen. Das Sehvermögen hat in den letzten Monaten abgenommen. Pat., die von Dr. HENRIQUES mit der Diagnose Hirntumor überwiesen wurde, kam am 3. VIII. 1925 zur Aufnahme.

Allgemeine Drucksymptome. Beiderseitige Stauungspapille von 3—4 Dioptrien. V. rechts 0,7; V. links 0,5.

Röntgenuntersuchung. Kalotte von gewöhnlicher Dicke. In ihrer vorderen Partie etwas tiefere Impress. dig. Im linken Teil der Kalotte (entsprechend der Zentralwindung) sind ausgedehnte Venen mit netzförmiger Anordnung zu sehen. Die Rücklehne der Sella stark entkalkt, die Proc. clin. post. verschwunden. Der Proc. clin. ant. auf der linken Seite spitziger und kalkärmer als auf der rechten. Auf einem Frontalbilde treten die Keilbeinflügel auf beiden Seiten gleich hervor.

Lokalsymptome. Leichte Druckempfindlichkeit des linken Scheitelbeins. Anästhesie der distalen Phalanx des rechten Daumens, die nach oben in ein hypästhetisches Gebiet übergeht, das den Rest des Daumens und den radialen Rand des Vorderarms umfaßt. Hypästhesie für Temperatur war etwas ausgedehnter und umfaßte die ganze Hand und den größeren Teil des Vorderarms. Anästhesie des Daumens nur für leichte Berührung, in bezug auf die anderen Qualitäten nur Hypästhesie. Verlust der tiefen Sensibilität nur am Daumen.

Keine motorischen oder Reflexstörungen, aber die Patientin hat nach den Anfällen durch mehrere Stunden ein subjektives Gefühl von Schwäche im rechten Arm.

Nach den subjektiven Sensibilitätsstörungen hätte man eine Thalamusläsion annehmen können, aber der monoplegische Charakter der Störungen wurde als Beweis für eine corticale Lokalisation betrachtet. Die Patientin wies keine syphilitischen Stigmata auf und Wassermann im Blute war negativ. Wegen der ausgesprochenen allgemeinen Drucksymptome glaubte man, daß die Läsion von einem Tumor bedingt und eine Lumbalpunktion daher kontraindiziert sei. Betreffs der Natur des Tumors konnte man zu keiner definitiven Ansicht kommen, aber mit Hinblick auf die kurze Krankheitsdauer und das frühe Auftreten von Stauungspapille wurde ein Gliom als das wahrscheinliche betrachtet.

Klinische Diagnose: Tumor, wahrscheinlich Gliom, im unteren Teil der linken postzentralen Windung. (Die netzförmigen und erweiterten Venen im Gebiet des linken Parietalbeines wurde erst bei Nachprüfung der Platten entdeckt.)

Operation I am 8. VIII. 1925. Lokalanästhesie. Osteoplastische Freilegung der Zentralwindungen und des Parietallappens. Knochen und Weichteile waren außerordentlich gefäßreich und das Aussägen des Knochenlappens war mit beträchtlichem Blutverlust verbunden. Durageäße merklich vergrößert, und im Zentrum des freigelegten Teiles der Dura schien die Oberfläche eines recht harten Tumors fühlbar zu sein. Der Blutdruck war aber heruntergegangen und es wurde notwendig, die Operation zu unterbrechen. Um den Druck etwas zu erleichtern entfernte man den Knochen in der subtemporalen Region. Es wurde zwischen Knochen und Dura ein Drain eingeführt, der Knochenlappen wurde zurückgelegt und die Wunde verschlossen.

Nach der Operation war die Patientin fast pulslos, blaß und erbrach mehrere Male. Intravenöse Injektion von Kochsalz brachte für 2—3 Stunden Besserung, wonach der Zustand wieder schlechter wurde. Es wurde deshalb eine Bluttransfusion vorgenommen, wonach Pat. sich ohne weitere Störung erholte. Als das Drain und die Suturen nach 48 Stunden entfernt wurden, beobachtete man eine marginale Nekrose der Haut des Lappens. Es bestand auch ein sehr intensives Ödem der Schädelhaut bis zum Gesicht hinunter. Die Störungen waren wahrscheinlich von einer Thrombose der Gefäße des Lappenstiels hervorgerufen, die während der Operation durch eine Darmklemme komprimiert worden waren. Wegen der Blutung war die Klemme so stark wie möglich zusammengedrückt und dann zu lange so belassen worden. Die Patientin war nach 2 Wochen außer Bett und ging herum, die Abstoßung der Nekrose und Heilung der Wunde dauerte aber bis Ende September, um welche Zeit die Stelle der Nekrose mit dünner und atrophischer Haut bedeckt war. Das Sehvermögen hatte aber etwas abgenommen und es wurde für nötig gehalten, so schnell als möglich vorzugehen. Der neurologische Zustand war unverändert geblieben.

Operation II am 5. X. Lokalanästhesie. Der Lappen, der fest eingeheilt war, wurde aufgebrochen. Nachdem dies geschehen war, entstand eine solche Blutung aus unzähligen Gefäßen der Dura, daß der Zustand der Patientin bald bedenklich wurde und die Operation unterbrochen werden mußte, nachdem der Blutdruck auf 70 gesunken war. Der Knochenlappen wurde entfernt und die Wunde verschlossen. Intravenöse Injektion von Kochsalz,

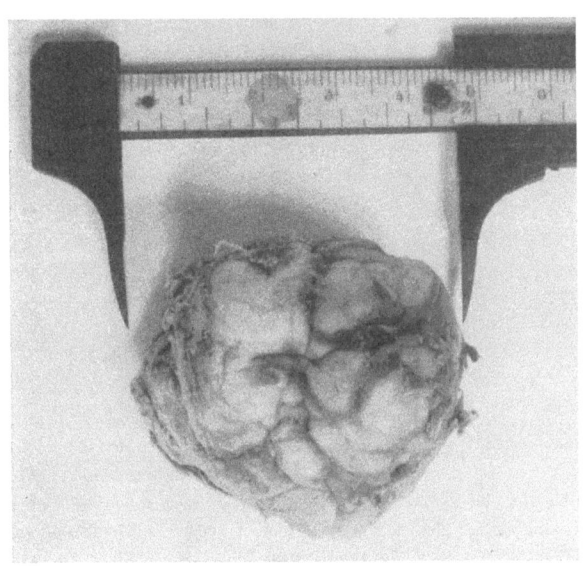

Abb. 83. Fall Nr. 43. Der exstirpierte Tumor.

wonach sich die Patientin zufriedenstellend erholte. Die atrophische Haut über der alten Nekrose konnte aber das operative Trauma nicht vertragen und es entstand eine neue Nekrose, die Ende November vollständig geheilt und von einer recht guten Haut bedeckt war. Der neurologische Zustand war inzwischen ungefähr derselbe geblieben, aber das Sehvermögen war bis auf 0,3 links und 0,6 rechts heruntergegangen und die Gesichtsfelder wiesen eine beginnende Einschränkung auf. Am 5. XI. hatte die Patientin einen von ihren gewöhnlichen Anfällen, aber diesmal mit Zuckung in der rechten Gesichtshälfte und eine Viertelstunde anhaltender vollständiger Unfähigkeit zu sprechen.

Operation III am 8. XII. Wegen des Zustandes der Haut war Lokalanästhesie kontraindiziert und es kam deshalb Äthernarkose zur Verwendung. Nach Punktion des rechten Seitenventrikels wurde der Hautlappen umgeschlagen. Es entstand wieder eine bedeutende Blutung von zahlreichen Venen in der Dura. Die Blutung wurde temporär durch Auflegen von Wattestückchen auf die sickernde Oberfläche gestillt. Duraeröffnung. Trotz der Ventrikelpunktion drängte das Hirn bedeutend in die Duröffnung hinein, die deshalb nach unten in die Fossa temporalis vergrößert wurde. Der Tumor, der bei der ersten Operation gefühlt worden war, adhärierte, wie sich zeigte, an der Dura und war im hinteren Winkel zwischen der Fissura centralis und der Fissura Sylvii gelegen, die nach unten gedrückt war. Die angrenzenden Windungen stark abgeflacht und anämisch. Der Tumor wurde mit der

Dura zusammen langsam aufgehoben und mittels feuchter Wattebäuschchen vorsichtig vom Cortex getrennt. Zahlreiche Gefäße traten vom Cortex in den Tumor ein und mußten ligiert werden. Als die Enucleation beendigt war, wurde der Tumor mit einem 1,5 cm breiten Rand der umgebenden Dura zusammen entfernt. Die Dura wurde verschlossen; den 7 × 8 cm großen Defekt zu decken, wurde nicht versucht. Nach dem Verschluß der Dura war die große Höhle im Hirn fast verschwunden. Die Wunde wurde ohne Drainage vernäht. Gewicht des Tumors (Abb. 83) 45 g. Mikroskopische Diagnose: Meningiom.

Als man die Operation beendigt hatte, war der Blutdruck auf 65 gesunken, und es wurde daher eine intravenöse Kochsalzinjektion vorgenommen. Am Tage nach der Operation leichte Aphasie. Pat. konnte schwer die Namen der Gegenstände finden und hatte ein Gefühl von Eingeschlafensein des rechten Armes. In den folgenden Tagen mehrere Anfälle von Zuckungen im rechten Arm. Nach einigen Tagen waren diese Symptome vollständig verschwunden und die Rekonvaleszenz nachher ungestört. Bei der Entlassung am 10. I. beide Papillen flach mit V. rechts 0,7 und V. links 0,4. Die neurologische Untersuchung negativ, mit Ausnahme von einer subjektiven Hypästhesie im rechten Daumen. Im September 1926 berichtete die Patientin, daß sie gesund und in Arbeit sei, obzwar sie noch Anfälle von Parästhesien in der rechten Hand habe.

Trotz der vielen Schwierigkeiten konnte die Exstirpation eines Meningioms von mittlerer Größe und günstiger Lage schließlich glücklich ausgeführt werden. Der Knochenlappen konnte in diesem Falle leider nicht gerettet werden, da sonst eine Spannung der oberflächlichen Suturen entstanden wäre, die wegen des schlechten Zustandes der Haut vermieden werden mußte. Trotz dieser Vorsichtsmaßregel entstand wieder eine marginale Nekrose und die Haut war zweifellos nicht imstande eine Lokalanästhesie zu vertragen, die auch bei der zweiten Operation besser vermieden worden wäre.

Fall Nr. 44. K. G. K., ♂, Arbeiter, 50 Jahre. S. 268/1926.

Parasagittales Meningiom mit Jacksonepilepsie und Hemiparese. Erste Operation 1924; Tumor nicht gefunden. 1926 Encephalographie, die Verschiebung und Kompression der Seitenventrikel nachwies. Operation in drei Sitzungen. Exstirpation des Tumors. Bei der Entlassung noch hemiplegisch.

Seit Dezember 1922 ab und zu eintretende Parästhesien der linken Körperhälfte, die in der linken Hand beginnen. Seit April 1923 epileptische Anfälle, die mit Zuckungen in der linken Hand anfangen und von Bewußtseinsverlust begleitet sind. Pat. wurde am 13. XII. 1923 in die Nervenklinik aufgenommen. Er wies damals normalen Augenhintergrund auf, aber einen etwas hohen Lumbaldruck (175 mm H_2O) und starke Zellenvermehrung (33 Zellen). Die Sehnenreflexe am linken Arm und Bein etwas lebhafter als am rechten. Der Patient wurde am 26. I. 1924 (Prof. ÅKERMAN) mit einem rechtsseitigen osteoplastischen Lappen operiert, wobei nur abgeflachte Windungen, aber sonst nichts Pathologisches wahrgenommen werden konnte. In den folgenden 2 Jahren zahlreiche Anfälle, ähnlich den vorhergehenden, teils mit, teils ohne Bewußtseinsverlust, und in der letzten Zeit nach den Anfällen Parese im linken Arm. Am 11. III. 1926 Aufnahme in die chirurgische Klinik.

Allgemeine Drucksymptome. Keine ausgesprochenen Veränderungen des Augenhintergrundes; die Papillengrenzen sind aber leicht verschwommen, besonders auf der rechten Seite. Der alte Lappen ist auf seinem Platz ohne nennenswerte Erhöhung fest eingeheilt. Die obere Grenze des Lappens ungefähr am Tuber parietale.

Lokalsymptome. *Kranialnerven.* Ohne abnormen Befund.

Motilität und Sensibilität: Linksseitige spastische Hemiparese mit Atrophie der Muskulatur des linken Armes. Gesteigerte Sehnenreflexe sowie Fuß- und Patellarklonus auf der linken Seite. Babinski negativ. Herabsetzung des Vibrationsgefühls in der linken Körperhälfte und eine gewisse Unsicherheit beim Finger-Nasenversuch im linken Arm, sonst aber keine Sensibilitätsstörungen.

Da die vorige Trepanation nur den allerüntersten Teil der motorischen Zone freigelegt hatte, kann ein näher der Mittellinie gelegener Tumor mit Leichtigkeit übersehen worden sein. Mit Rücksicht auf das weitere Fehlen von allgemeinen Drucksymptomen hielt man aber eine Encephalographie für indiziert, um zu entscheiden, ob ein Tumor oder eine andere Herdläsion vorläge. Diese wurde am 16. IV. vorgenommen und wies eine Kompression des rechten Seitenventrikels und Verschiebung des linken auf (Abb. 84, 85).

Operation am 23. IV. Lokalanästhesie. Infolge der vorhergehenden Operation war es notwendig, schon von vornherein den Knochen definitiv zu opfern, der zuerst auf dem Gebiete zwischen der Mittellinie und dem alten Lappen entfernt wurde. Der Knochen war

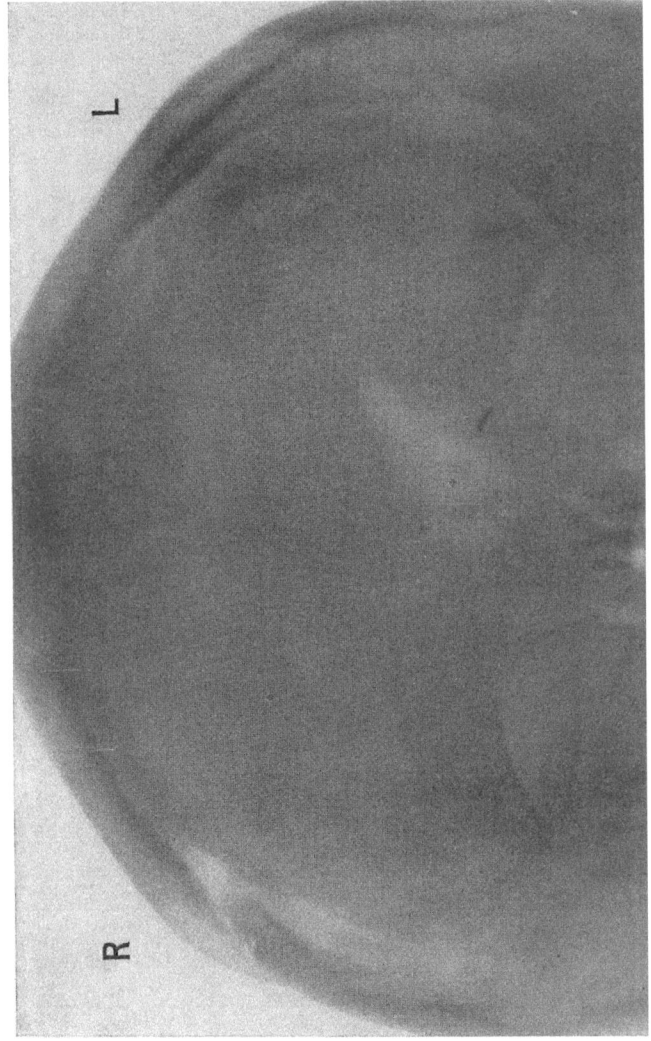

Abb. 84. Fall Nr. 44. Encephalographie, die die Kompression des rechten Seitenventrikels und die Verschiebungen des Ventrikelsystemes nach links zeigt.

sehr gefäßreich, weshalb es notwendig wurde, die Operation zu unterbrechen, noch bevor der Knochendefekt bis zur gewünschten Größe vergrößert worden war.

Operation II am 30. IV. Lokalanästhesie. Der Knochendefekt wurde vergrößert, so daß der Sinus longitudinalis dadurch auf eine Strecke von ca. 10 cm vollständig freigelegt war, und außerdem wurde der alte osteoplastische Lappen gänzlich entfernt. Andauernde starke Blutung sowohl vom Knochen als von der Dura aus einer Unmenge kleiner Venen. Duraeröffnung mit der Basis des Lappens medial, wonach man ungefähr 3 cm lateral vom Sinus den Rand eines parasagittalen Meningioms antraf. Der Tumor war äußerst gefäßreich und

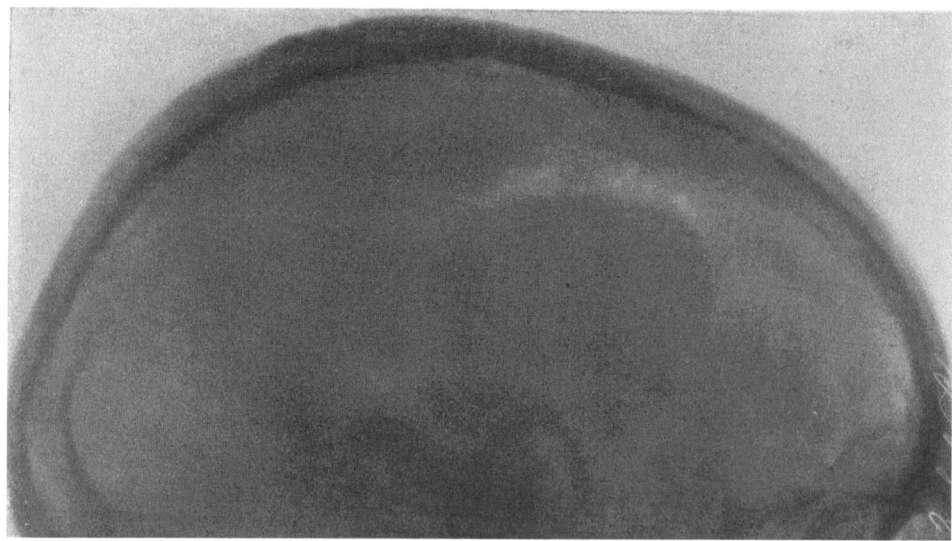

Abb. 85. Fall Nr. 44. Rechter Seitenventrikel nach der Encephalographie. Starke Einbuchtung der oberen Fläche des Ventrikels und Verschiebung des ganzen Seitenventrikels nach unten.

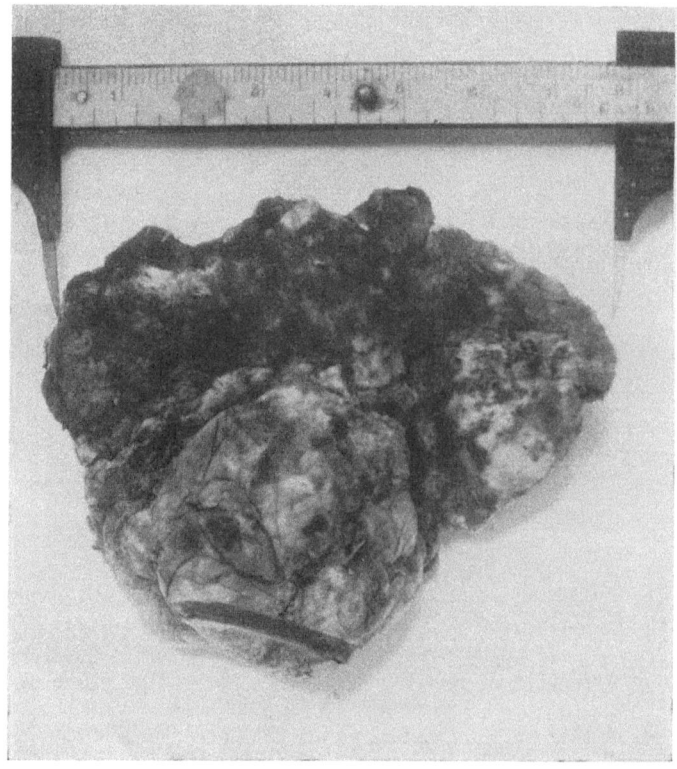

Abb. 86. Fall Nr. 44. Der exstirpierte Tumor.

es blutete aus dem Tumor und aus einer Unmenge von Gefäßen, die von ihm in den Cortex eintraten. Nachdem ungefähr der halbe Tumor abgelöst worden war, wurde es notwendig, die Operation wegen des großen Blutverlustes zu unterbrechen. Der Lappen wurde auf seinen Platz zurückverlegt. Sutur der Dura. Hautsutur. 5 Tage nach der Operation Hämoglobingehalt des Blutes 49%. Linksseitige Facialisparese und vollständige Lähmung des linken Armes.
Operation III am 7. V. Lokalanästhesie. Man fing diesmal damit an, den Tumor vom Sinus longitudinalis loszulösen, an der er auf einer Strecke von 5 cm adhärent war. Auch diesmal bedeutender Blutverlust, und es wurde im Laufe der Operation notwendig, eine intravenöse Kochsalzinjektion vorzunehmen. Während dieser und nachdem der Tumor gänzlich abgelöst war, entstand eine starke Anschwellung des Gehirns, so daß der Hautlappen nur mit Schwierigkeit auf seinen Platz festgenäht werden konnte. Um Adhärenzen zwischen Hirnoberfläche und Hautlappen zu verhindern, wurde zwischen ihnen eine Schicht von dünnem Gummistoff eingelegt. Gewicht des Tumors 65 g (Abb. 86). Mikroskopische Diagnose: Sehr gefäßreiches Meningiom.

Der Patient hatte nach der Operation eine vollständige schlaffe Hemiplegie und wies außerdem, trotzdem er rechtshändig war, eine recht hochgradige motorische Aphasie auf. Nach einigen Tagen begannen sich malaciesche Partien zwischen ein paar Suturen abzustoßen, weshalb man das eingelegte Gummistück entfernte. Durch die entstandene Fistelöffnung wurde ein paar Wochen lang eine dünne, bräunlichrote Flüssigkeit sezerniert, die offenbar von zerfallender Hirnsubstanz stammte. Der Hirnbruch war die ganze Zeit bedeutend vorgebuchtet, aber nicht besonders gespannt.

Bei der Entlassung am 17. VIII. wies der Patient immer noch eine spastische linksseitige Hemiplegie mit beginnender Contractur auf, am ausgesprochensten im Arm, während das Bein verhältnismäßig gut bewegt werden konnte. Die Aphasie vollständig zurückgegangen.

Der Gefäßreichtum des Tumors verursachte sehr große Schwierigkeiten bei der Blutstillung und die dadurch bedingte Traumatisierung des Cortex führte zur Entstehung von Malacien, die in einer so gut wie vollständigen Hemiplegie resultierten. Die Exstirpation des Tumors wäre wahrscheinlich leichter und mit weniger Blutverlust vor sich gegangen, wenn man die Ablösung des Tumors beim Sinus longitudinalis angefangen und die Dura zwischen dem Sinus und dem Tumor eröffnet hätte.

Fall Nr. 45. P. N., ♂, Arbeiter, 27 Jahre. S. 532/1926.

Parasagittales Meningiom, das sich anfangs auf beiden Seiten von Sinus longitudinalis entwickelte und 21 Jahre vor der Aufnahme die ersten Symptome gab. Erste Operation im Jahre 1908, wobei das Vorhandensein eines inoperablen Sarcoma durae matris angenommen wurde. Zweite Operation im Jahre 1918 mit partieller Exstirpation des Tumors. Dritte Operation 1926 mit Totalexstirpation des Tumors und des größeren Teiles von Sinus longitudinalis und Falx cerebri. Genesen mit bedeutender Besserung des Zustandes.

Patient erkrankte 1905 mit JACKSON-Anfällen, die im rechten Bein begannen und denen eine sensible, aus Parästhesien im rechten Fuße bestehende Aura vorausging. Nach dem Anfall vorübergehende Parese im rechten Bein. Die ganze Zeit sehr häufige Anfälle, durchschnittlich 3—4 in 24 Stunden. Die Anfälle, die sich anfangs auf das rechte Bein beschränkten, griffen im Jahre 1906 auf den rechten Arm über und Ende 1906 auch auf Arm und Bein der linken Seite. Die Attacken boten die ganze Zeit das Bild typischer JACKSON-Anfälle ohne Bewußtseinsverlust. Seit 1906 hier und da Kopfschmerzen und Übelkeit. Ziemlich bald nach Beginn der Anfälle permanente Parese im rechten Bein. Bei der ersten Aufnahme des Pat. in das Seraphimer Krankenhaus, am 15. I. 1908, deutliche Stauungspapille mit einer Protrusion von ungefähr 2 Dioptrien, sehr leichte spastische Parese im rechten Bein und ein uhrglasförmiger Knochenhügel am höchsten Punkte des Craniums in der Mittellinie. Auf dem Röntgenbilde trat eine an ihrer höchsten Stelle 3 cm dicke Auftreibung des Craniums hervor. Sie war durch eine Knochenneubildung mit schwammiger und strahlenförmiger Struktur bedingt und nahm hauptsächlich den äußeren Teil der Kalotte ein. Die Kalotte war in der Mitte des Tumorgebietes stark verdünnt und schien hier perforiert zu sein. Auf der Innenseite der Kalotte war nächst dem Tumor eine dünne Auflagerung auf dem Knochen zu sehen.

114   Meningiome.

Operation am 30. I. 1908 (Prof. BERG). Durch einen H-förmigen Schnitt wurde die Knochenauftreibung freigelegt, die zur Gänze samt dem umgebenden Knochen auf einem handflächegroßen Gebiete entfernt wurde. Dabei erwies sich der Knochen im Gebiete der Auftreibung porös, hyperämisch und deutlich pathologisch verändert. Unter der Knochenauftreibung befand sich ein wahrscheinlich von der Dura ausgehender Tumor. Nach der Öffnung der Dura schien es, als ob das Geschwulstgewebe in die Hirnrinde eingedrungen wäre, mit ungleichmäßiger Begrenzung auf beiden Seiten vom Sinus longitudinalis. Teils weil man meinte, daß der Tumor,

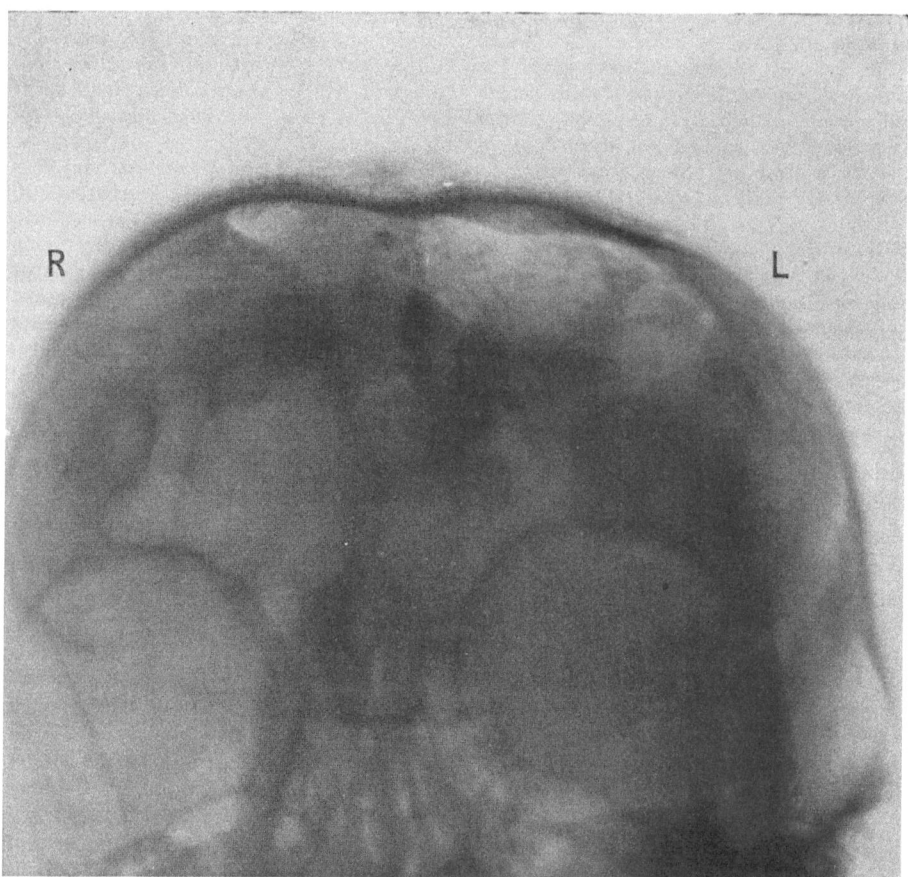

Abb. 87. Fall Nr. 45. Frontalbild. Man beachte die Zerstörung des mittleren Teiles des kleinen Keilbeinflügels auf beiden Seiten.

der als ein von der Dura ausgegangenes Sarkom aufgefaßt wurde, den Cortex infiltriere, und teils wegen des angegriffenen Allgemeinzustandes wurde die Operation unterbrochen.

Der Patient wurde im unveränderten Zustande entlassen. In den folgenden Jahren Anfälle derselben Art wie vorher und am 5. I. 1918 wieder in das Seraphimer Krankenhaus aufgenommen. Hierbei soll der neurologische Befund im wesentlichen normal gewesen sein. Keine Stauungspapille. Röntgenologisch trat im Cranium ein Defekt hervor, der auf der rechten Seite scharf, auf der linken Seite unvollständiger begrenzt war, mit abwechselnd verdünnten und verdickten Flecken. Der Patient wurde von Prof. ÅKERMAN operiert, aber die Krankengeschichte von diesem Spitalsaufenthalt ist abhanden gekommen. Der Tumor soll aber exstirpiert worden sein und die histologische Diagnose war Endothelioma durae matris.

Nach der Heimkehr bekam er schon nach 14 Tagen neuerlich Anfälle, aber weniger häufig als vorher, in Intervallen von 1—2 Monaten. In den letzten Jahren waren die Anfälle häufiger, 2—3 mal pro Tag. 1923 wurde das linke Bein vollständig lahm und die Kraft des linken Armes war bedeutend geschwächt; diese Parese verschwand aber allmählich. Ein Jahr später begann er, Anfälle von einem anderen Typus zu bekommen, die am linken Arm anfingen und sich auf diesen beschränkten, aber ohne post-paroxysmale Parese. Diese Anfälle waren sehr zahlreich, bis zu 100 in 24 Stunden mitunter. Im Laufe des letzten Jahres haben sich auch tiefgehende psychische Störungen eingestellt. Pat. hatte die ganze Zeit im Scheitel lokalisierte Kopfschmerzen. Aufnahme in die chirurgische Klinik am 27. V. 1926.

Allgemeine Drucksymptome. Leichte Verschwommenheit der nasalen Papillengrenzen auf beiden Seiten, aber keine Protrusion oder Blässe. V. rechts 0,4; V. links 0,7. Auf der Scheitelhöhe des Craniums ein Knochendefekt, der von vorn nach hinten 10 cm mißt und in einer

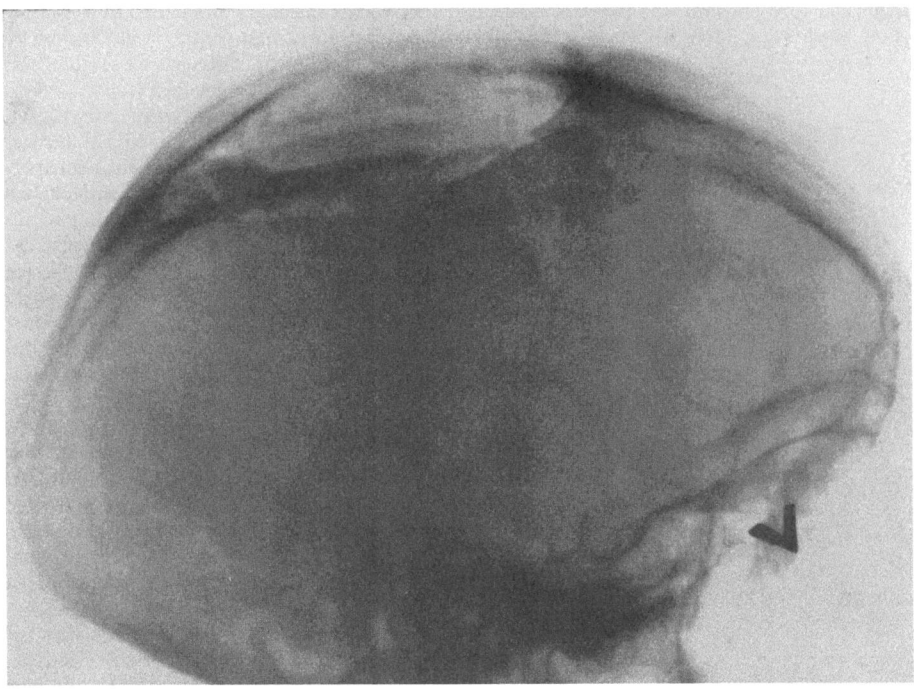

Abb. 88. Fall Nr. 45. Linkes Seitenbild. Großer Operationsdefekt im Cranium und ausgebreitete Verkalkungen in dem darunter gelegenen Tumor.

Frontalebene 5 cm nach links und 3 cm nach rechts von der Mittellinie reicht. Der Boden des Defekten ist eingesunken und fühlt sich fast knochenhart an, aber ohne Pulsationen.

Lokalsymptome. *Kranialnerven:* V, der Kornealreflex fehlt auf der linken Seite fast ganz, auf der rechten Seite ist er bedeutend abgeschwächt.

Motilität und Sensibilität: Leichte spastische Parese im linken Bein, dessen Muskulatur etwas atrophisch ist. Leichte Spitzfußstellung des linken Fußes. Die Sehnenreflexe sind am linken Arme deutlich lebhafter als auf dem rechten, ebenso die Patellar- und Achillessehnenreflexe. Linksseitiger Fußklonus. Fußsohlenreflexe fehlen auf der linken Seite. Babinski rechts negativ. Bauch- und Cremasterreflexe fehlen. Sehr leichte Herabsetzung der oberflächlichen Sensibilität und des Lagegefühls in beiden Unterschenkeln und Ataxie in beiden Beinen, links ausgesprochener. Die Ataxie ist besonders hochgradig und der Gang spastisch-ataktisch. Pat. kann ohne Hilfe nicht gehen.

Psychisch weist er sehr hochgradige Veränderungen auf. Er ist lärmend, unruhig und sehr geschwätzig und weist das typische Bild von Moria auf.

Röntgenbefund (Abb. 87, 88): Großer Knochendefekt in der Kalotte, der das Os parietale umfaßt und auf dem Radiogramm 13 × 10 cm mißt (Operationsdefekt). Die Konturen des

Knochendefektes sind eben und scharf. Die Knochenzeichnung in der Kalotte normal. In der Umgebung dieses Knochendefektes sind in der Schädelkavität verschiedene Gruppen von erbsen- und reiskorngroßen kalkdichten Schatten zu sehen, die sich wahrscheinlich im Tumor befinden. Die Sella turcica mißt 11 × 7 mm und ist von normaler Form und Größe. Die Proc. clin. ant. sind entkalkt und zugespitzt, auf beiden Seiten gleich. Entkalkung der Sattellehne. Die Ala minor fehlt im medialen Teil, auf beiden Seiten gleich.

Operation am 14. VI. 1926. Lokalanästhesie. H-förmiger Schnitt mit dem Querschenkel des H gleich rechts von der Mittellinie und Abpräparierung der beiden rechteckigen Hautlappen. Der sagittale Schnitt kam dabei 2 cm rechts von dem alten, narbig eingezogenen Schnitt zu liegen. Im Gebiete des Operationsdefektes ist die Dura zum größten Teil von einer einige Millimeter dicken neugebildeten Knochenschicht gedeckt. Dieser neugebildete Knochen wird entfernt und der alte Knochendefekt wird vergrößert, besonders in der Richtung nach vorn. Der Knochen ist besonders dicht und porös und scheint vom Tumor infiltriert zu sein. Der Knochendefekt wird nach vorn vergrößert, bis zur völligen Entfernung aller Knochenpartien, die ein verdächtiges Aussehen haben und bis die vordere Grenze des Tumors, die 3—4 cm vor der Sutura coronaria liegt, gänzlich freigelegt ist. Die Dura ist im größeren Teil des Operationsdefektes stark verändert, teils infolge von Tumorinfiltration, besonders auf der linken Seite, und teils infolge der vorigen Operation, wobei die Dura wahrscheinlich im größeren Teil des Operationsdefektes rechts vom Sinus entfernt worden ist, weil die Hirnfläche hier von einer Gewebeschicht gedeckt ist, die am ehesten das Aussehen

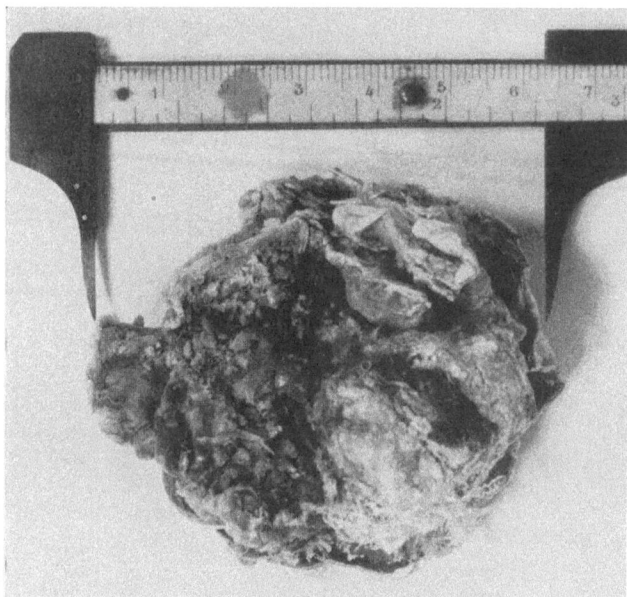

Abb. 89. Fall Nr. 45. Der exstirpierte Tumor.

einer neugebildeten duraähnlichen Membran hat. In der Sagittalebene hat der Tumor eine Länge von 10—12 cm und eine Breite von 4—5 cm und ist links vom Sinus am stärksten entwickelt. Nach Lösung mehrerer Adhärenzen zwischen Dura und Hirnoberfläche im alten Operationsgebiete vollständige Eröffnung der Dura rund um den Tumor. Danach wird der anscheinend gänzlich obliterierte Sinus longitudinalis unmittelbar am vorderen Rand des Knochendefektes durchschnitten. Der Tumor umschließt vollständig die Falx cerebri, die darauf in der Höhe der Spaltungsstelle des Sinus durchschnitten wird. Der ganze Tumor mit Sinus und Falx wird dann langsam und vorsichtig von vorn nach hinten ausgelöst. Die Lösung des relativ gefäßarmen Tumors gelang verhältnismäßig leicht mit unbedeutendem Blutverlust und ohne Läsion der Hirnrinde. Am hinteren Rande des Tumors werden die Falx und der hier ebenfalls obliterierte Sinus longitudinalis gespalten. Der große Duradefekt wird mit frei transplantierter Fascia lata gedeckt. Vollständige Sutur der Weichteile. Gewicht des Tumors 40 g (Abb. 89). Histologische Diagnose: Gefäßarmes, stark verkalktes Meningiom.

Der Patient überstand die Operation sehr gut. Unmittelbar nach der Operation komplette schlaffe Paraplegie. Sehr auffallend war, daß die psychischen Störungen, die vorher eine stete Bewachung des Patienten notwendig machten, schon am Tage nach der Operation so gut wie vollständig verschwunden waren. Als die Suturen nach 2 Tagen entfernt wurden, zeigte sich, daß im medialen Rande des linken Hautlappens eine Nekrose entstanden war, die einen ungefähr 2 cm breiten Hautstreifen zwischen dem Operationsschnitt und der alten Narbe umfaßte. Die Hautnekrose blieb aber ohne Komplikationen. Die Fascie wurde nicht abgestoßen und die Wunde verheilte allmählich unter Granulation im Laufe von ein paar Monaten. Die anfangs komplette Paraplegie begann bald zurückzugehen. Bei der Entlassung am 23. IX. wies der Patient einen guten Allgemeinzustand auf und fühlte sich gesunder als je zuvor. Er war psychisch bedeutend gebessert, ohne Spuren von dem Unruhezustand, der früher bestand. Nach der Operation keine epileptischen Anfälle mehr, aber mitunter Porästhesien im rechten Fuß, ähnlich denen, die vorher einem Anfall vorausgingen. Die grobe Kraft ist im linken etwas atrophischen Bein herabgesetzt. Stark gesteigerte Patell- und Achillessehnenreflexe und Fußklonus auf der linken Seite. Babinski negativ, Bauchreflexe normal. Cremasterreflexe sehr schwach. Keine Sensibilitätsstörungen. Ein gewisser Grad von Ataxie im linken Bein. Der Gang ist spastisch-ataktisch. Pat. geht aber mit Hilfe eines Gehstuhles ziemlich gut.

Der Fall ist interessant durch die exzeptionell frühe Entwicklung eines Meningioms, das schon im 6. Lebensjahre einen bedeutenden Umfang erreicht hatte, und durch den äußerst chronischen Verlauf.

2. Meningiome in der hintern Schädelgrube.

Fall Nr. 46. A. M., ♂, 17 Jahre, Kontorbursche. S. 710/1925.

Meningiom im linken Kleinhirnbrückenwinkel. Erste Diagnose: Verdacht auf Temporallappentumor. Exploration mit negativem Resultat und subtemporale Dekompression. Allgemeine Drucksymptome ein halbes Jahr lang erleichtert, kehrten aber dann zurück. Ventrikulographie, die einen Hydrocephalus nachwies. Beiderseitige Freilegung des Kleinhirns mit partieller Entfernung des Tumors, Heilung; ein Jahr nach der Operation bei gutem Befinden.

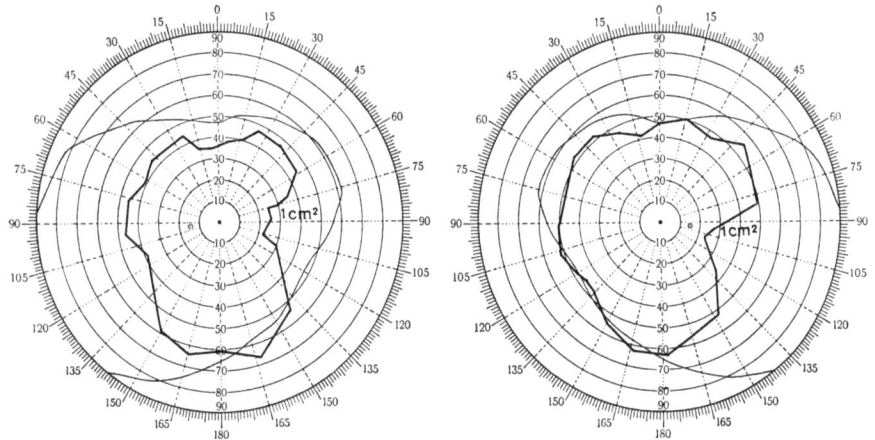

Abb. 90. Fall Nr. 45. Gesichtsfeld für 1 qcm weißes Objekt. Verdacht auf homonyme Hemianopsie nach rechts.

Seit 1916 langsam progredierende linksseitige Facialisparese. Seit mehreren Jahren Ohrensausen auf der linken Seite und seit einem Jahre auch im rechten Ohre. Progredierende Herabsetzung des Hörvermögens im linken Ohre seit 5 Jahren. Gefühl des Eingeschlafenseins in der linken Gesichtshälfte seit mehreren Jahren. Gelegentliche Kopfschmerzen seit 5—6 Jahren. Seit einem Jahre Diplopie beim Sehen nach links, Schwäche und Ungeschicklichkeit im linken Arm und Bein. Sehr schwere Kopfschmerzen und Erbrechen seit Ende 1924. Pat. wies damals ausgesprochene allgemeine Drucksymptome mit schweren Kopfschmerzen und Erbrechen auf. Beiderseitige Stauungspapille. V. rechts und V. links je 0,9.

Lokalsymptome. *Kranialnerven:* V, linksseitige Hypästhesie, Verlust des Cornealreflexes auf der linken Seite. Der Kiefer weicht nach links ab. VI, linksseitige Parese. VII, fast vollständige Parese der beiden Äste auf der linken Seite, Verlust des Geschmackes

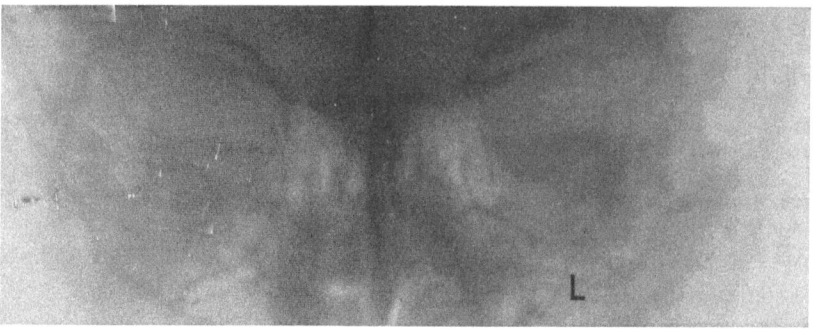

Abb. 91. Fall Nr. 46. Frontalbild, das eine Entkalkung des linken Felsenbeines zeigt.

an den linken vorderen zwei Dritteln der Zunge. VIII, etwas herabgesetztes Hörvermögen links; die kalorische Reaktion in diesem Ohre ist fast verschwunden. IX, Gaumenreflex fehlt links. XI, vielleicht etwas Parese auf der linken Seite.

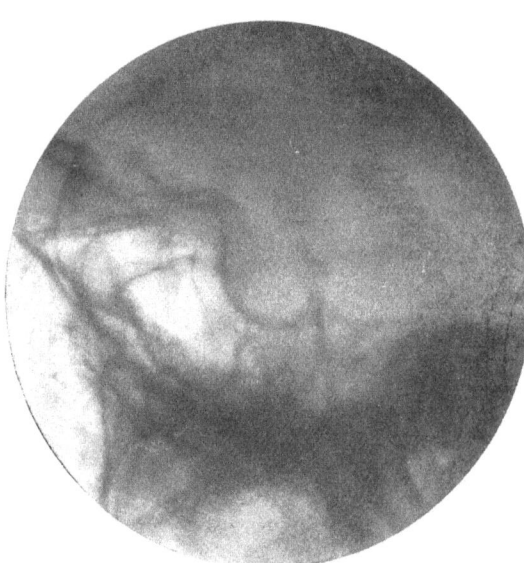

Abb. 92. Fall Nr. 46. Sella turcica, rechtes Seitenbild.

Kleinhirn: Taumelnder Gang, kann nur einige Schritte gehen. Dysmetrie im linken Arm und Bein. Adiodochokinesis im linken Arm. Nystagmus, nach links gröber. Bedeutende Nackensteifigkeit mit Neigung des Kopfes nach rechts.

Irreführende Symptome: Eine fragliche homonyme Hemianopsie nach rechts (Abb. 90).

Röntgenuntersuchung. Ausgesprochene Diastase zwischen den Suturen. Impress. dig. bedeutend verstärkt (Abb. 94). Sehr deutlich hervortretende Entkalkung in der linken Pars petrosa, die sich, von der Spitze gerechnet, $2^{1}/_{2}$ cm lateral erstreckt. Die obere vordere Kontur der Spitze läßt sich auf der rechten Seite deutlich verfolgen. Auf der linken Seite fehlt sie auf einer 0,8 cm langen Strecke (Abb. 91). (Keine Spezialbilder der Pori.) Die Sella weist einen deutlich hervortretenden Unterschied zwischen der Dichte des rechten und des linken Teiles der Rücklehne auf. Von dem linken Teile sind nur einige fleckenförmige Kalkschollen zu sehen (Abb. 92, 93). Die Keilbeinflügel ohne abnormen Befund. (Die meisten dieser Veränderungen wurden bei Nachprüfung der Platten beobachtet. Beim Stellen der Diagnose bestanden nur Beobachtungen, die auf allgemein gesteigerten Hirndruck deuteten.)

Obzwar die Symptome recht deutlich auf eine Kleinhirnbrückenwinkelläsion deuteten, erregten die Gesichtsfeldstörungen doch einige Zweifel an dieser Diagnose und legten die

Vermutung eines Tumors im linken Temporallappen nahe, wahrscheinlich eines Meningioms mit einem Auswuchs in den Winkel. Bei einer explorativen Ventrikelpunktion gelang es nicht, den linken Seitenventrikel zu finden. Dies wurde als ein Kriterium zugunsten eines Temporallappentumors betrachtet.

Operation I am 25. XI. 1924. Lokalanästhesie. Osteoplastische Freilegung des unteren Teiles des linken Temporallappens. Tumor nicht zu finden. Subtemporale Dekompression.

Darauf trat eine Erleichterung der allgemeinen Drucksymptome sowie Besserung der Facialisparese und der cerebellaren Symptome ein. Die Stauungspapille aber verschwand nicht gänzlich und blieb durch die folgenden Monate bestehen. V. rechts und V. links je 1. Es entstand eine subtemporale Protrusion von mäßiger Größe, sie wurde aber infolge neuer Knochenformation im Defekt nie groß. Röntgenbehandlung ohne merklichen Effekt.

Ende Juni 1925 kehrten die allgemeinen Drucksymptome mit

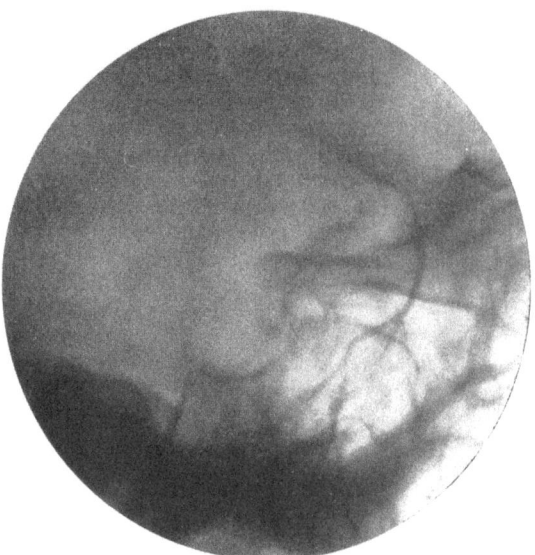

Abb. 93. Fall Nr. 46. Sella turcica, linkes Seitenbild.

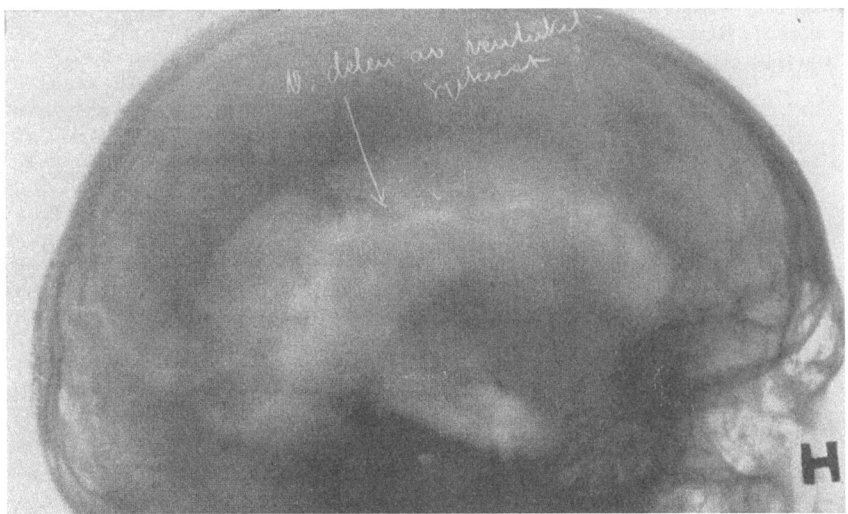

Abb. 94. Fall Nr. 46. Linker Seitenventrikel nach Ventrikulographie.

großer Intensität wieder, und der Patient wurde am 30. VI. 1925 wieder in die chirurgische Klinik aufgenommen.

Allgemeine Drucksymptome. Subtemporale Protrusion sehr gespannt, aber der Hauptteil der Dekompressionsöffnung durch neugebildeten Knochen geschützt. Beiderseitige Stauungspapille von 2—3 Dioptrien. V. links 0,9; V. rechts 1.

120 Meningiome.

Die Lokalsymptome wie bei der vorigen Aufnahme. Außerdem vollständige Anosmie auf der linken Seite und eine leichte Schwäche des dritten Nerven auf der linken Seite. Die kalorische Reaktion im linken Ohre wies große Variationen auf. Einmal konnte man

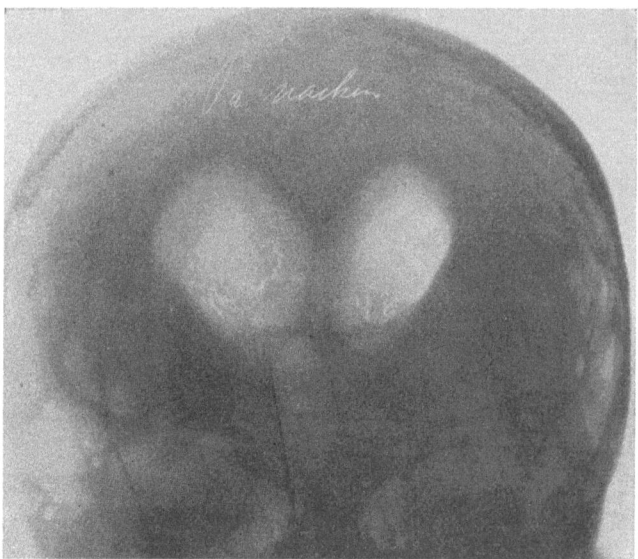

Abb. 95. Fall Nr. 46. Frontalbild nach Ventrikulographie.

mit 600 ccm Wasser keine Reaktion erhalten, während ein andermal mit 100 ccm Wasser eine normale Reaktion erfolgte.

Die Gesichtsfelder zeigten bei wiederholten Untersuchungen nur einen mäßigen Grad von konzentrischer Einschränkung ohne Zeichen des früheren homonymen Defektes.

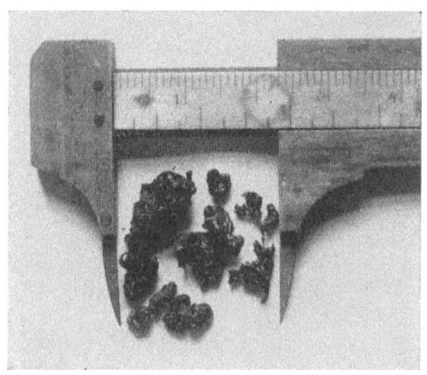

Abb. 96. Fall Nr. 46. Der exstirpierte Tumor.

Obzwar die Symptome jetzt definitiv auf den Kleinhirnbrückenwinkel deuteten, entstanden einige Zweifel durch die Anosmie und die Oculomotoriusparese. Man beschloß daher, das Vorhandensein eines Hydrocephalus festzustellen oder auszuschließen. Dies geschah am 18. VII. mittels Ventrikulographie, die eine symmetrische Erweiterung der Ventrikel zeigte (Abb. 94, 95).

Die Läsion mußte also im linken Kleinhirnbrückenwinkel situiert sein. Auf Grund des erhaltenen Hörvermögens, des Verhaltens der kalorischen Reaktion im linken Ohr und des Berichtes der Anamnese über die Facialisparese als erstes Symptom, wurde die Diagnose auf Kleinhirnbrückenwinkeltumor gestellt, und zwar auf einen wahrscheinlich nicht vom Acusticus ausgehenden, obzwar ein Acusticustumor nicht ganz ausgeschlossen werden konnte.

Operation II am 25. VII. 1925. Lokalanästhesie. Beiderseitige Freilegung des Kleinhirns. Der ziemlich dünne Knochen wurde entfernt, bis der hintere Rand des linken Sinus sigmoideus freigelegt war. Punktion des linken Seitenventrikels. Nach Retraktion der linken Kleinhirnhemisphäre konnte man den Tumor sehen, der den Kleinhirnbrückenwinkel einnahm. Der Tumor hatte das Aussehen eines Acusticus-Neurinoms, aber wegen einer beim Versuch der Ablösung des Tumors vom Kleinhirn entstandenen Blutung konnte nur ein recht kleiner Teil der Geschwulst freigelegt werden. Das Verhalten des Tumors zu den Nerven des Winkels ließ sich nicht klarstellen und der Tumor wurde infolge seines makroskopischen Aussehens als Acusticustumor betrachtet und mit einem stumpfen Löffel in derselben Art wie bei einem Acusticustumor zum Teil entfernt. Die Enucleation war schwierig

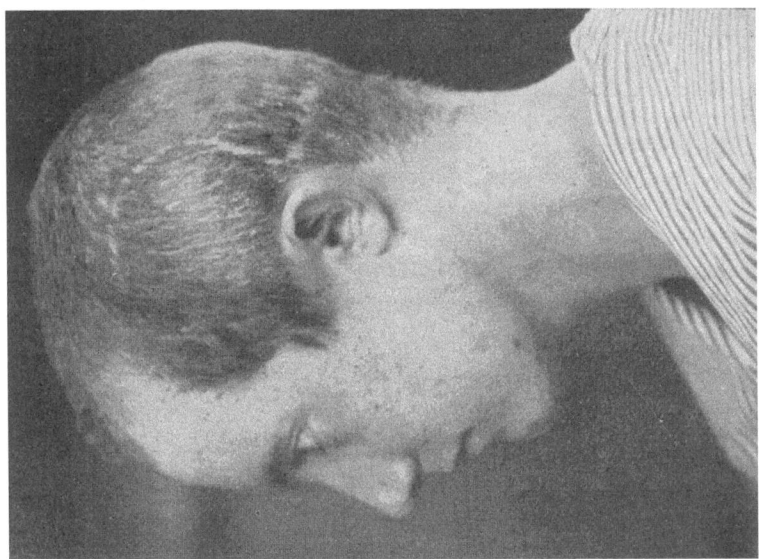

Abb. 98. Fall Nr. 46. Drei Wochen nach der Operation.

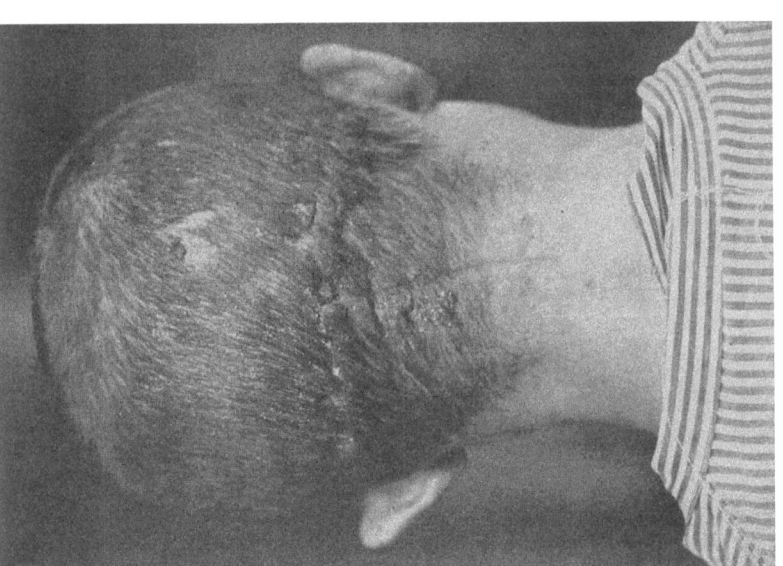

Abb. 97. Fall Nr. 46. Drei Wochen nach der Operation.

infolge der harten Konsistenz und des Gefäßreichtums des Tumors. Sein unterer Teil wurde entfernt, aber beim Versuch, den oberen Pol zu beseitigen, entstand eine starke Blutung aus einem ziemlich großen Gefäß, und man verzichtete daher auf Versuche, mehr von dem Tumor zu entfernen. Blutstillung mittels Muskelinplantation und sorgfältiger Verschluß der Wunde ohne Drainage. Gewicht der Tumorfragmente $7^{1}/_{2}$ g (Abb. 96).

Histologische Diagnose: Meningiom mit zahlreichen psammösen Körperchen.
Rekonvaleszenz ungestört. Die Suturen wurden nach 2 Wochen entfernt, um welche Zeit die Wunde vollständig geheilt war (Abb. 97, 98).
Der Patient wurde am 2. IX. entlassen. Sein Zustand war in jeder Beziehung bedeutend gebessert; die Papillen flach, V. rechts und V. links je 1. Die Facialisparese stark zurückgegangen und ebenso die cerebellären Symptome, mit Ausnahme vom Nystagmus. Ein Jahr nach der Operation geht der Patient seinem Berufe als Tischler nach. Er ist subjektiv frei von Beschwerden. Keine Protrusion der cerebellaren Dekompression. Die neurologischen Symptome sind ungefähr dieselben wie bei der Entlassung, mit leichter linksseitiger cerebellarer Inkoordination, Nystagmus, linksseitiger Facialis- und Abducensparesen.

Der Tumor hatte in diesem Falle ein langsames Wachstum und man kann daher wohl eine Dauer der Erleichterung von mehreren Jahren erwarten. Wenn die Beziehungen des Tumors zu den Winkelnerven sorgfältig hätten untersucht werden können, würde man wahrscheinlich die Natur der Läsion bei der Operation entdeckt und vielleicht eine vollständige Entfernung des Tumors versucht haben, statt der Enucleation von Fragmenten, die tatsächlich gemacht wurde.

Fall Nr. 47. A. Ö., ♂, 51 Jahre, Versicherungsagent. S. 184/1926.
Intracerebelläre Cyste mit einem soliden Tumor, der sich mikroskopisch als ein psammöses Meningiom herausstellte. Operation. Exstirpation des Tumors. Tod an bulbären Komplikationen 5 Tage nach der Operation. Sektion.

1921 heftiges Trauma gegen den Kopf und 3 Wochen in Spitalsbehandlung. Im März 1922 einen neuen Schlag gegen den Kopf und hatte darauf mitunter Kopfschmerzen, die im Scheitel und Nacken lokalisiert waren. Im Mai 1925 bemerkte der Patient, daß er nach links abwich, wenn er im Dunkeln ging. Im Juli 1925 einen Anfall von Schwindel, wobei er umfiel, aber nicht das Bewußtsein verlor. Seitdem mehrere ähnliche Anfälle, die in der letzten Zeit an Frequenz zunahmen. Seit kurzem fällt der Patient sofort, wenn er mit aneinandergestellten Füßen steht. Die Falltendenz war anfangs gegen rechts, später aber unbestimmt und im allgemeinen nach hinten. Schwere Kopfschmerzen und wiederholte Anfälle von Erbrechen seit Mai 1925. Im August 1925 eine gewisse Undeutlichkeit beim Sprechen, die späterhin allmählich zugenommen hat. Seit derselben Zeit Doppelsehen. Im August 1925 wegen Paradysenterie in Krankenhauspflege und es wurde auch die Diagnose: Verdacht auf Kleinhirntumor gestellt, obzwar um diese Zeit keine allgemeinen Drucksymptome bestanden. Am 16. II. 1926 wurde er in die medizinische Klinik aufgenommen und von Prof. Holmgren mit der Diagnose Kleinhirntumor der chirurgischen Klinik überwiesen.

Allgemeine Drucksymptome. Beiderseitige Stauungspapille. V. rechts und V. links je 1.
Lokalsymptome. *Kranialnerven:* III, IV, VI, subjektive Doppelbilder, aber keine nachweisbare Abweichung in der Stellung der Augen. V, leichte Hypästhesie auf der linken Seite, Cornealreflex links träger als rechts. Kiefer weicht nach rechts ab. VII, leichte Schwäche des rechten unteren Facialis. IX, X, der weiche Gaumen auf der rechten Seite niedriger als auf der linken.
Kleinhirn: Nystagmus, nach beiden Seiten gleich. Hochgradige Dysmetrie, Asynergie und Adiadochokinesis im linken Arm. Gang breitspurig und wackelnd, kann nicht ohne Hilfe gehen. Wenn er mit aneinandergestellten Füßen steht, fällt er sofort nach links. Zahlreiche Anfälle von Schwindel mit dem Gefühl, daß die Gegenstände der Umgebung nach rechts rotieren. Unbedeutende Druckempfindlichkeit über dem Nackenknochen, auf beiden Seiten gleich. Sprache sehr undeutlich, leicht skandierend.
Klinische Diagnose: Linksseitiger Kleinhirntumor. Ob der Tumor intra- oder extracerebellär liege, konnte nicht entschieden werden.

Operation am 19. II. 1926. Lokalanästhesie. Beiderseitige Freilegung des Kleinhirns. Knochen außerordentlich dick, weshalb man die Freilegung nicht so weit fortsetzen konnte, daß der Sinus sigmoideus sichtbar wurde. Dura stark gespannt. Ventrikelpunktion. Die Gebilde der Mittellinie waren wenigstens $1^1/_2$ cm nach rechts verschoben. Bei Punktion der linken Hemisphäre stieß man in der Tiefe von 2 cm auf eine Cyste mit einer bernsteingelben Flüssigkeit, die sofort koagulierte. Die ungefähr mandarinengroße Cyste war, wie sich bei ihrer Eröffnung zeigte, von einer dünnen Membran in zwei ungefähr gleichgroße

Hohlräume geteilt. Nachdem diese Membran entfernt worden war, fand man einen ungefähr walnußgroßen soliden Tumor in der vorderen lateralen Wand der Cyste. Nachdem die Cystenwände mit ZENKERscher Lösung fixiert waren, wurde der solide Tumor exstirpiert (Abb. 99), wobei eine heftige Blutung erfolgte, die aber durch Auflegung eines Muskelstückchens schließlich gestillt werden konnte. Vollständige Sutur. Mikroskopische Diagnose des soliden Tumors: Stark psammöses Meningiom.

Zustand unmittelbar nach der Operation ausgezeichnet, am nächsten Tage trat aber eine heftige Temperatursteigerung ein und das Schlucken wurde vollständig unmöglich. Erhielt daher nichts per os und alle Flüssigkeiten wurden per rectum zugeführt. Am dritten Tage konnte der Patient wieder schlucken. Seit dem Operationstage war der Patient benommen, die Somnolenz steigerte sich am 23. zu Koma und am 24. II. trat der Exitus ein.

Sektion nach vorhergehender Formalinhärtung. Bedeutende Vorbuchtung des Kleinhirns im Dekompressionsdefekt mit deutlicher Schnürfurche sowohl hier wie rund um die Tonsillen, die in dem Hinterhauptsloch eingeklemmt waren. An der Hinterseite und an der Seite der linken Hemisphäre ein dünnes Koagulum. Ein Schnitt durch die linke Hemisphäre zeigte ein haselnußgroßes Koagulum in der Höhle nach der Cyste. Rund um diese befand sich das Kleinhirn in einem Zustande von roter Erweichung. Keine Spuren von zurückgebliebenen Tumorfragmenten. Keine Meningitis.

Der Tod wurde in diesem Falle sicher durch das postoperative Ödem hervorgerufen, das auf die Operation folgte, und dieses sowohl wie die bedeutende Erweichung der linken Kleinhirnhemisphäre war wahrscheinlich eine Folge des Traumas, das bei den Versuchen, die Blutung bei der Exstirpation des Tumors zu stillen, gesetzt worden war. Nach Exstirpation der Cyste fand man, daß der Tumor nur durch einen sehr dünnen Stiel mit der Cystenwand

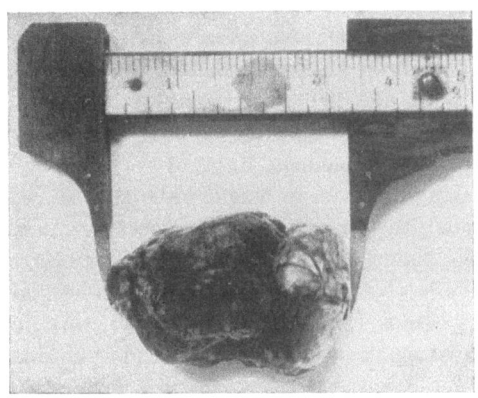

Abb. 99. Fall Nr. 47. Der exstirpierte Tumor.

zusammenhing. Hätte man dies vor der Exstirpation des Tumors wahrnehmen können, so hätte man eine Ligatur rund um den Stiel legen und jeder Blutung vorbeugen können. Man hätte möglicherweise auch den Atlasbogen entfernen sollen, um für den Fall des Auftretens eines postoperativen Ödems mehr Platz zu schaffen. Die mikroskopische Untersuchung des Tumors ergab das überraschende Resultat, daß er, obzwar ganz und gar intracerebellär gelegen, ein Meningiom war, man wird also wohl anzunehmen haben, daß es sich vom Boden eines Sulcus entwickelt hatte, vermutlich auf der Oberfläche des Kleinhirns, die gegen das Felsenbein gewendet ist.

Nach dem mikroskopischen Aussehen teilt CUSHING (6) die Meningiome in zwei Haupttypen: 1. massive Tumoren, die durch einen relativ schmalen Stiel mit den Meningen zusammenhängen, und 2. „Tumeures en plaques", die mehr dazu neigen, sich auf der Oberfläche auszubreiten und die Dura auf einem größeren Gebiete zu infiltrieren. Von den 10 Meningiomen der hier vorliegenden Serie gehörten drei (Nr. 39, 42, 46) der letzteren Gruppe an, obzwar in zwei von diesen Fällen (Nr. 42, 46) die Form und Ausbreitung des Tumors infolge seiner

Lage nicht vollständig festgestellt werden konnte. Die übrigen sieben waren alle vom massiven Typus, einer von ihnen (Nr. 45) kann allerdings als Übergangsform zum anderen Haupttypus bezeichnet werden. Fall Nr. 47 war insofern bemerkenswert, als der Tumor ganz und gar intracerebellär entwickelt war und in einem cystischen Gebilde lag, das bei der Operation als gliomatöse Cyste aufgefaßt wurde. Auch bei der Sektion konnte in diesem Falle keine Verbindung mit der Dura nachgewiesen werden. Diese kann aber, wie CUSHING (7) hervorhebt, aus einem äußerst schmalen Stiele bestehen, und da in diesem Falle das Gehirn bei der Sektion herausgehoben wurde, ohne die Dura mitzunehmen, ist es ja möglich, daß der Stiel abgerissen worden ist oder auch, daß der Tumor im Grunde eines Sulcus von der Arachnoidea ausgegangen ist, also ohne Zusammenhang mit der Dura.

Von den 10 Tumoren waren acht oberhalb und zwei unterhalb des Tentoriums gelegen. CUSHING (7) hat nachgewiesen, daß die Meningiome von gewissen Prädilektionsstellen ausgehen, die, wie schon AOYAGI und KYUNO früher gezeigt hatten, im großen ganzen gut mit den Stellen übereinstimmen, wo die Arachnoidalvilli am reichlichsten vorhanden sind, nämlich in der Nähe der duralen Sinus und der Austrittsstellen der Kranialnerven. Nach dem Ausgangspunkt teilt CUSHING (7) die Meningiome in einige Hauptgruppen, von denen die folgenden in meinem Material vertreten waren. Die Gruppe mit Ausgang von den Kranialnerven in einem Falle (Nr. 46, wahrscheinlich Facialis, vielleicht Acusticus), die suprasellären Tumoren in einem Falle (Nr. 42), „Sylvian cleft tumours" in einem Falle (Nr. 39), die Tumoren der Hemisphärenkonvexität in einem Falle (Nr. 43), parasagittale Tumoren in 5 Fällen (Nr. 38, 40, 41, 44, 45).

In 4 Fällen (Nr. 38, 39, 40, 45) bestanden charakteristische, direkt oder röntgenologisch zu beobachtende Veränderungen im Schädel, welche die Diagnose Meningiom vor der Operation sicherstellten. Seit dem Erscheinen der Arbeiten CUSHINGS (6) sind diese Veränderungen im Knochen, gewöhnlich in Form einer Hyperostose über dem Tumor, gut bekannt und ebenso ihre diagnostische Bedeutung. Von diesem Gesichtspunkte ist Fall Nr. 42 von Interesse, wo eine auf den Röntgenbildern ersichtliche lokale Auftreibung des Knochens an der Schädelbasis wahrscheinlich als eine analoge Veränderung aufzufassen ist, auf deren diagnostische Bedeutung wir im Kapitel über die röntgenologischen Veränderungen bei Hirntumor zurückkommen werden. Diese Veränderungen, die nach CUSHING (6) in wenigstens 25% der Fälle vorkommen, beruhen auf Invasion von Tumorzellen in die Knochenkanäle mit destruktiven wie proliferativen Veränderungen. Einer der obengenannten Fälle (Nr. 45) war eine Rezidivoperation, wo bei der ersten Operation, 18 Jahre früher, nur der tumorinfiltrierte Knochen entfernt worden war und bei einer zweiten Operation, 10 Jahre darauf, eine offenbar unvollständige Exstirpation des Tumors ausgeführt wurde. Dieser Fall ist wegen der hier erfolgten hochgradigen Verkalkung des Tumors von Interesse, die sehr selten zu sein scheint. Nach den auf dem Material CUSHINGS fußenden Untersuchungen VAN DESSELS fanden sich unter 136 Meningiomen nur 2 Fälle, bei welchen der Tumor einen auf dem Röntgenbilde sichtbaren Kalkschatten gab.

Außer diesen 4 Fällen, bei denen die Diagnose Meningiom sichergestellt war, wurde sie in noch zwei anderen Fällen für wahrscheinlich gehalten (Nr. 42, 46).

In einem weiteren Falle, Nr. 43, zeigte die Nachprüfung des Röntgenfilms eine so hochgradige Vermehrung der Venenzeichnung in der Kalotte, daß die Stellung einer korrekten präoperativen Diagnose hätte möglich sein sollen, wenn diese Veränderung beobachtet oder ihre Bedeutung richtig eingeschätzt worden wäre.

Der Tumor konnte in 7 Fällen vollständig exstirpiert werden und in 2 Fällen wurde eine unvollständige Exstirpation gemacht. Eine vollständige Exstirpation wäre bei besserem Entwurf und besserer Ausführung der Operation in einem dieser Fälle (Nr. 38) sicherlich ausführbar gewesen und möglicherweise auch im zweiten Falle (Nr. 46), obwohl dies wegen der Lage des Tumors im Brückenwinkel und wegen seines allem Anschein nach breiten Zusammenhangs mit der Dura zweifelhafter ist. In einem Falle (Nr. 42) war der Tumor wegen seiner Lage oberhalb der Diaphragma sellae inoperabel und es wurde nur eine Probeexcision vorgenommen.

4 Fälle starben infolge der Operation. Die Todesursachen waren folgende: Blutung und Schock in einem Falle (Nr. 39); Schock ohne nennenswerte Blutung in einem Falle (Nr. 41); postoperatives Hirnödem mit Pharynxparese und Aspirationspneumonie in einem Falle (Nr. 47); Liquorfistel mit sekundärer eitriger Encephalitis in einem Falle (Nr. 40). Was die Überlebenden betrifft, war das Resultat unbefriedigend in 2 Fällen (Nr. 38, 44), indem die Operation eine wahrscheinlich definitive Steigerung der früher vorhandenen Paresen mit sich führte und einer dieser Patienten nach einigen Monaten wahrscheinlich an einem Rezidiv starb. In einem Falle, wo nur eine Probeexcision eines inoperablen Tumors vorgenommen wurde, war das Resultat insofern befriedigend, als die subjektiven Beschwerden verschwanden; ob dies auf die Operation, die Beendigung der Gravidität oder auf die Röntgenbehandlung zurückzuführen ist, mag dahingestellt sein. In den drei übrigen Fällen (Nr. 43, 45, 46) war das Resultat sehr zufriedenstellend; zwei von diesen Patienten sind völlig arbeitsfähig und der dritte (Nr. 45) dürfte allmählich einen großen Teil seiner Arbeitsfähigkeit zurückerlangen.

Trotzdem in ungefähr einem Drittel der Fälle ein günstiger Erfolg erreicht wurde, muß man die Resultate doch im großen ganzen als weniger günstig bezeichnen, in Anbetracht dessen, daß es sich hier um gutartige, wohl abgegrenzte und in der Mehrzahl der Fälle operable Tumoren handelt, die, wenn gänzlich entfernt, nicht rezidivieren. Dies hängt ohne Zweifel damit zusammen, daß die operationstechnischen Schwierigkeiten in allen diesen Fällen mit Ausnahme von Nr. 45 und vielleicht von Nr. 46 außerordentlich groß waren. Die technischen Schwierigkeiten sind durch die Größe und den Gefäßreichtum der Tumoren und die meistens sehr hochgradige venöse Stauung in Weichteilen und Knochen bedingt. Diese Schwierigkeiten werden auch von CUSHING (7) mit folgenden Worten betont: „There is no gainsaying that, despite the enucleability of these tumors, even when they are easily accesible, the operations are often attented with great hazard, and, more often than for other tumours, must be done in two or even three sessions. One reason for this is that the growth, before its presence has been even suspected, may have attained a large size and through venous stasis have greatly increased the vascularity of scalp and bone." TOOTHS Statistik zeigt eine Mortalität von 40,6% unter 32 Fällen und v. EISELSBERGS Statistik aus dem Jahre 1913 eine Mortalität von 52,6% unter 19 Fällen.

Die Ziffern sind jedoch in diesen beiden Statistiken nur als approximativ zu betrachten, da die Klassifizierung der Fälle mitunter unklar ist. Die von den beiden genannten Verfassern als Sarkome eingereihten Tumoren dürften wohl in der Mehrzahl der Fälle Meningiome gewesen sein, aber bei einem Teil dürfte es sich um Gliome gehandelt haben. Wären diese Fälle in die obige Berechnung eingezogen worden, so hätten sich die Ziffern vielleicht einigermaßen verschoben, besonders betreffs der Statistik TOOTHS, welche für die als Sarkome bezeichneten Tumoren eine sehr hohe Mortalität aufweist. SARGENT hat eine Mortalität von 22,6% unter 31 Fällen, bei welchen der Tumor exstirpiert werden konnte, und 20% unter 10 Fällen, bei denen nur eine Dekompression gemacht wurde, was also eine bedeutende Besserung der Resultate am National Hospital aufweist.

In meinen Fällen hat man die Operation in einem Falle (Nr. 39) in zwei Sitzungen vornehmen müssen — eine weitere Aufteilung wäre wohl erwünscht gewesen, war aber technisch undurchführbar — und in 3 Fällen (Nr. 41, 43, 44) in 3 Sitzungen. Bluttransfusion war in 3 Fällen vonnöten (Nr. 39, 40, 43) und intravenöse Kochsalzinjektion in 2 Fällen (Nr. 41, 44). Im ganzen übrigen Material von 75 Fällen war Bluttransfusion nur in 3 Fällen nötig (Nr. 36, 65, 66), wovon sie bei zweien, beide waren Hämangiome, ausgeführt werden konnte, woraus hervorgeht, daß die Blutstillung bei Meningiomen Schwierigkeiten von einem ganz anderen Grad bildet als bei Tumoren anderer Art. Der Zufall hat es außerdem so gefügt, daß die Hälfte des Materials aus parasagittalen Meningiomen bestand, die in der Regel die größten Schwierigkeiten bieten, während die relativ günstigen Konvexitätsmeningiome nur durch einen einzigen Fall vertreten waren. Bei „normaler" Verteilung der Fälle müßten diese beiden Gruppen nach der Statistik CUSHINGS (7) ungefähr gleich groß sein. Die Schwierigkeit der Beherrschung der Blutung im Verein mit einer relativ ungünstigen Lage des Tumors war in sämtlichen letalen Fällen direkt oder indirekt die Todesursache — vielleicht mit Ausnahme von Nr. 41, wo der Grund des plötzlichen Kollapses unklar ist — und war auch der Grund des unbefriedigenden funktionellen Resultates in denjenigen Fällen, bei denen die Operation eine Steigerung der vorher vorhandenen Paresen mit sich führte. In einem Falle (Nr. 40) war außerdem ungenügende Freilegung des Operationsfeldes eine wesentlich beitragende Ursache für den unglücklichen Ausgang. Über die Methoden für die Beherrschung der Blutung habe ich mich im Kapitel über die Operationstechnik geäußert. Hier möchte ich nur noch hinzufügen, daß die Verteilung der Operation auf zwei oder mehrere Sitzungen bei dieser Gruppe von Tumoren ihre wichtigste Anwendung findet, und daß man sich besonders bei den parasagittalen Meningiomen, wo der Knochen über dem Sinus in der Regel sekundär entfernt werden muß, nachdem der Knochenlappen aufgebrochen ist, nicht bedenken darf, den ganzen Knochenlappen zu opfern. Man riskiert sonst eine Infektion in dem leeren Raum, der zwischen Sinus und den Weichteilen entsteht, was bei zwei von meinen Fällen (Nr. 38, 41) eingetroffen ist. Über die Deckung der Duradefekte, die entstehen, wenn ein Meningiom mit seiner Ansatzstelle an der Dura entfernt worden ist, kann ich mich auf Grund dieses kleinen Materials kaum äußern. CUSHING (8) benutzt zu diesem Zwecke totes Material. Fascia lata ist bei der Mehrzahl der Operateure das meist verwendete Deckungsmaterial, das auch ich vorziehe, wenn der Zustand des Patienten eine Verlängerung der Operation erlaubt, was aber in der Mehrzahl meiner Fälle nicht zutraf.

Röntgenbehandlung wurde bei drei von diesen Fällen versucht, und zwar in einem Falle (Nr. 39) vor der Operation, und bei 2 Fällen (Nr. 42, 46) nach der Operation. Im ersteren Falle progrediierten die Symptome trotz der Behandlung, die keinen nennenswerten Effekt zu haben schien. Im Fall Nr. 42, wo der Tumor inoperabel war, verursachte die Röntgenbehandlung schwere Kopfschmerzen und mußte deshalb unterbrochen werden. Inwiefern sie auf den weiteren Verlauf der Symptome Einfluß hatte, dürfte unmöglich zu entscheiden sein. Im Falle Nr. 46 wurde nach der ersten Operation Röntgenbehandlung eingeleitet, im Glauben, daß es sich hier um einen inoperablen Tumor in der Tiefe des Temporallappens handele. Sie wurde daher nicht gegen die Stelle gerichtet, an der sich der Tumor befand, d. h. den Brückenwinkel, und hatte auch keine Wirkung auf den weiteren Verlauf. Es lassen sich aus diesen wenigen Erfahrungen ja kaum bestimmte Schlüsse ziehen, es ist aber doch bemerkenswert und spricht gegen eine nennenswerte Einwirkung der Röntgenbestrahlung auf Meningiome, daß bei Fall Nr. 39, in dem es sich um einen Tumor vom zellreichen und schnell wachsenden Typus handelte, der sich also a priori für eine Röntgenbehandlung zu eignen schien, keinerlei Einwirkung auf den Verlauf und auf das Verhalten des extrakraniell sichtbaren Teils des Tumors beobachtet werden konnte. Laut BAILEY (2) gehen die Erfahrungen in der Klinik CUSHINGS in dieselbe Richtung. Man kann daher die Röntgenbehandlung als Ersatz für die Operation wohl kaum ernstlich in diesen Fällen in Erörterung ziehen, trotz der Risiken, die mit der Operation verbunden sind. Wenn der Tumor dagegen infolge seiner Lage oder aus anderen Gründen inoperabel ist, so wird natürlich ein Versuch mit Röntgenbehandlung indiziert sein.

V. Neurinome.

1. Einseitige Acusticustumoren.

Fall Nr. 48. H. H., ♀, 46 Jahre, verheiratet. S. 1098/1922.

Rechtsseitiger Acusticustumor mit allgemeinen Drucksymptomen, die bis zur Erblindung fortschreiten. Operation. Freilegung des Tumors. Dekompression. Tod am 18. Tage an bulbären Komplikationen. Sektion.

Progressiv abnehmendes Hörvermögen im rechten Ohr seit dem Herbst 1921, gleichzeitig Schwindelanfälle. Im September 1922 ein mehrere Minuten andauernder Anfall von Bewußtlosigkeit, der von Erbrechen und Dysphagie gefolgt war. Im Oktober 1922 ein zweiter Anfall von Bewußtlosigkeit, nachher ein Gefühl von Zucken in der rechten unteren Gesichtshälfte. Seit Ende September Doppeltsehen und progressive Abnahme des Sehvermögens. Vollständige Amaurosis seit Ende Oktober. Schwere Kopfschmerzen seit September 1922. Aufnahme in die medizinische Klinik am 16. XI. 1922.

Allgemeine Drucksymptome. Beiderseitige Stauungspapille mit sekundärer Atrophie; vollständige Amaurosis. Pupillarreflex fehlt. Schwere Kopfschmerzen.

Röntgenuntersuchung. Entkalkung und Vorbiegung der Proc. clin. post. Entkalkung des Clivus. Der Boden der Sella hinuntergepreßt. Auf einem Seitenbilde Usur der Spitze des Felsenbeines. Auf Bildern vom Porus in Schrägprojektion von oben hinten tritt an der linken Seite die obere Kontur des Felsenbeines hervor, an der rechten Seite dagegen keine Kontur der Spitze des Felsenbeines (Abb. 100, 101). Das ganze rechte Felsenbein weist eine vakuoläre Verdünnung auf.

Lokalsymptome. *Kranialnerven:* V, Verlust des Cornealreflexes rechts. VI, rechtsseitige Parese. VII, leichte Parese der rechten unteren Gesichtshälfte, Beeinträchtigung des Geschmackes an den rechten vorderen zwei Dritteln der Zunge. VIII, vollständige Taubheit und Verlust der kalorischen Reaktion im rechten Ohr.

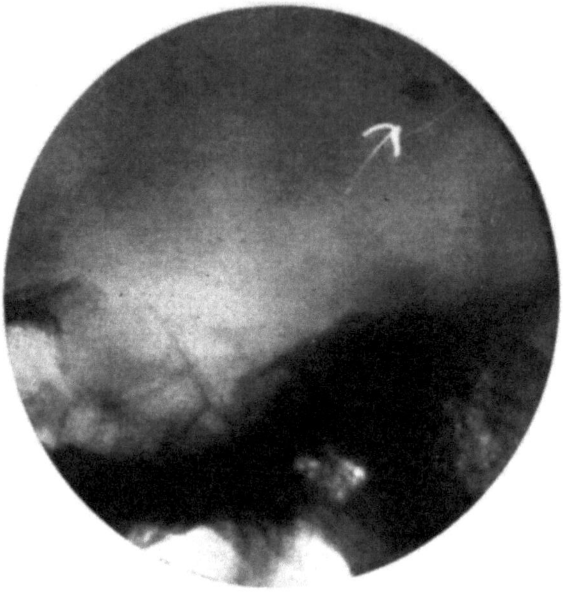

Kleinhirn: Zur Zeit der Aufnahme war die Patientin vollständig bettlägerig, einige Tage später war sie aber imstande herumzugehen, ohne auffällige Schwierigkeiten beim Gehen oder Stehen. Kein Nystagmus.

Mehrmals ausgeführte Lumbalpunktionen zeigen einen Lumbaldruck von 220 bis 400 mm Wasser. Mitunter konnte ein Cornealreflex auf der rechten Seite hervorgerufen werden, aber immer schwächer als auf der linken. Von Dr. ÅKERBLOM mit der Diagnose rechtsseitiger Kleinhirnbrückenwinkeltumor der chirurgischen Klinik überwiesen.

Abb. 100. Fall Nr. 48. Seitenbild des Felsenbeines der rechten Seite, das Destruktion von dessen Spitze erkennen läßt.

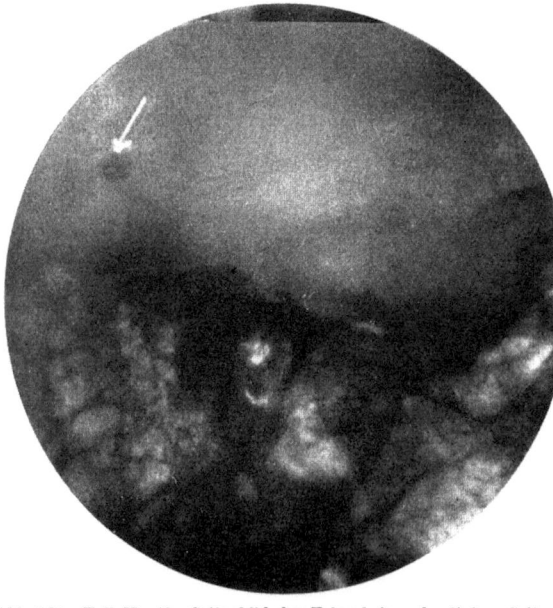

Abb. 101. Fall Nr. 48. Seitenbild des Felsenbeines der linken Seite.

Operation am 23. XII. 1922. Äthernarkose. Doppelseitige Freilegung des Kleinhirns. Die laterale Zisterne auf der rechten Seite mit Flüssigkeit straff gefüllt. Nach Eröffnung der Zisterne wurde der Pol eines bläulichroten Tumors im Kleinhirnbrückenwinkel freigelegt. Ein Versuch zur intrakapsulären Enucleation wurde infolge des Gefäßreichtums des Tumors aufgegeben und die Wunde sorgfältig schichtenweise verschlossen.

Die Wunde heilte p. p. und die Nähte wurden am 10. Tage entfernt. Nach einer Woche ausgesprochene Dysarthrie und vollständige Unfähigkeit zu schlucken. Die bulbären Symptome progredierten und die Patientin starb am 10. I. 1923.

Die *Autopsie* zeigte einen Acusticustumor von fast Hühnereigröße. Das Operationsfeld war reaktionsfrei. Das Gehirn wurde ohne vorhergehende Härtung entfernt. Die anatomischen Verbindungen des Tumors konnten daher nicht festgestellt werden. Mikroskopische Diagnose: Neurinom.

Dieser Fall war meine erste Erfahrung mit einem Acusticustumor und überhaupt meine erste Kleinhirnoperation. Die präliminären Prozeduren nahmen daher etwas mehr Zeit in Anspruch und dies war einer der Gründe, daß eine versuchte Enucleation aufgegeben wurde. Die Geschwulst war etwas gefäßreicher als es sonst bei Acusticustumoren gewöhnlich ist, aber mit etwas mehr Erfahrung wäre es wohl möglich gewesen, eine intrakapsuläre Enucleation auszuführen.

Die Dekompression war in diesem Falle erfolglos und hat wahrscheinlich den Eintritt des Endes beschleunigt, da die bulbären Komplikationen zweifellos von der auf die Dekompression folgenden Verschiebung des Kleinhirns und des Hirnstammes nach hinten verursacht waren.

Fall Nr. 49. A. N., ♀, 34 Jahre, verheiratet. S. 865/1923.

Rechtsseitiger Acusticustumor mit typischem Syndrom. Operation und intrakapsuläre Enucleation des Tumors. 3 Jahre nach der Operation am Leben und frei von Drucksymptomen.

Im Januar 1921 bemerkte die Patientin, daß sie auf dem rechten Ohre taub sei. Kein vorhergehendes Sausen. Gleichzeitig etwas Kopfschmerzen, die zuerst auf der Schädelhöhe, später in der Hinterhauptgegend lokalisiert waren. Im Juli 1921 wurden die Kopfschmerzen heftiger, der Nacken war steif und sie hatte Schwindelgefühl. Gang sehr unsicher; Neigung zum Fallen nach rechts. Seit dem Herbst 1921 progressive Abnahme des Sehvermögens. Im letzten Monat gelegentlich Diplopie. Aufnahme in die chirurgische Klinik am 25. VII. 1923.

Allgemeine Drucksymptome. Beiderseitige Stauungspapille, rechts 6 Dioptrien, links 5 Dioptrien. V. rechts und V. links je 0,1. Konzentrische Einschränkung der Gesichtsfelder.

Röntgenuntersuchung. Die ganze Rücklehne der Sella zerstört, nur ein diffuser Schatten ist von ihr zurückgeblieben (Abb. 102). Der Boden der Sella hinabgepreßt und in seinem hinteren Teil undeutlich zu sehen.

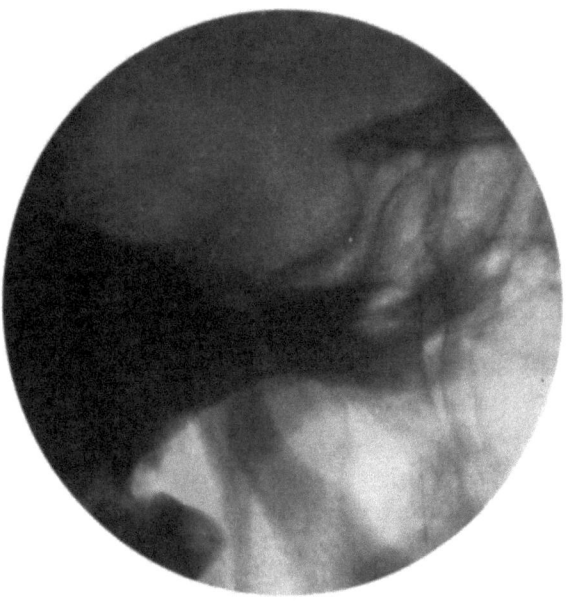

Abb. 102. Fall Nr. 49. Seitenbild der Sella turcica, mit so gut wie vollständiger Destruktion ihrer Rücklehne.

Ein Frontbild gibt keinen sicheren Unterschied zwischen den Spitzen der Pyramiden, beide sind aber etwas dünner als gewöhnlich. Die Pori zeigen bei Profilaufnahme keine Veränderungen. Clivus atrophisch.

Lokalsymptome. *Kranialnerven:* V, der Cornealreflex rechts sehr träge. VI, Anamnese berichtet über Diplopie. VII, leichte Schwäche der rechten unteren Gesichtshälfte. VIII, vollständige Taubheit und Verlust der kalorischen Reaktion im rechten Ohr. IX, X, bisweilen Dysphagie.

Kleinhirn: Nystagmus, gröber bei Blick nach rechts. Der Gang etwas unsicher mit Neigung zum Abweichen nach rechts. Nackensteifigkeit. Beiderseitige occipitale Empfindlichkeit.

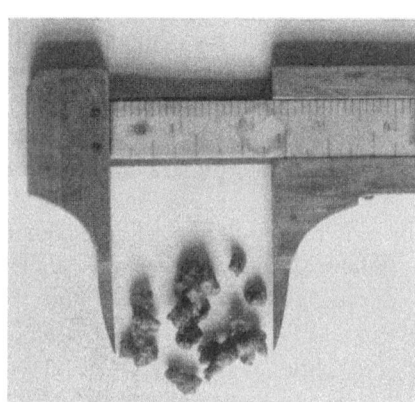

Abb. 103. Fall Nr. 49. Die exstirpierten Tumorfragmente.

Klinische Diagnose: Rechtsseitiger Acusticustumor.

Operation am 1. VIII. Äthernarkose. Doppelseitige Freilegung des Kleinhirns. Beim Aufheben der rechten Kleinhirnhemisphäre wurde ein zum Teil cystischer Acusticustumor freigelegt. Intrakapsuläre Enucleation. Fixation der Höhle mit ZENKERscher Lösung (Abb. 103). Mikroskopische Diagnose: Neurinom.

Die Suturen wurden am 10. VIII. entfernt, die tiefen Muskelsuturen waren aber offenbar unsicher angelegt, da eine Ansammlung von Cerebrospinalflüssigkeit unter der Galea bestand.

Zwei Tage später entstand eine Liquorfistel, die etwa 2 Wochen offen blieb. In dieser Zeit viel Kopfschmerzen und Erbrechen. Nach Schließung der Fistel stetige Besserung und zur Zeit der Entlassung am 24. X. keine allgemeinen Drucksymptome mehr. Die Sehschärfe bis 0,2 auf der rechten und 0,4 auf der linken Seite gebessert. Die in der ersten Zeit nach der Operation recht beträchtlichen cerebellaren Symptome waren jetzt viel geringer und die Patientin konnte ohne Schwierigkeit herumgehen.

Im Juni 1925 zur Beobachtung wieder aufgenommen. Sie war im ersten Jahre nach der Operation gesund gewesen, aber während einer Schwangerschaft, die mit einem normalen Partus im März 1925 endete, waren die cerebellaren Symptome sehr gesteigert. Es fand sich jetzt eine Ansammlung von Flüssigkeit unter der Galea im Nacken (Abb. 104). Keine allgemeinen Drucksymptome. Die Papillen flach mit unverändertem Sehvermögen. Im rechten Arm und Bein bestand eine beträchtliche cerebellare Inkoordination und der Gang war ziemlich unsicher. Sie konnte aber immerhin eine Strecke von 2—3 km gehen und konnte mit Hilfe ihre häusliche Arbeit verrichten.

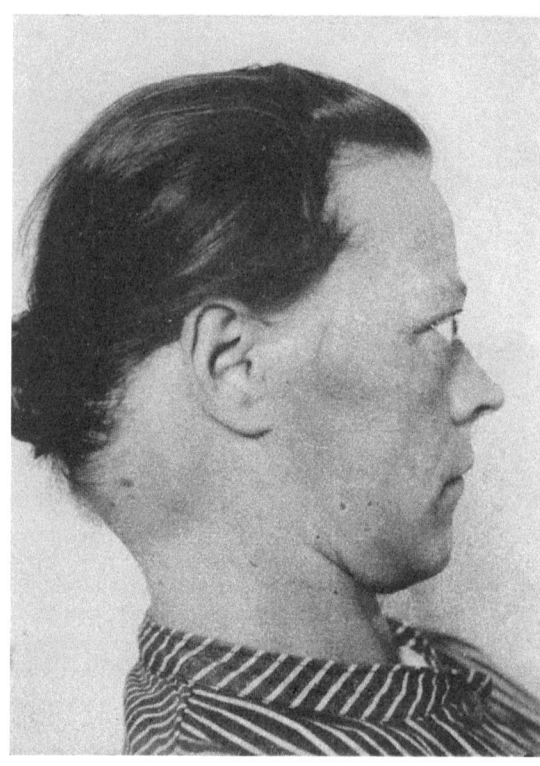

Abb. 104. Fall Nr. 49. Subgaleale Liquorcyste, zwei Jahre nach der Operation.

Ein Brief im Oktober 1926 teilt mit, daß der Zustand der Patientin seit dem letzten Spitalsaufenthalte ungefähr unverändert ist.

Die Liquorfistel hing in diesem Falle höchstwahrscheinlich mit einer technisch mangelhaften Ausführung der transversalen Muskel- und Fasciensutur zusammen. Zum Glück entging die Patientin der gewöhnlichen Folge von Liquorfisteln, nämlich der

Meningitis; sie bekam aber infolge der schlechten Muskelsutur einen bedeutenden Hirnbruch. Spätere Erfahrungen haben mich überzeugt, daß diese unangenehme Komplikation ebenso wie Liquorfisteln mit so gut wie absoluter Sicherheit vermieden werden kann, vorausgesetzt, daß man genügend von den Muskelansätzen am Knochen zurückläßt und die Suturen mit der äußersten Genauigkeit ausführt. Das Resultat der Operation muß dennoch als verhältnismäßig gut betrachtet werden, da die Patientin mit Erhaltung der Sehschärfe und Arbeitsfähigkeit mehr als 3 Jahre nach der Operation lebt.

Fall Nr. 50. B. G., ♂, 24 Jahre. S. 304/1924.

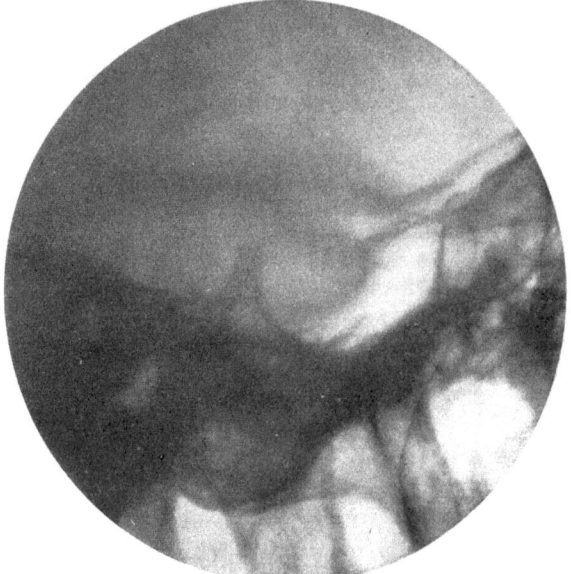

Abb. 105. Fall Nr. 50. Linkes Seitenbild.

Linksseitiger Acusticustumor mit vorgeschrittenen allgemeinen Drucksymptomen und typischem Winkelsyndrom. Operation. Intrakapsuläre Enucleation des Tumors. $2^1/_2$ Jahre nach der Operation bei gutem Befinden.

Seit September 1923 occipitale Kopfschmerzen und Anfälle von Erbrechen. Seit Januar 1924 allmählicher Verlust des Hörvermögens, zuerst im linken Ohr und dann im rechten. Um dieselbe Zeit fing das Sehvermögen an schlecht zu werden und der Gang wurde taumelnd, mit Neigung zum Fallen nach links. Mitunter Doppeltsehen. In den letzten Wochen leichte Dysarthrie. Aufnahme in die Nervenklinik am 13. III. 1924.

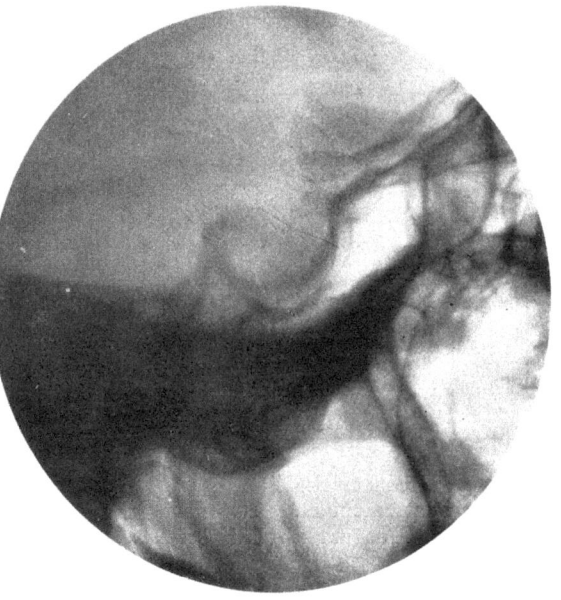

Abb. 106. Fall Nr. 50. Ein Jahr nach der Operation. Man beachte den verbesserten Kalkgehalt im Dorsum sellae.

Allgemeine Drucksymptome. Beiderseitige Stauungspapille. V. rechts und V. links je 0,4. Stark somnolent. Intensive Kopfschmerzen. Lumbaldruck 300 mm Wasser. Nonne +.

Röntgenuntersuchung. Entkalkung der Proc. clin. post. Fleckige Verdünnung der Struktur im Dorsum (Abb. 105). Sonst keine Veränderungen in der Kalotte und in der Schädelbasis.

Auf dem ein Jahr nach der Operation aufgenommenen Röntgenbilde scheinen die Proc. clin. ihre normale Struktur wieder angenommen zu haben, obwohl mit etwas plumper und unregelmäßiger Form. Auch der Sellaboden ist sichtbar (Abb. 106).

Lokalsymptome. *Kranialnerven:* V, Hypästhesie links, am ausgesprochensten für Berührung; Schmerzgefühl und Temperatursinn sind kaum gestört. Verlust des Cornealreflexes auf der linken Seite. Der Kiefer weicht nach links ab. VI, nach der Anamnese Vorkommen von Diplopie. VII, ungefähr 2 Wochen nach der Aufnahme Schwäche der linken unteren Gesichtshälfte. Leichte Abnahme des Geschmackes an den vorderen zwei Dritteln der linken Hälfte der Zunge. VIII, Taubheit und Verlust der kalorischen Reaktion auf der linken Seite, etwas herabgesetztes Hörvermögen auf der rechten Seite. IX, X, leichte Abnahme des Geschmackes auf dem hinteren Drittel der linken Zungenhälfte.

Kleinhirn: Schwankender, breitspuriger Gang, Tendenz gegen links zu fallen. Dysmetrie und Asynergie in der linken Körperhälfte. Adiodochokinesis in der linken Hand. Nystagmus, gröber nach links. Der Kopf ist gegen links geneigt. Occipitale Empfindlichkeit und leichte Nackensteifigkeit.

Klinische Diagnose (Prof. MARCUS): Linksseitiger Kleinhirnbrückenwinkeltumor.

Operation am 8. IV. 1924. Lokalanästhesie. Doppelseitige Freilegung des Kleinhirns. Knochen sehr dünn. Punktion des linken Ventrikels. Im linken Kleinhirnbrückenwinkel wurde, von einer arachnoidalen Cyste bedeckt, ein einem Acusticustumor ähnliches Gebilde gefunden. Der untere Teil des Tumors wurde freigelegt. Intrakapsuläre Enucleation. Die Höhle wurde mit ZENKERscher Lösung fixiert. Schichtenweiser Verschluß ohne Drainage. Mikroskopische Diagnose: Neurinom.

Die Wunde heilte p. p., aber anfangs Mai sickerte eine mäßige Menge cerebrospinaler Flüssigkeit aus der Wunde. Die Leckage hörte nach einigen Tagen auf. Pat. wurde am 22. VII. entlassen, in jeder Hinsicht sehr gebessert. Die Papillen flach, V. rechts 0,6; V. links 0,4. Der Gang etwas unsicher. Auch weiterhin ein mäßiger Grad von cerebellarer Inkoordination in der linken Körperhälfte.

Im März 1925 zur Beobachtung wieder aufgenommen. Es bestand nun eine leichte Protrusion in der suboccipitalen Region. Die Symptome von den Kranialnerven im wesentlichen unverändert. Gang und cerebelläre Inkoordination wie vorher. Röntgenbehandlung.

Brieflich teilt der Patient im Oktober 1926 mit, daß er von subjektiven Beschwerden frei sei, unveränderte Sehschärfe habe und leichte Arbeit verrichten könne.

Fall Nr. 51. T. D., ♀, 70 Jahre. S. 830/1924.

Vollständig cystisch degenerierter Acusticustumor ohne allgemeine Drucksymptome und mit einer schweren Trigeminusneuralgie als dominierendem Symptom. Wegen Verdacht auf Tumor im Ganglion Gasseri explorative Freilegung des Ganglions mit negativem Resultat. Späterhin Freilegung des Kleinhirns und Entleerung einer Cyste im Brückenwinkel. Starb 5 Wochen nach der letzten Operation an Influenza mit Pneumonie. Sektion.

Seit April 1923 Schmerzen in der rechten Gesichtshälfte. Die Schmerzen waren die ganze Zeit kontinuierlich und wurden allmählich immer intensiver, so daß es der Patientin kaum möglich war zu schlafen und zu essen. Aufnahme in die chirurgische Klinik am 12. IX. 1924.

Allgemeine Drucksymptome. Keine. Augenhintergrund beiderseits normal. Lumbalpunktion zeigte einen Druck von 110 mm Wasser. Nonne negativ. Pandy schwach +. 2 Zellen. Wassermann negativ.

Röntgenuntersuchung. Sella von normaler Form und Größe. Die Proc. clin. post. stark entkalkt. Am unteren Teile des Dorsums und des Clivus ist die Corticalis defekt (Abb. 107).

Lokalsymptome. *Kranialnerven:* V, sehr schwere kontinuierliche Schmerzen im rechten Trigeminusgebiet. Ausgesprochene Hypästhesie für sämtliche Qualitäten auf der rechten Seite. Cornealreflex fehlt auf der rechten Seite fast vollständig. Der Kiefer weicht nach rechts ab. Die Kaumuskulatur auf der rechten Seite atrophisch. VIII, vollständige Taubheit auf der rechten Seite. Kalorische Reaktion auf dieser Seite erst nach 300 ccm Wasser.

Kleinhirn: Deutliche Dysmetrie und Asynergie im rechten Arm und Bein. Der Gang breitspurig. Pat. kann nur einige wenige Schritte gehen.

Die Symptome sprachen in erster Linie für einen Brückenwinkeltumor, da die Patientin aber nicht bemerkt hatte, daß sie auf dem rechten Ohre taub war und auch keine subjektiven Hörphänomene auf dieser Seite gehabt hatte, schien das Symptomenbild die Deutung offen zu lassen, daß der Tumor von der Gegend des Ganglion Gasseri ausgegangen sei und einen sekundären Auswuchs in den rechten Brückenwinkel entsende. Man beschloß daher zuerst eine explorative Freilegung des Ganglions vorzunehmen.

Operation am 8. X. 1924. Äthernarkose. Explorative Freilegung des Ganglion Gasseri wies keine Zeichen von Drucksteigerung und auch sonst völlig normale Verhältnisse auf.

Wundheilung p. p. ohne Komplikationen. Die Diagnose wurde nach dem Resultate der explorativen Freilegung auf einen Brückenwinkeltumor gestellt, dessen nähere Natur nicht entschieden werden konnte und man entschloß sich daher zu einer neuen Operation, hauptsächlich mit Rücksicht auf die schweren Schmerzen der Patientin.

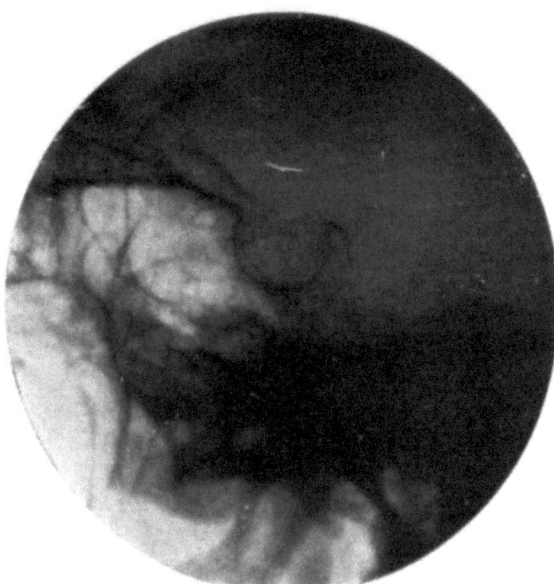

Abb. 107. Fall Nr. 51. Rechtes Seitenbild. Man beachte den Corticalisdefekt im Clivus.

Operation II am 27. X. Lokalanästhesie. Beiderseitige Freilegung des Kleinhirns. Obzwar keine Blutung bestand, sank der Blutdruck, nachdem der Knochen entfernt war, bis auf 70 und man hielt es daher für geraten, die Operation zu unterbrechen.

Operation III am 3. XI. Äthernarkose. Die Wunde wurde nochmals geöffnet und die Dura, deren Spannung nicht erhöht war, über beiden Hemisphären gespalten. Nachdem die rechte Kleinhirnhemisphäre weggehoben worden war, wurde zuerst Vagus, Glossopharyngeus und Accessorius sichtbar, und etwas über diesen sah man Acusticus und Facialis in den Porus eintreten. Die beiden letzteren Nerven verlaufen unmittelbar unter einem ungefähr walnußgroßen cystischen Gebilde, das zwischen den Spitzen des Felsenbeines und der unteren Fläche des Kleinhirns gelegen ist. Die Cyste wurde punktiert und enthielt eine strohgelbe Flüssigkeit, die im Laufe einiger Minuten koagulierte. Die papierdünne Wand wurde breit geöffnet, um aber den Facialis, der in der Cystenwand verlief, nicht zu beschädigen, wurde auf deren Exstirpation verzichtet. Vollständige Sutur in mehreren Schichten.

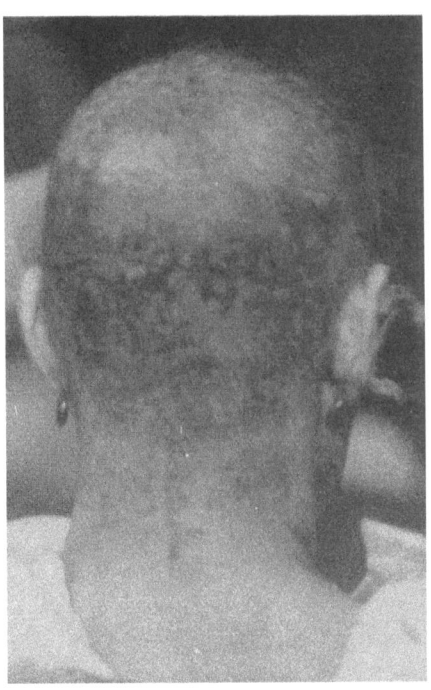

Abb. 108. Fall Nr. 51. Zwei Wochen nach der Operation.

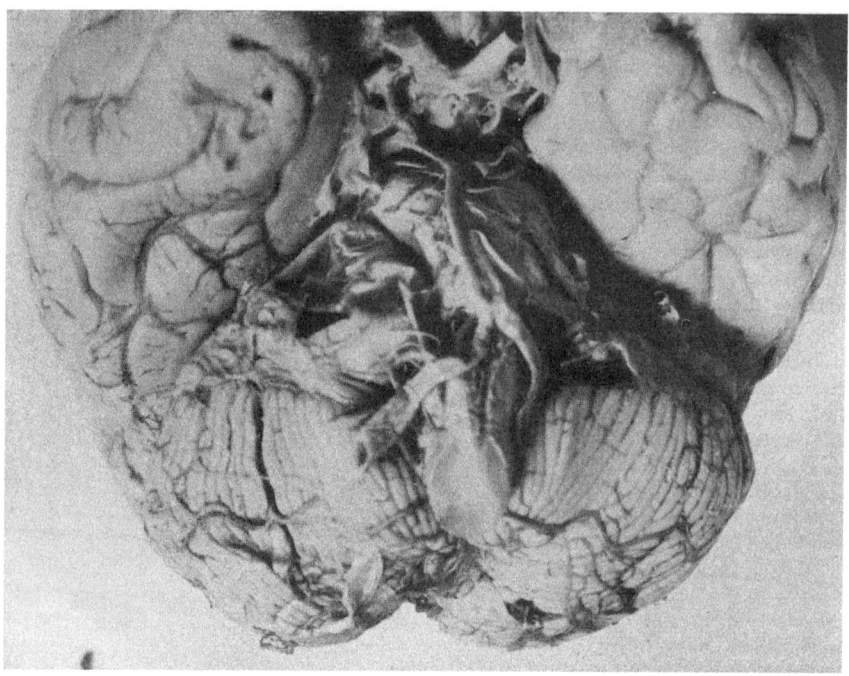

Abb. 109. Fall Nr. 51. Sektionspräparat, das eine Cyste im rechten Brückenwinkel mit bedeutender Distortion des Pons und des verlängerten Marks zeigt.

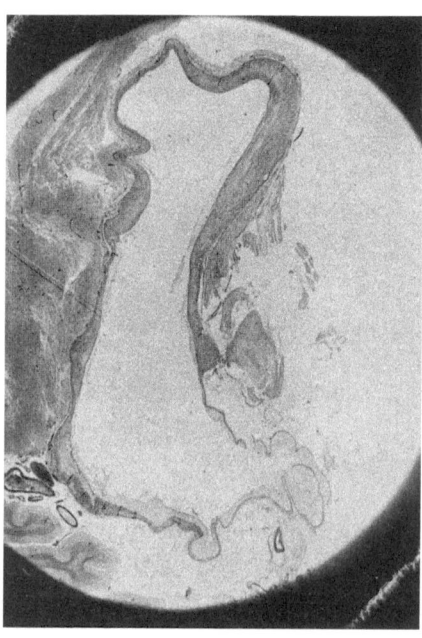

Abb. 110. Fall Nr. 51. Mikroskopischer Schnitt durch die Cyste. Schwache Vergrößerung.

Wundheilung p. p. ohne Komplikationen (Abb. 108). Die Schmerzen im rechten Trigeminusgebiete nahmen nach der Operation wesentlich ab, waren aber nicht vollständig verschwunden, und die objektiven Symptome blieben ungefähr unverändert. Die Patientin konnte am 24. XI. das Bett verlassen und die Zeit für die Heimreise war bestimmt, als sie Influenza mit Pneumonie bekam und am 12. XII. 1924 starb.

Die *Sektion* zeigte eine im rechten Brückenwinkel gelegene dünnwandige Cyste (Abb. 109), über deren oberem Pol der stark gedehnte und abgeflachte Trigeminusstamm verläuft. Der Pons weist eine bedeutende Einbuchtung auf. Sonst keine wesentlichen Deformierungen der anatomischen Strukturen. Makroskopisch schien der mediale Teil der Cystenwand vom Pons gebildet zu werden und es machte am ehesten den Eindruck, als ob es sich um eine von diesem ausgegangene gliomatöse Cyste handeln würde. Zwecks mikroskopischer Untersuchung wurde ein Stück des Hirnstammes und des Kleinhirns mit der ganzen Cyste excidiert und nachher in frontale Schnitte zerlegt. Die mikroskopische Untersuchung (Abb. 110) zeigte, daß die Cystenwand aus einer dünnen Bindegewebsmembran besteht, auf deren Innenseite an einigen Stellen eine dünne Schicht typischen Neurinomgewebes liegt.

Sowohl morphologisch wie klinisch weist der Fall also bedeutende Abweichungen vom gewöhnlichen Bilde der Acusticustumoren auf. Die einzige Operationsindikation in diesem Falle war die schwere Trigeminusneuralgie, die sich nach der zweiten Operation zwar besserte, aber nicht verschwand. Es wäre richtiger gewesen, bei der ersten Operation die Trigeminuswurzel zu durchschneiden, da die Lösung des Stammes von dem einen seiner Fixationspunkte vermutlich genügend gewesen wäre, um die Patientin von ihren Schmerzen zu befreien.

Fall Nr. 52. G. N., ♂, 25 Jahre alt. S. 1042/1924.

Rechtsseitiger Acusticustumor mit Symptomen seit 8 Jahren. Allgemeine Drucksymptome, die in drei- bis vierjähriger Dauer zur Erblindung führen. Typisches Winkelsyndrom. Operation und intrakapsuläre Enucleation des Tumors. $1^3/_4$ Jahre nach der Operation am Leben und frei von Drucksymptomen.

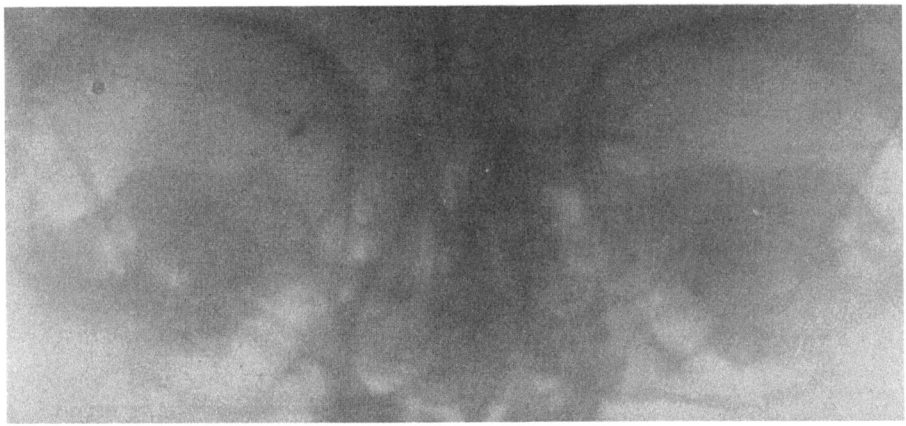

Abb. 111. Fall Nr. 52. Frontalbild; an der Spitze des rechten Felsenbeines starke Destruktion.

Seit 8 Jahren Tinnitus im rechten Ohr. Im Jahre 1923 wurde bei der Untersuchung durch einen Spezialisten vollständige Taubheit auf dem rechten Ohre festgestellt. Seit acht Jahren ab und zu Schwindelanfälle. Diese Attacken sind während der letzten 3 Jahre zahlreicher und intensiver geworden und der Patient hat beobachtet, daß die Gegenstände sich in entgegengesetzter Richtung zu seinen eigenen Bewegungen um ihn drehten. Fortschreitende Verschlechterung des Sehvermögens und taumelnder Gang seit Juni 1924. Schwere Kopfschmerzen seit 3 oder 4 Jahren, zeitweise mit Empfindlichkeit und Steifigkeit des Nackens. Gelegentliches Erbrechen. Im Juli 1924 war der Patient in Krankenhausbehandlung, wobei die Wahrscheinlichkeitsdiagnose auf einen Acusticustumor gestellt wurde. Augenhintergrund und Sehschärfe waren zu dieser Zeit angeblich normal. Der Lumbaldruck betrug jedoch 450 mm Wasser. Am 19. VIII. 1924 wurde beiderseitige Stauungspapille konstatiert und das Sehvermögen war auf 0,7 heruntergegangen. Am 14. X. betrug es rechts 0,4 und links 0,7. Am 4. XI. 1924 Aufnahme in die chirurgische Klinik.

Allgemeine Drucksymptome. Beiderseitige Stauungspapille unter Atrophie zurückgehend. V. rechts Amaurosis; V. links 1/60. Rechte Pupille ohne Reaktion auf Licht, linke Pupille erweitert, reagiert ein wenig auf Licht.

Röntgenuntersuchung. Die Kalotte stark entkalkt, die Suturen gesprengt. Das ganze rechte Felsenbein dünner als das linke. Am medialen Drittel des Felsenbeins fehlt die obere Kontur und an der Spitze der Pyramide besteht ein Defekt im Knochen von ca. $^1/_2$ cm Ausmaß (Abb. 111). Das Gebiet medial und vor dem Porus ist auf dem Seitenbild verdünnt, tritt aber an beiden Seiten gleich deutlich hervor (was darauf beruht, daß der Defekt durchprojiziert wird). Der Clivus hat eine regelmäßige Kontur. Proc. clin. post. nach vorn gebogen (Abb. 112, 113).

Lokalsymptome. *Kranialnerven:* V, Hypästhesie rechts, Verlust des Cornealreflexes rechts. Der Kiefer weicht nach rechts ab. VII, rechts Parese der unteren Gesichtshälfte. Geschmacksinn an den vorderen zwei Dritteln der rechten Seite der Zunge etwas beeinträchtigt. VIII, fast vollständige Taubheit auf dem rechten Ohre. Kalorische Reaktion nach 100 ccm Wasser rechts, während die Reaktion links nach 10 ccm erfolgte. IX, X, Uvuladeviation nach rechts. Gaumenreflexe fehlen.

Kleinhirn: Cerebellarer schwankender Gang mit Neigung zum Abweichen nach rechts. Romberg positiv mit Neigung zum Fall nach rechts. Leichte Asynergie des rechten Beines. Nystagmus, etwas gröber und langsamer bei Blick nach rechts. Kopf nach rechts geneigt. Leichte Empfindlichkeit am Hinterhaupt, auf beiden Seiten gleich.

Klinische Diagnose: Rechtsseitiger Acusticustumor.

Operation am 7. XI. 1924. Lokalanästhesie. Äthernarkose während des Verschließens. Doppelseitige Freilegung des Kleinhirns. Dura stark gespannt. Punktion des linken Ventrikels. Im rechten Kleinhirnbrückenwinkel wurde der untere Pol des Tumors freigelegt. Es war schwer, die Kleinhirnhemisphäre zu dislozieren, was auf einen sehr großen Tumor deutete. Intrakapsuläre Enucleation (Abbilduug 114) und Fixation der Kavität mit ZENKERscher Lösung. Verschluß wie gewöhnlich, ohne Drainage.

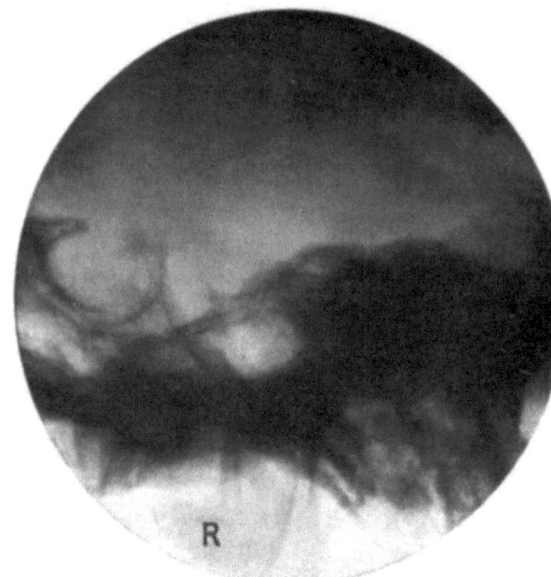

Abb. 112. Fall Nr. 52. Seitenbild des rechten Felsenbeines; an dessen Spitze starke Destruktion.

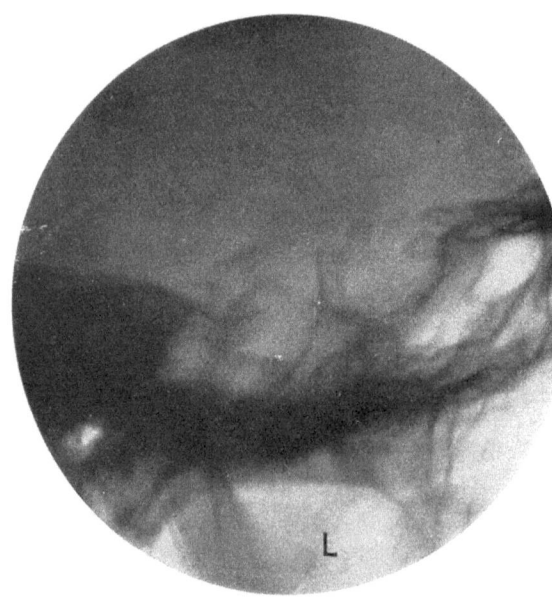

Abb. 113. Fall Nr. 52. Seitenbild des linken Felsenbeines.

Mikroskopische Diagnose: Neurinom.

Heilung p. p. Entlassung am 20. XII. mit flachen Papillen und frei von Drucksymptomen. Das Sehvermögen war auf Lichtwahrnehmung an der linken Seite reduziert. Nach brieflicher Mitteilung im September 1926 war der Zustand des Patienten um diese Zeit unverändert.

Er ist im Begriffe Blindschrift lesen zu lernen, hat jedoch einige Schwierigkeiten im Gebrauch der rechten Hand. Er ermüdet leicht, ist aber instande spazieren zu gehen und leichte Arbeit zu verrichten.

Wäre dieser Patient früher zur Operation geschickt worden, so würde sein Sehvermögen gerettet worden sein. Statt dessen wurde eine kostbare Zeit durch nutzlose antisyphilitische Maßnahmen vergeudet. Eine korrekte Diagnose würde 3—4 Jahre vor der Aufnahme möglich gewesen sein.

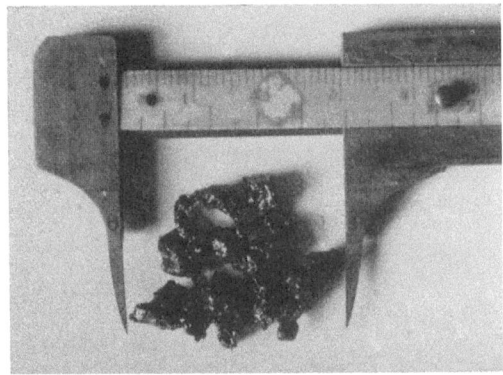

Abb. 114. Fall Nr. 52. Der exstirpierte Teil des Tumors.

Fall Nr. 53. E. B., ♀, 46 Jahre. S. 570/1925.

Rechtsseitiger Acusticustumor mit allgemeinen Drucksymptomen, die bis zur Erblindung fortschreiten. Typisches Winkelsyndrom. Destruktion des Porus und Absorption der medialen Hälfte des Felsenbeines. Operation. Intrakapsuläre Enucleation. Infiziertes Hämatom der Schädelhaut, das zu einer Liquorfistel führt, mit letalem Ausgange durch Meningitis 33 Tage nach der Operation. Autopsie.

Vollständige Taubheit im rechten Ohre seit mehr als einem Jahre. Der Taubheit war Ohrensausen vorausgegangen. Im Herbst 1924 schwere Schmerzen im Ausbreitungsgebiet des fünften Nerves auf der rechten Seite. Später Gefühl des Eingeschlafenseins der rechten Gesichtshälfte und schwere fronto-occipitale Kopfschmerzen, aber kein Erbrechen. Seit Januar 1925 abnehmendes Sehvermögen mit vollständiger Blindheit seit Ende April 1925. Gelegentliche Anfälle von Schwindel, aber niemals Schwierigkeiten beim Gehen. Aufnahme in die chirurgische Klinik am 25. V. 1925.

Allgemeine Drucksymptome. Unter Atrophie in Rückgang begriffene doppelseitige Stauungspapille. Amaurosis. Die Pupillen sind dilatiert und reaktionslos.

Röntgenuntersuchung. Die ganze rechte Pyramide ist weniger kalkhaltig als auf der linken Seite. Das mediale Drittel der oberen Kontur auf der rechten Seite fehlt. Die Entkalkung nimmt gegen die Spitze der Kontur zu. Am Platze des Porus int. ist ein rundlicher über erbsengroßer Defekt im Knochen zu sehen, mit einer bogenförmigen lateralen oberen Begrenzung, auf dem Bilde 8 mm hoch, 15 mm breit (Abb. 115). Die Größe und Form der

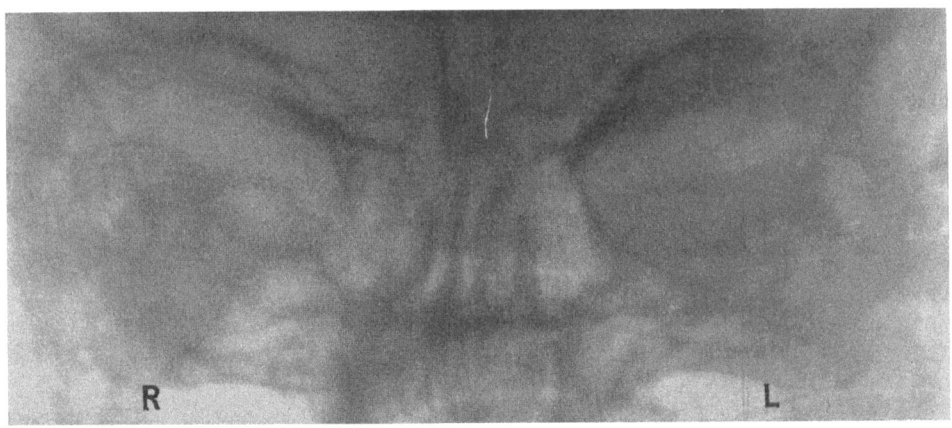

Abb. 115. Fall Nr. 53. Frontalbild. Große Destruktion der Spitze des rechten Felsenbeines.

Sella erhalten, ihre Kontur aber zum Teil vollständig defekt, zum Teil stark entkalkt. Die Kontur des Sellabodens fehlt ganz und gar. Die Proc. clin. post. so gut wie vollständig entkalkt. Corticalis des Clivus verdünnt (Abb. 116). Auf der linken Seite tritt der Porus in der gewöhnlichen Art hervor, auf der rechten Seite nicht. Die Veränderungen der rechten Pars petrosa auf stereoskopischen Bildern besonders deutlich.

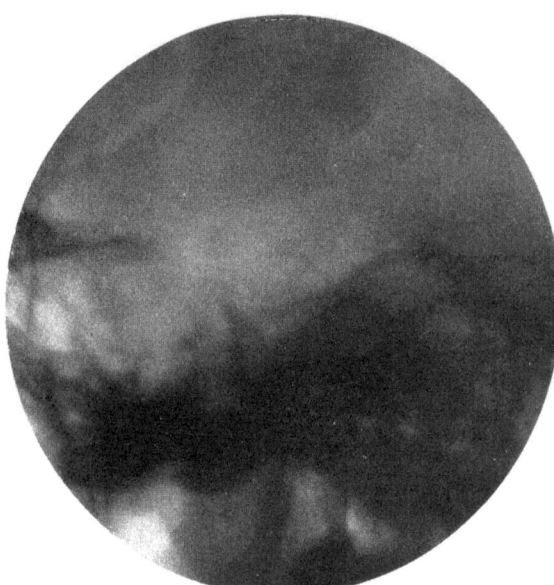

Abb. 116. Fall Nr. 53. Seitenbild des rechten Felsenbeines und der Sella turcica.

Lokalsymptome. *Kranialnerven:* V, ausgesprochene Hypästhesie auf der rechten Seite; Verlust des Cornealreflexes auf der rechten Seite. Ausgesprochene Atrophie des Temporalmuskels rechts. Der Kiefer weicht nach rechts ab. VII, vielleicht leichte Schwäche auf der rechten Seite. IX, X, die Uvula weicht nach rechts ab und der weiche Gaumen ist auf dieser Seite ein wenig schlaff. Leichte Abschwächung des Geschmackes am hinteren Drittel der rechten Zungenseite.

Kleinhirn: Nystagmus, gröber nach rechts. Romberg positiv mit Tendenz zum Fallen nach rechts. Der Gang ist wegen der Amaurosis schwer zu beurteilen, große Störungen sind aber nicht vorhanden. Suboccipitale Empfindlichkeit, rechts ausgesprochener. Keine fixierte Stellung des Kopfes, die Patientin zieht es aber vor, auf der rechten Seite zu liegen.

Klinische Diagnose: Rechtsseitiger Acusticustumor.

Operation am 8. VI. 1925. Lokalanästhesie. Beiderseitige Freilegung des Kleinhirns. Der Knochen außerordentlich dick, auf der rechten Seite noch etwas mehr als auf der linken. Die Dura stark gespannt. Punktion des linken Seitenventrikels. Auf der linken Seite eine

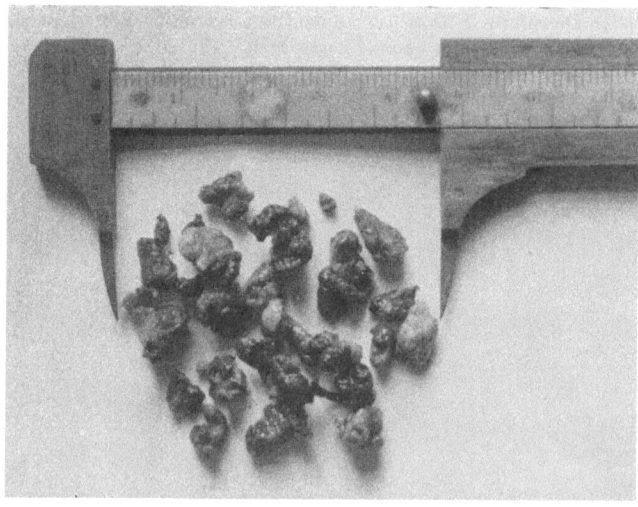

Abb. 117. Fall Nr. 53. Der exstirpierte Teil des Tumors.

große hintere Zisterne, auf der rechten Seite keine. Im rechten Winkel wurde ein typischer Acusticustumor gefunden. Intrakapsuläre Enucleation (Abb. 117) und Fixation der Höhle mit ZENKERscher Lösung.

Histologische Diagnose: Neurinom.

Der postoperative Verlauf war zuerst ohne Komplikationen, aber nach einer Woche entstand ein ausgesprochenes Ödem der Schädelhaut und der Augenlider. Nach Entfernung

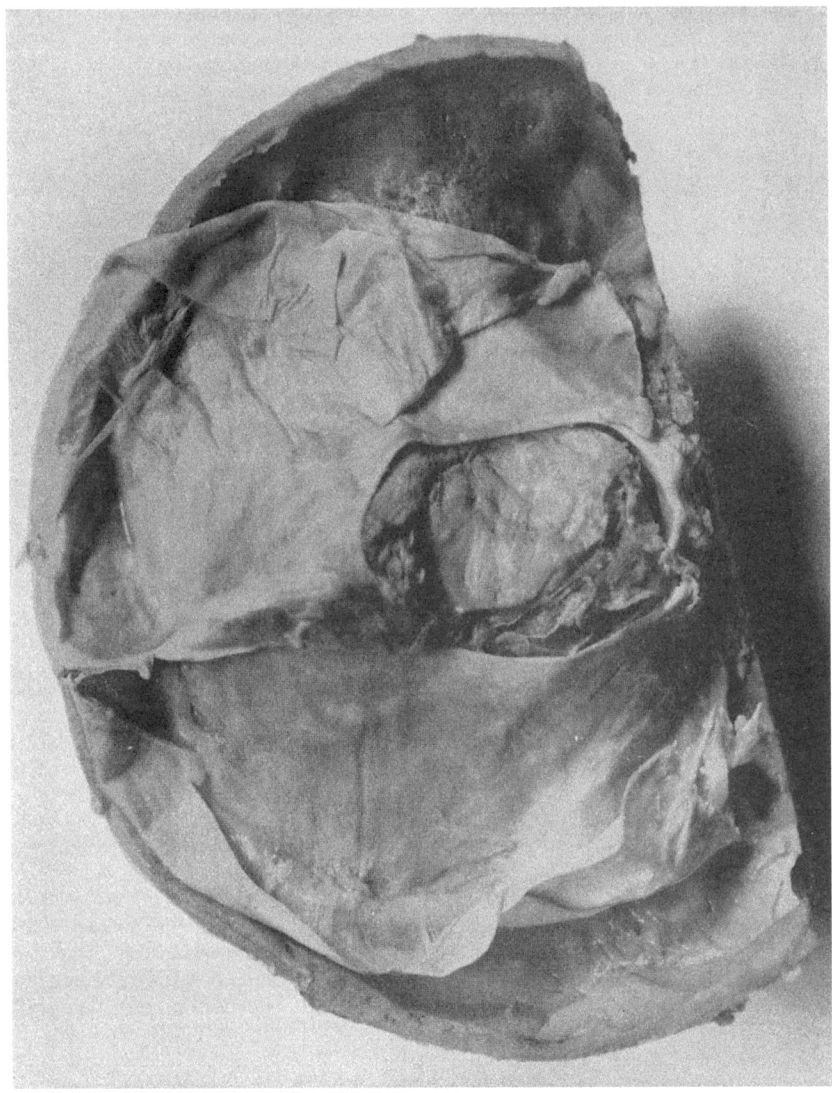

Abb. 118. Fall Nr. 53. Sektionspräparat. Man sieht den oberen Pol des Tumors zwischen Pons und Clivus hinaufragen.

des Verbandes fand man, daß dies auf ein infiziertes Hämatom unter der Galea auf der linken Seite zurückzuführen sei. Das Hämatom mußte geöffnet und drainiert werden. Es entwickelte sich eine Liquorfistel, die mehrere Wochen persistierte und nahe daran war, sich zu schließen, als eine Meningitis eintrat und die Patientin am 11. VII. starb.

Sektion nach vorhergehender Formalinfixation. Nachdem der Hirnstamm über dem Tentorium durchschnitten war, wurde unmittelbar vor den Processus clinoid. post. ein frontaler Sägeschnitt gelegt, wonach der ganze hintere Teil des Schädels mit Inhalt in einem

Stück entfernt wurde. Auf dem derart herausgenommenen Präparat sieht man den zurückgebliebenen oberen Pol des Tumors als ein walnußgroßes Gebilde zwischen Pons und der Spitze des Felsenbeins hervorragen (Abb. 118). Nachdem die Dura über die Kleinhirnhemisphäre entfernt worden war, trat die obere Fläche des Tumors hervor, der die Form eines Dreiecks hat, mit ca. 5 cm messender Basis gegen das Felsenbein und sonst von Pons und Kleinhirn begrenzt. Über die Oberfläche des Tumors laufen sowohl nächst dem Kleinhirn wie nächst dem Pons große, fast stricknadeldicke Arterien. Nach vollständiger Entfernung des Knochens auf der Rückseite wurde das Kleinhirn samt dem Tumor herausgenommen (Abb. 119), wobei man konstatieren konnte, daß dieser einen dornförmigen Fortsatz ausschickt, der den flachgedrückten Trigeminusstamm in das Cavum Mechelii begleitet, das auf beiden Seiten, besonders rechts, bedeutend tiefer ist als normal und hier

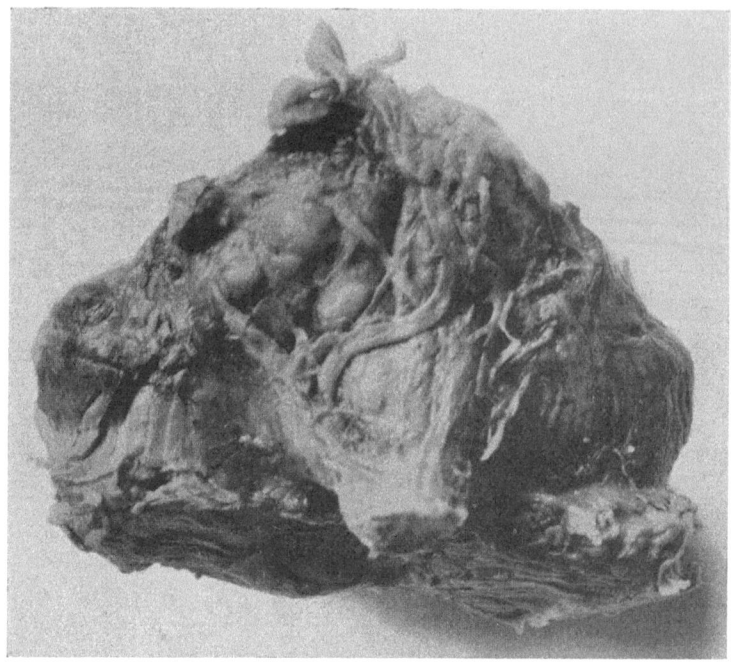

Abb. 119. Fall. 53. Sektionspräparat. Man beachte die Beziehungen des Tumors zu den großen Arterien.

nur von einer papierdünnen Lamelle begrenzt wird. Der Porus acust. int. auf der rechten Seite ist bedeutend vergrößert und hat das Aussehen einer bohnengroßen rundlichen Grube, die nach vorn das Felsenbein fast perforiert und von der mittleren Schädelgrube nur durch eine dünne durchschimmernde Knochenlamelle getrennt wird. Der Tumor, von dem nur der untere Pol entfernt worden war, hat die Form einer Paranuß und macht eine tiefe Einbuchtung in den Pons, dessen ganze rechte Seite bis zur Mittellinie vom Tumor bedeckt ist. Ein Frontalschnitt durch den unteren Rand des Pons zeigt dessen hochgradige Kompression und Verschiebung, sowie Erweiterung des vierten Ventrikels (Abb. 120). Die rechte Arteria vertebralis beschreibt eine Krümmung um das untere Ende des Tumors, ohne aber über ihn zu laufen.

Das Sektionspräparat ist in diesem Falle von großem Interesse, teils als Erklärung der klinischen Symptome und teils durch die Lehren, die eine Untersuchung des Präparates in bezug auf die Operabilität der Acusticustumoren gibt. Die in diesem Falle außerordentlich ausgesprochenen Symptome vom

Trigeminus erklären sich durch den Fortsatz des Tumors, der den Trigeminusstamm in das Cavum Mechelii begleitete und selbstverständlich eine hochgradige Kompression des Nerven zustande brachte. Eine Röntgenaufnahme des Präparates zeigte, daß die auf der Röntgenplatte sichtbare Destruktion der medialen Partie der Felsenbeinpyramide teils durch Atrophie der Pyramidespitze, aber hauptsächlich durch die bedeutende Erweiterung des Porus bedingt war. Ein Blick auf das Präparat ergibt weiter, daß ein Versuch, den Tumor radikal zu exstirpieren, als vollständig aussichtslos betrachtet werden muß. Schon die Exstirpation des unteren Poles des Tumors hätte eine bedeutende Gefahr der Läsion der Arterie vertebralis mit sich geführt und bei einer vollständigeren

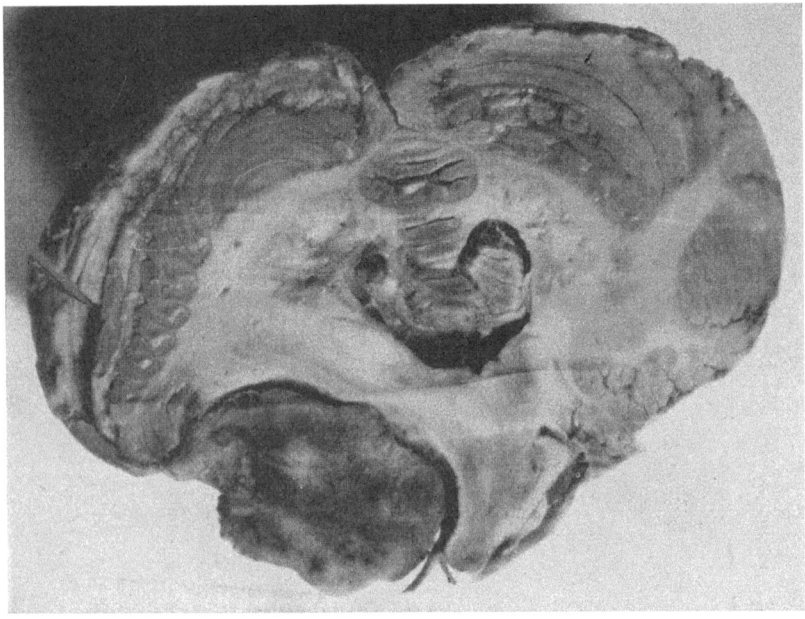

Abb. 120. Fall Nr. 53. Sektionspräparat. Frontalschnitt durch den unteren Rand des Pons zeigt die hochgradige Kompression des Pons und des verlängerten Marks wie auch die Erweiterung des vierten Ventrikels.

Exstirpation wäre eine Läsion der großen Arterien, die auf der Oberfläche des Tumors laufen, unvermeidlich gewesen, ganz abgesehen von den Läsionen des Pons, die eine solche Prozedur hätten bedingen müssen. Auch wenn man sich vorstellen will, daß eine Exstirpation des Haupttumors hätte ausgeführt werden können, wäre es doch unmöglich gewesen, den Fortsatz des Tumors zu entfernen, der mit dem Trigeminus in die mittlere Schädelgrube verlief. Das Präparat zeigte auch, daß nur ein verhältnismäßig kleiner Teil des Tumors bei der intrakapsulären Enukleation entfernt wurde und stimmt insofern mit einem von DANDY (1) beschriebenen Falle überein, bei dem zuerst eine intrakapsuläre Enucleation gemacht wurde und dann eine vermeintliche Exstirpation des ganzen Tumors, wobei sich zeigte, daß dessen nach der ersten Operation zurückgebliebener Teil mehr als doppelt so viel wog als die zuerst entfernten Tumorstücke.

Fall Nr. 54. A. H., ♀, 45 Jahre. Akadem. Krankenhaus Uppsala 1925.
Linksseitiger Acusticustumor mit typischem Brückenwinkelsyndrom aber erhaltener kalorischer Reaktion auf der kranken Seite. Operation. Intrakapsuläre Enucleation. Ein halbes Jahr symptomfrei, danach allmählich zunehmende cerebellare Symptome, aber keine allgemeinen Drucksymptome. Neuerliche Operation 14 Monate nach der ersten. Radikale intrakapsuläre Enucleation. Gebessert entlassen.

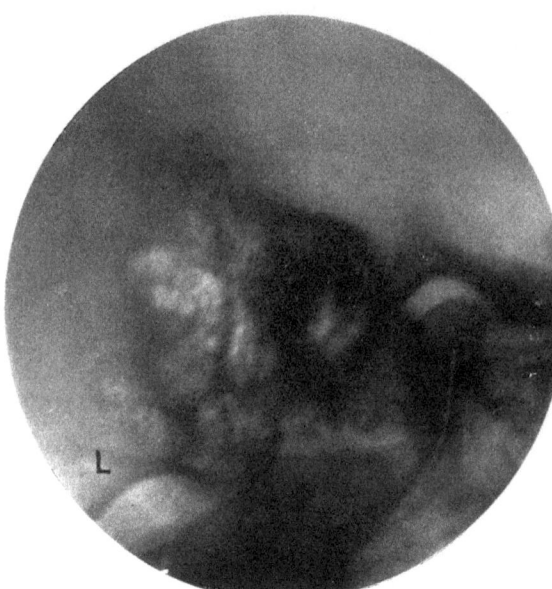

Abb. 121. Fall Nr. 54. Seitenbild des linken Felsenbeines.

Seit 4 Jahren progrediierende Herabsetzung des Hörvermögens auf beiden Seiten, ausgesprochener auf der linken Seite, und von Sausen im linken Ohre begleitet. Seit September 1924 mehrere Schwindelanfälle; der Gang begann unsicher zu werden. Außerdem neuralgische Schmerzen in der Stirn auf der linken Seite, die nach hinten in den Nacken ausstrahlten. Seit derselben Zeit Schwäche im linken Arm. Bei Aufnahme der Patientin in das Akademische Krankenhaus zu Uppsala am 30. I. 1925 konstatierte man eine leichte Undeutlichkeit der Papillengrenzen der rechten Seite, Herabsetzung des Schmerzgefühls auf einem begrenzten Gebiete unterhalb des linken Auges, herabgesetzten Cornealreflex auf der linken Seite, linksseitige Facialisparese, bedeutende Herabsetzung des Hörvermögens auf der linken Seite, schwankenden Gang. Nystagmus, Dysmetrie und Adiadochokinesis im linken Arm und Bein. Lumbaldruck 200 mm H_2O. Die Diagnose wurde auf Sclerose en plaque (?) gestellt und die Patientin erhielt Röntgenbehandlung. Im April 1925 neue Untersuchung mit demselben Resultat. Am 16. VI. 1925 wurde Pat. wieder in die medizinische Klinik aufgenommen.

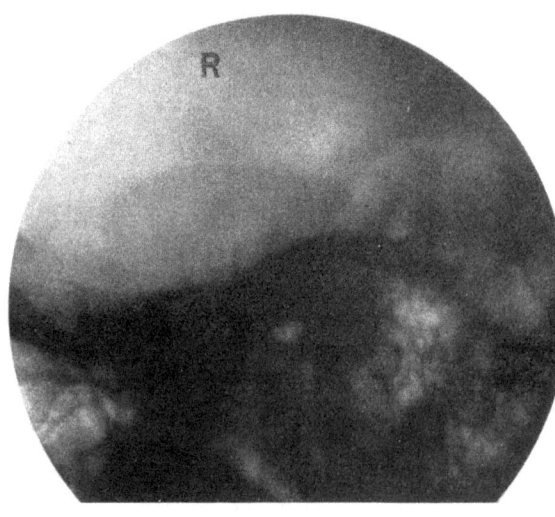

Abb. 122. Fall Nr. 54. Seitenbild des rechten Felsenbeines.

Allgemeine Drucksymptome. Beiderseitig Stauungspapille. V. rechts 6/12; V. links 1. Lumbaldruck 350 mm H_2O.

Röntgenuntersuchung. Das Seitenbild weist auf der linken Seite eine deutlich geringere Dichte der Pars petrosa auf als auf der rechten Seite (Abb. 121, 122). Die Rücklehne der

Sella ist stark entkalkt und vorgeneigt (Abb. 123). Ein Jahr nach der Operation aufgenommene Bilder, auf welchen die Pars petrosa beider Seiten auf die Schädelbasis projiziert ist (Abb. 124), zeigen die obere mediale Kontur der linken Pars petrosa unschärfer als die der rechten und den Kalkgehalt der ganzen linken Pars petrosa, besonders der Spitze, deutlich geringer als auf der rechten Seite. Auf dem Frontalbilde sieht man, daß der linke Proc. clin. post. durch Arrosion verschwunden ist. Der rechte tritt mit gewöhnlicher Deutlichkeit hervor. Die Kalotte ist stark sklerosiert.

Lokalsymptome. *Kranialnerven:* V, das Schmerzgefühl im Gebiete des zweiten Trigeminuszweiges auf der linken Seite herabgesetzt. VII, linksseitige Parese, der Geschmack auf den vorderen zwei Dritteln der linken Zunge herabgesetzt. VIII, fast vollständige Taubheit auf der linken Seite. Kalorische Reaktion normal. IX, X, die Uvula weicht nach links ab. XI, leichte Schwäche von peripherischem Typus auf der linken Seite.

Kleinhirn: Schwankender, breitspuriger Gang. Pat. kann nur einige Schritte gehen, weicht nach links ab. Romberg +, ausgesprochene Dysmetrie im linken Arm und Bein, Adiadochokinesis im linken Arm. Nystagmus, nach links langsamer und gröber, nach rechts schneller und feiner.

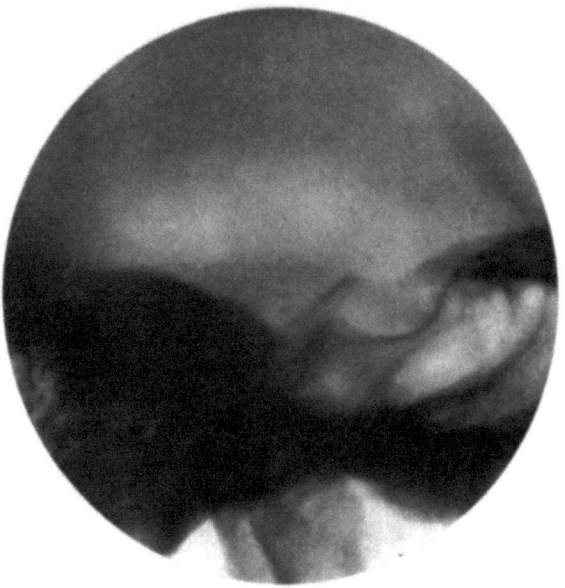

Abb. 123. Fall Nr. 54. Seitenbild, das die bedeutende Vorneigung der Rücklehne der Sella turcica zeigt.

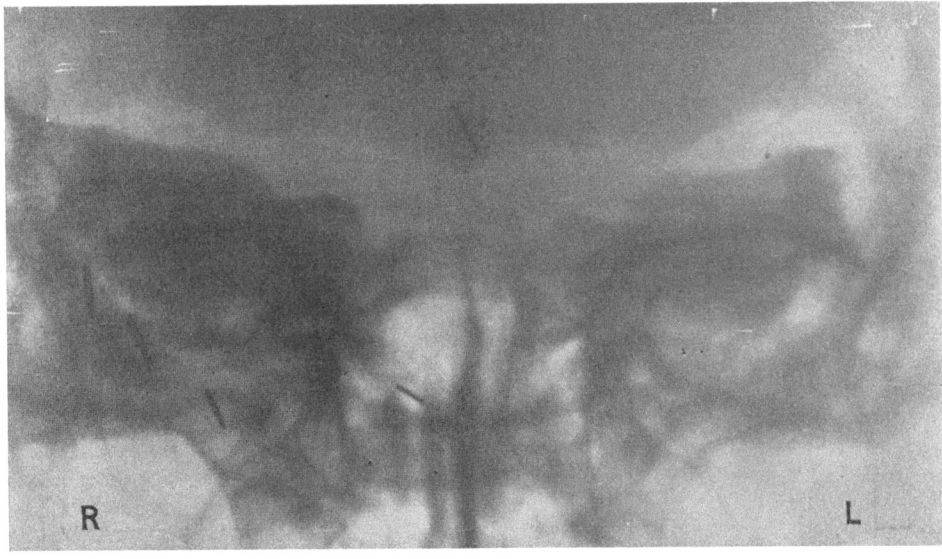

Abb. 124. Fall Nr. 54. Frontalbild des Felsenbeines, ein Jahr nach der Operation. Man beachte die Destruktion des linken Processus clinoideus post. und der linken Felsenbeinspitze.

Klinische Diagnose (Dr. KRISTENSON): Linksseitiger Brückenwinkeltumor.
Operation am 1. VII. 1925. Lokalanästhesie. Doppelseitige Freilegung des Kleinhirns. Knochen sehr hart und dick, wodurch die Freilegung sehr schwierig wurde. Im linken Brückenwinkel ein typischer Acusticustumor, der aber ziemlich klein zu sein schien. Intrakapsuläre Enucleation. Gewicht der Tumorfragmente 7 g (Abb. 125). Tumorinhalt weich und von schwefelgelber Farbe. Vollständige Sutur. Mikroskopische Untersuchung: Neurinom.

Die Wunde heilte p. p. und die Patientin wurde am 30. VII. mit fast vollständig rückgebildeter Stauungspapille entlassen. V. rechts und V. links je 6/18. Die Symptome vom Kleinhirn waren bedeutend gebessert, die der Kranialnerven ungefähr unverändert. Die Patientin fühlte sich gesund und konnte nach der Operation $^1/_2$ Jahr lang arbeiten. Dann fing der Gang an, allmählich unsicherer zu werden, und die Inkoordination am linken Arm nahm zu. Im Juni 1926 wurde Pat. in das Seraphimer Krankenhaus aufgenommen. Sie wies damals eine unbedeutende Protrusion im Gebiete des suboccipitalen Defektes auf, dieser war indes ganz weich anzufühlen. Es bestand keine Stauungspapille und die Sehschärfe war unverändert. Die subjektiven Beschwerden bestanden in einem unangenehmen Gefühl hinter dem linken Ohre, Kopfschmerzen waren aber nicht vorhanden. Die Kranialnervensymptome in der Hauptsache unverändert. Dagegen ziemlich hochgradige cerebellare Inkoordination in der linken Körperhälfte und der Gang höchst unsicher und schwankend. Pat. konnte aber allein umhergehen und sich einigermaßen selbst behelfen. Da keine Drucksymptome bestanden und die cerebellaren Symptomen nicht so stark waren, daß die Patientin nicht auch ohne fremde Hilfe auskommen konnte, wurde eine Operation nicht als indiziert betrachtet und Röntgenbehandlung eingeleitet. Anfangs Juli 1926 wurde Pat. entlassen. Nach der Heimkehr wurde ihr Zustand ziemlich rasch schlechter, sie hatte heftige Schmerzen über dem linken Auge und stetig zunehmende Schwierigkeiten beim Gehen, so daß sie in der letzten Zeit nur eine kurze Weile des Tages außer Bett sein konnte. Sie wurde daher am 14. IX. 1926 in eine Privatklinik in Stockholm aufgenommen. Auch damals noch keine allgemeinen Drucksymptome. Der Hirnbruch war nicht gespannt oder nennenswert vorgebuchtet. Die subjektiven Beschwerden bestanden in Schmerzen über dem linken Auge, Schwindelanfällen und Schwierigkeiten zu gehen. Die Kranialnervenparesen waren etwas fortgeschritten, mit ausgesprochener Hypästhesie im ganzen linken Trigeminusgebiet. Abweichung des Kiefers nach links und so gut wie vollständigem Wegfall des Cornealreflexes auf der linken Seite. Die Facialisparese hatte ebenfalls zugenommen. Ferner bestand eine hochgradige Dysmetrie und Asynergie im linken Arm und Bein; der linke Arm war so gut wie unbrauchbar, der Gang breitspurig und schwankend und die Patientin konnte nur einige wenige Schritte gehen. Der Nystagmus war dagegen weniger ausgesprochen als vorher, mit einzelnen langsamen Zuckungen, auf beiden Seiten gleich.

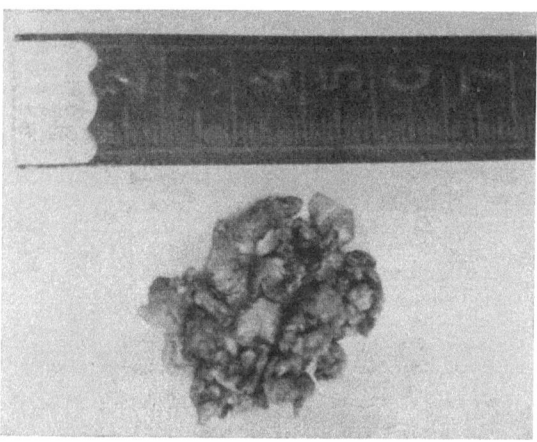

Abb. 125. Fall Nr. 54. Die bei der ersten Operation exstirpierten Teile des Tumors.

Wegen der hochgradigen cerebellaren Symptome, welche die Patientin fast vollständig invalid machten, wurde eine neuerliche Operation als indiziert betrachtet.

Operation II am 15. IX. 1926. Äthernarkose. Schnitt in die alte Narbe und Aufpräparierung der alten Muskellappen, die auf ihrem Platze gut eingeheilt waren. Die hintere Oberfläche des Kleinhirns war breit mit der Muskulatur verwachsen, und die Rinde hatte eine eigentümliche blaßgelbe, auf ausgebreitete degenerative Veränderungen deutende Farbe, die auf beiden Seiten ungefähr gleich ausgesprochen zu sein schien. Man versuchte den Knochendefekt etwas zu vergrößern, was sich jedoch wegen der außerordentlichen Dicke des Knochens als so gut wie unmöglich erwies. Die linke Kleinhirnhemisphäre adhärierte an der Rückseite des Felsenbeines breit an die Dura, konnte aber ohne größere Schwierigkeit von ihr abgelöst werden, wonach der untere Pol des Tumors ungefähr 1 cm vor dem unteren Ende des Sinus sigmoideus sichtbar wurde. Auf der oberen lateralen Fläche des Tumors eine offenbar der Narbe nach der vorigen Operation entsprechende Einziehung. Der untere Pol konnte ohne größere Schwierigkeit auf einem Gebiete von ca. 4 × 3 cm freigelegt werden, wonach die Kapsel incidiert wurde. Der weiche schwefelgelbe Inhalt des Tumors wurde ohne Schwierigkeit enucleiert. Lateral nach innen im Tumor eine ungefähr haselnußgroße, feste und harte Partie, die der lateralen Fläche der Kapsel stark adhärent war, offenbar eine Narbe von der vorigen Operation. Sonst bot die Enucleation keine Schwierigkeit und ging so gut wie ohne Blutung vor sich. Bei Inspektion der hühnereigroßen Höhle zeigte es sich, daß der größte Teil

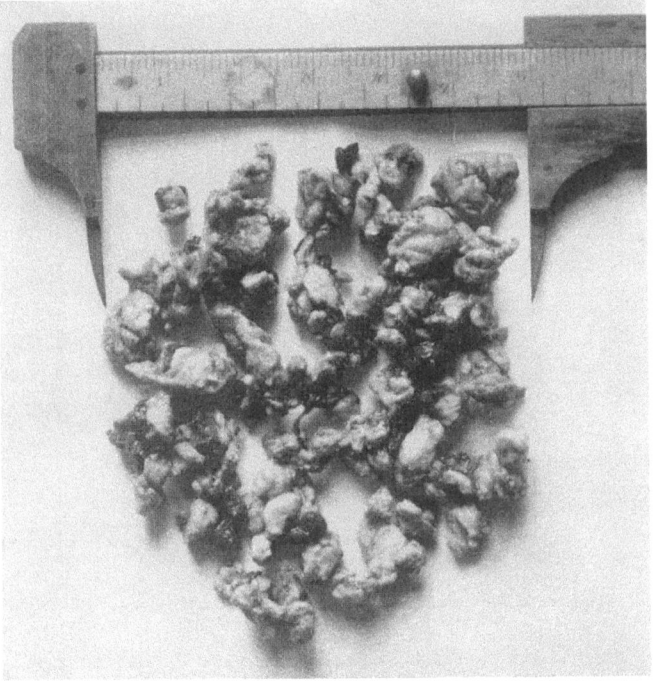

Abb. 126. Fall Nr. 54. Die bei der zweiten Operation exstirpierten Tumorfragmente.

der medialen und oberen Partie der Kapsel mit entfernt worden war, und man hielt es deshalb nicht für geraten, die Wundhöhle mit ZENKERscher Lösung zu behandeln. Vollständige Sutur. Gewicht der exstirpierten Tumorfragmente 17 g (Abb. 126).

Wundheilung p. p. ohne Komplikationen. Nach der Operation vollständige Parese beider Äste des linken Facialis und auch die Trigeminusparese scheint etwas zugenommen zu haben. Als die Patientin am 28. X. entlassen wurde, hatte sie immer noch eine fast vollständige Facialisparese, aber keine Komplikationen von der Cornea, und die Kleinhirnsymptome waren in voller Besserung begriffen.

Die bei der ersten Operation vorgenommene Enucleation wurde natürlich sehr unvollständig, hauptsächlich deshalb, weil die exzessive Dicke des Knochens in hohem Grade die präliminäre Operation verlängerte. Bei der zweiten Operation dürfte die Exstirpation dagegen sehr radikal gewesen sein. Ein großer Teil der Kapsel war, an dem exstirpierten Teil haftend, mit dieser entfernt worden, und es trat eine vollständige Facialisparese ein. Die technischen Schwierigkeiten bei der Rezidivoperation waren überraschend gering. Man dürfte berechtigt sein, einen bedeutenden Rückgang der Kleinhirnsymptome und eine langandauernde Periode von Symptomfreiheit zu erwarten.

Fall Nr. 55. T. V., ♀, 35 jährige Lehrerin. S. 974/1925.

Rechtsseitiger Acusticustumor mit typischem Syndrom und stark ausgeprägter Erweiterung des Porus, aber ohne allgemeine Drucksymptome. Operation. Genesung. Ein Jahr nach der Operation symptomfrei.

Seit 2 Jahren Tinnitus im rechten Ohr. Die Taubheit auf diesem Ohre wurde schon vor einem Jahre beobachtet. Seit einem Jahre in der rechten Suboccipitalregion lokalisierte Kopfschmerzen, nicht sehr intensiver Natur, in zweimal täglich auftretenden Attacken. Vor einem Jahre wiederholtes Erbrechen während einer Woche und seit einiger Zeit eine leichte Unsicherheit im Gehen, besonders in der Dunkelheit. Während der letzten 5 Monate

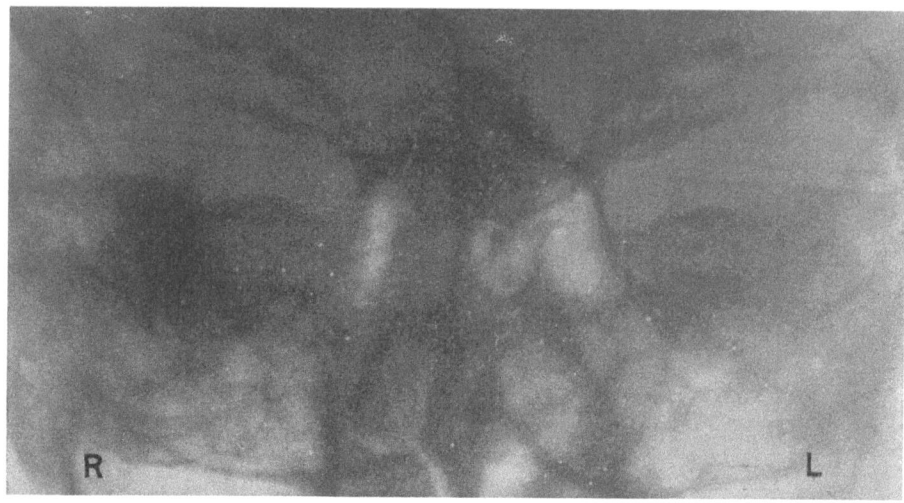

Abb. 127. Fall Nr. 55. Frontalbild, das die Destruktion der rechten Felsenbeinspitze zeigt.

gelegentlich Diplopie. Am 14. IX. 1925 von Prof. KARL PETRÉN unter der Diagnose eines rechtsseitigen Acusticustumors der chirurgischen Klinik überwiesen.

Allgemeine Drucksymptome fehlen bisher. Die Anamnese berichtet über Attacken von Kopfschmerzen und Erbrechen. Augenhintergrund beiderseits normal.

Röntgenuntersuchung. Verminderter Kalkgehalt im ganzen rechten Felsenbein. Auf dem Frontalbilde (Abb. 127) ist an dem Platze des rechten Porus ein Defekt mit bogenförmiger lateraler und oberer Begrenzung von 12 mm vertikalem und 18 mm transversalem Ausmaß zu sehen. Bei den Konturen des Porus auf der anderen Seite betragen die entsprechenden Maße 6 × 13. Außerdem ist die Knochenzeichnung der Pars petrosa auf der rechten Seite dünner als auf der linken Seite. Auf dem Stereobilde kann der Porus int. auf der rechten Seite nicht identifiziert werden und die Spitze der Pars petrosa ist auf der rechten Seite dünner als auf der linken (Abb. 128, 129). Die Proc. clin. sind dünn, ihre Kontur ist aber erhalten. Die Clivuskontur ist dünner als gewöhnlich, aber ohne Defekte (Abb. 130).

Lokale Symptome. *Kranialnerven:* III, IV, VI, der Anamnese nach mitunter Diplopie. V, leichte Hypästhesie für Berührung rechts. Abgeschwächter Reflex der Cornea. VII, leichte Schwäche der unteren rechten Gesichtshälfte. VIII, Taubheit und Fehlen der kalorischen Reaktion im rechten Ohr.

Kleinhirn: Nystagmus, rechts und links gleich. Cerebellare Inkoordination mit Asynergie, Dysmetrie und Adiadochokinesis im rechten Arm. Gang etwas unstetig, am auffälligsten beim Wenden. Romberg +.

Motilität und Sensibilität: Sehnenreflexe sehr lebhaft, rechts ausgeprägter. Gelegentlich konnte ein dorsaler Zehenreflex erhalten werden, auf der rechten Seite häufiger.

Operation am 21. IX. Lokalanästhesie. Doppelseitige Freilegung des Kleinhirns mit Entfernung des Knochens auf der rechten Seite, bis der untere Teil des Sinus sigmoideus und der laterale Teil des Sinus transversus freigelegt war. Spannung der Dura deutlich erhöht. Man versuchte deshalb, die hinteren Zisternen zu öffnen, fand sie aber auf beiden Seiten leer. Beim Versuch, die Dura zu öffnen, fiel der Cortex sogleich vor, und es wurde deshalb erforderlich, den Seitenventrikel zu punktieren, bevor die Dura geöffnet werden konnte. Der Ventrikel schien etwas erweitert zu sein, der Druck der Flüssigkeit war jedoch kaum erhöht. Die Dura wurde dann weit geöffnet. Beide hinteren Zisternen trocken. Es wurde ein sehr großer Acusticustumor freigelegt, dessen unterer Pol sich abwärts bis zum Foramen magnum erstreckte und wahrscheinlich in den oberen Teil des Spinalkanals hineinragte. Intrakapsuläre Enucleation. Das untere Ende des Tumors wurde aus dem Foramen magnum herausgehoben und entfernt. Während dieses Teiles der Prozedur klagte die Patientin über Schmerzen in der rechten Wange. Die Höhle wurde gründlich mit ZENKERscher Lösung fixiert. Schichtenweiser Verschluß auf gewöhnliche Weise.

Gewicht der Tumorfragmente 10 g (Abb. 131).

Mikroskopische Diagnose: Neurinom.

Die Patientin überstand die Operation sehr gut. Ungefähr 10 Tage nach der Operation klagte sie über ein Gefühl von Eingeschlafensein der linken Hand und über Schwindelgefühl, bei dem sich die Gegenstände des Zimmers um sich zu drehen schienen, wenn sie linke Seitenlage einnahm. Nystagmus und Inkoordination im rechten Arme erhöhten sich nicht. Am 5. X. war die Wunde vollständig geheilt und es wurden die Nähte entfernt. Am 30. X. Entlassung aus dem Spital. Es bestand zu dieser Zeit eine leichte Zunahme der cerebellaren Symptome, am ausgeprägtesten betreffs des ziemlich unsteten, zu Deviation nach rechts

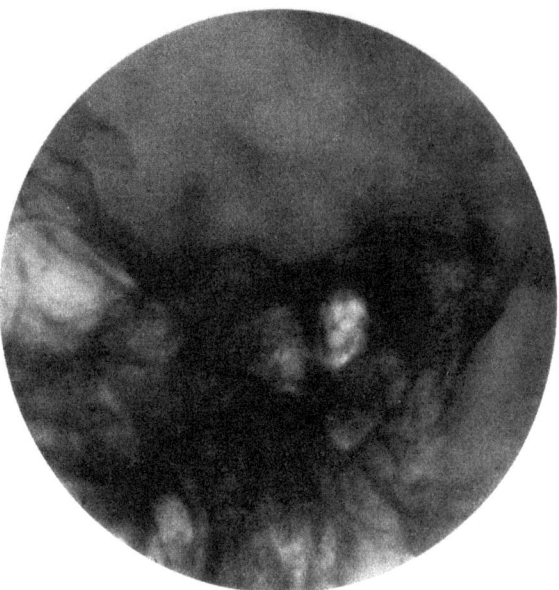

Abb. 128. Fall Nr. 55. Seitenbild des Porus auf der rechten Seite.

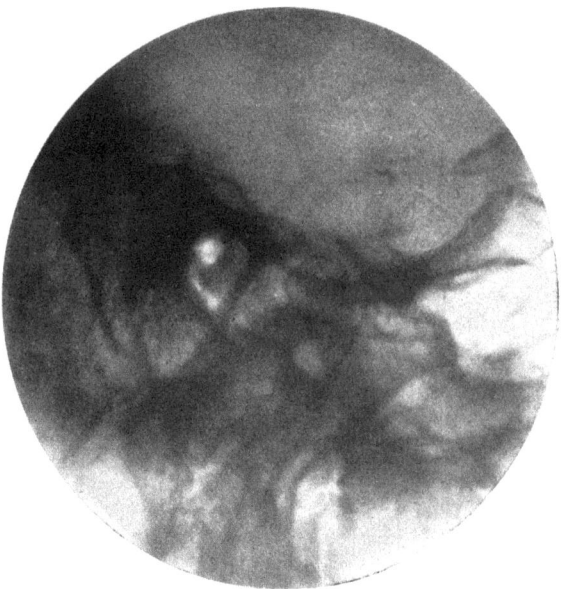

Abb. 129. Fall Nr. 55. Seitenbild des Porus auf der linken Seite.

148   Neurinome.

neigenden Ganges. Sonst waren die neurologischen Symptome unverändert. Im September 1926 teilte Patientin brieflich mit, daß sie während der ersten Monate nach der Entlassung zwei oder drei Attacken von Kopfschmerzen und Erbrechen gehabt habe. Nun fühlt sie sich wohl und geht ihrer Arbeit nach.

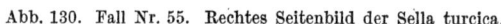

Obgleich bezüglich der Diagnose und der Natur der Läsion kein Zweifel vorlag, bestand doch Ungewißheit, ob es am Platze sei, eine Operation vorzuschlagen, solange noch keine allgemeinen Drucksymptome vorhanden und die subjektiven Symptome verhältnismäßig leicht waren. Es wurde jedoch zu einem Eingriff geraten, hauptsächlich weil man hoffte, ein kleines Neugebilde zu finden, welches möglicherweise zur Gänze würde entfernt werden können. Die Publikation von DANDY (1) über die totale Entfernung von Brückenwinkeltumoren war zu dieser Zeit gerade erschienen und man dachte an die Möglichkeit, mit dieser Methode eine gänzliche Entfernung erreichen zu können. Es erwies sich jedoch, daß die Geschwulst sehr groß war, mindestens so groß, wenn nicht größer, als die meisten anderen

Abb. 130. Fall Nr. 55. Rechtes Seitenbild der Sella turcica.

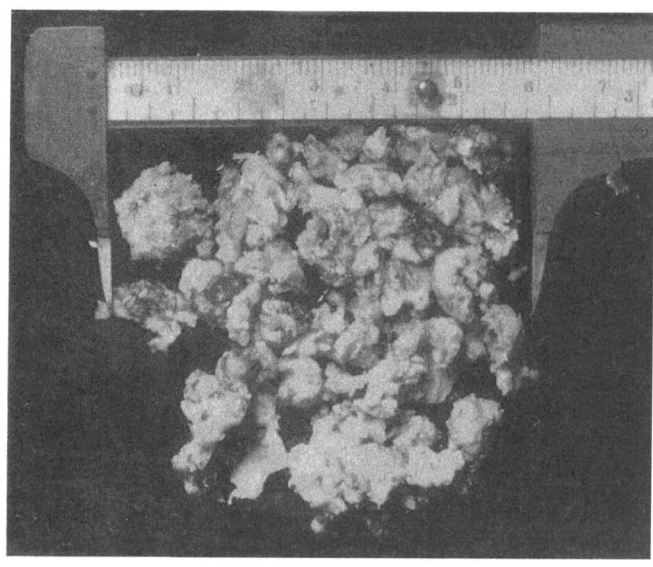

Abb. 131. Fall Nr. 55. Der exstirpierte Teil des Tumors.

zu dieser Serie gehörenden Acusticustumoren, und die Totalexstirpation war meiner Meinung nach unmöglich, ohne die Patientin der größten Lebensgefahr auszusetzen. Die Operation hatte daher in diesem Falle hauptsächlich den Charakter einer prophylaktischen Maßnahme, und es ist wahrscheinlich, daß ich nach meinen gegenwärtigen Erfahrungen die Operation in diesem Falle verschoben hätte.

Fall Nr. 56. O. H., ♂, 43 Jahre. S. 1147/1925.

Linksseitiger Acusticustumor mit Hypertensionssymptomen von kurzer Dauer und typischem Winkelsyndrom. Operation. Partielle Enucleation. Plötzlicher Tod 3 Stunden nach der Operation infolge postoperativer Blutung.

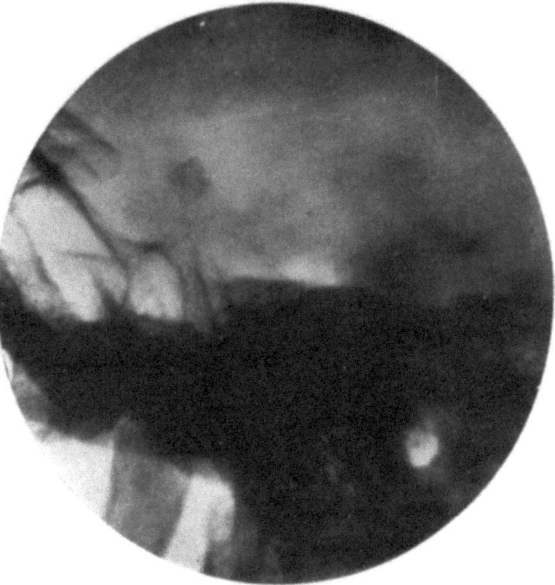

Abb. 132. Fall 56 Schrägbild des linken Felsenbeines mit Porus.

1½ Jahre vor der Aufnahme bemerkte der Patient, daß er auf dem linken Ohre taub sei. Einen Monat später Tinnitus in diesem Ohre. Seit derselben Zeit hat das Sehvermögen abgenommen und es bestanden leichte Kopfschmerzen, vor einem Jahre außerdem mitunter Erbrechen. Um dieselbe Zeit Steifigkeit und Empfindlichkeit des Nackens. Später traten auch gelegentlich Schwindelanfälle auf. Pat. war die ganze Zeit, bis einige Tage vor der Aufnahme in der Arbeit gewesen. Aufnahme in die Nervenklinik am 14. IX. 1925.

Allgemeine Drucksymptome. Beiderseitige Stauungspapille. V. rechts und V. links je 1. Heftige Kopfschmerzen, obzwar mit bedeutenden Schwankungen in bezug auf ihre Intensität. Lumbaldruck ungefähr 500 mm Wasser. Pandy ++. Nonne ++. 3 Zellen.

Röntgenuntersuchung. Der Porus der linken Seite ist auf dem Seitenbild größer als der

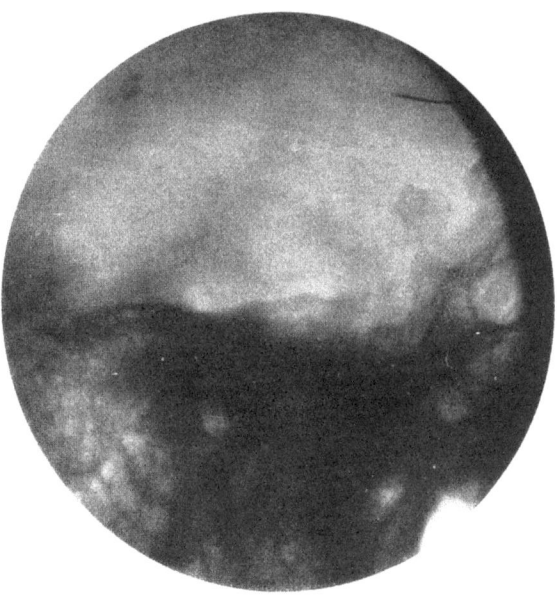

Abb. 133. Fall 56. Schrägbild des rechten Felsenbeines mit Porus. Der Porus auf der linken Seite dilatiert, die Projektionen aber nicht vollständig gleich.

auf der rechten Seite, aber die Projektion war nicht absolut gleich (Abb. 132, 133). Die Sella ist zum großen Teil entkalkt und hat teilweise eine gekerbte unscharfe Kontur. Ebenso der vordere Teil des Clivus. Sonst ist die Sella von normaler Form und

Größe, ihr Boden nicht heruntergepreßt. Verkalkung in der Gl. pineal. Keine ausgeprägte Venenerweiterung.

Lokalsymptome. *Kranialnerven:* VII, leichte Schwäche der linken unteren Gesichtshälfte. VIII, Verlust des Hörvermögens, aber keine vollständige Taubheit am linken Ohre, die kalorische Reaktion fehlt auf dieser Seite.

Kleinhirn: Romberg unsicher. Tendenz zum Fallen nach rechts.

Die Wassermannreaktion war positiv. Der Patient wurde daher einer Jodbehandlung unterzogen. Die Symptome von den Kranialnerven und vom Kleinhirn nahmen aber allmählich zu. Es stellte sich eine Parese des fünften Nerves mit Verlust des Cornealreflexes auf der linken Seite ein; Ende Oktober Nystagmus und eine leichte cerebelläre Inkoordination im linken Arm. Am 6. XI. wurde der Patient von Prof. MARCUS unter der Diagnose linksseitiger Acusticustumor der chirurgischen Klinik überwiesen. Zu den früheren Symptomen hatte sich jetzt auch eine leichte Schwäche des linken Abducens gesellt. Die cerebellaren Symptome, die ziemlich variiert hatten, waren jetzt fast ganz verschwunden.

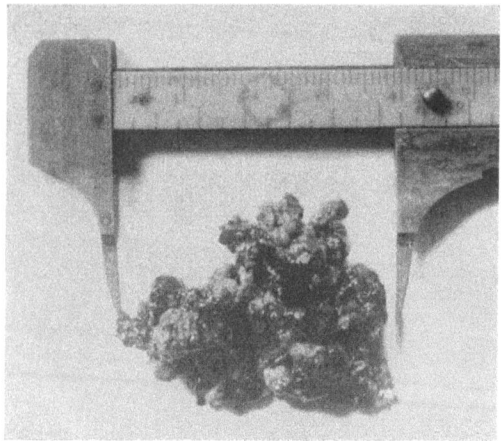

Abb. 134. Fall 56. Der exstirpierte Teil des Tumors.

Operation am 11. XI. Lokalanästhesie. Doppelseitige Freilegung des Kleinhirns mit Freilegung des unteren Randes des Sinus transversus und des hinteren Randes des Sinus sigmoideus. Dura stark gespannt. Punktion des linken Seitenventrikels. Intrakapsuläre Enucleation, die durch eine beträchtliche Blutung vom oberen inneren Winkel der Wunde gestört wurde, wahrscheinlich infolge Ruptur einer kleinen Vene vom Kleinhirn zum ober-

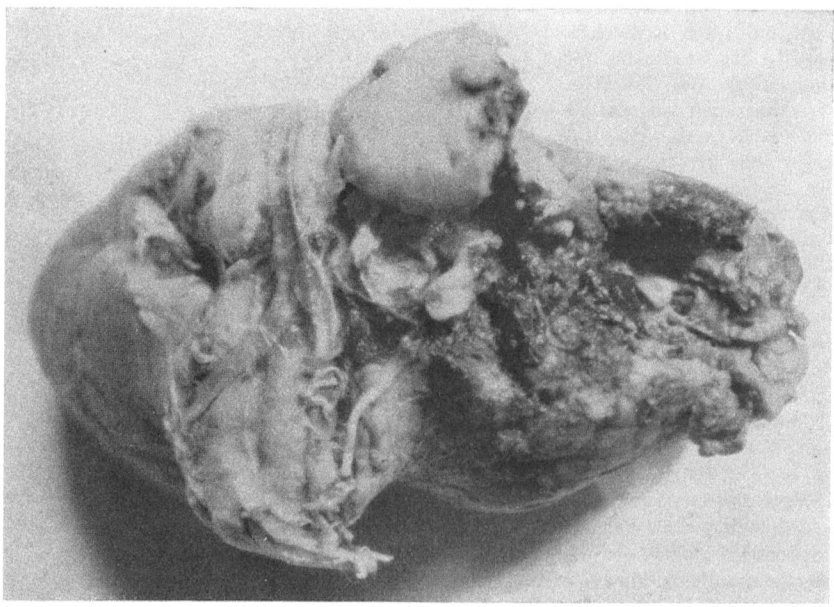

Abb. 135. Fall 56. Sektionspräparat, das den zurückgebliebenen Teil des Tumors zeigt.

flächlichen Sinus petrosus. Diese Blutung wurde schließlich mit Muskelinplantation gestillt. Der Tumor war von weichem, nicht gefäßreichem Typus, aber infolge der Blutung konnte nur ein verhältnismäßig kleiner Teil von ihm entfernt werden (Abb. 134). Die Höhle wurde mit ZENKERscher Lösung fixiert. Verschließung schichtenweise in der üblichen Art. Mikroskopische Diagnose: Neurinom.

Der Zustand nach der Operation gab keinen Anlaß für Befürchtungen. 3 Stunden später verlor der Patient ohne vorhergehende Symptome das Bewußtsein und binnen 10 Minuten hörte die Atmung auf.

Autopsie. Nach vorhergehender Härtung des Gehirns durchschnitt man den Hirnstamm unmittelbar über dem Tentorium und hob die Großhirnhemisphäre heraus. Die ganze hintere Schädelgrube mit den Felsenbeinpyramiden wurde in toto durch einen frontalen Sägeschnitt entfernt. Eine Untersuchung des Präparates zeigte eine dünne Haut von koaguliertem Blute, welche die ganze ventrale Seite des Pons, die Medulla und die ventrale und dorsale Seite der rechten Kleinhirnhemisphäre deckte. Der obere Teil des Tumors drang in die Incisura tentorii ein und machte einen kleinen Einschnitt in den Hirnstamm. Quer über dem Pol des Tumors sah man den sehr verdünnten und verlängerten fünften Nerv verlaufen. Nach Entfernung des Kleinhirns mit dem Tumor fand man, daß der zurückgebliebene Teil des Tumors, der zum Teil cystisch war, ungefähr die Größe einer Paranuß hatte, wovon man ein Drittel entfernt hatte (Abb. 135). Es bestand eine leichte Einkerbung des Pons.

Ein unglücklicher Ausgang eines günstigen Falles, ohne Zweifel infolge postoperativer Blutung. Der Grund der Blutung ist schwer zu erklären, da der Winkel ganz trocken war, als man das Kleinhirn zurückfallen ließ.

Fall Nr. 57. A. J., ♀, verheiratet, 40 Jahre. S. 593/1926.

Linksseitiger Acusticustumor ohne allgemeine Drucksymptome, aber mit hochgradigen cerebellaren Symptomen. Operation. Intrakapsuläre Enucleation. Bedeutend gebessert.

Seit dem Sommer 1924 Sausen im linken Ohr, das bald von vollständiger Taubheit auf diesem Ohre gefolgt war. Gleichzeitig linksseitige Facialisparese, die aber bald zurückging, sowie ein Gefühl von Kälte in der linken Gesichtshälfte. Während dieser Zeit ein im Ohre selbst lokalisiertes Gefühl von Unbehagen. Mit Ausnahme der Taubheit und des Ohrensausens gingen diese Symptome zurück und die Patientin war vollständig gesund bis unmittelbar nach einer Entbindung anfangs März 1926. Sie begann damals an Doppeltsehen beim Blick nach links zu leiden und hatte gleichzeitig heftige Schmerzen in der linken Gesichtshälfte. Schon einige Wochen vorher war wieder eine linksseitige Facialisparese aufgetreten. Gleichzeitig Schwierigkeit beim Gehen; die Patientin ging breitspurig, schwankend, und wich gegen rechts ab. In der letzten Zeit konnte sie überhaupt nicht ohne Stütze gehen. Mitte April eine plötzlich eintretende und bald vorübergehende Lähmung des rechten Armes und gleichzeitig heftige Kopfschmerzen und Erbrechen. Pat. wurde von Dr. L. BRAHME in Lund unter der Diagnose linksseitiger Acusticustumor hierher gewiesen und am 12. VI. 1926 in die chirurgische Klinik aufgenommen.

Allgemeine Drucksymptome. Kopfschmerzen in der Anamnese. Augenhintergrund beiderseits normal.

Röntgenuntersuchung. Keine ausgesprochene Impress. dig., keine Diastasen zwischen den Suturen. Die Gefäßfurchen sind nicht stärker ausgesprochen als normal. Auf dem Frontalbilde kein sicherer Unterschied, keine sichere Entkalkung des Felsenbeines. Atrophie der Proc. clin. post., die entkalkt sind. Sowohl die hintere wie die vordere Kontur des Dorsum sellae ist fleckenweise defekt und die Knochenzeichnung zeigt fleckenförmige Entkalkung. Die Sella ist nicht heruntergepreßt. Der vordere Teil der hinteren Fläche des Clivus zeigt eine Entkalkung mit Konturdefekt (Abb. 136).

Lokalsymptome. *Kranialnerven:* III, IV, VI, Schwäche des linken Abducens. V, linksseitige Hypästhesie im ersten und zweiten Trigeminusast. Der Cornealreflex fehlt auf der linken Seite. Der Kiefer weicht gegen links ab. VII, Parese der beiden Äste der linken Seite, der Geschmack fehlt auf den vorderen zwei Dritteln der Zunge auf der linken Seite. VIII, Taubheit und aufgehobene kalorische Reaktion auf der linken Seite.

Kleinhirn: Grobwelliger langsamer Nystagmus beim Blick nach links, feinwelliger und rascher Nystagmus beim Blick nach rechts. Vielleicht etwas Adiadochokinesis auf der linken Seite. Keine Dysmetrie oder Asynergie in den oberen Extremitäten. Der Gangi ist etwas breitspurig, mit leichten Schwankungen gegen die Seiten und einer ausgeprägten Tendenz zum Abweichen nach rechts. Romberg positiv. Pat. fällt nach rechts hinten.

Während des Spitalsaufenthaltes trat eine bedeutende Besserung der Gehstörungen ein, das Doppeltsehen verschwand und auch die Facialisparese wurde besser. Obzwar die Diagnose Acusticustumor als sicher betrachtet wurde, lag keine Operationsindikation vor und man brachte die Verschlechterung mit der durchgebrachten Gravidität und der Laktation in Zusammenhang und mit Störungen der Liquorzirkulation als pathologisch-anatomischer Grundlage der Symptome.

Nach der Heimkehr war die Patientin ungefähr einen Monat gesund, danach trat aber eine neuerliche Verschlechterung ein, Kopfschmerzen, Erbrechen, Doppeltsehen und Schwierigkeiten zu gehen, und außerdem soll Ende Juli 1926 eine Stauungspapille festgestellt worden sein. Wiederaufnahme am 2. VIII. Pat. wies damals ungefähr dieselben Symptome auf wie das vorige Mal, aber die Sensibilitätsstörungen im Gesicht waren ausgesprochener und erstreckten sich jetzt auch auf den rechten Trigeminus. Facialis- und Abducensparese hatten zugenommen und die Gangstörungen waren jetzt so hochgradig, daß die Patientin nicht ohne Hilfe gehen konnte. Augenhintergrund beiderseits weiter normal.

Operation am 6. VIII. 1926. Lokalanästhesie. Doppelseitige Freilegung des Kleinhirns. Dura ziemlich stark gespannt. Ventrikelpunktion. Auf der rechten Seite war die hintere Zisterne normal, auf der linken Seite bedeutend kleiner, aber nicht vollständig verschwunden. Im linken Brückenwinkel ein typischer Acusticustumor von rein schwefelgelber Farbe, der sich von der Incisura tentorii bis ungefähr 2 cm hinter das untere Knie des Sinus sigmoideus erstreckte. Der untere Pol konnte nicht vollständig freigelegt werden, weil eine große Arterie rund um ihn verlief. Intrakapsuläre Enucleation, die recht vollständig zu sein schien, mit Ausnahme einer nußgroßen Partie des unteren Poles, die wegen der erwähnten Arterie unberührt gelassen wurde. Das Gewicht der exstirpierten Tumorfragmente 12 g (Abb. 137). Touchieren der Höhle mit ZENKERscher Lösung. Vollständige Sutur.

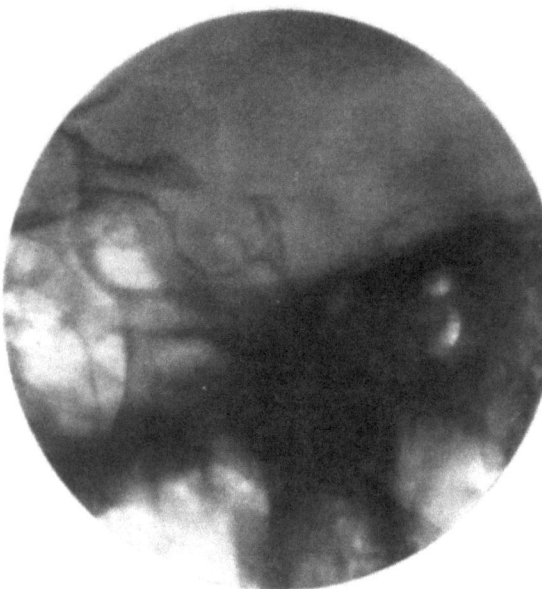

Abb. 136. Fall 57. Seitenbild. Konturdefekte an der hinteren Fläche des Clivus.

Histologische Diagnose: Neurinom.

Wundheilung p. p. ohne Komplikationen. Bei der Entlassung am 20. IX. war die Abducensparese verschwunden, die Facialisparese bestand aber ungefähr unverändert, die Sensibilitätsstörungen im Gesicht waren jetzt sehr leicht und beschränkten sich auf die linke Seite. Der Gang wies eine unbedeutende Breitspurigkeit und Unsicherheit auf.

Die Hoffnung, daß ebenso wie nach der ersten Erkrankung eine lange Periode von Symptomfreiheit eintreten würde, erfüllte sich nicht. Die Operationsindikation war in diesem Falle durch die hochgradigen cerebellaren Störungen gegeben, welche die Patientin vollständig invalid machten. Der Tumor war hier ziemlich klein und die Exstirpation relativ vollständig, weshalb man berechtigt ist, eine längere Periode von Symptomfreiheit zu erwarten.

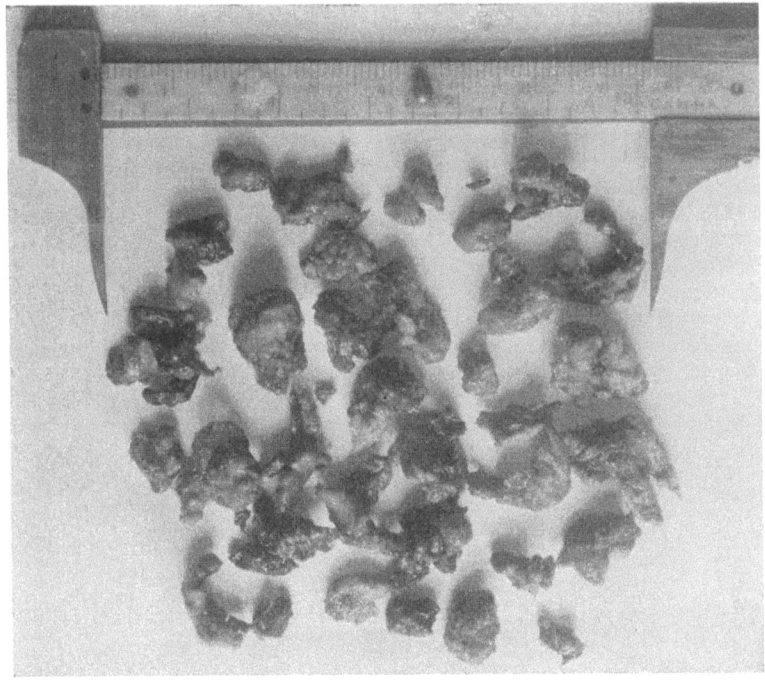

Abb. 137. Fall 57. Der exstirpierte Teil des Tumors.

Fall Nr. 58. A. S., ♂, Arbeiter, 42 Jahre. S. 742/1926.

Acusticustumor mit Symptomen seit 10 Jahren. Operation, intrakapsuläre Enucleation. Eine Woche nach der Operation wiederholte Anfälle von Cheyne-Stokescher Atmung. Neuerliche Operation. Resektion des Atlasbogens. Dann Wundheilung ohne Komplikationen und gebessert entlassen.

Seit 1915 Ohrensausen und auf dem rechten Ohre Abnahme des Hörvermögens. Diese schritt in den ersten Jahren sehr langsam vor, in der letzten Zeit dagegen schnell. Seit Januar 1925 anfallsweise auftretende, sehr schwere, von starkem Schwindelgefühl begleitete Kopfschmerzen, während welcher der Patient beim Gehen taumelte und die ihn umgebenden Gegenstände rund um sich kreisen sah, immer in derselben Richtung, von links nach rechts. Diese Anfälle pflegten mit Zuckungen in der linken Gesichtshälfte zu enden. Gleichzeitig starke Schmerzen im rechten Ohre. Seit dem Frühling 1925 hat der Patient Schwäche im rechten Bein gemerkt und seit derselben Zeit progrediierende Herabsetzung des Sehvermögens. Im Frühling 1926 vorübergehendes Doppelsehen, gleichzeitig Schlingbeschwerden. Seit derselben Zeit Anfälle von Nackensteifigkeit, die jedesmal ca. 15 Minuten andauerten und sich mehrere Male täglich einstellten. Keine Übelkeit oder Erbrechen. Am 5. VIII. 1926 von Dr. Gotthard Söderbergh unter der Diagnose rechtsseitiger Acusticustumor der chirurgischen Klinik überwiesen.

Allgemeine Drucksymptome. Doppelseitige Stauungspapille mit beginnender Abblassung. V. rechts 0,3; V. links 0,5.

Röntgenuntersuchung. Kalotte dick, Knochen sehr dicht. Die Suturen sind nicht gesprengt. Impr. digitat. nicht besonders deutlich. Beide Pyramidenspitzen sind dünn und das Dach der rechten steht etwas (3 mm) niedriger als der linken. Auf dem Frontalbilde tritt der Porus auf keiner Seite hervor (Abb. 138), auf dem Profilbilde sind beide zu sehen, auf beiden Seiten gleich, mit scharfer Kontur. Das Gebiet vor und unter dem Porus der rechten Seite ist dünner als auf der anderen Seite (Abb. 139, 140). Die Proc. clin. fehlen ganz, der obere Teil des Clivus ist defekt. Der übriggebliebene Teil des Dorsums zeigt eine unregelmäßige Form. Die ganze Sella steht niedrig. Der Clivus tritt auf keinem Bilde hervor.

Lokalsymptome. *Kranialnerven:* III, IV, VI, möglicherweise eine leichte Schwäche im rechten Abducens. V, der Cornealreflex auf der rechten Seite bedeutend herabgesetzt. VII, deutliche Parese der rechten Seite. Der Geschmack auf den vorderen zwei Dritteln der Zunge normal. VIII, starke Herabsetzung des Hörvermögens auf der rechten Seite. Die kalorische Reaktion fehlt auf der rechten Seite, auf der linken Seite ist sie etwas herabgesetzt. IX, X, der Gaumbogen steht auf der rechten Seite etwas niedriger. XI, vielleicht eine leichte Schwäche auf der rechten Seite.

Motilität und Sensibilität: Die Sehnenreflexe sind lebhaft, auf beiden Seiten gleich. Babinski negativ.

Kleinhirn: Rascher feinwelliger Nystagmus beim Blick nach den Seiten, nach beiden Seiten gleich. Subjektives Gefühl von Schwäche im rechten Arm. Deutliche Bremsung, Dysmetrie und Adiadochokinesis im rechten Arm, ebenso im rechten Bein. Der Gang ist

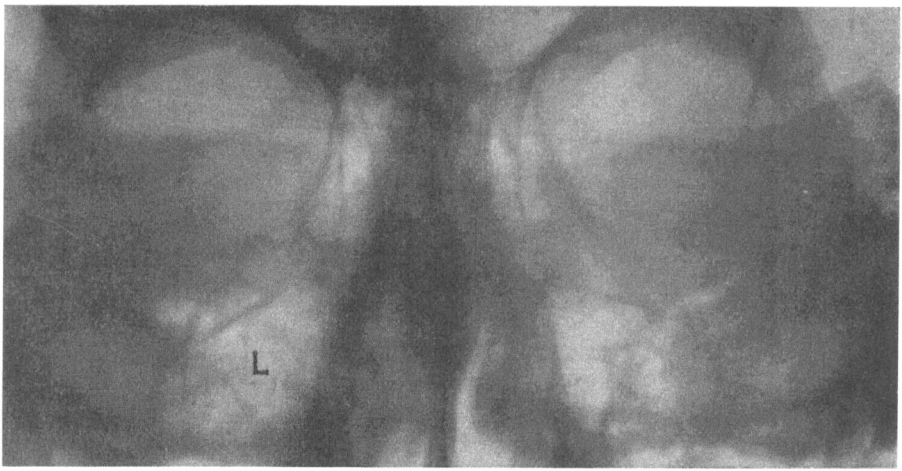

Abb. 138. Fall Nr. 58. Frontalbild. Entkalkung der beiden Pyramidenspitzen, besonders der rechten, die etwas niedriger steht.

etwas breitspurig, unsicher, mit Schwanken nach den Seiten. Romberg negativ. Pat. hält den Kopf nach links gedreht und nach rechts geneigt. Unbedeutende Druckempfindlichkeit über der Nackenmuskulatur auf beiden Seiten, auf der rechten Seite ausgesprochener. Deutliche Nackensteifigkeit.

Klinische Diagnose: Rechtsseitiger Acusticustumor.

Operation I am 9. VIII. Lokalanästhesie. Beiderseitige Freilegung des Kleinhirns. Knochen ungewöhnlich dick, wodurch die Freilegung sehr mühsam wurde. Nach oben und nach den Seiten war der Knochen gut zentimeterdick und wurde hier mit DE MARTELS Spiralfräse entfernt. Wahrscheinlich infolge der dadurch bedingten Vibrationen sank der Blutdruck auf 80, nach Beendigung der Knochenoperation stieg er aber auf 120 und hielt sich in dieser Höhe, bis die Operation abgeschlossen war. Auf der rechten Seite wurde der laterale Teil des Sinus transversus und der hintere Rand des Sinus sigmoideus freigelegt. Dura sehr stark gespannt. Ventrikelpunktion. Hochgradiger Hydrocephalus. Auf der linken Seite besteht eine ziemlich kleine hintere Zisterne, auf der rechten Seite ist der Subarachnoidalraum leer und beide Tonsillen sind in ziemlich hohem Grade in das Foramen magnum hinabgepreßt. Man konnte aber durch leichten Druck mit dem Hirnspatel Flüssigkeit aus dem Spinalkanal erhalten, weshalb eine Entfernung des Atlasbogens unnötig erschien. Nachdem man die rechte Kleinhirnhemisphäre weggehoben hatte, stieß man 1 cm vor der unteren Kurve des Sinus sigmoideus auf eine stark ausgespannte Zisterne und nach deren Entleerung auf den rundlichen unteren Pol eines typischen Acusticustumors. Das untere Tumorende reicht bis ungefähr 1½ cm vom Rand des Foramen magnum, der obere Pol ragt in den Winkel zwischen Kleinhirn und Tentorium hinauf. Der Tumor macht den Eindruck, als ob er ungewöhnlich groß wäre. Intrakapsuläre Enucleation des Tumorinhaltes, der im hinteren Teil der Geschwulst aus einem schwefelgelben weichen Gewebe besteht, während das Gewebe nach vorn fester ist, von gräulichroter Farbe und sehr gefäßreich, so daß die Ausschälung hier durch reichliche Blutung in hohem Grade erschwert wird. Um die Blutung aus der entstandenen Höhle zu stillen, wurde es notwendig, ein Muskelstück aufzulegen. Vollständige Sutur in mehreren Schichten. Das Gewicht der exstirpierten Tumorfragmente 14 g (Abb. 141). Histologische Diagnose: Neurinom.

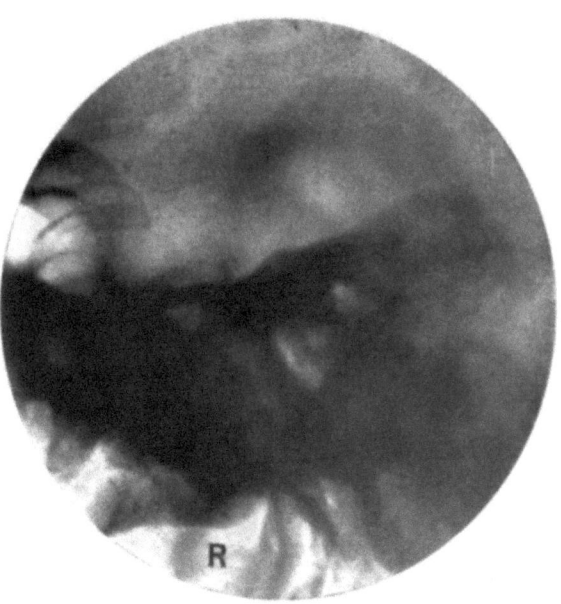

Abb. 139. Fall Nr. 58. Seitenbild des Felsenbeines und Porus auf der rechten Seite, zeigt Verdünnung des Felsenbeines im Gebiete unmittelbar vor dem Porus.

Am Tage nach dem Eingriff kräftige Reaktion mit Temperatur bis 39,3, aber keine Schling- oder Sprechstörungen. Nach vorübergehender Besserung begann sich der Zustand nach einer Woche wieder zu verschlechtern, der Patient war nicht ganz bei Bewußtsein und der Urin ging ins Bett. Am 18. VIII. plötzlicher Temperaturanstieg bis auf 40,9 und ausgesprochene CHEYNE-STOKESche Atmung. Man punktierte daher das Vorderhorn des rechten Seitenventrikels, wobei sich eine reichliche Menge wasserklarer Flüssigkeit unter recht hohem Drucke entleerte. Der Eingriff brachte keine Besserung und nach ein paar Stunden bestand noch immer die CHEYNE-STOKESsche Atmung mit rhythmischen Variationen von Puls und Blutdruck. Keine Dysarthrie oder Dysphagie.

Der Zustand des Patienten schien äußerst alarmierend und nach dem Zeitpunkte des Auftretens der Symptome hielt man ein postoperatives Ödem oder

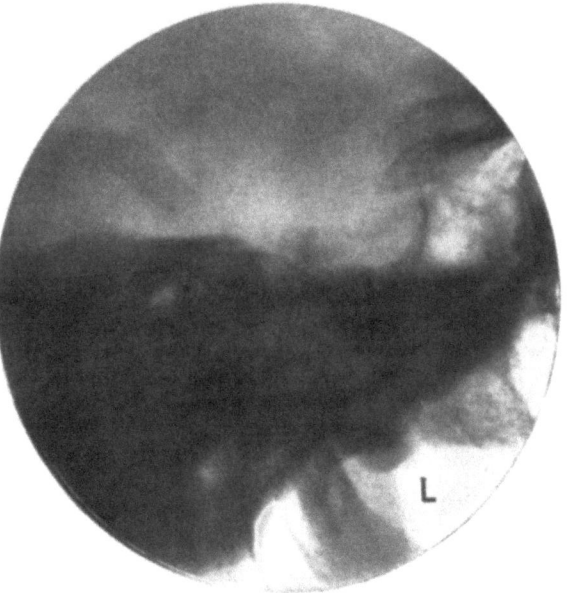

Abb. 140. Fall Nr. 58. Seitenbild des linken Felsenbeines.

vielleicht eine Einklemmung des Kleinhirns für die wahrscheinlichste Ursache. Man beschloß daher eine Resektion des Atlasbogens vorzunehmen.

Operation II am 18. VIII. Äthernarkose. Die alte Wunde wurde wieder geöffnet. Zwischen Muskulatur und Kleinhirn hatte sich eine beträchtliche Menge Liquor angesammelt, die unter etwas erhöhtem Drucke zu stehen schien. Der Atlasbogen wurde auf einer Strecke von ungefähr 4 cm reseziert. Die Dura wurde bis zum oberen Rande des Epistropheus geöffnet. Man erhielt aber nicht den Eindruck, daß eine hochgradigere Einklemmung des Kleinhirns vorhanden sei und die Tonsillen reichten gerade nur etwas unter den oberen Rand des Atlasbogens. Dagegen war die rechte Kleinhirnhemisphäre bedeutend angeschwollen und ödematös und ein paar inplantierte Muskelstückchen, die auf der hinteren Kleinhirnoberfläche nach der Mittellinie aufgelegt worden waren, hatten das Aussehen haselnußgroßer wachsgelber ödematöser Gebilde, die nun entfernt wurden. Vollständige Sutur.

Der Patient überstand den Eingriff gut und die CHEYNE-STOKESche Atmung war nachher verschwunden, dagegen war die Atmung sehr schnell, mit einer Frequenz, die zwischen 30 und 40 in der Minute variierte. Am folgenden Tage begann die Temperatur hinunterzugehen

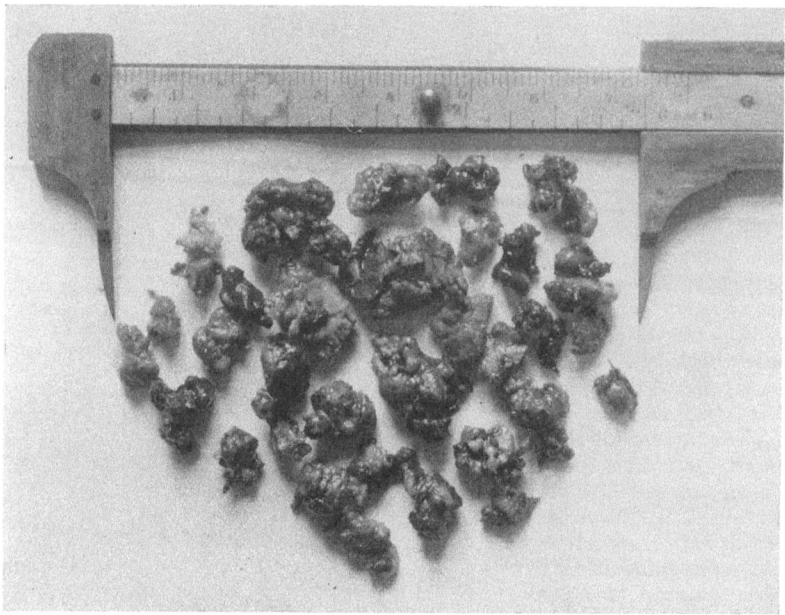

Abb. 141. Fall Nr. 58. Der exstirpierte Teil des Tumors.

und die weitere Rekonvaleszenz verlief ohne Komplikationen. Die Suturen wurden am 31. VIII. herausgenommen und die Wunde war zu dieser Zeit p. p. geheilt.

Bei Untersuchung des weggenommenen Muskelstückes erwies sich dieses als vollständig nekrotisch mit Ödem und Zellenvermehrung. Bei der Entlassung am 16. X. war der Patient subjektiv symptomfrei und wies eine unbedeutende Protrusion im Gebiete des suboccipitalen Operationsdefektes auf. Die Stauungspapille war mit Atrophie zurückgegangen. V. rechts 5/20; V. links 5/15. Die Kleinhirnsymptome waren etwas ausgesprochener als vor der Operation. Keine Steigerung der Facialisparese.

Der Fall ist ein Beispiel für postoperative Ödeme, die nach einer Operation von Brückenwinkeltumoren entstehen können und die in schwereren Fällen unter Bildung eines fortschreitenden medullären Ödems gewöhnlich im Laufe der ersten Woche zum Tode führen. In diesem Falle traten die Symptome etwas später ein und entwickelten sich etwas langsamer, waren aber, als sie ihren Höhepunkt erreichten, so alarmierend, daß man den Fall für hoffnungslos hielt. Inwiefern die sekundäre Operation dazu beitrug, daß die Symptome überwunden wurden, ist unmöglich zu sagen, es machte aber den Eindruck, daß nach dem Eingriff eine bestimmte Wendung zum Besseren eintrat. Man dürfte zur Erwartung berechtigt sein, daß die bei der Entlassung bestehenden Kleinhirnsymptome sich allmählich wesentlich bessern werden, aber trotz des langsamen Wachstums, das dieser Tumor mit aller Wahrscheinlichkeit gehabt hat, muß man sich in Anbetracht seiner Größe in bezug auf die schließliche Prognose doch reserviert aussprechen.

Die Neurinome oder die sog. Acusticustumoren waren 11 an der Zahl, sie bilden also die überwiegende Mehrzahl unter den 13 Fällen von Tumoren, die im Kleinhirnbrückenwinkel vorkamen, zu denen noch der Fall Nr. 59 kommt, mit doppelseitigem Acusticustumor und zentraler Neurofibromatose. Die beiden übrigen Brückenwinkeltumoren waren ein Gliom (Nr. 34) und ein Meningiom (Nr. 46). Die Acusticustumoren sind also in diesem Material relativ stärker vertreten als z. B. in dem CUSHINGS (2), bei dem unter 42 Brückenwinkeltumoren nur 30 Acusticustumoren vorkommen. Vom pathologisch-anatomischen Gesichtspunkte ist besonders der Fall Nr. 53 von Interesse, weil hier ein zapfenförmiger Fortsatz des Tumors den N. trigeminus in das Cavum Mechelii begleitete, und Fall Nr. 51, bei dem der Tumor vollständig cystisch war und nur eine sehr dünne Schicht Neurinomgewebe in der Cystenwand aufwies. Kleinere Cystenbildungen in Acusticustumoren sind nichts Seltenes und sind auch bei ein paar von meinen Fällen vorgekommen, aber daß der Tumor ganz und gar in eine dünnwandige Cyste umgewandelt ist, dürfte wohl ein Ausnahmefall sein. In der Zusammenstellung F. HENSCHENS von 236 Acusticustumoren findet sich kein ähnlicher Fall und auch in der bekannten Monographie CUSHINGS ist kein solcher Fall erwähnt.

Die klinische Diagnose wurde in 7 Fällen auf Acusticustumor gestellt; in 4 Fällen (Nr. 48, 50, 51, 54) ist der weitere Begriff Brückenwinkeltumor angewendet worden. Nur bei zwei von ihnen (Nr. 50, 51) hatte man Anlaß zu vermuten, daß eine andere Tumorart als Neurinom vorliege. Bei Fall Nr. 50 traten die Symptome vom Gehörorgan gleichzeitig oder später auf als die allgemeinen Drucksymptome, und bei Fall Nr. 51 wurde das Symptomenbild von einer schweren Trigeminusneuralgie beherrscht und man entdeckte erst bei der Untersuchung, daß der Patient auf derselben Seite taub war. Da außerdem allgemeine Drucksymptome fehlten, war dieser Fall ziemlich schwer zu deuten und man dachte in erster Reihe an einen Tumor, am ehesten an Meningiom, mit Ausgang von der Gegend des Ganglion Gasseri. Erst nach dem negativen Ausfall einer explorativen Freilegung des Ganglions wurde die Diagnose auf einen Brückenwinkeltumor gestellt, dessen Natur aber erst durch die Sektion und mikroskopische Untersuchung klargestellt wurde. Sonst bot keiner der Fälle nennenswerte diagnostische Schwierigkeiten. Zu bemerken wäre noch, daß bei 3 Fällen (Nr. 51, 55, 57) allgemeine Drucksymptome fehlten, ein Verhalten, dessen Bedeutung für die Indikationsstellung an anderer Stelle näher erörtert werden soll.

Da man also in so gut wie allen Fällen in der sicheren Annahme, einen Acusticustumor zu finden, an die Operation schritt, bot es keine Schwierigkeiten,

158　　　　　　　　　　　　　Neurinome.

ihn beim Eingriff zu finden. Gewöhnlich sah man den Tumor, sobald das Kleinhirn ein wenig weggehoben war und in keinem der Fälle war ein längeres Suchen nötig. Es ist deshalb einigermaßen erstaunlich, wenn man in CUSHINGS Monographie (2) findet, daß die Zahl der Fälle, bei welchen Verdacht auf Acusticustumor bestand, dieser aber bei der Operation nicht angetroffen wurde, ungefähr ebenso groß war wie die der verifizierten Fälle. Ich selbst habe keinen ähnlichen Fall gesehen und kann mich daher kaum über die Ursachen des genannten Verhaltens äußern.

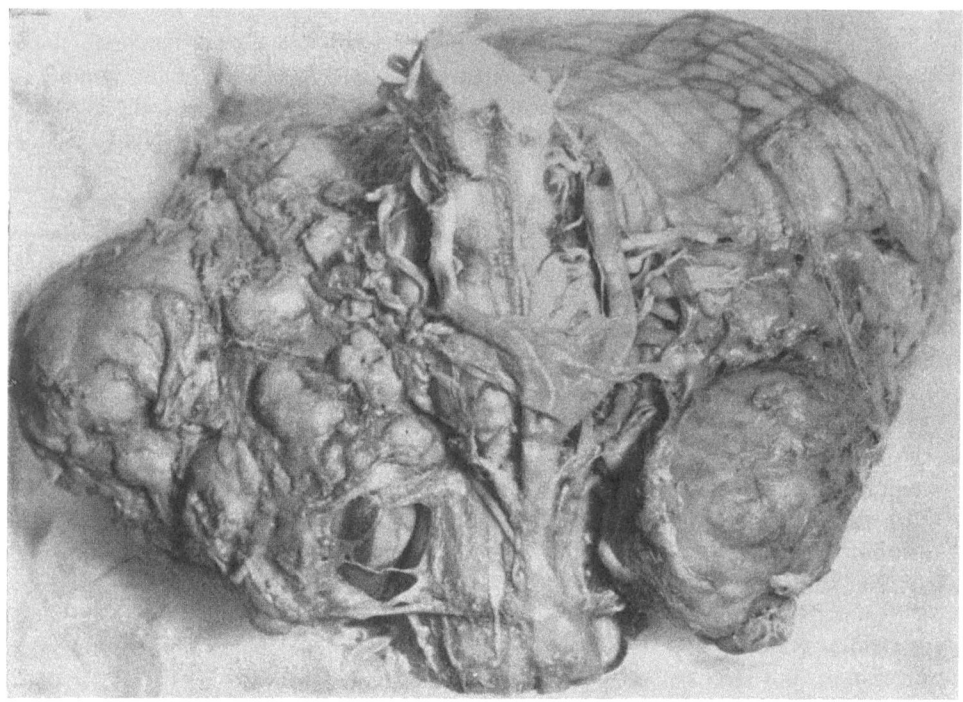

Abb. 142. Doppelseitiger Acusticustumor. Der linke (größere) Tumor wurde 8 Jahre früher „exstirpiert".

Über die Größe des Tumors erhält man bei der Operation nur eine annähernde Vorstellung, da nur ein Teil seiner Oberfläche freigelegt werden kann. Bei den früheren Fällen war ich in dieser Beziehung sehr vorsichtig und habe in der Regel nur den unteren Pol des Tumors in dem Maße freigelegt, wie es nötig war, um Platz für die Ausführung einer intrakapsulären Enucleation zu bekommen. Mit steigender Erfahrung bin ich aber diesbezüglich weiter gegangen, da die Enucleation sonst sehr unvollständig wird und kaum mehr als den Inhalt des unteren Poles des Tumors herausbefördert. Ich strebe nunmehr danach, die hintere laterale Fläche des Tumors von der Incisura tentorii bis zum unteren Pol freizulegen, wodurch man teils eine zuverlässigere Vorstellung von der Größe des Tumors erhält und teils mit bedeutend größerer Sicherheit die Enucleation des oberen Teiles des Tumors ausführen kann. Auch mit dieser ausgedehnteren Freilegung bleibt das Urteil über die Größe des Tumors approximativ, da die mediale

Fläche ja niemals freigelegt werden kann. Eine gewisse Vorstellung über die Größe des Tumors bekommt man auch durch den Grad der Leichtigkeit, mit der das Kleinhirn weggehoben werden kann. Je größer der Tumor ist, um so enger ist der Raum in der hinteren Schädelgrube und um so schwieriger ist es,

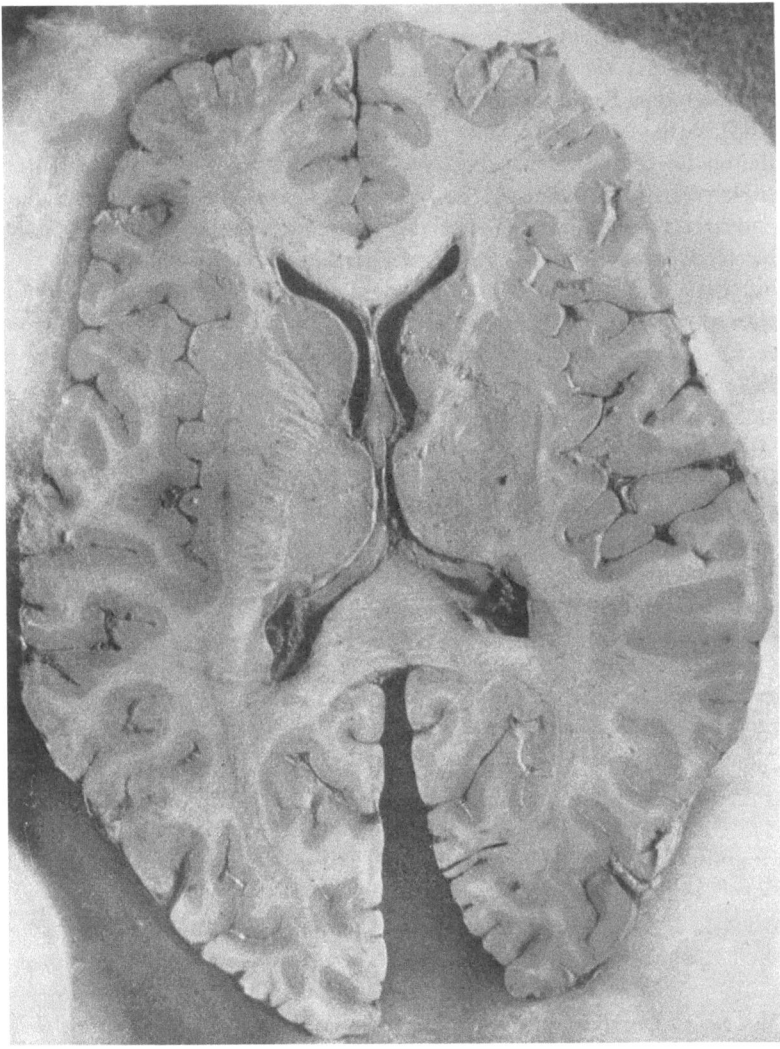

Abb. 143. Der gleiche Fall wie Abb. 142. Horizontalschnitt durch das Großhirn, zeigt das Fehlen von Hydrocephalus.

das Kleinhirn ohne Trauma wegzuheben. Mit dem Vorbehalt der angeführten Momente betreffs der Möglichkeit einer Beurteilung der Größe des Tumors bei der Operation würde man mit Benutzung der beiden Sektionspräparate Nr. 53 und 56 als Vergleichsmaterial die Fälle nach ihrer Größe folgendermaßen gruppieren können. Der kleinste Tumor war wahrscheinlich Nr. 56; Nr. 51 war ungefähr ebenso groß, Nr. 49, 54 und 57 wahrscheinlich ungefähr von gleicher Größe oder etwas größer. Die übrigen dürften ungefähr von derselben Größe wie der des Falles 53 gewesen sein, also wesentlich größer; unter diesen dürften einige (Nr. 48, 52, 58) die anderen wahrscheinlich an Dimension übertroffen haben. So kleine Tumoren, daß sie nur die Größe einer Haselnuß erreichten, oder noch kleinere, wie manche von den in der Literatur beschriebenen, sind in meinem Material nicht vorgekommen. Eine konstante Beziehung zwischen der Größe und den klinischen Symptomen der Tumoren scheint nicht zu bestehen, obzwar die großen Tumoren im großen ganzen vorgeschrittenere Symptome aufgewiesen haben. Anderseits sieht man aber große Tumoren, wie Nr. 55, mit sehr unbedeutenden Symptomen, während viel kleinere, wie Nr. 56, ein bedeutend vorgeschritteneres Symptomenbild aufweisen. Dieses Verhalten sowie die nicht selten auftretenden Fluktuationen der Krankheitserscheinungen können zum Teil durch Störungen in der Liquorzirkulation erklärt werden, zum Teil wohl auch durch die verschiedene Wachstumsschnelligkeit der Tumoren. Es ist mitunter verblüffend, wie groß die Tumoren sein können, ohne allgemeine Drucksymptome hervorzurufen. Hierfür ist der Fall, dessen Sektionspräparat auf Abb. 142 wiedergegeben wird, sehr instruktiv. In diesem Falle wurde ich hinsichtlich der Möglichkeit einer Operation konsultiert, die ich aber abgelehnt habe, da man allen Anlaß hatte anzunehmen, daß der Tumor doppelseitig sei. Der Patient starb einige Wochen später, und Dr. W. Rasch hat mir das Sektionspräparat freundlichst zur Verfügung gestellt. Man hatte hier 8 Jahre früher eine, wie man glaubte, totale Exstirpation eines linksseitigen Acusticustumors vorgenommen (osteoplastische Operation mit Durasutur), der Patient bekam kurz nach der Operation wiederum Kleinhirnsymptome, aber keine allgemeinen Druckerscheinungen und starb 8 Jahre nach der Operation, ohne daß er, selbst kurz vor dem Tode, allgemeine Drucksymptome aufgewiesen hätte. Bei der Sektion fand man, wie aus der Abb. 142 hervorgeht, doppelseitige Acusticustumoren, von denen der linke früher „exstirpierte" Tumor fast mandarinengroß war, und auch der andere, vermutlich viel später entstandene Tumor war von respektabler Größe. Die Seitenventrikel hatten vollständig normale Dimensionen (Abb. 143) und die Windungen waren nicht abgeflacht. Man kann also vor der Operation aus den klinischen Symptomen keine sicheren Schlüsse über die Größe des Tumors ziehen.

Hinsichtlich der Methodik für die operative Behandlung der Acusticustumoren habe ich meinen Standpunkt im Kapitel über die Operationstechnik vollständig präzisiert. Das Studium meiner Sektionspräparate sowie des oben in Abb. 142 abgebildeten Präparates haben mich in der Auffassung bestärkt, daß eine radikale Exstirpation dieser Tumoren in der Regel ohne ein sehr beträchtliche Steigerung der Operationsmortalität undurchführbar ist. Eine Durchsicht der Sektionsprotokolle über Fälle, die im Anschluß an die Operationen gestorben sind, zeigt, daß bei sehr vielen, vielleicht den meisten Fällen Tumorreste zurückgeblieben sind, trotzdem man meinte, bei der Operation radikal vorgegangen zu sein. In 5 von den 10 Todesfällen v. Eiselsbergs und Ranzis fand sich noch ein großer Teil des Tumors vor und in nur einem Falle ist ausdrücklich angegeben, daß der Tumor radikal entfernt war. Eine bewußt palliative Operation ist unter diesen Umständen einem Versuche zu radikaler

Exstirpation vorzuziehen, bei der es doch in der Mehrzahl der Fälle beim Versuche bleibt und die Mortalität in allen bis jetzt zugänglichen Statistiken abschreckend hoch war (KRAUSE 86,5%, MARBURG und RANZI 88%, HEYMANN 56,3%). Der Unterschied zwischen der Mortalität bei radikalen Operationen und der bei intrakapsulären Enucleationen geht mit großer Prägnanz aus der Zusammenstellung SARGENTS hervor, wobei jedoch zu bemerken ist, daß er alle Brückenwinkeltumoren in eine Gruppe zusammenfaßt. Unter 9 von seinen Fällen mit vollständiger Exstirpation des Tumors hatten 8 letalen Ausgang, und unter 27 Fällen mit intrakapsulärer Enucleation waren 4 Todesfälle. CUSHING (2) hatte 1917 eine Mortalität von 20,7% bei einem Material von 29 verifizierten Fällen, eine Ziffer, die 1921 (9) auf 18,8% gesunken war. Persönlich halte ich deshalb an der Methode CUSHINGS (2), eine intrakapsuläre Enucleation zu machen, fest und würde nur bei Tumoren, die noch kleiner sind als irgendeiner der in diesem Material vorgekommenen, einen Versuch zur Totalexstirpation für berechtigt halten.

Sämtliche Fälle mit Ausnahme von Nr. 48 und Nr. 51 wurden in einer Sitzung operiert. Im ersteren Falle wurde nur eine suboccipitale Dekompression gemacht und man beabsichtigte, die Operation später in einer zweiten Sitzung fortzusetzen. Die Dekompression hatte aber nicht die erwartete Wirkung und der Patient starb 18 Tage nach der Operation an bulbären Symptomen. Wahrscheinlich trug die Operation mit der durch sie bedingten Dislokation des Kleinhirns und des Hirnstammes nach hinten dazu bei, das Ende zu beschleunigen. Bei Fall Nr. 51 hielt man wegen Absinken des Blutdruckes aus einer übrigens recht dunkel gebliebenen Ursache sowie wegen des Alters und des mitgenommenen Allgemeinzustandes zwei Sitzungen für indiziert. Bei der zweiten Sitzung wurde nur Entleerung einer Cyste vorgenommen, deren Natur während des Eingriffes nicht festgestellt werden konnte. Sie wurde bei der Operation am ehesten als eine Arachnoidalcyste aufgefaßt und man begnügte sich damit, ein Loch in die Cystenwand zu machen. Dieser Patient starb an einer interkurrenten Krankheit (Influenza und Pneumonie) 6 Wochen nach der Operation. Die übrigen 9 Fälle wurden alle in einer Sitzung operiert, wobei eine intrakapsuläre Enucleation des Tumorinhaltes nach CUSHING ausgeführt wurde. Zwei davon verliefen letal, der eine (Nr. 53) infolge einer Liquorfistel mit sekundärer Meningitis, der andere (Nr. 56) infolge einer Nachblutung im Brückenwinkel. Ein Patient (Nr. 54) bekam nach einer Rezidivoperation eine so gut wie vollständige Facialisparese und auch eine gewisse Steigerung der Trigeminusparese. Sonst traten keine für Acusticustumoren spezifischen Komplikationen ein, mit Ausnahme einer herpesähnlichen Eruption im Gebiete des dritten Trigeminusastes auf der operierten Seite bei Fall Nr. 57. Betreffs der übrigen postoperativen Komplikationen vgl. S. 322. Die 7 Patienten, welche die Operation überlebten, leben noch, einer über 3, einer $2^{1}/_{2}$, zwei 2, einer mehr als ein und die übrigen weniger als ein Jahr nach der Operation. Als unmittelbarer Effekt der Operation auf die subjektiven und objektiven Symptome trat bei sämtlichen Fällen mit Ausnahme von Nr. 55 eine höchst bedeutende Besserung ein. Bei diesem letztgenannten Falle fehlten allgemeine Drucksymptome und auch lokale Symptome schwererer Art, weshalb die Operation bei diesem Falle mehr den Charakter einer prophylaktischen Maßregel hatte. Bei noch einem Falle (Nr. 57) fehlten allgemeine Drucksymptome, hier hatten aber hochgradige cerebellare Symptome vorgelegen, die bei der Entlassung im Rückgang begriffen waren. Bei den übrigen 5 Fällen ging die Stauungspapille zurück, bei einem Fall (Nr. 49) mit bedeutender Besserung der Sehschärfe, in den übrigen mit ungefähr unveränderter Sehschärfe. In den Fällen, bei welchen hochgradigere cerebellare Symptome bestanden hatten, haben sie sich nach einer Periode von Verschlechterung unmittelbar nach der Operation in sämtlichen Fällen, die genügend lange verfolgt werden konnten, bedeutend gebessert. Die Kranialnervenparesen blieben in der Regel ungefähr unverändert oder unbedeutend gebessert, bei einem Falle (Nr. 57) trat jedoch eine merkliche Besserung der Trigeminusparese ein. Abgesehen von den Fällen, bei denen die Operation erst ganz kürzlich ausgeführt wurde, so daß die Arbeitsfähigkeit noch nicht beurteilt werden kann (Nr. 57, 58), wurde diese von allen, die die Operation überlebten, mehr oder weniger vollständig zurückerlangt. Bei Fall Nr. 52 ist sie aber durch die Amaurosis wesentlich eingeschränkt und bei Fall Nr. 50 in gewissem Grade durch fortbestehende cerebellare Symptome. Bei Fall Nr. 49 trat vollständige Symptomfreiheit durch $1^1/_2$ Jahre ein, danach nahmen die cerebellaren Symptome aber im Anschluß an eine Gravidität allmählich zu. Hier dürfte eine Rezidivoperation wahrscheinlich binnen kurzem erforderlich werden. Bei Fall Nr. 54 war der Patient $^1/_2$ Jahr vollständig symptomfrei, wonach die cerebellaren Symptome allmählich zunahmen, so daß eine neue Operation, 14 Monate nach der ersten, notwendig wurde. Das Resultat dieser Operation in bezug auf Arbeitsfähigkeit usw. läßt sich noch nicht beurteilen.

Da bei diesen Fällen eine bewußt palliative Operation ausgeführt wurde, hängt das Resultat und vor allem dessen Dauer wahrscheinlich zum wesentlichen Teile davon ab, ein wie großer Teil des Tumors entfernt werden konnte. Auch andere Faktoren, die Wachstumsgeschwindigkeit des Tumors, seine Größe zur Zeit der Operation sowie evtl. bestehende Störungen in der Liquorzirkulation, sind hierbei sicherlich von Bedeutung, aber es besteht doch wahrscheinlich ein Parallelismus zwischen der Gründlichkeit der Exstirpation und der Dauer des Resultates. Bei meinen ersten Operationen ließ ich mich natürlich vor allem von dem Wunsche leiten, das Leben des Patienten nicht in gar zu große unmittelbare Gefahr zu bringen und war deshalb sehr zurückhaltend in bezug auf die Ausdehnung der Enucleation. Bei den Fällen Nr. 49, 50, 52 wurde dadurch wahrscheinlich nur ein kleiner Teil des Tumors entfernt. Dasselbe gilt von der ersten Operation bei Fall Nr. 54, bei dem die präliminare Operation infolge der exzessiven Dicke des Knochens so langwierig und so mühsam wurde, daß es ohne übermäßige Ausdehnung der Operationszeit nicht möglich war, der Behandlung des Tumors an sich so viel Zeit zu widmen, wie es wünschenswert gewesen wäre. Bei diesem Falle hätte man die Operation in zwei Sitzungen ausführen sollen, aber da sie in einem fremden Krankenhause vorgenommen wurde und ich den postoperativen Verlauf also nicht persönlich kontrollieren konnte, wollte ich die Operation nicht ohne zwingende Ursachen unterbrechen. Bei den übrigen Fällen (Nr. 55, 57, 58) und bei der zweiten Operation im Falle Nr. 54 war die Enucleation weit gründlicher als bei den früheren Fällen. Dies geht auch aus den den Krankengeschichten beigefügten Photographien der exstirpierten Tumoren hervor.

Inwiefern diese radikaleren Operationen ein besseres Schlußresultat geben, läßt sich noch nicht überblicken. Daß sie ein größeres Risiko mit sich führen, dürfte sicher sein, und die unmittelbare Reaktion ist um so stärker, je weiter man in der Gründlichkeit der Operation gegangen ist. Daß auch recht fragmentare Enucleationen gute Resultate von recht langer Dauer geben können, geht aber aus den oben angeführten Fällen hervor. Wie an anderer Stelle näher auseinandergesetzt wurde, ist es deshalb schwer zu entscheiden, wie weit sich die Enucleation erstrecken soll. Allgemeine Regeln lassen sich darüber nicht aufstellen, es muß in jedem einzelnen Falle auf Grund der vorliegenden Verhältnisse und der Erfahrungen des Operateurs entschieden werden. Es klingt vielleicht wie eine Selbstverständlichkeit, zu sagen, daß es besser sei, zu früh als zu spät zu unterbrechen, aber man ist doch jedesmal versucht, etwas mehr wegzunehmen, solange die Operation glatt und ohne Komplikationen vor sich geht. Plötzlich bekommt man aber eine Blutung, deren Stillung schwierig und zeitraubend ist, und bei solchen Fällen kann man auch auf einen stürmischen Verlauf der Rekonvaleszenz gefaßt sein, während der postoperative Verlauf in der Regel glatt ist, wenn die Operation ohne Komplikationen vor sich ging. Die Kunst ist aber zu unterbrechen, bevor man durch eine Blutung oder durch eine andere Komplikation dazu gezwungen wird, und es ist besser, sich auf der sicheren Seite zu halten.

Die Operationsresultate und die sich daraus ergebenden Schlüsse in bezug auf die Acusticustumoren können folgendermaßen zusammengefaßt werden. Unter 10 intrakapsulären Enucleationen, die bei 9 Fällen ausgeführt wurden, traten 2 Todesfälle ein, eine prozentuelle Mortalität, die mit zunehmender Erfahrung sicher beträchtlich vermindert werden kann. Auch sehr unvollständige Exstirpationen gaben gute Resultate von relativ langer Dauer. Ohne aus Fall Nr. 48 zu weitgehende Schlüsse ziehen zu wollen, scheint es doch, daß bei sehr großen Tumoren eine rein dekompressive Operation ungenügend ist, eine Ansicht, die auch von DANDY (1) ausgesprochen wurde, und das Risiko des Eingriffes scheint in solchen Fällen ungefähr ebenso groß zu sein wie das einer intrakapsulären Enucleation. Mit Rücksicht hierauf und um möglichst günstige Schlußresultate zu erhalten, soll man bei jedem Falle versuchen, eine intrakapsuläre Enucleation des Tumors vorzunehmen und sie natürlich so vollständig machen, wie es mit der Sicherheit des Patienten vereinbar scheint. Allgemeine Regeln dafür, wie weit man in dieser Hinsicht gehen soll, können nicht aufgestellt werden, aber in Anbetracht der auch bei unvollständigen Exstirpationen relativ günstigen Resultate scheint ein einigermaßen konservatives Verhalten diesbezüglich einer zu weit getriebenen Radikalität vorzuziehen zu sein, die wahrscheinlich eine höhere Mortalität mit sich führen muß. Ein Versuch zur vollständigen Exstirpation des Tumors ist nur dann berechtigt, wenn der Tumor klein ist und die sonstigen Umstände günstig scheinen.

Röntgenbehandlung ist bei diesem Material nur in 2 Fällen versucht worden (Nr. 50, 54). Bei Fall Nr. 50 wurde der Patient mit Röntgen nachbehandelt, es ist aber unmöglich, ein Urteil über den eventuellen Effekt zu haben. Fall Nr. 54 wurde vor der Operation röntgenbehandelt, ohne daß man Anlaß hätte anzunehmen, daß die Behandlung auf den Verlauf eingewirkt hätte; ein Jahr nach der Operation versuchte man wegen der zunehmenden cerebellaren Symptome nochmals eine Röntgenbehandlung, die eher in einer Verschlechterung als Besserung der Symptome resultierte. Ein merklicher Effekt der Röntgenbehandlung wurde also bei keinem Falle beobachtet, und teils nach dieser Erfahrung, teils weil die allgemeinen biologischen Eigenschaften des Tumors eher dagegen sprechen, daß das Neurinom sich durch Röntgenbestrahlung beeinflussen ließe, habe ich meine Fälle in der Regel nicht mit Röntgen nachbehandeln lassen.

2. Doppelseitiger Acusticustumor mit zentraler und peripherischer Neurofibromatose (v. Recklinghausensche Krankheit).

Fall Nr. 59. K. F. R., ♂, Waldarbeiter, 21 Jahre. S. 1025/1924.

Beiderseitiger Acusticustumor mit zentraler Neurofibromatose. Suboccipitale Dekompression und partielle Exstirpation des einen Tumors in zwei Sitzungen. Keine Besserung. Tod einen Monat nach der Operation.

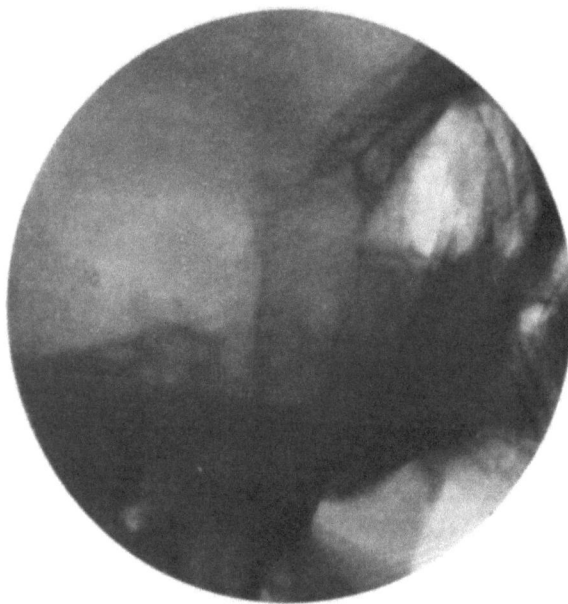

Abb. 144. Fall Nr. 59. Seitenbild der Sella turcica mit Umgebung. Starke Entkalkung des Clivus und Vergrößerung der Sella.

Wegen der Taubheit des Patienten war es unmöglich, eine detaillierte Krankengeschichte zu erhalten. Seit 5 bis 6 Jahren progrediierende Verschlechterung des Ganges, der immer unsicherer wurde, Pat. hatte aber bis zum Sommer 1924 arbeiten können. Seit Ende 1923 progressive Verschlechterung des Gehörs auf dem rechten Ohre und seit dem Sommer 1924 Tinnitus zuerst auf der rechten, nachher auf der linken Seite, mit rascher Verschlechterung des Gehörs auch auf der letzteren Seite. Im Sommer 1924 vorübergehend Doppeltsehen. Das Sehvermögen hat sich seit derselben Zeit verschlechtert. Am 15. XI. 1924 in die Nervenklinik aufgenommen und am 18. XII. von Prof. MARCUS unter der Diagnose doppelseitiger Acusticustumor und v. RECKLINGHAUSENsche Krankheit der chirurgischen Klinik überwiesen.

Allgemeine Drucksymptome. Starke Somnolenz. Doppelseitige Stauungspapille mit beginnender Atrophie. V. rechts 2/60; V. links 0,5. Eine in der Nervenklinik am 19. XI. vorgenommene Lumbalpunktion ergab den Druck von 450 mm Wasser. Nonne ++, Pandy +++, 12 Zellen. Mäßiger Exophthalmus und deutliche Stauung in den extrakraniellen Gefäßen.

Röntgenuntersuchung. Der Kalkgehalt in der Kalotte diffus erhöht. Die Diploevenen treten deutlicher hervor als gewöhnlich, ohne in hohem Grade erweitert zu sein. Der Clivus ist nach vorne verschoben und hat eine fast vertikale Stellung. Die Knochenstruktur stark entkalkt und verschwommen; die hintere und untere Kontur der Sella turcica tritt schlecht hervor. Die Proc. clin. post. breit und plump, aber diffus entkalkt und mit zerstörter Kontur (Abb. 144). Die Felsenbeine weisen an beiden Seiten fleckige Verdünnungen in dem sonst sklerosierten Knochen auf. Man kann auf keiner Seite den Porus deutlich unterscheiden, diese Veränderung ist aber wegen der diffusen Sklerose schwer einzuschätzen (Abb. 145).

Doppelseitiger Acusticustumor mit zentraler und peripherischer Neurofibromatose. 165

Lokalsymptome. *Kranialnerven:* V, doppelseitige Hypästhesie, auf der rechten Seite ausgesprochener. Die Cornealreflexe auf beiden Seiten etwas träge, besonders auf der rechten Seite. Der Kiefer weicht nach rechts ab. VI, Diplopie in der Anamnese. VII, leichte Schwäche auf der rechten Seite. VIII, vollständige Taubheit auf dem rechten und fast vollständige Taubheit auf dem linken Ohre. Die kalorische Reaktion fehlt auf beiden Seiten vollständig. IX, die Uvula weicht nach rechts ab. XI, vielleicht eine leichte Schwäche auf der rechten Seite.

Motilität und Sensibilität: Der rechte Fuß steht in Varo-Equinus-Stellung, der rechte Unterschenkel ist etwas atrophisch. Die Achillessehnenreflexe fehlen. Babinski auf beiden Seiten positiv. Die Patellarreflexe fehlen auf beiden Seiten. Die Bauchreflexe auf der linken Seite schwächer als auf der rechten; der unterste Bauchreflex fehlt auf der linken Seite. Die Cremasterreflexe fehlen links, rechts sind sie schwach. Unsichere Sensibilitätsstörungen an beiden Unterschenkeln.

Kleinhirn: Dysmetrie und Asynergie in allen vier Extremitäten. Gang breitspurig und schwankend. Pat. kann nur ein paar Schritte gehen. Beim ROMBERGschen Versuch fällt er sofort nach hinten. Grobwelliger langsamer Nystagmus beim Blick gegen die Seiten, auf beiden Seiten gleich. Druckempfindlichkeit über der Nackenmuskulatur auf beiden Seiten.

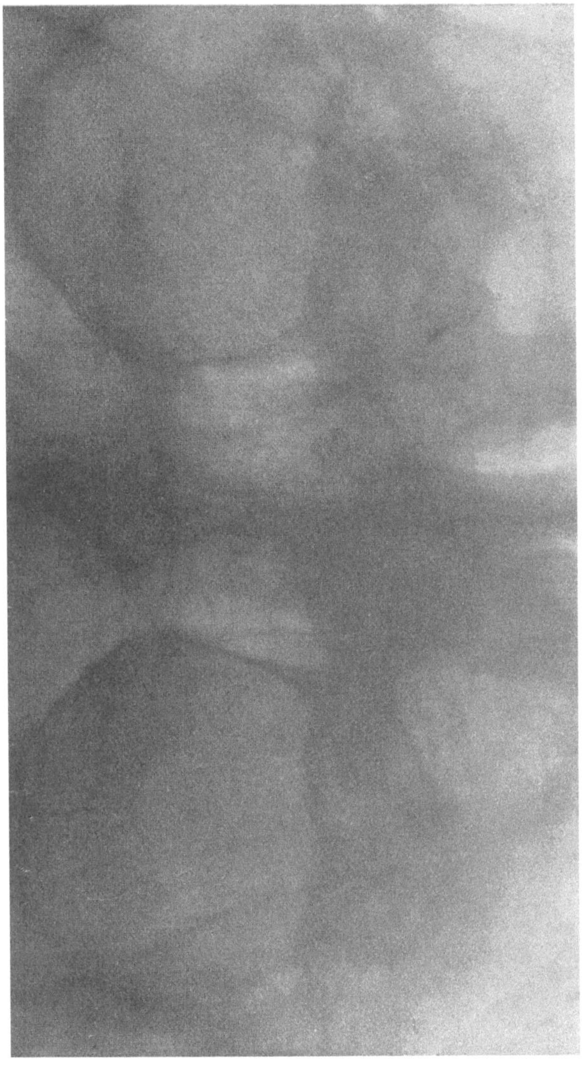

Abb. 145. Fall Nr. 59. Frontalbild. Fleckige Verdünnungen der beiden Felsenbeine.

Über den ganzen Körper verstreut bis faustgroße runde Tumoren in der Subcutis. Untersuchung nach Probeexcision von einem dieser Tumoren zeigte ein Neurinom. Der Patient wies also eine peripherische Neurofibromatose, Zeichen von einem doppelseitigen Acusticustumor und Zeichen eines Tumors in der Cauda equina auf.

Operation am 19. XII. 1924. Lokalanästhesie. Doppelseitige Freilegung des Kleinhirns. Weichteile und Knochen sehr gefäßreich, weshalb die Ventrikelpunktion in einem sehr frühen Stadium der Operation vorgenommen wurde. Knochen dick und gefäßreich, was die Prozedur sehr erschwerte. Nachdem eine hinreichende Partie von ihm entfernt worden war, war der Blutdruck bis auf etwa 100 gesunken und man hielt es für geraten, die Operation

166   Neurinome.

zu unterbrechen, da eine Exstirpation des Tumors voraussichtlich beträchtliche Zeit in Anspruch nehmen mußte. Um einer akuten postoperativen Drucksteigerung vorzubeugen, wurde unmittelbar am Rande des Foramen magnum eine kleine Incision in die Dura gemacht und die hintere Cysterne geöffnet, wobei eine reichliche Menge Liquor ausfloß. Sutur der Weichteile in mehreren Schichten.

In den nächsten Tagen nach der Operation war der Patient recht mitgenommen und sehr somnolent. Keine Schluckbeschwerden.

Operation II am 29. XII. Lokalanästhesie. In der Wunde fand sich zwischen Muskulatur und Dura eine geringe Menge Liquor. Dura stark gespannt. Ventrikelpunktion. Das Blutkoagulum, das die Dura deckte, wurde mit einem scharfen Löffel entfernt. Trotz aller Vorsicht sank der Blutdruck dabei rasch auf 80, er stieg aber wieder, nachdem diese Manipulationen beendet waren, bis auf 100. Die Kleinhirnhemisphäre wies auf ihrer Oberfläche nichts Abnormes auf mit Ausnahme einer bedeutenden Herabpressung in das Foramen magnum. Mit Rücksicht darauf, daß die Symptome rechts ausgeprägter waren, ging man gegen den rechten Brückenwinkel ein, wobei man nach Eröffnung und Entleerung einer lateralen Zisterne auf den unteren Rand eines Tumors von rötlichgrauer Farbe stieß, der ziemlich nahe am Rande des Foramen magnum lag. Beim Ver-

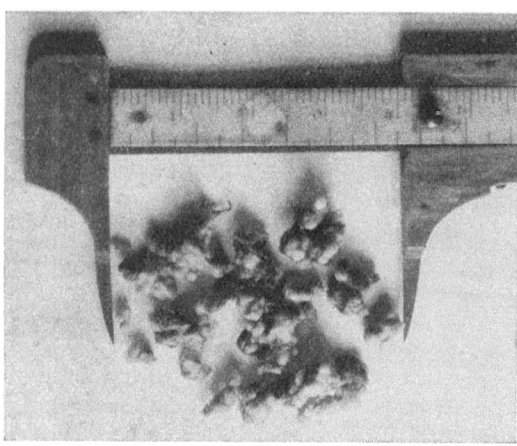

Abb. 146. Fall Nr. 59. Der exstirpierte Tumor.

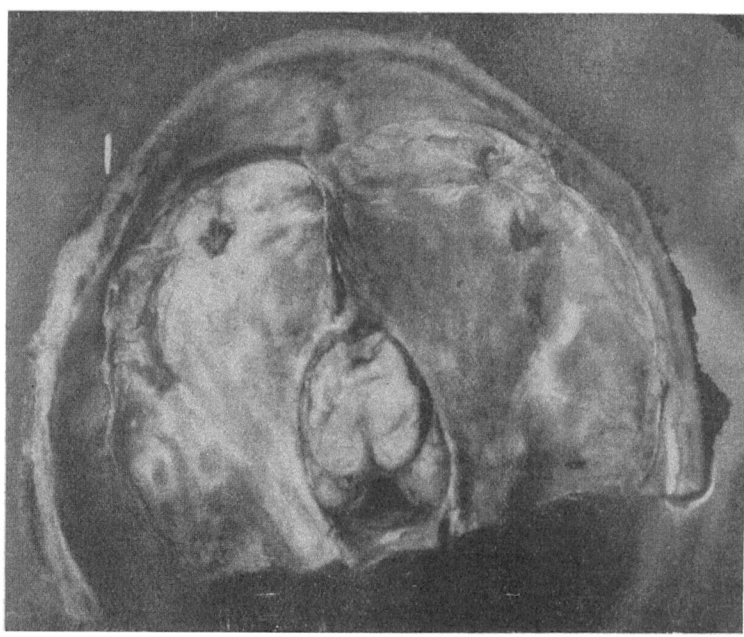

Abb. 147. Fall Nr. 59. Sektionspräparat. Doppelseitiger Acusticustumor, der zwischen Clivus und Pons hinaufragt.

such, die Oberfläche des Tumors freizulegen, zeigte es sich, daß die Kapsel sehr gefäßreich und an der Oberfläche des Kleinhirns leicht adhärent war, wodurch eine ziemlich reichliche Blutung entstand. Man begnügte sich daher damit, den unteren Pol des Tumors auf einem markstückgroßen Gebiete freizulegen. Bei Incision der Kapsel ziemlich starke Blutung, die aber durch Auflegung kleiner Wattebäuschchen gestillt werden konnte. Mit dem Gallensteinlöffel wurde eine ungefähr walnußgroße Partie Tumormasse von gräulichroter Farbe herausgeschafft (Abb. 146). Die ganze Zeit über recht starke Blutung von der Wundhöhle im Tumor und mehrere Male Zuckungen im Trapezius und starke Pulsverlangsamung bis zu 60. Das Kleinhirn sinkt danach ziemlich erheblich zusammen. Bei Versuchen, den linken Brückenwinkel zu untersuchen, erwies es sich sehr schwer, das Kleinhirn wegzuheben, und da der Allgemeinzustand beeinträchtigt zu werden begann, hielt man es für geraten, von weiterer Untersuchung abzustehen. Suturen in mehreren Schichten in der üblichen Art. Als der Patient zum Anlegen des Verbandes in sitzende Stellung gebracht wurde, verlor er das Bewußtsein und die Respiration hörte für einen Augenblick auf, kehrte aber zurück, nachdem der Patient wieder zurückgelegt worden war. Mikroskopische Untersuchung des Tumors zeigte einen typischen Acusticustumor.

Die Nähte wurden am 12. I. herausgenommen. Wundheilung p. p. Die ganze Zeit nach der Operation war der Patient sehr somnolent, hatte starke Cystitis mit übelriechendem Urin. Es trat keine Besserung ein und der Patient starb am 27. I. 1925.

Sektion (ohne vorhergehende Formalinhärtung). Der Hirnstamm wurde unmittelbar über dem Tentorium durchschnitten, wonach die ganze hintere Schädelgrube samt ihrem Inhalt mittels eines durch die Mitte der Sella turcica gelegten frontalen Sägeschnittes entfernt wurde. Das Sektionspräparat ist in einer Arbeit von Dr. G. HÖGLUND (Acta Psychiatr. et Neurolog. Bd. 1, S. 145. 1926) näher beschrieben worden, aus der hier die wesentlichsten pathologischen Veränderungen wiedergegeben werden.

Über den Hemisphären des Großhirns fand sich eine leichte Pachymeningitis haemorrhagica interna. Entsprechend der motorischen Region auf der rechten Seite wurde ein kaum pflaumengroßes Meningiom angetroffen. Die Seitenventrikel waren mäßig erweitert. Untersuchung der hinteren Schädelgrube mit ihrem Inhalt erwies, daß der vordere Teil der erweiterten Incisura tentorii von zwei Tumorgebilden ausgefüllt war, die den Pons vom Clivus wegpressen, so daß ein Zwischenraum von etwa 2 cm zwischen der ventralen Fläche des Pons und den Clivus besteht (Abb. 147). Die in die Incisura tentorii hinaufragenden Tumoren erwiesen sich bei der Untersuchung als zwei vom Acusticus ausgehende, ungefähr hühnereigroße Neurinome. Ferner fanden sich kleinere Tumoren, die vom dritten, fünften und zwölften Kranialnerv ausgingen (Abb. 148). Außerdem multiple Tumoren im Rückenmark mit seinen Wurzeln, in den peripheren Nerven und im sympathischen Nervensystem. Nach ihrem mikroskopischen Bau gehören die Tumoren drei verschiedenen Typen an. Es waren teils Meningiome (über der rechten Hemisphäre und die von Trigeminus und dem rechten Hypoglossus ausgehenden Tumoren), teils mehr oder weniger typische Neurinome, und schließlich im Rückenmark ein zellreiches Gliom. Die von den Kranialnerven ausgehenden Tumoren verursachten eine sehr hochgradige Deformierung des Pons und des verlängerten Marks. Die beiden Pori acustici waren bedeutend erweitert. Die unmittelbare Todesursache dürfte eine eitrige Bronchitis und doppelseitige Bronchopneumonie gewesen sein.

Dieser Fall zeigte also das typische pathologisch-anatomische Bild der v. RECKLINGHAUSENschen Krankheit mit zentraler und peripherischer Neurofibromatose. Die Erwägungen betreffs des chirurgischen Vorgehens müssen bei einem Falle von diesem Typus natürlich wegen der Multiplizität der Tumoren wesentlich anders sein als bei gewöhnlichen Acusticustumoren. Bis jetzt ist nur eine sehr geringe Anzahl solcher Fälle zur Operation gekommen, und soviel ich weiß, ist kein Fall beschrieben worden, bei dem die Operation Heilung oder auch nur eine andauernde Besserung gebracht hatte. Die Mehrzahl der operierten Fälle ist in unmittelbarem Anschluß an die Operation gestorben. Ein von HORSLEY operierter Fall von doppelseitigem Acusticustumor überlebte die Operation durch 11 Monate. Wenn die Diagnose auf doppelseitigen Acusticustumor ge-

168   Kongenitale Tumoren.

stellt ist, muß man ferner die Möglichkeit in Betracht ziehen, daß sich auch an anderen Kranialnerven Tumorbildungen finden. Anderseits muß man indes die diagnostischen Schwierigkeiten berücksichtigen, und da kontralaterale Symptome bei einseitigen Tumoren nicht ungewöhnlich sind, wird die Diagnose doppelseitiger Acusticustumor immer unsicher, wenigstens in den Fällen, wo

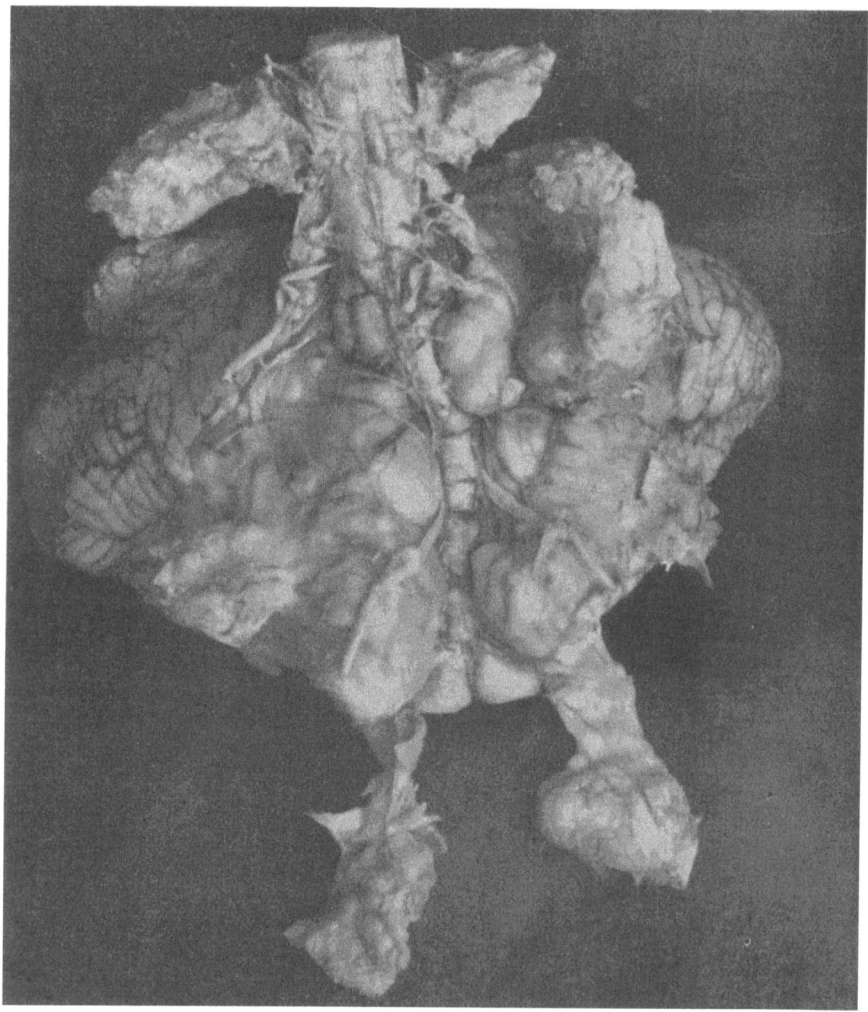

Abb. 148. Fall Nr. 59. Sektionspräparat. Doppelseitiger Acusticustumor, beide sehr groß, nebst multipeln Neurinomen von den übrigen Kranialnerven.

nicht absolute Taubheit auf beiden Seiten oder eine bilaterale Erweiterung des Porus acust. int. besteht. Die Indikationsstellung muß also teils mit Rücksicht auf die operativen Schwierigkeiten und das unmittelbare Operationsrisiko abgewogen werden, die natürlich bei doppelseitigen Tumoren viel größer sind als bei einseitigen, teils mit Rücksicht auf die relative Unsicherheit der Diagnose. Soweit man auf Grund der jetzigen Erfahrung die Sache beurteilen kann, dürfte man sich in der Indikationsstellung hauptsächlich nach dem Verhalten des Sehvermögens zu richten haben. Wenn man die Ansicht hat, das Sehvermögen des Patienten sei durch eine Operation zu retten, muß eine solche als berechtigt betrachtet werden, wenn man sich auch bei einer Systemenkrankheit von dieser Art darüber klar ist, daß die schließliche Prognose schlecht sein muß. Auch schwere subjektive Beschwerden, wie z. B. Kopfschmerzen, können in solchen Fällen für eine Operation sprechen. Wenn der Patient dagegen schon blind oder fast blind ist und die subjektiven Beschwerden nicht gar zu ausgesprochen sind, dürfte durch einen Eingriff kaum etwas zu gewinnen sein, und nur starke Zweifel an der Richtigkeit der Diagnose würden unter solchen Verhältnissen eine Operation motivieren.

Im vorliegenden Falle mußte wegen des Gefäßreichtums der Tumoren die Operation im wesentlichen nur auf eine rein dekompressive Trepanation beschränkt werden, und eine solche ist wegen des lokalen Druckes, den die Tumoren auf den Pons und auf das verlängerte Mark ausüben, oft von begrenztem Werte. Dies kann, wie aus dem Falle Nr. 48 erhellt, schon bei einseitigen Acusticustumoren der Fall sein, was auch von DANDY (1) hervorgehoben wird, der in seiner Arbeit mehrere Beispiele dafür bringt, daß eine suboccipitale Dekompression für sich allein ungenügend sein kann, um die Gefahren des lokalen Druckes abzuwehren. Diese Erwägungen gewinnen natürlich erhöhte Bedeutung, wenn der Tumor doppelseitig ist. Bei solchen Fällen, wo der Tumor gefäßarm ist und operationstechnisch leichter zu behandeln, dürfte es nicht ausgeschlossen sein, daß eine gründliche intrakapsuläre Enucleation von dem einen Tumor oder von beiden einen erheblichen Nutzen bringt.

VI. Kongenitale Tumoren.

1. Hypophysenganggeschwülste.

Fall Nr. 60. A. J., ♂, 6 Jahre alt. S. 779/1924, 729/1925, 67/1926.

Hypophysengangtumor mit Hydrocephalus und typischen röntgenologischen Befunden, aber ohne Gesichtsfeldeinschränkung. Operation und Entfernung kleiner Partien der Cystenwand. Wiederkehr der Symptome nach drei Monaten. Zweite Operation mit Entfernung einer großen Portion der Cystenwand. Tod unter Hyperthermie. Sektion.

Der Patient kam das erstemal im Juni 1923 zur Untersuchung, um welche Zeit er bereits einige Monate mit wiederholten Attacken von Kopfschmerzen und Erbrechen krank gewesen war. Eine Röntgenaufnahme wurde zu dieser Zeit nicht gemacht. Wahrscheinlichkeitsdiagnose: Intermittierender Hydrocephalus, vermutlich infolge eines Cerebellartumors. Sein Zustand blieb ungefähr ein Jahr unverändert, mit gelegentlichen Attacken von Kopfschmerzen und Erbrechen. Wurde in verschiedenen Spitälern mit Lumbalpunktionen behandelt, welche die Symptome immer erleichterten. Während des Sommers 1924 traten die Anfälle häufiger auf als vorher und der Patient wurde deshalb am 4. IX. in die chirurgische Klinik aufgenommen. Neurologische Untersuchung gänzlich negativ, aber die Röntgenplatten zeigten das Vorhandensein eines verkalkten Suprasellartumors. Der Patient blieb $2^{1}/_{2}$ Monate lang im Krankenhause, während dieser Zeit wurden aber nur ein oder zwei Attacken von Kopfschmerzen beobachtet, die jedesmal nach ungefähr 1—2 Tagen aufhörten. Eine Operation wurde nicht angeraten. Die Sehschärfe war normal, ebenso die Gesichtsfelder, soweit sie bestimmt werden konnten.

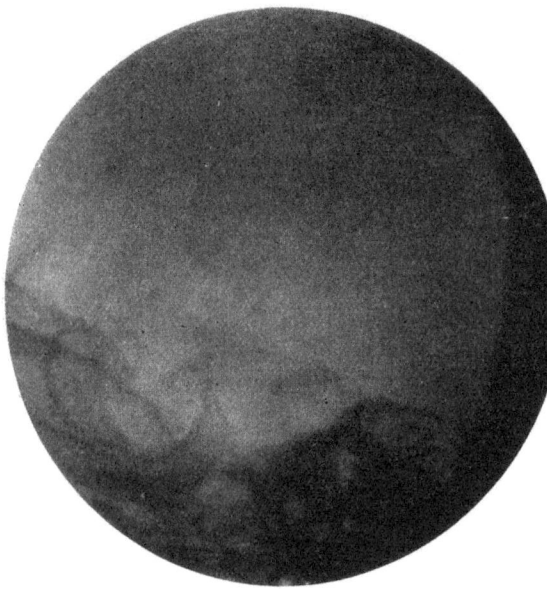

Abb. 149. Fall Nr. 60. Suprasellärer Kalkschatten.

Während des Jahres 1925 Verschlechterung. Die Anfälle von Kopfschmerzen kamen häufiger vor. Seit April 1925 waren die Schmerzen fast anhaltend. Er kam darum am 6. VII. 1925 wieder zur Aufnahme in die chirurgische Klinik.

Allgemeine Drucksymptome. Papillenränder leicht verwaschen. Venen weit und geschlängelt. Atrophie des Schädels mit Trennung der Nähte. Häufige Attacken von Kopfschmerzen und Erbrechen.

Lokalsymptome. Die linke Pupille beträchtlich größer als die rechte. Sonst negativer Befund seitens der Kranialnerven. Eine Einschränkung der Gesichtsfelder ließ sich mittels der Methoden, die bei einem Kinde in diesem Alter angewandt werden können, nicht feststellen. Die Röntgenaufnahme zeigte einen typischen calcifizierten Suprasellartumor (Abb. 149). Störungen seitens der innersekretorischen Drüsen waren nicht vorhanden. Der Patient war vielleicht ein bißchen klein für sein Alter und nun stark abgemagert. Der Grundumsatz konnte nicht festgestellt werden.

Operation am 8. VII. 1925. Äthernarkose kombiniert mit Lokalanästhesie. Transfrontale Freilegung des Chiasmas. In der rechten Frontalregion wurde ein großer osteoplastischer Lappen heruntergeklappt. Dura stark gespannt, weshalb der rechte Seitenventrikel, der stark erweitert war, punktiert wurde. Die Dura wurde vom Dach der Orbita bis hinunter zum Proc. clinoideus ant. abgelöst.

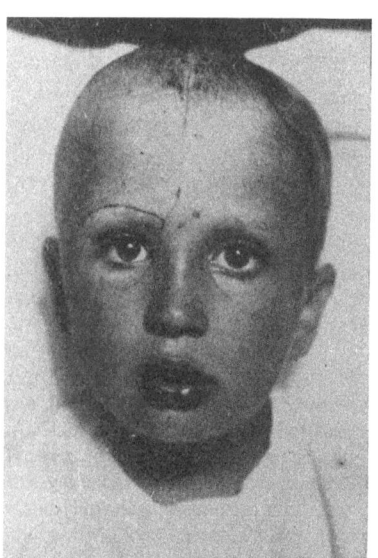

Abb. 150. Fall Nr. 60. Zwei Wochen nach der Operation.

Unmittelbar nach Eröffnung der Dura längs des kleinen Keilbeinflügels wölbte sich ein Tumor in die Duraöffnung vor. Der vordere Pol des Tumors füllte fast vollständig die Duraöffnung aus, die sich von der Mittellinie bis ungefähr 3 oder 4 cm nach rechts erstreckte. Der Tumor, der von cystischer Natur war, wurde punktiert. Er enthielt eine braungelbe Flüssigkeit, welche eine große Menge von Cholesterinkrystallen aufwies. Die Cyste schien zum mindesten die Größe eines Hühnereies zu haben. Von der vorderen Portion der Cyste wurde derjenige Teil der Wand, der leicht zugänglich war, entfernt. Die Dura wurde offengelassen und der Knochenlappen wieder eingesetzt, nachdem ein Drain zwischen Knochen und Dura eingelegt worden war.

Mikroskopische Diagnose der Cystenwand: Mit Pflasterepithel ausgekleideter Hypophysengangtumor.

Am folgenden Tage war der Verband mit Cerebrospinalflüssigkeit getränkt. Das Drain wurde entfernt und die Drainageöffnung mit einer Seidennaht geschlossen. Am 16. VII. wurden die Fäden aus der nun vollständig geheilten Wunde entfernt (Abb. 150). Die postoperative Reaktion war leicht, mit einer 38° nicht übersteigenden Temperatur. Keine Polyurie. Am 22. VII. eine leichte Attacke von Kopfschmerzen, aber kein Erbrechen. Sonst blieb der Patient bis zu seiner Entlassung am 12. IX. symptomfrei. Der Lappen war jedoch leicht vorgewölbt, hauptsächlich im hinteren Teil. Es wurde daher eine Punktion des Ventrikels ausgeführt und die

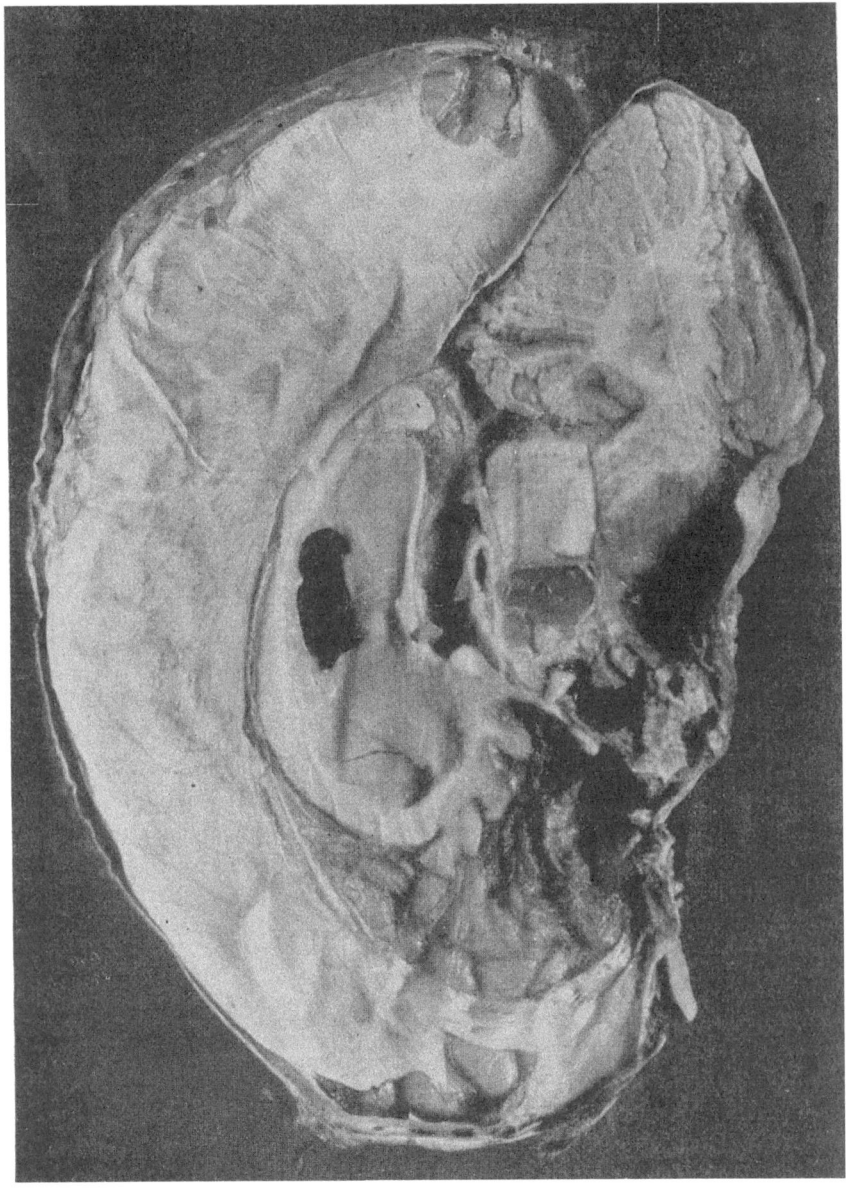

Abb. 151. Fall Nr. 60. Sagittalschnitt zwischen den Hemisphären.

Messung zeigte einen Druck von 170—220 mm Wasser. Der Patient war einen Monat lang wohlauf und erkrankte dann mit Kopfschmerzen und Erbrechen. Die Kopfschmerzen wurden allmählich kontinuierlich.

Der Patient wurde deshalb am 19. I. 1926 wieder aufgenommen. Er war da sehr benommen und hatte schwere Kopfschmerzen und Erbrechen. Die Sphincter waren inkontinent.

Starke Abmagerung. Der Lappen war vorgewölbt und gespannt. In den extrakranialen Gefäßen ausgesprochene Stauung. Es bestand jetzt eine ausgesprochene Stauungspapille, aber Sehschärfe und Gesichtsfelder konnten infolge des Zustandes des Patienten nicht festgestellt werden.

Operation II am 20. I. Äthernarkose. Der Lappen wurde wieder hinuntergeklappt und der rechte Seitenventrikel wegen der Spannung der Dura punktiert. Der bei der vorigen Operation entstandene Defekt in der Cystenwand war offenbar wieder vollständig zugeheilt. Die Cyste, die sich in der Duraspalte vordrängte, wurde von den adhärierenden Rändern der Dura gelöst und breit indiziert, wobei sich große Mengen gelblichbrauner, reichlich Cholesterinkrystalle enthaltender Flüssigkeit entleerten. Die Cyste reichte mindestens 6 oder 7 cm nach innen und oben und die Innenseite ihrer Wandung war in der vorderen Portion des Cystengrundes mit zahlreichen kleinen gelblichweißen Knoten, wahrscheinlich Kalkinkrustationen, bedeckt. Durch die dünne Cystenwand konnte man das Chiasma sehen. Die Cyste wurde langsam von dem cerebralen Gewebe getrennt und ungefähr zwei Drittel ihrer vorderen und oberen Portion wurden entfernt. Dabei wurde die Art. carot. int. sichtbar und ein kleiner Zweig von ihr wurde angerissen, aber die Blutung konnte mit einer Silberklemme zum Stillstand gebracht werden. Nach vollständiger Blutstillung wurde die große Höhle mit Salzlösung gefüllt und man ließ den Stirnlappen zurückfallen. An Stelle der vorherigen Protrusion bestand nun eine sehr große Depression, als wenn der Frontallappen fast verschwunden wäre. Nach Füllung des leeren Raumes zwischen Knochen und Dura mit Salzlösung wurde der Knochenlappen wieder eingesetzt und die Wunde vollständig geschlossen. Der Patient überstand die Operation gut und ohne nennenswerte Blutung. Später trat eine scharfe Steigerung der Temperatur ein, der Patient kam nicht wieder zum Bewußtsein und starb am 21. I.

Autopsie. Das Gehirn wurde nach vorheriger Härtung in Formalin entfernt. Das Operationsfeld zeigte keine Reaktion und keine postoperative Hämorrhagie. Ein Sagittalschnitt durch die Hemisphären zeigte, daß hinter der entfernten Cyste eine noch größere mit kalkinkrustierten Wänden vorhanden war. Diese Cyste ragte in den dritten Ventrikel vor und war durch eine Membran in zwei große Höhlen getrennt, von welchen die hintere sich rückwärts an der vorderen Seite des Clivus und hinunter zum hinteren Rand der Brücke ausbreitete. Zusammen bilden die beiden Cysten einen Hohlraum von Mandarinengröße (Abb. 151).

Wie die Sektion zeigte, hatte es sich um einen gänzlich außerhalb des Bereiches chirurgischer Hilfe liegenden Zustand gehandelt. Hätte man dies voraussehen können, so wäre keine Operation, eine suboccipitale Dekompression vielleicht ausgenommen, indiziert gewesen. Die kurze Dauer der durch die erste Operation herbeigeführten Erleichterung ist in Anbetracht des kleinen Teiles der Cyste, der entfernt wurde, und der von Cushing (10) hervorgehobenen großen Neigung dieser Cysten sich wieder zu füllen, nicht erstaunlich.

Fall Nr. 61. A. J., ♂, Fabrikarbeiter, 48 Jahre. S. 218/1926.

Hypophysengangtumor mit Symptomen seit 10 Jahren, anfangs hauptsächlich allgemeine Drucksymptome und Herabsetzung des Sehvermögens, später aber Symptome eines linksseitigen Temporallappentumors. Operation. Exstirpation einer in den linken Temporallappen hineinbuchtenden Hypophysengangscyste. Pat. lebt symptomfrei ½ Jahr nach der Operation.

Die jetzige Krankheit setzte im Jahre 1916 mit Kopfschmerzen und Erbrechen ein. Patient wurde apathisch, er litt an Schlucken und sein Charakter veränderte sich, indem er immer reizbarer wurde. Am 30. X. 1916 wurde er in die medizinische Klinik aufgenommen. Hierbei wurde eine doppelseitige Stauungspapille nachgewiesen. V. rechts 0,1; V. links 0,7. Die linke Pupille war etwas größer als die rechte und die Lidspalte auf der linken Seite etwas größer als auf der rechten. Die Lumbalpunktion ergab einen Druck von 420 mm Wasser. Nonne —, keine Zellen. Das Röntgenbild wies eine mäßige Atrophie der Kalotte auf, die Sella turcica war etwas flacher als gewöhnlich und zeigte bedeutende Atrophie der Proc.

clin. post. Die Gesichtsfelder für Rot und Weiß erschienen normal. Die Diagnose wurde auf einen — wahrscheinlich frontalen — Hirntumor gestellt und der Patient wurde am 25. XI. 1916 in unverändertem Zustande entlassen. In den folgenden Monaten war der Zustand etwas besser. Konnte zeitweise arbeiten, hatte aber hie und da Anfälle von Kopfschmerzen und Erbrechen. Am 14. IV. 1917 in die medizinische Klinik wiederaufgenommen. Die Symptome waren damals ungefähr dieselben wie vorher, aber die Sehschärfe war bis auf 0,5 auf dem linken und 0,1 auf dem rechten Auge gesunken. Sein Zustand blieb darauf ungefähr ein Jahr unverändert, das Sehvermögen nahm aber stetig ab. Deshalb am 10. VII. 1918 Aufnahme in die chirurgische Klinik. Die Sehschärfe war nun bis auf 1/60 auf dem rechten und 4/60 auf dem linken Auge heruntergegangen mit neuritischer Atrophie beider

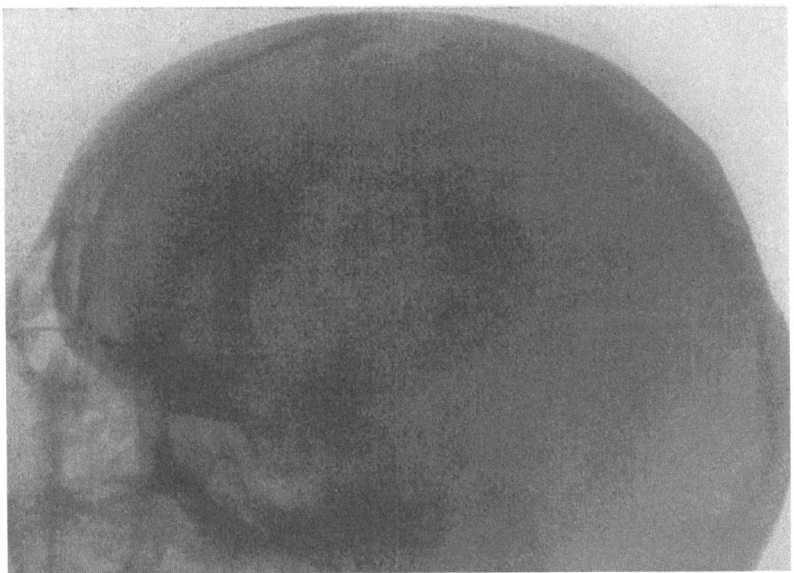

Abb. 152. Fall Nr. 61. Übersichtsbild. Hochgradige Erweiterung der Diploevenen und ein undeutlich hervortretender suprasellärer Kalkschatten.

Papillen. Aus dieser Zeit sind keine Gesichtsfelder vorhanden. *Operation* am 17. VII. 1918 (Dr. TROELL), wobei eine rechtsseitige subtemporale Dekompression vorgenommen wurde. In die Dura wurde eine ca. zweikronengroße Öffnung gemacht. Während der Operation konnte man keine Zeichen gesteigerten Hirndruckes beobachten. *Operation II* am 26. VII. 1918 (Dr. TROELL). Balkenstich auf der rechten Seite. Hierbei wurde beobachtet, daß die weichen Häute an der Stelle der Punktion verdickt waren und wahrscheinlich aus diesem Grunde wurde die Diagnose auf Meningitis serosa geändert. Bei der Entlassung am 5. VII. war die Sehschärfe auf beiden Seiten 2—3/60.

Der Zustand blieb dann unverändert bis Mai 1924, um welche Zeit der Patient begann verstimmt und reizbar zu werden. Im Juli 1924 ein allgemeiner epileptischer Anfall, der sich nachher 6—7mal wiederholte. Alle Anfälle waren einander gleich, mit Bewußtseinsverlust, aber ohne folgende Paresen. Nach den letzten Anfällen, Ende 1925, langsam fortschreitende Sprachstörung. Diese war am ausgesprochensten nach den Anfällen, wurde aber allmählich immer stärker. Er vergaß, wie seine Werkzeuge zu verwenden waren, konnte die Gegenstände nicht nennen usw. Keine Störungen des Orientierungsvermögens im Raum. Am 3. III. 1926 wurde der Patient in die chirurgische Klinik aufgenommen.

In der rechten Temporalregion, mit der unteren Grenze ungefähr 2 cm oberhalb des Jochbogens, ein runder Knochendefekt von ungefähr 4 cm Durchmesser. Die Dekompressionsöffnung unbedeutend vorgebuchtet, aber nicht besonders gespannt. Gleich rechts vom Bregma ein runder Knochendefekt vom vorhergegangenen Balkenstich.

Allgemeine Drucksymptome. Leichte Cyanose des Gesichtes. Auch die Vorbuchtung der Dekompressionsöffnung und die auf dem Röntgenbilde ersichtliche venöse Stauung im Cranium (Abb. 152) sprachen für einen gewissen Grad von Drucksteigerung. Der Augenhintergrund wies das Bild einer neuritischen Atrophie auf, mit leichter Verwischtheit der Papille auf der rechten Seite. Beide Papillen sehr bleich.

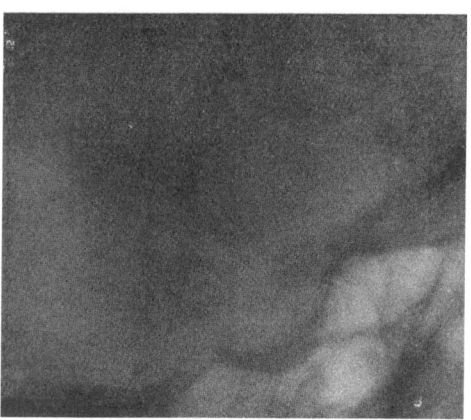

Abb. 153. Fall Nr. 61. Seitenbild der Sella turcica zeigt einen typischen suprasellären Kalkschatten und die flache Form der Sella.

Lokalsymptome. Das Röntgenbild zeigte den typischen Schatten eines verkalkten suprasellären Tumors (Abb. 153, 154), der $2^1/_2 \times 3$ cm maß und gleich rechts von der Mittellinie gelegen war. Bei Nachprüfung der Platten zeigte sich, daß dieser Schatten in Wirklichkeit links von der Mittellinie lag und daß die Fehldeutung darauf beruhte, daß die Platten falsch bezeichnet waren. Die Sella turcica wies dieselbe Form auf wie bei der vorhergehenden Untersuchung und bei Nachprüfung der Platten vom Jahre 1917 zeigte sich, daß auf diesen Platten derselbe Schatten zu sehen war, obzwar infolge der damaligen Technik weit weniger deutlich hervortretend.

Kranialnerven: I, vollständige Anosmie der linken Seite. II, homonyme Hemianopsie nach rechts (Abb. 155.) V, rechts 3—4/60; V. links $5/7^1/_2$. III, IV, VI, die linke Lidspalte etwas größer als die rechte und die linke Pupille ebenfalls etwas größer als die rechte. V, subjektive Herabsetzung des Temperatur- und Schmerzsinnes auf der rechten Seite. VII, mimische Facialisparese auf der rechten Seite.

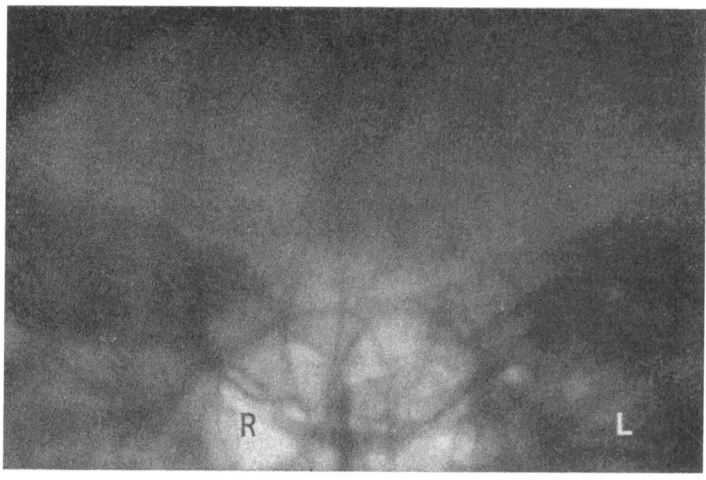

Abb. 154. Fall Nr. 61. Frontalbild, auf dem der etwas nach links von der Mittellinie gelegene suprasellare Kalkschatten ersichtlich ist.

Motilität und Sensibilität: Leichte rechtsseitige Hemihypästhesie, ungefähr gleich ausgesprochen für die tiefe und oberflächliche Sensibilität. Die Stereognosie konnte wegen der Aphasie nicht ins einzelne geprüft werden, wahrscheinlich bestand aber ein gewisser Grad von Astereognosie in der rechten Hand. Äußerst leichte spastische Hemiparese auf der rechten Seite, im Arm am deutlichsten bemerkbar. Babinski unsicher, wahrscheinlich auf beiden Seiten negativ.

Aphasie: Ziemlich ausgesprochene Aphasie von BROCAschem Typ. Einfache Aufträge werden korrekt ausgeführt, etwas kompliziertere Aufträge aber, wie z. B. die Probe mit den drei Papieren (PIERRE MARIE) können erst nach mehreren Versuchen ausgeführt werden. Die Benennung von Gegenständen sehr schlecht. Nachsagen von schwereren Worten unmöglich.

Glanduläre Symptome: Bedeutende Adipositas, Grundumsatz — 14%.

Die wichtigsten Züge im klinischen Bilde waren: ein suprasellärer Tumor, homonyme Hemianopsie nach rechts, rechtsseitige Hemihypästhesie und Hemiparese, linksseitige Anosmie und Aphasie. Es war schwer, alle diese Symptome auf einen einzigen Herd zu beziehen, besonders weil das Röntgenbild, wie man glaubte, nachwies, daß der suprasellärer Tumor rechts von der Mittellinie lag. Man dachte daher an die Möglichkeit, daß der Patient zwei verschiedene Herde hätte, entweder einen zweiten Tumor im hinteren und unteren Teil des linken Frontallappens, oder im linken Temporallappen, obzwar in diesem letzteren Falle die linksseitige Anosmie schwer zu erklären war. Man dachte auch an die Möglichkeit

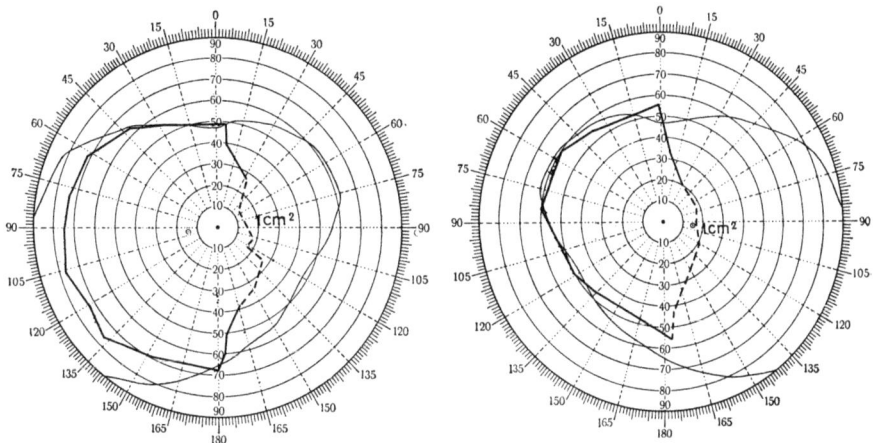

Abb. 155. Fall Nr. 61. Gesichtsfeld. Homonyme Hemianopsie nach rechts.

einer vasculären Läsion nebst dem suprasellären Tumor; in Anbetracht der langsamen Progression der Symptome hielt man diese letztere Möglichkeit aber für unwahrscheinlich. Um die Diagnose klarzulegen, beschloß man eine Ventrikulographie vorzunehmen, die am 3. III. 1926 ausgeführt wurde. Die Hinterhörner der beiden Ventrikel wurden punktiert. Das rechte war größer und es konnten hier ungefähr 23 ccm, in das linke nur 5 ccm Luft eingespritzt werden. Die Ventrikulogramme zeigten (Abb. 156), daß das Vorderhorn des linken Ventrikels bedeutend dünner war als das des rechten und wenn der Patient auf die rechte Seite gelegt wurde passierte die Luft nicht vom rechten zum linken Ventrikel. Bei Nachprüfung der Ventrikulogramme erwies es sich außerdem, daß das temporale Horn des linken Seitenventrikels bedeutend schmäler war als das des rechten und nach hinten und unten verschobenen (Abb. 157, 158). Keine seitliche Verschiebung der beiden Ventrikel. Die Diagnose war immer noch etwas unsicher, obzwar die Ventrikulogramme bis zu einem gewissen Grade die Diagnose auf linksseitigen Stirnlappentumor zu unterstützen schienen. Man beschloß daher, den hinteren Teil des Frontallappens und den linken Temporallappen freizulegen.

Operation am 17. III. 1926. Lokalanästhesie. Osteoplastische Freilegung des hinteren Teiles des Frontallappens, der Zentralwindungen und des Temporallappens auf der linken Seite, wonach das Schläfenbein bis zur Basis cranii entfernt wurde. Dura ziemlich stark gespannt. Punktion des linken Seitenventrikels. Deutliche Verschiebung der Fissura Sylvii nach oben. Die Temporalwindungen stark abgeflacht mit schmalen Arterien und erweiterten cyanotischen Venen. Im vorderen und oberen Teil des Temporallappens fühlte man eine

176 Kongenitale Tumoren.

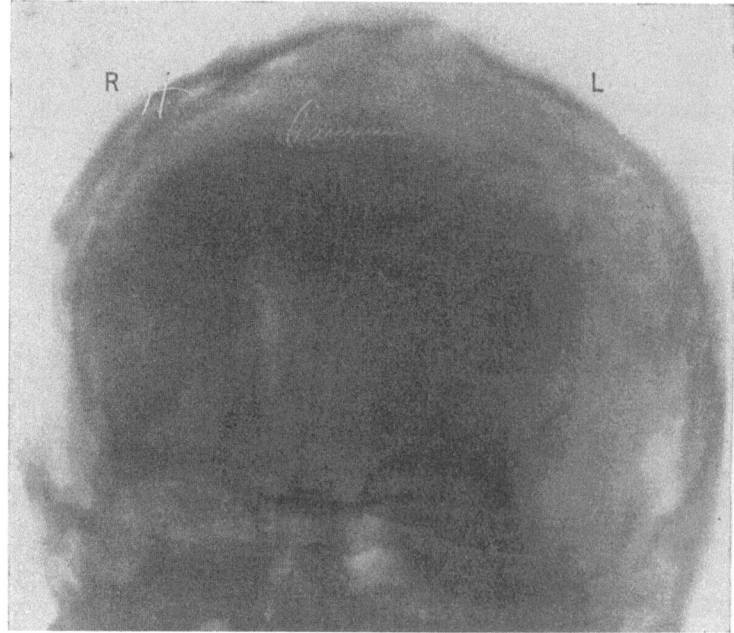

Abb. 156. Fall Nr. 61. Frontalbild nach Ventrikulographie zeigt die mangelhafte Ausfüllung des Vorderhornes vom linken Seitenventrikel.

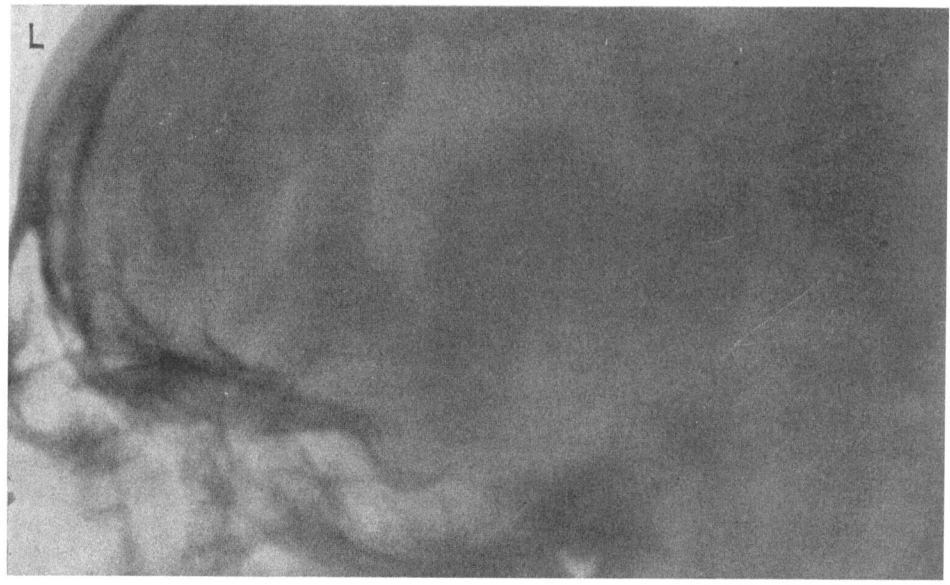

Abb. 157. Fall Nr. 61. Linker Seitenventrikel nach Ventrikulographie. Man beachte die Kompression des temporalen Hornes, dessen Spitze nur bis zu einer Frontalebene durch den äußeren Gehörgang reicht.

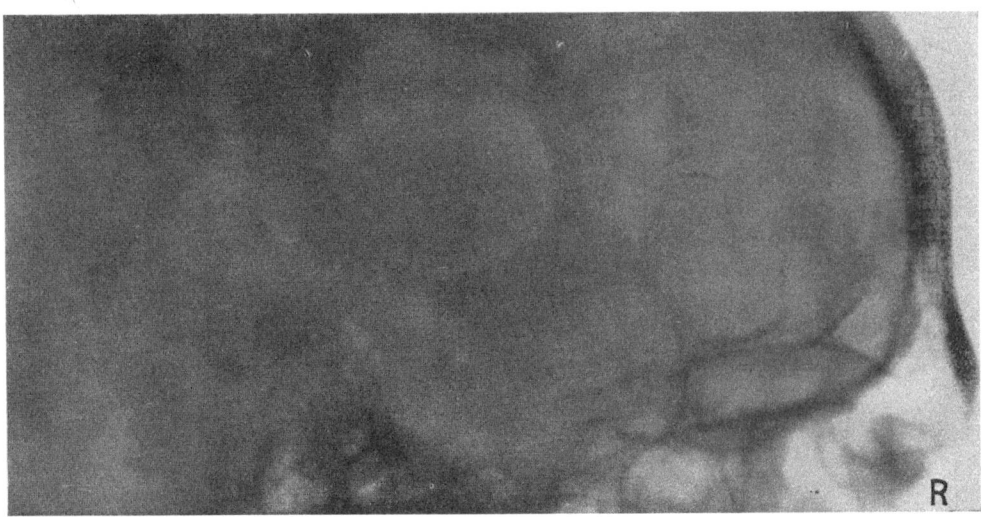

Abb. 158. Fall Nr. 61. Rechter Seitenventrikel nach Ventrikulographie. Das temporale Horn ist hier bedeutend breiter als auf der linken Seite. Seine Spitze reicht bis zu einer Frontalebene $2^{1}/_{2}$ cm vor dem äußeren Gehörgang.

weiche Partie, die den Eindruck einer Cyste machte, und bei Punktion an dieser Stelle kam man in eine Höhle mit dunkel gelblichbrauner, ziemlich dünner Flüssigkeit, die Massen von Cholesterinkrystallen enthielt. Die Cyste, die in einer Tiefe von 2 cm lag, wurde durch einen Schnitt in die zweite Temporalwindung geöffnet. Die Cystenwand bestand aus einer graulichroten Membran mit einer großen Menge gelbweißer in die Wand eingesprengter Kalkschollen. Die ganze Cystenwand wurde exstirpiert (Abb. 159) mit Rücklassung einer trichterförmigen, nach innen fixierten ca. einkronengroßen Partie der Wand, die wahrscheinlich die Verbindung der im Temporallappen befindlichen Cyste mit deren suprasellärem Teil darstellte. Vollständige Sutur mit Beibehaltung des Knochenlappens, nachdem eine subtemporale Dekompression gemacht worden war. Histologische Diagnose: Hypophysengangtumor.

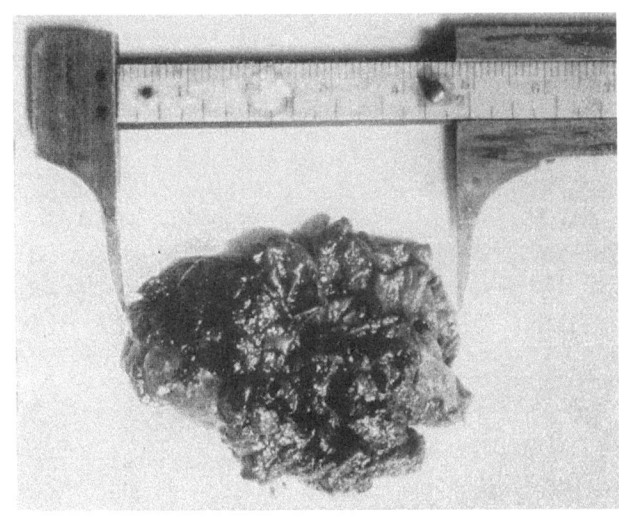

Abb. 159. Fall Nr. 61. Die exstirpierte Cystenwand.

Wundheilung p. p. An den nächsten Tagen nach der Operation so gut wie vollständige Aphasie und starke Benommenheit, außerdem hatte die rechtsseitige Hemiparese bedeutend zugenommen. Die Aphasie und die Parese gingen allmählich zurück. Bei der Entlassung am 15. V. war der Patient psychisch vollständig klar. Die Aphasie vollständig verschwunden und der neurologische Befund überhaupt negativ. Sowohl der bei der letzten Operation gemachte wie der alte Hirnbruch eingesunken und ganz weich. Die Sehschärfe hatte sich bis auf 1 auf dem linken und 1/10 auf dem rechten Auge gebessert und die Gesichtsfelder (Abb. 160) waren etwas erweitert. Der Geruch an beiden Seiten gleich.

Dieser Fall weist eine sehr ungewöhnliche Entwicklung einer suprasellären Hypophysengangscyste auf. Daß diese durch Membranen und Ausbuchtungen in mehrere Kammern geteilt sind, ist nichts Außergewöhnliches und ein Beispiel für dieses Verhalten ist bei Fall Nr. 60 zu finden. Diese Cysten wachsen aber im allgemeinen nach hinten oben und nur ausnahmsweise nach den Seiten. Die Hemianopsie dürfte in diesem Falle wahrscheinlich auf Kompression des linken Tractus opticus durch den Stiel, der die beiden Cysten verbindet, beruhen, und in derselben Art dürfte die linksseitige Anosmie zu erklären sein. Die motorischen Symptome, besonders die Facialisparese, die von ausgeprägt mimischem Typus war, dürfte man am ehesten als eine Mischung von pallidären und kapsu-

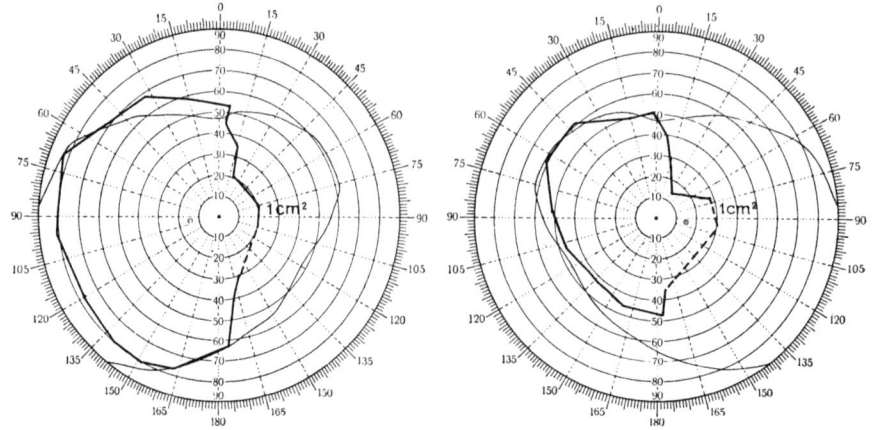

Abb. 160. Fall Nr. 61. Gesichtsfeld fünf Wochen nach der Operation.

lären Symptomen aufzufassen haben. Die Sensibilitätsstörungen können entweder kapsulär oder vielleicht durch den Druck auf den Thalamus verursacht gewesen sein. Eine Indikation für die Behandlung der zurückgebliebenen, rechts von der Mittellinie gelegenen suprasellären Cyste besteht allem Anschein nach nicht, da der Patient von Drucksymptomen frei ist und eine völlig ausreichende und nach der Operation wesentlich erhöhte Sehschärfe hat, die am linken Auge normal ist.

Die Fälle Nr. 60 und 61 gehören der Gruppe von kongenitalen Tumoren an, die von embryonalen Resten der RATHKEschen Tasche ausgehen und die wichtigste und zahlreichst vertretene Gruppe der sog. suprasellären Tumoren ausmachen. Diese Hypophysengangstumoren wurden vor gar nicht so langer Zeit als sehr selten betrachtet und DUFFY konnte im Jahre 1920 aus der Literatur nur 50 Fälle dieser Art zusammenstellen. Erst seitdem die Entwicklung der Röntgentechnik eine sichere klinische Diagnose ermöglicht hat, konnten sie von den eigentlichen Hypophysentumoren, mit denen sie vorher sicher oft verwechselt worden waren, differentiiert werden. In CUSHINGS (1) Material betragen sie ca. 5% der verifizierten Tumoren und kommen also in bezug auf

Frequenz nicht besonders weit nach den Acusticustumoren. Da sie von Resten des Mundhöhlenepithels ausgehen, sind diese Tumoren aus Pflasterepithel und Bindegewebsstroma aufgebaut. In der Regel cystisch, können sie doch ganz oder zum Teil solid sein. Die cystischen Tumoren enthalten Flüssigkeit von wechselndem Aussehen, die aber immer an Cholesterinkrystallen reich und daher leicht zu erkennen ist. Charakteristisch ist auch ihre große Neigung zur Aufnahme von Kalksalzen, wodurch sie in der Mehrzahl der Fälle röntgenologisch nachgewiesen werden können. Nach SOSMAN und MAC KENZIE geben sie in 70% einen typischen, über oder mitunter in der Sella turcica gelegenen Kalkschatten. Außer durch einen suprasellären Kalkschatten, der, wo er sich vorfindet, so gut wie pathognomisch ist, werden diese Tumoren durch eine primäre Opticusatrophie mit Gesichtsfeldeinschränkungen gekennzeichnet, meistens einer bitemporalen Hemianopsie und mit sekundären dyspituitären Symptomen, meistens in Form einer Atrophia adiposogenitalis. Wenn der Tumor eine gewisse Größe erreicht hat, gibt er leicht einen Hydrocephalus internus, wie es bei Nr. 60 der Fall war, meistens wohl dadurch, daß er das Foramen Monroi komprimiert, seltener — wie bei dem genannten Falle — auf dem Wege einer durch die Ausbreitung des Tumors nach hinten möglich gemachten Kompression des Aquaeductus Sylvii. Keines der oben angegebenen Symptome ist aber konstant und wenn keine Sellavergrößerung vorhanden ist und charakteristische Röntgenveränderungen fehlen, dürfte die Diagnose meist von den Gesichtsfeldveränderungen abhängig werden. Besonders bei vorgeschrittenem Hydrocephalus mit Amaurosis kann die Differentialdiagnose gegen median gelegene Kleinhirntumoren schwierig sein.

Meistens geben diese Tumoren ihre ersten Symptome in den zwei ersten Dezennien, sie können sich aber, wie aus dem Falle Nr. 62 hervorgeht, auch erst weit später zu erkennen geben. Dieser Fall ist auch sonst in bezug auf Symptomatologie, Verlauf und Diagnose bemerkenswert, während Fall Nr. 60 trotz des Fehlens von glandulären Symptomen und Gesichtsfeldeinschränkungen, die allerdings mit Rücksicht auf das Alter mit Vorbehalt in Rechnung zu ziehen sind, als ziemlich typisch betrachtet werden kann.

Größere Erfahrungen in bezug auf die chirurgische Behandlung dieser Tumoren scheint man nur an der Klinik CUSHINGS zu besitzen. Im Jahre 1922 konnte CUSHING (10) 35 verifizierte Fälle mitteilen. Er hält die transfrontale Methode für die beste und 27 Operationen von diesem Typus führten nur zwei Todesfälle herbei. In 11 Fällen konnte der Tumor mit gutem Resultat exstirpiert werden, bei 11 Fällen wurde nur Punktion und Entleerung der Cyste mit schlechtem Resultat vorgenommen, indem die Symptome binnen kurzem rezidivierten. Bei 5 Fällen wurde die Operation nicht beendigt, weil man den Tumor als inoperabel betrachtete. Die fronto-temporale Methode gibt wahrscheinlich einen etwas besseren Zugang zum Operationsfeld, birgt aber zweifellos größere technische Schwierigkeiten und Gefahren, speziell in der Läsion der Art. carotis oder eines ihrer Zweige. CUSHING (10) findet auch diesen Eingriff unnötig groß, und die Mortalität ist ganz bedeutend höher als bei der transfrontalen Methode. Der größte Nachteil dieser letzteren scheint mir in der Schwierigkeit der Entscheidung zu liegen, ob der Tumor operabel ist oder nicht. Die Ausbreitung des Tumors nach oben und hinten läßt sich, wenigstens wenn es sich um größere

180 Kongentiale Tumoren.

Tumoren handelt, in dem relativ engen Duraschlitz kaum überblicken und man kann daher leicht genug, wie es beim Falle Nr. 60 geschah, zu einem Exstirpationsversuch an inoperablen Tumoren verleitet werden. Wenn bei einer transfrontalen Operation Zweifel betreffs Operabilität entstehen sollten, dürfte es daher, besonders wenn der Tumor sich als multilokulär erwiesen hat, am richtigsten sein die Operation zu unterbrechen und sich mit Entleerung der Cyste und Excision des leicht zugänglichen Teiles ihrer vorderen Wand begnügen.

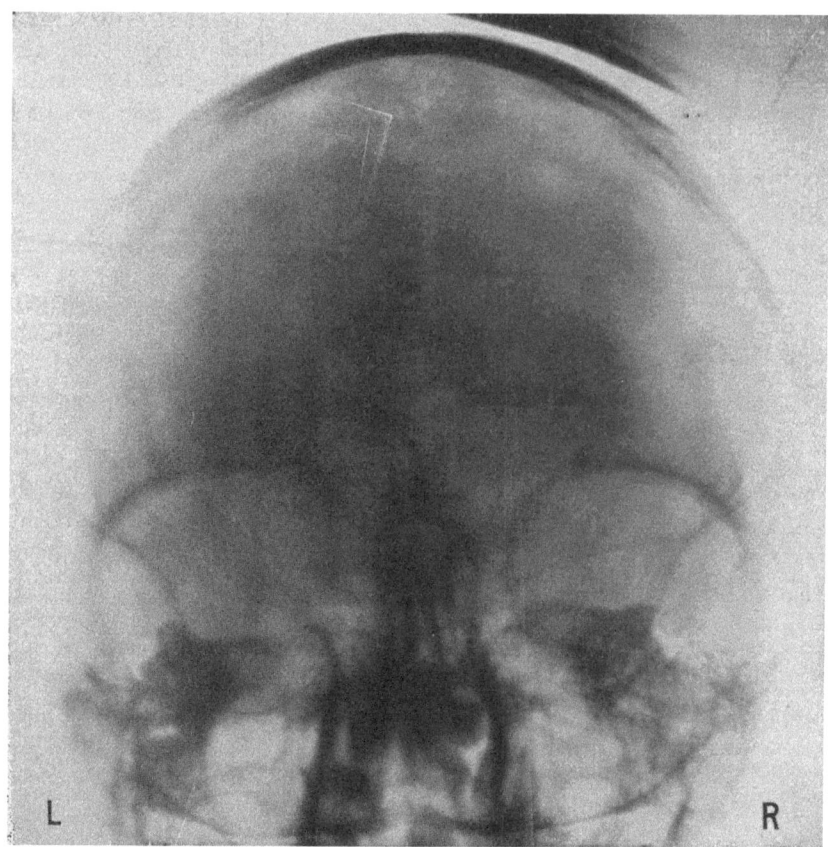

Abb. 161. Fall Nr. 62. Frontalbild zeigt die starke Entkalkung der Kalotte. Ausbuchtung des linken Schläfenbeines. Destruktion des linken Keilbeinflügels und Hinabpressung und Entkalkung des linken Felsenbeines.

2. Cholesteatom.

Fall Nr. 62. J. S., ♂, 32jähriger Landarbeiter. S. 603/1926.

Cholesteatom im linken Seitenventrikel mit ausgeprägten allgemeinen Drucksymptomen und kombiniertem temporalem und thalamischem Symptomenkomplex. Exstirpation des Tumors. Symptomfrei entlassen.

1914 Otitis media auf der rechten Seite. Nachher vollständig gesund, bis er im März 1926 plötzlich mit heftigen, in der linken Scheitelgegend lokalisierten Kopfschmerzen und Erbrechen erkrankte. Die Kopfschmerzen hatten nach ein paar Wochen nachgelassen, waren aber die ganze Zeit bestehen geblieben, wenn auch leichter als anfangs. Kurz nach der Erkrankung vorübergehendes Doppeltsehen. Seit April 1926 ein Gefühl von Eingeschlafensein in der rechten Körperhälfte und subjektive Schwäche im rechten Arm und Bein, die während der ganzen Krankheit weiter bestanden. Auch machte es dem Patienten gewisse Schwierigkeiten, die Namen der Gegenstände zu finden, aber er hatte nie ausgesprochene Sprachstörungen. Am 17. VI. wurde er von Dr. P. ALSÉN in Strömstad unter der Diagnose Tumor cerebri der chirurgischen Klinik überwiesen.

Allgemeine Drucksymptome. Mäßige Kopfschmerzen und hie und da vorübergehende Anfälle von hochgradiger Somnolenz mit Pulsfrequenz von 40 und ausgesprochener Nackensteifheit. Doppelseitige Stauungspapille, auf der rechten Seite Protrusion von 3 Dioptrien, auf der linken Seite keine meßbare Protrusion. V. rechts und V. links je 1.

Röntgenuntersuchung. Die Kalotte, dünner als normal, weist fleckenweise eine poröse Zeichnung auf. Ausgesprochene Impressiones digitatae, Diastasen zwischen den Suturen. Gefäß-

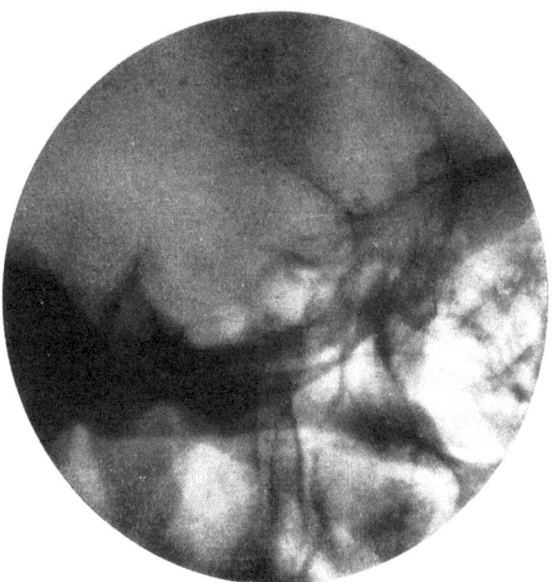

Abb. 162. Fall Nr. 62. Linkes Seitenbild. Destruktion der Rücklehne der Sella turcica. Die Konturen des kleinen Keilbeinflügels fehlen.

furchen normal. Das linke Schläfenbein deutlich vorbuchtend (Abb. 161). Proc. clin. ant. und die Kontur des Keilbeinflügels auf der linken Seite fehlen sichtlich auch auf dem Seitenbild. Das Dorsum sellae steht vertikal. Kontur und Kalkgehalt fehlen zum Teil. Die Konturen der Sella sind unregelmäßig und unscharf (Abb. 162).

Lokalsymptome. *Kranialnerven:* II, homonyme Hemianopsie nach rechts (Abb. 163). V, rechtsseitige Hypästhesie, am ausgesprochensten für Temperatur- und Schmerzsinn. Der Cornealreflex auf der rechten Seite träger als auf der linken. Der Kiefer deviiert etwas nach rechts. VII, leichte mimische Schwäche im rechten Facialis.

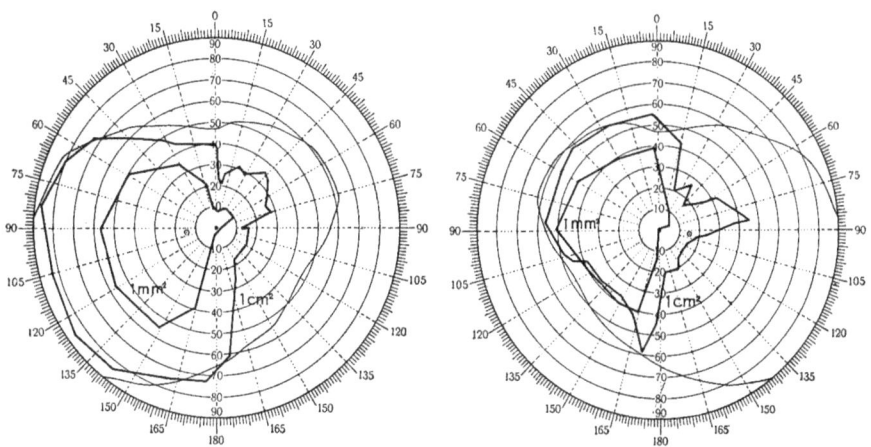

Abb. 163. Fall Nr. 62. Gesichtsfeld, homonyme Hemianopsie nach rechts.

Motilität und Sensibilität: Subjektives Gefühl von Schwäche im rechten Arm und Bein, aber keine objektiv nachweisbare Herabsetzung der groben Kraft. Eine gewisse variierend starke Rigidität im rechten Arm, die ebenso wie die mimische Facialisparese während der Anfälle von Somnolenz und Pulsverlangsamung am ausgesprochensten war. Während dieser Attacken vielleicht auch eine gewisse Tendenz zum spontanen Fehlzeigen nach innen mit dem rechten Arm; bei der hochgradigen Stumpfheit des Patienten war dies aber nicht sicher festzustellen. Sehnenreflexe lebhaft und an beiden Seiten gleich. Babinski negativ. Rechtsseitige Hemihypästhesie, ziemlich leicht und für alle Qualitäten ungefähr gleich. Die Auffassung von Bewegung in den Gelenken auf der rechten Seite deutlich herabgesetzt. Das Vibrationsgefühl in der rechten Körperfläche unbedeutend herabgesetzt. Keine Astereognosie. In der rechten Hand eine beim Finger-Nasen-Versuch deutlich hervortretende Ataxie. Untersuchung auf Aphasie: einfache und komplizierte Aufträge werden korrekt ausgeführt, das Nachsagen von Worten ebenso, mit Ausnahme einiger schwer auszusprechender Worte. Beim Lesen Schreiben und Kopfrechnen nichts Auffallendes.

Ferner wies der Patient auf der linken Seite gleich oberhalb der Mitte des Jochbogens eine begrenzte Druckempfindlichkeit auf, und außerdem war der Knochen an dieser Stelle so dünn, daß er wie Pergament eingedrückt werden konnte.

Ob die Sensibilitätsstörungen als cortical oder thalamisch aufzufassen waren, ist unsicher, aber das Fehlen jeder Spur von Astereognosie sprach zunächst für das letztere, ebenso die subjektive Schwäche im rechten Arm und Bein, während die Facialisparese und die Rigidität im rechten Arm als pallidäre Symptome gedeutet wurden. Der Charakter der Hemianopsie wies auf eine Affektion der Sehbahnen im Temporallappen und die lokale Verdünnung und die Druckempfindlichkeit über dem Schläfebein sprachen für einen ziemlich oberflächlich gelegenen Herd im Temporallappen. Da der Patient linkshändig war (er gab jedoch an, daß er sich beider Hände ungefähr gleichviel bediente), ließen sich die Symptome durch einen großen Tumor im hinteren Teil des Temporallappens gut erklären. In Anbetracht der ausgesprochenen Röntgenveränderungen im Cranium, die für einen viel längeren Verlauf sprachen als er in der Anamnese angegeben war, wurde eine gliomatöse Cyste als die wahrscheinlichste Diagnose betrachtet. Wegen des akuten Einsetzens der Erkrankung konnte ein Absceß zwar nicht ausgeschlossen werden, aber ein nachweisbarer Ausgangspunkt für einen solchen war nicht zu finden und die Senkungsgeschwindigkeit des Blutes betrug 20 mm in einer Stunde.

Operation am 30. VI. 1926. Lokalanästhesie. Punktion des rechten Seitenventrikels, der etwas nach rechts verschoben und stark erweitert befunden wurde und Flüssigkeit unter hohem Druck enthielt. Osteoplastische Freilegung des linken Temporallappens und des größeren Teils des Parietallappens. Trotz der Ventrikelpunktion war die Dura gespannt und man entfernte daher das Schläfenbein bis zur Basis cranii hinab. Duraeröffnung mit der Basis medialwärts, kein besonderer Prolaps der Rinde. Fissura Sylvii bedeutend nach oben verschoben; sämtliche Temporal- und Parietalwindungen blaß und stark abgeflacht. An einigen Stellen des hinteren oberen Teiles des Operationsfeldes sieht man in der weißgelben Rinde einige eingesprengte, fast schwarze Flecken. Die ganze Partie fühlt sich sehr fest an, während das unmittelbar darunterliegende, der zweiten Temporalwindung entsprechende Gebiet weich, ungefähr wie eine Cyste anzufühlen ist. Bei Punktion dieser Partie erhielt man intensiv gelbe Flüssigkeit, die aber nicht koagulierte. Nach Incision in die Punktionsstelle kommt man in einer Tiefe von ca. 3 cm in eine Höhle, die sich bei näherer Untersuchung als das temporale Horn des Seitenventrikels erwies, das zum größten Teil von Tumormassen angefüllt war. Diese Tumormassen, die die früher palpierte feste Partie bildeten, hatten eine eigentümliche stearinähnliche Konsistenz, waren von gelblichweißer Farbe und so gut wie gefäßfrei. Mit einem stumpfen Löffel wurden große Mengen von diesem Tumorgewebe entfernt (Abb. 164), das gegen die darunterliegende Hirnsubstanz überall gut abgegrenzt und von einer membranähnlichen Hülle umgeben war. Nachdem soviel wie möglich von der Tumormasse entfernt war, lag eine apfelsinengroße Höhle vor, die sich bis zur Mittellinie und nach vorne ungefähr in das Niveau der Insel erstreckte. Im Grunde der Höhle sah man das Septum pellucidum, den Thalamus und nach hinten unten das Cornu ammonis. An ein paar Stellen mußten kleinere Teile der Tumormasse zurückgelassen werden, um keine Läsion der stricknadelgroßen Arterien, die auf den basalen Ganglien verliefen, zu riskieren. Wegen der starken Drucksteigerung wurde der Knochenlappen entfernt, worauf man die Dura mit Ausnahme des Gebietes der subtemporalen Dekompression vernähte.

Mikroskopische Diagnose: Cholesteatom.

Am Tage nach der Operation hochgradige motorische Aphasie und rechtsseitige Hemiparese. Nach ungefähr einer Woche stieg die Temperatur, die sich in den ersten Tagen um 38° gehalten hatte, bis auf ungefähr 40° und gleichzeitig wurde die Dekompressionsöffnung stark gespannt. Man nahm daher in der folgenden Zeit mehrere Punktionen des temporalen

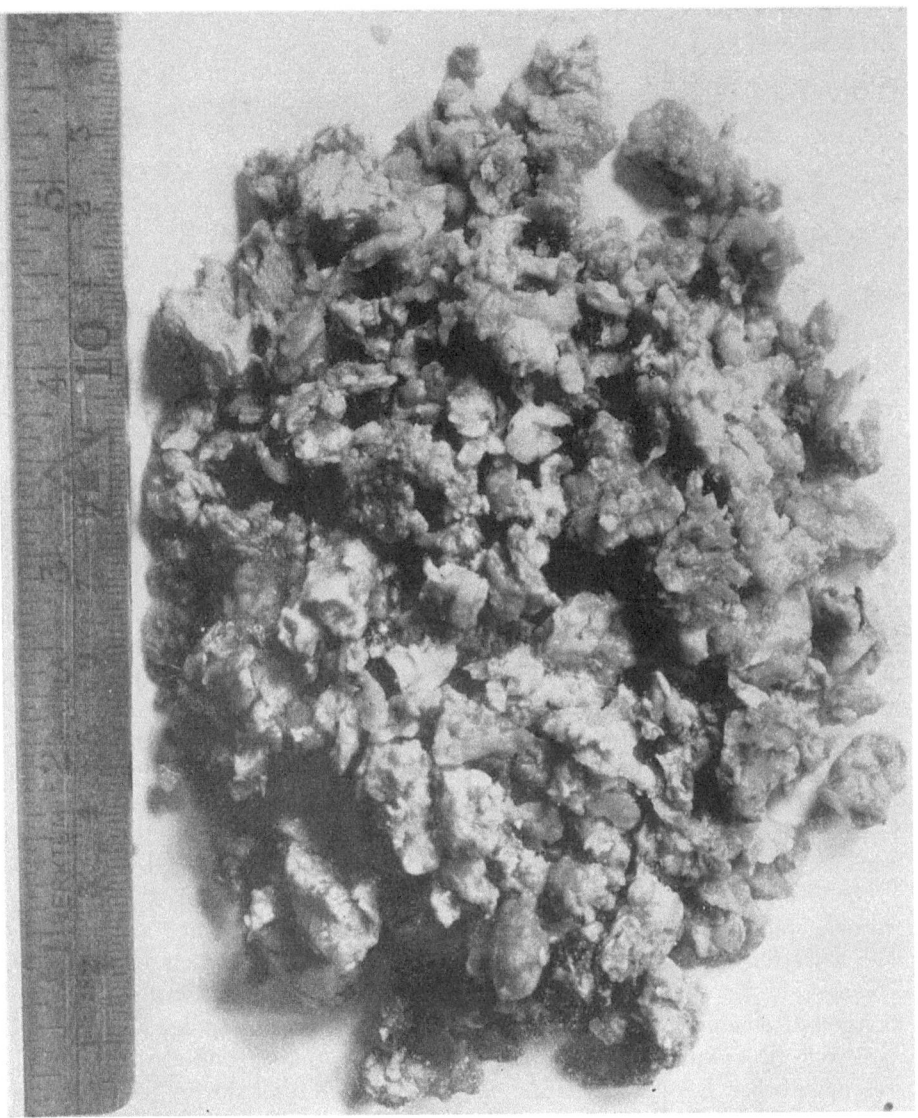

Abb. 104. Fall Nr. 62. Der exstirpierte Tumor (natürliche Größe).

Horns des linken Seitenventrikels vor, wobei man einen anfangs blutfarbenen trüben Liquor erhielt, der nach einem Monat immer dicker wurde und zuletzt ein geradezu eiterähnliches Aussehen hatte. Die Flüssigkeit erwies sich aber die ganze Zeit bei Kultur als steril. Die Temperatur hielt sich durch 2 Monate hoch, ging aber nachher langsam zurück. Auch der Hirnbruch war die ganze Zeit stark gespannt und der Patient sehr benommen. Allem Anschein nach bestand eine durch Zerfall zurückgelassener Tumorteile entstandene aseptische

Ependymitis. Allmählich gingen diese Symptome zurück und bei der Entlassung am 2. X. war der Patient subjektiv symptomfrei. Der Hirnbruch war weich und eingesunken und der große Defekt im Cranium schien keine Beschwerden zu verursachen. Am Augenhintergrund noch immer auf beiden Seiten eine leichte Undeutlichkeit der Papillengrenzen mit äußerst unbedeutender Protrusion. Die Sehschärfe an beiden Seiten normal. Die Gesichtsfelder desgleichen (Abb. 165). Sonst keinerlei neurologische Symptome, vielleicht mit Ausnahme einer subjektiven Schwäche im rechten Arm.

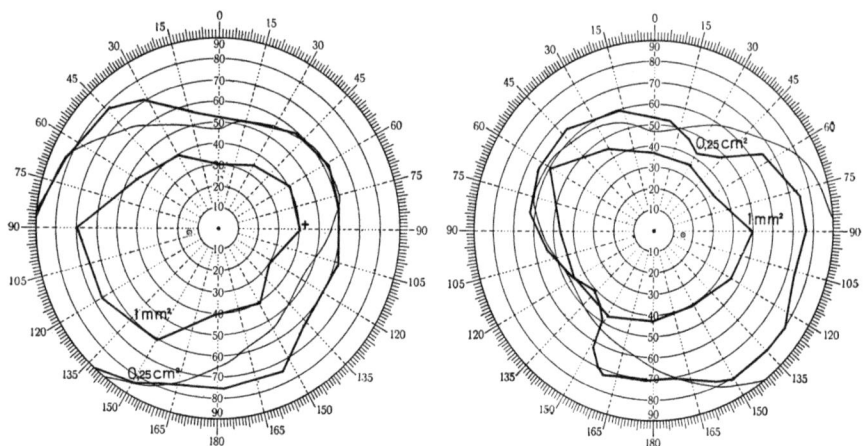

Abb. 165. Fall Nr. 62. Gesichtsfeld drei Monate nach der Operation.

Diese Tumoren, die zuerst von CRUVEILHER beschrieben und später von BOSTRÖM piale Epidermoiden genannt wurden, die ferner wegen ihres makroskopischen Aussehens, das mit den nach suppurativen Prozessen im Mittelohr auftretenden tumorähnlichen Bildungen übereinstimmt, oft als Cholesteatome bezeichnet werden, gehören zu den seltensten aller Hirntumoren. Ihre gewöhnlichste Lokalisation ist in der Pia mater, auf der Hirnbasis, im Mittelohr, und außerdem sind auch einige Fälle beschrieben worden, bei denen der Tumor im vierten Ventrikel lokalisiert war. In den Seitenventrikeln der Hemisphären scheinen sie dagegen äußerst selten zu sein und ich habe in der Literatur keine solche Lokalisation mitgeteilt finden können. Aus der Klinik CUSHINGS (BAILEY [3]) wurden einige mit Erfolg operierte Fälle beschrieben, darunter auch solche, die im vierten Ventrikel gelegen waren. Wegen ihrer Lokalisation dürften diese Tumoren in der Regel nur im Mittelohr radikal exstirpiert werden können, dagegen ist eine partielle und wie bei diesem Falle fast vollständige Exstirpation dank der Abwesenheit von Gefäßen in der Tumormasse und deren weicher, stearinähnlicher Konsistenz häufig möglich. Die Kapsel dürfte jedoch unter allen Umständen unmöglich zu entfernen sein, wenn der Tumor seinen Sitz in den Ventrikeln oder an der Hirnbasis hat. Ob diese Tumoren nach Exstirpation des Tumorinhaltes mit Rücklassen der Kapsel rezidivieren ist gegenwärtig noch unbekannt, da bis jetzt nur eine kleine Zahl von ihnen, und zwar erst in den letzten Jahren, mit Erfolg operiert wurden. Allem Anschein nach muß aber das Wachstum dieser Tumoren, die ja als kongenitale Mißbildungen aufzufassen sind, sehr langsam vor sich gehen. Man dürfte also, wenigstens bei einer so günstigen Lage wie in einem Seitenventrikel, berechtigt sein, eine ziemlich lang andauernde und eventuell definitive Symptomfreiheit zu erwarten.

VII. Die Tuberkulome.

Fall Nr. 63. J. E. H., ♂, Arbeiter, 27 Jahre. S. 670/1923.

Solitärtuberkel in der linken Kleinhirnhemisphäre mit weit fortgeschrittenen allgemeinen Drucksymptomen, Gleichgewichtsstörungen, Dysmetrie und Asynergie in der linken Körperhälfte. Operation. Tod an Respirationslähmung während der Operation. Autopsie.

Seit 3 Jahren schwere, anfallsweise auftretende, im Nacken und Scheitel lokalisierte Kopfschmerzen. Seit Januar 1923 äußerst heftige Kopfschmerzen, die in Stirn und Nacken lokalisiert waren. Seit derselben Zeit hie und da eigentümliche Anfälle von Nickbewegungen und manchmal auch Zuckungen in der Gesichtsmuskulatur. Mitunter waren die Anfälle von Bewußtseinsverlust begleitet, im allgemeinen war das Bewußtsein aber erhalten. Zeichen von Lungenaffektion mit Husten und Fieber seit Mai. Der Patient war in der letzten Zeit sehr benommen und ließ den Urin unter sich. Am 17. VII. 1923 wurde er in die medizinische Klinik aufgenommen und am 23. VII. von Professor JACOBAEUS unter der Diagnose Kleinhirntumor der chirurgischen Klinik überwiesen.

Allgemeine Drucksymptome. Schwere Kopfschmerzen, starke Somnolenz, Urin und Faeces gehen ins Bett. (An der medizinischen Klinik war am 28. VII. Ventrikulographie ausgeführt worden und das Röntgenbild zeigt, daß noch eine bedeutende Menge Luft vorhanden ist.) Doppelseitige Stauungspapillen. V. rechts und V. links je 0,6. Atrophie der Kalotte und Klaffen der Suturen.

Lokalsymptome. *Kranialnerven:* Keine sicheren Veränderungen.

Motilität und Sensibilität: Kein abnormer Befund.

Kleinhirn: Kein Nystagmus. Leichte Herabsetzung der groben Kraft auf der linken Seite, aber keine ausgesprochene Hypotonie der Muskulatur. Dysmetrie, Asynergie und Adiodochokinesis im linken Arm. Der Gang ist breitspurig, taumelnd; der Patient fällt fast sofort hintenüber nach links. Den Kopf hält er nach rechts gedreht und nach links geneigt. Mehrmals Anfälle von Myoklonien in der Halsmuskulatur mit Nickbewegungen, die 20 bis 25 Minuten andauern und denen schwere Kopfschmerzen vorangehen. Mitunter auch Zuckungen in der Gesichtsmuskulatur. Diese Zuckungen waren immer mit dem Puls synchron.

Operation am 27. VII. Äthernarkose. Doppelseitige Freilegung des Kleinhirns. Die ganze Zeit starke Cyanose und mühsame Respiration sowie vorübergehender Respirationsstillstand gleich nach Anlegung des Hautschnittes. Nach künstlicher Atmung setzte die Respiration wieder ein, war aber weiter mühsam und unregelmäßig. Starke Stauung in den extrakraniellen Gefäßen. Es wurde deshalb schon in einem frühen Stadium Ventrikelpunktion gemacht, wobei sich Luft und Liquor unter hohem Druck entleerten. Hiernach für kurze Zeit bessere Respiration, bald aber wurde sie wieder ebenso schlecht und bevor die Freilegung zu Ende geführt war, trat definitiver Respirationsstillstand ein, der durch künstliche Atmung nicht behoben werden konnte.

Autopsie nach vorhergehender Formalinhärtung. Starker Hydrocephalus; in der linken Kleinhirnhemisphäre ein ca. hühnereigroßer, mit der Dura fest verwachsener Solitärtuberkel.

Bei diesem Falle hätte die nach der Ventrikulographie zurückgebliebene Luft vor der Operation ausgelassen werden sollen, da sie sicherlich dazu beitrug, die schon früher stark ausgesprochenen allgemeinen Drucksymptome zu steigern. Jedenfalls hätte die Operation in Anbetracht der starken Cyanose und der mühsamen Respiration unterbrochen werden sollen.

Fall Nr. 64. V. O., ♂, 22 jähriger Arbeiter. S. 510/1925.

Tuberkel in der linken Kleinhirnhemisphäre mit vorgeschrittenen cerebellaren und allgemeinen Drucksymptomen. Operation. Entfernung des Tumors. Vorübergehende Besserung. Tod an tuberkulöser Meningitis 2 Monate nach der Operation. Autopsie.

Ein Bruder starb an Lungentuberkulose. Im Februar 1924 rechtsseitige exsudative Pleuritis. Im Herbst 1924 an Stärke zunehmender und oft von Erbrechen begleiteter Kopfschmerz. Seit Ende 1924 Schwindelgefühl und Schwierigkeiten beim Gehen. Im März 1925 wurde Pat. in die neurologische Klinik aufgenommen und am 5. V. 1925 durch Professor MARCUS mit der Diagnose auf linksseitigen Cerebellartumor an die chirurgische Klinik überwiesen. In Anbetracht der Pleuritis und einer Affektion der rechten Lungenspitze bestand Verdacht auf das Vorhandensein eines Tuberkels.

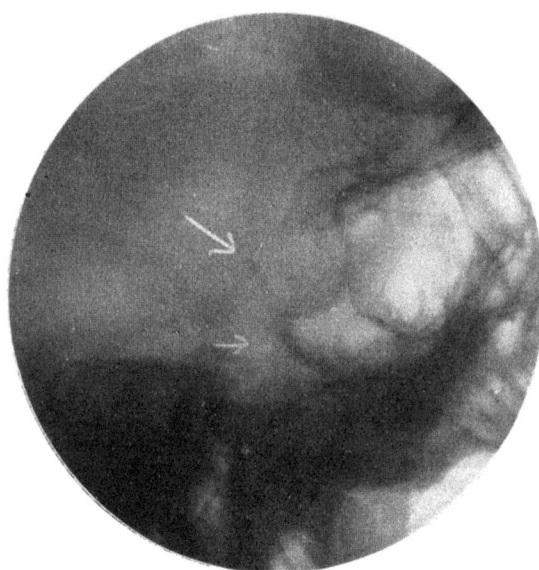

Abb. 166. Fall Nr. 64. Destruktion der hinteren Kontur des Clivus und der Processus clinoid. post.

Allgemeine Drucksymptome. Benommen, schwere Kopfschmerzen, deutliche cyanotische Verfärbung der Lippen, die Kranialvenen aber nicht dilatiert. Beiderseitige Stauungspapille. V. rechts und V. links je 0,4.

Röntgenuntersuchung. Impres. dig. etwas verstärkt. Die Suturen weit, besonders die Sutura lambdoidea. Die hintere Kontur des Clivus fehlt ganz und von der Sattellehne ist nur eine dünne Lamelle übrig. Die Proc. clin. post. fehlen vollständig (Abb. 166). An der Proc. clin. ant. keine Veränderungen, mit Ausnahme einer leichten Entkalkung. Die Felsenbeinspitzen entkalkt, an beiden Seiten gleich.

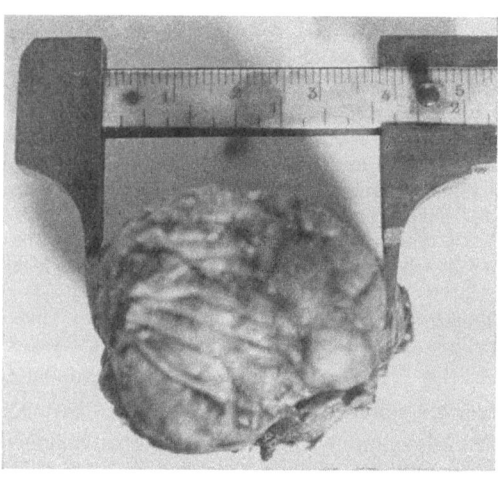

Abb. 167. Fall Nr. 64. Der exstirpierte Tumor.

Lokalsymptome. *Kranialnerven:* V, vielleicht leichte Hypästhesie gegen Schmerz auf der linken Seite. Kieferdeviation nach links. VII, leichte Schwäche der unteren linken Gesichtshälfte.

Motilität und Sensibilität: Beiderseits Babinski.

Kleinhirn. Pat. kann wegen Schwindelgefühls nicht auf der linken Seite liegen. Der Kopf ist in rückwärts gebeugter Lage fixiert. Ausgeprägte Nackensteifigkeit. Beträchtliche suboccipitale Empfindlichkeit auf beiden Seiten gleich, leichte Dysmetrie und Asynergie in beiden Armen, im linken stärker. Gang sehr unstet, breitspurig. Pat. fällt fast sofort Romberg +, mit Neigung zum Fallen nach hinten. Kein Nystagmus.

Operation am 6. V. Lokalanästhesie. Beiderseitige Freilegung des Kleinhirns, der allgemeinen Drucksymptome halber mit früh vorgenommener Ventrikelpunktion. Knochen sehr dünn. Die Dura wölbt sich auf der linken Seite mehr vor als auf der rechten und im medialen oberen Teil der freigelegten Dura ist ein harter Knoten über der linken Hemisphäre zu palpieren. Da angenommen werden konnte, daß der

Tumor ein Tuberkel war, wurde die Dura erst über der rechten Hemisphäre geöffnet und danach die Duraincision über die linke Hemisphäre fortgesetzt, wobei man einen Teil der Dura an dem darunterliegenden Tumor haften ließ. Der der Dura breit adhärente Tumor hatte ungefähr Pflaumengröße und war zusammen mit einer angrenzenden erweichten Fläche des cerebellaren Gewebes leicht zu entfernen. Gewicht des Tumors 30 g (Abb. 167). Schichtenweiser Verschluß in üblicher Art. Mikroskopische Diagnose des Tumors: Tuberkel.

So gut wie keine postoperative Reaktion. Die Wunde war p. p. geheilt (Abb. 168, 169), als die Nähte am 20. V. entfernt wurden. Am 5. VI. war der Patient außer Bett und ging herum. Die unter Atrophie zurückgehende Stauungspapille und besonders die cerebellaren Symptome waren merklich gebessert und der Patient von Kopfschmerzen und Erbrechen gänzlich befreit. Einige Tage später begann seine Temperatur zu steigen und er wurde wieder bettlägerig mit den Symptomen einer tuberkulösen Meningitis. Der Tod trat am 4. VII. ein.

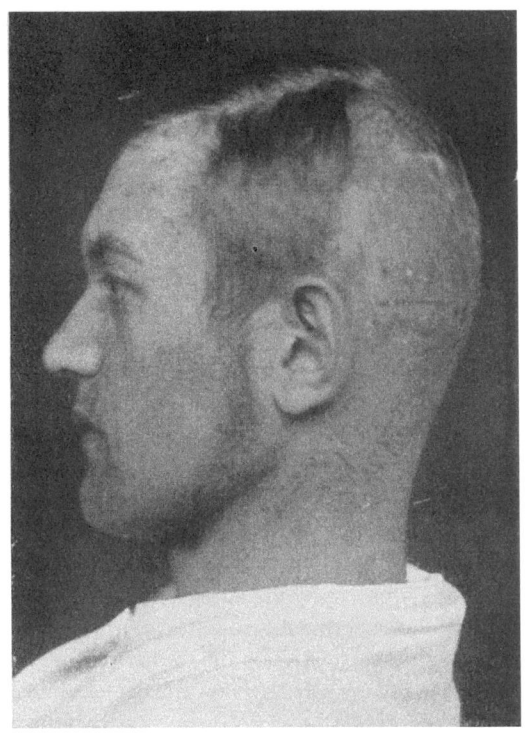

Abb. 168. Fall Nr. 64. Drei Wochen nach der Operation.

Sektion zeigte eine ausgedehnte Tuberkulisation der tiefen Teile der Wunde und eine tuberkulöse Meningitis, sowie einen zweiten, etwa walnußgroßen Solitärtuberkel im Wurm.

Die Tuberkulome, obzwar an und für sich, wie aus mehreren von den Sektionsstatistiken hervorgeht, nicht ungewöhnlich, verlaufen doch relativ selten unter dem Bilde eines Hirntumors und werden daher nicht so oft Gegenstand einer chirurgischen Behandlung. Die Diagnose kann ja mitunter auf Grund manifester tuberkulöser Herde an anderen Körperstellen im voraus gestellt werden; man dürfte aber in diesem Falle selten weiter als zu einer Vermutung kommen, da ja auch ein tuberkulöses Individuum einen Hirntumor anderer Art haben kann. Eine Zusammenstellung der Resultate

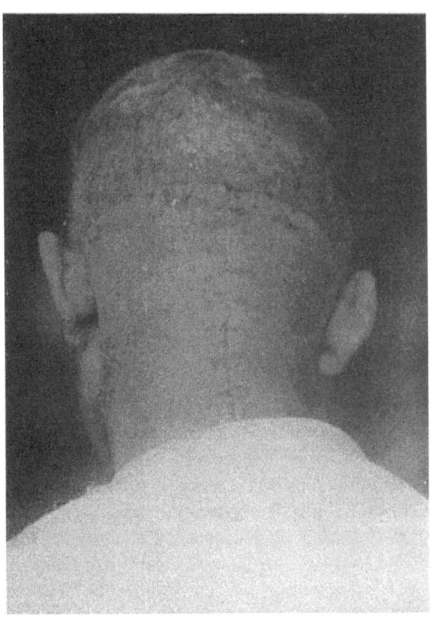

Abb. 169. Fall Nr. 64
Drei Wochen nach der Operation.

der chirurgischen Therapie existiert nicht und würde übrigens wahrscheinlich recht irreführend werden, da eine Anzahl mit relativ gutem Erfolge exstirpierter Solitärtuberkel veröffentlicht wurden, während sicherlich eine weit größere Anzahl, die an tuberkulöser Meningitis oder eventuell an anderen operativen Komplikationen starben, niemals in die Öffentlichkeit gelangten. Die Solitärtuberkel gehören, wenn sie an einer zugänglichen Stelle sitzen, zu den leichtest zu exstirpierenden Hirntumoren, weil der Tumor gefäßfrei ist und daher ohne jede Schwierigkeit ausgeschält werden kann, was wahrscheinlich die Erklärung für die relativ große Anzahl gelungener derartiger Operationen ist, die in der Literatur vorkommen. Nur ausnahmsweise wurden die Fälle aber so lange verfolgt, daß man das Entstehen einer tuberkulösen Meningitis nach der Operation hätte ausschließen können. Diejenigen Autoren, die über eine größere Erfahrung verfügen (Cushing [1], de Martel, Marburg u. a.), behaupten indes übereinstimmend, daß dies auch bei geglückter Exstirpation des Tumors der gewöhnliche Ausgang ist. Wenn man ein Tuberkulom daher vor der Operation sicher diagnostizieren könnte, sollte man in der Regel eine Operation vermeiden, jedenfalls wenn der Tumor im Kleinhirn gelegen ist, wo die Nähe der großen Zisternen deren tuberkulöse Infektion so gut wie sicher macht. Bei Lokalisation im Großhirn dürften die Möglichkeiten, daß die entstandenen Adhärenzen vor allgemeiner meningealer Tuberkulose schützen, größer sein, aber auch hier dürfte die Prognose im großen ganzen (um so mehr, als die Tuberkulome oft multipel sind) sehr schlecht sein. Wahrscheinlich würde man in der Mehrzahl der Fälle von Solitärtuberkeln durch eine Dekompression ohne jede Berührung des tuberkulösen Herdes den größten Nutzen bringen. Solange man die Tuberkulome nicht mit einigermaßen größerer Sicherheit diagnostizieren kann, dürfte man aber explorative Freilegungen bei Tumoren dieser Art nicht vermeiden können, und ist der Tumor einmal freigelegt, dürften die Wege der meningealen Infektion schon geöffnet sein. Bei solchen Fällen bleibt kaum etwas anderes übrig, als den Eingriff zu vollenden, in der Hoffnung, daß sich die Befürchtung einer tuberkulösen Meningitis als unbegründet erweisen wird.

VIII. Angiome.

Fall Nr. 65. T. E., ♂, 16 Jahre alt. S. 303/1926.

Kavernöses Hämangiom im Vermis mit obstruktivem Hydrocephalus und hochgradigen Gleichgewichtsstörungen. Starke Hypertrophie sämtlicher cerebraler Arterien und enorme venöse Stauung in den extrakraniellen Gefäßen. Operation in zwei Sitzungen, konnte nicht vollendet werden. Tod infolge von intrapontinen Blutungen. Sektion.

Patient ist immer unsicher gegangen, leicht hingefallen und seit $1\frac{1}{2}$ Jahren ist der Gang schwankend und taumelnd. Seit einigen Jahren hie und da Anfälle von Kopfschmerzen und Erbrechen, die indes rasch vorübergingen. Während des letzten Jahres bedeutende Verschlechterung mit häufig auftretendem Kopfschmerz und Erbrechen und zunehmenden Gleichgewichtsstörungen; außerdem kamen auch eigentümliche Zuckungen in der linken Hand vor. Seit einem Jahre ab und zu Doppeltsehen. Am 13. II. 1926 wurde Pat. in die Nervenklinik aufgenommen und von Prof. Marcus unter der (durch Ventrikulographie nachgewiesenen) Diagnose Hydrocephalus an die chirurgische Klinik überwiesen.

Allgemeine Drucksymptome. Der Kopf für das Alter etwas groß. Umfang 61 cm. Doppelseitige Stauungspapillen von 1—2 Dioptrien Protrusion. V. rechts und V. links je 1.

Auf dem Röntgenbilde tritt eine stark ausgesprochene Atrophie der Kalotte hervor und außerdem befindet sich auf dem der kleinen Fontanelle entsprechenden Gebiet ein ungefähr pfenniggroßer Defekt im Knochen. Der Patient klagt über schwere Kopfschmerzen und ist stark benommen. Bedeutende Stauung in den extrakranialen Gefäßen.

Lokalsymptome. *Kranialnerven:* III, IV, VI, wahrscheinlich eine gewisse Schwäche in beiden Abducentes, aber keine Doppelbilder. VII, leichte Schwäche in beiden Ästen des linken Facialis. XII, die Zunge weicht unbedeutend nach rechts ab.

Motilität und Sensibilität: Babinski positiv auf der linken Seite, auf der rechten unsicher. Achillessehnenreflex links etwas lebhafter als rechts.

Kleinhirn: Sehr leichte Dysmetrie in beiden Armen, auf der linken Seite ausgesprochener. Der Gang breitspurig und taumelnd mit Schwanken nach den Seiten. Unbedeutende Druckempfindlichkeit über dem Hinterhauptbein auf beiden Seiten. Kein Nystagmus. Beide Füße zeigen einen leichten Grad von Deformität vom selben Typus, wie er bei der FRIEDREICHschen Krankheit vorzukommen pflegt.

Irreführende Symptome: Entsprechend der auf der Röntgenplatte ersichtlichen Verdünnung in der Mittellinie wird eine weiche pulsierende Auftreibung palpiert, welche am ehesten den Eindruck erweckt, als wenn sie von einer Meningocele bedingt wäre. Eine in der Nervenklinik vorgenommene Ventrikulographie zeigte, daß der rechte Seitenventrikel etwas größer war als der linke und daß vom Hinterhorn des linken Seitenventrikels eine sackförmige Erweiterung in der Richtung nach hinten ausging.

Um zu kontrollieren, ob ein obstruktiver Hydrocephalus vorlag, wurde am 13. III. eine Punktion des linken Seitenventrikels gemacht. Die vorgenommene Messung wies einen Druck von 300 mm Wasser nach. Es wurden dann 2 ccm 10proz. Jodnatriumlösung in den Ventrikel eingespritzt. Bei der 20 Minuten später ausgeführten Lumbalpunktion fand sich keine Jodreaktion in der Lumbalflüssigkeit.

Der Patient wies also einen obstruktiven Hydrocephalus auf, der, nach der Krankengeschichte zu urteilen, mehrere Jahre bestanden hatte, aber früher intermittent war und erst in der letzten Zeit permanent wurde. Nach den frühzeitig aufgetretenen Gleichgewichtsstörungen, die nun sehr hochgradig waren, mußte ein median gelegener Kleinhirntumor als wahrscheinliche Ursache des Hydrocephalus vermutet werden. Auf Grund der langen Krankheitsdauer glaubte man mit einer gewissen Wahrscheinlichkeit annehmen zu können, daß der Tumor eine kongenitale Cyste war.

Operation am 18. III. 1926. Lokalanästhesie mit ca. 90 ccm Albromin. Gleich nach der Injektion heftiges Erbrechen und starke motorische Unruhe, so daß man unterbrechen mußte. Das Erbrechen dauerte 2 Stunden lang an, hörte dann aber allmählich auf. Der Allgemeinzustand war sonst die ganze Zeit nicht beeinflußt.

Operation II am 23. III. Äthernarkose. Doppelseitige Freilegung des Kleinhirns. Enorme venöse Stauung in den Weichteilen, die so gefäßreich waren, daß sie fast den Charakter von kavernösem Gewebe hatten. Ventrikelpunktion verringerte die Blutung etwas, aber die Stauung war doch so stark, daß der Patient nach der Entfernung des Knochens fast pulslos war und die Operation unterbrochen werden mußte. Transfusion, nach der sich der Zustand besserte.

Der Patient war nach dieser Operation durch mehrere Wochen in äußerst mitgenommenem Zustande und beim Verbandwechsel nach einer Woche sah man, daß sich gleich oberhalb der Protuberantia occipitalis externa ein Decubitusgeschwür entwickelt hatte. Infolge des stark mitgenommenen Allgemeinzustandes, den eine hinzutretende Cystitis noch verschlechterte, heilte der ca. zweikronengroße Defekt äußerst langsam und war erst Ende Juni von einer einigermaßen guten Haut bedeckt.

Operation III am 5. VII. Äthernarkose. Die alten Lappen wurden abpräpariert, was durch ihre feste Verwachsung mit der Dura ziemlich große Schwierigkeiten bereitete. Die venöse Stauung war immer noch stark, aber nicht ganz so störend wie bei der vorigen Operation. Der Blutdruck hielt sich ziemlich konstant, sank aber, während die Lappen von der Dura abpräpariert wurden, plötzlich auf 40 mm, weshalb die Operation unterbrochen wurde. Während der Vernähung hatte der Patient zwei allgemeine epileptische Anfälle. Der Blutdruck stieg langsam auf 80 und der Allgemeinzustand deutete auf keine unmittelbare Gefahr. Am Nachmittage nach der Operation drei oder vier epileptische Anfälle von der gleichen Art wie vorher. Außerdem hochgradige Rigidität in Armen und Beinen. Die ganze Zeit stark

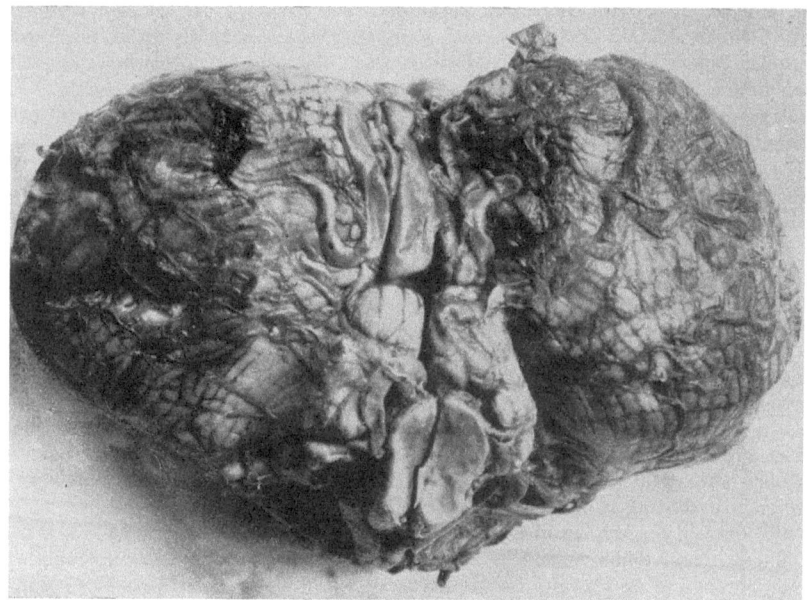

Abb. 170. Fall Nr. 65. Das Kleinhirn, von hinten gesehen, mit hochgradiger angiomatöser Veränderung der Gefäße, besonders über dem Vermis.

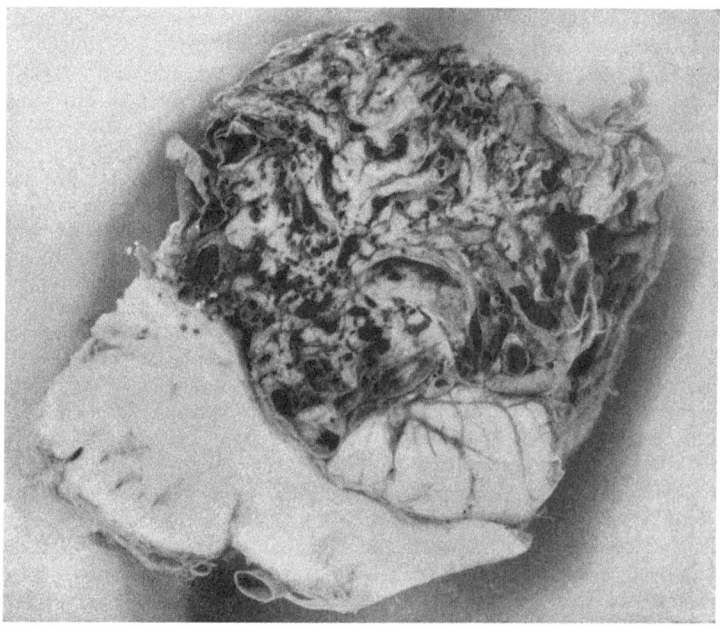

Abb. 171. Fall Nr. 65. Sagittalschnitt durch den Vermis, der zum größten Teil durch ein mandarinengroßes kavernöses Hämangiom ersetzt ist. Man beachte die hochgradige Erweiterung der Arteria basilaris.

somnolent, wenn auch nicht gänzlich bewußtlos. Obzwar während der Operation kein Blut aus der Ventrikelpunktierungskanüle gekommen war, hatte man den Verdacht, daß eine intraventrikuläre Blutung eingetreten war und machte deshalb eine neuerliche Ventrikelpunktion. Diese zeigte eine stark blutgefärbte Flüssigkeit, weshalb man den Ventrikel solange mit Kochsalz ausspülte, bis die Flüssigkeit klar wurde. Die Rigidität ließ hiernach etwas nach, aber der Zustand verschlechterte sich bald wieder mit mehreren epileptischen Anfällen und einer Rigidität, die so hochgradig war, daß sie an „decerebrate rigidity" erinnerte. Am 6. VII. trat der Exitus ein.

Sektion nach vorhergehender Formalinhärtung. Hierbei zeigte es sich, daß die auf einen Hirnbruch verdächtig gewesene Ausbuchtung durch einen Sinus pericranii hervorgerufen war und daß sich der röntgenologisch beobachtete Defekt in der Kalotte auf eine ungefähr pfenniggroße Knochenverdünnung beschränkte, in der sich zwei gut stricknadeldicke Löcher fanden, durch welche ein paar Venen in den Sinus longitudinalis liefen. Am Operationsfeld nichts Bemerkenswertes. Die hintere Oberfläche des Kleinhirns, besonders in der Mittellinie, vollständig von einem Plexus stark erweiterter, ungefähr gänsekielweiter Venen bedeckt. Diese angiomatöse Veränderung der Venen ist über dem Vermis (Abb. 170) und der rechten Hemisphärenoberfläche sowie im Winkel zwischen rechter Hemisphäre und Pons stark entwickelt. Die Arteria basilaris und ihre Äste stark hypertrophisch und mindestens doppelt so weit wie gewöhnlich (Abb. 171). Ein Sagittalschnitt zeigte, daß fast der ganze Vermis durch ein schwammähnliches kavernöses Gewebe ersetzt ist, das mit seiner Oberfläche direkt in den vierten Ventrikel gewendet ist und diesen komprimiert (Abb. 171). Ein

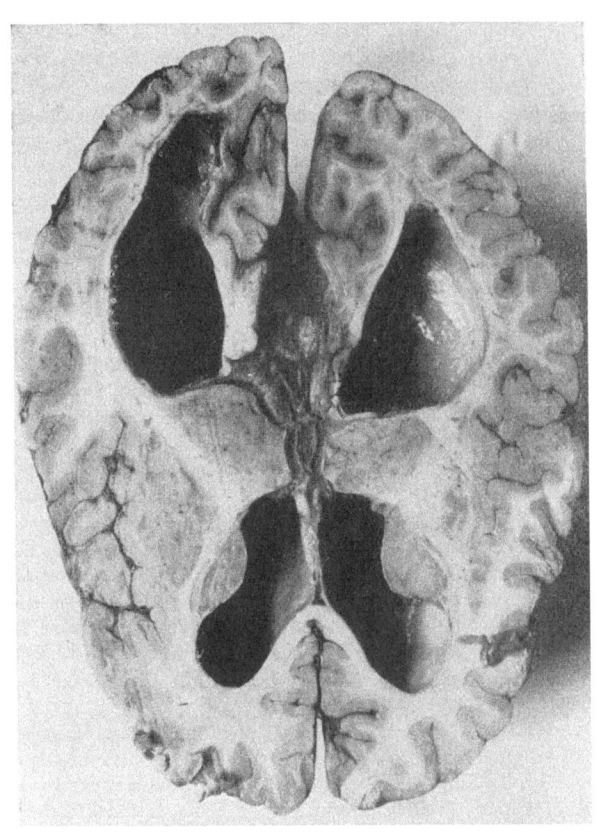

Abb. 172. Fall Nr. 65. Horizontalschnitt durch das Großhirn.

Horizontalschnitt durch das Großhirn zeigt einen hochgradigen, etwas asymmetrischen Hydrocephalus (Abb. 172), aber keine Blutung in den Ventrikeln. Dagegen wurden im Hirnstamme mehrere bis stecknadelkopfgroße Blutungen gefunden.

Die mikroskopische Untersuchung ergab, daß der Tumor aus einem kavernösen Hämangiom bestand.

Wir haben es hier wahrscheinlich mit einem kongenital angelegten Tumor zu tun, dessen Lage in der Mittellinie in interessanter Weise an die sog. fissuralen Angiome erinnert. Von Interesse ist bei diesem Falle auch die starke Hypertrophie der Arteria basilaris und der Gehirnarterien überhaupt, sowie das abnorme Gewicht des Gehirns (1580 g nach der Härtung).

Die Läsion war natürlich inoperabel, aber man könnte sich vorstellen, daß eine suboccipitale Dekompression, wenn sie gelungen wäre, hätte Nutzen bringen können. Die unmittelbare Todesursache dürften die Blutungen im Hirnstamm gewesen sein, zu deren Entstehung das Operationstrauma, die Ventrikelpunktion und die Äthernarkose wohl wahrscheinlich beigetragen haben. Die Art des Tumors erklärt die enorme venöse Hyperämie, die auch eine natürliche Erklärung für die nach der Ausführung der Lokalanästhesie bei der ersten Operation aufgetretenen Vergiftungssymptome gibt.

Fall Nr. 66. H. T. S., ♀, Lehrerin, 40 Jahre. S. 738/1926.

Kleines Hämangiom in den weichen Häuten über der motorischen Region mit Jackson-Epilepsie und corticaler Monoparese. Negativer Ausfall einer Encephalographie. Operation in zwei Sitzungen. Umstechungen des Tumors. Versuche, diesen zu exstirpieren, wurden beide Male wegen heftiger Blutungen unterbrochen. Ungebessert entlassen.

Seit 1921 Kopfschmerzen. Am 13. März 1923 ein mehrere Stunden dauernder allgemeiner epileptischer Anfall mit Bewußtseinsverlust, dem schwere Kopfschmerzen vorausgegangen waren. Beim Erwachen schwere Kopfschmerzen und Erbrechen sowie vollständige Hemiplegie in der linken Seite. Am folgenden Tage 7 Anfälle mit Zuckungen, die im linken Arm begannen und von dort auf das linke Bein und die linke Gesichtshälfte übergingen, aber ohne Bewußtseinsverlust. Nach ungefähr 6 Wochen begann die Parese zurückzugehen, aber eine Schwäche im linken Bein ist die ganze Zeit zurückgeblieben. Seitdem mehrere Anfälle gehabt, die, im linken Fuß beginnend, immer von Bewußtseinsverlust begleitet und mitunter allgemein waren. Außerdem mehrere typische Jacksonsche Anfälle, die im linken Fuße begannen, ohne Bewußtseinsverlust. Ihre linke Hand konnte Pat. nicht zu feineren Arbeiten benutzen. Am 27. VIII. 1926 wurde sie von Dr. ROSENBAUM, Östersund, unter der Diagnose Epilepsie der chirurgischen Klinik überwiesen.

Allgemeine Drucksymptome fehlen. Augenhintergrund beiderseits normal.

Röntgenuntersuchung. Die Gefäße etwas weiter als normal, besonders im vorderen Teil der Kalotte. Impress. im vorderen Teil des Schädels etwas verstärkt. Die Ala minor tritt auf der rechten Seite undeutlicher hervor als auf der linken (Abb. 173). Felsenbein und Ala magna ohne abnormen Befund. Die Proc. clin. post. treten nicht hervor und die Rücklehne der Sella ist entkalkt. Die hintere Kontur des Clivus undeutlich.

Lokalsymptome. *Kranialnerven:* XI, linksseitige Parese, auch des M. sternocleidomastoideus.

Motilität und Sensibilität: Leichte linksseitige Hemiparese mit deutlicher Atrophie der Muskulatur, am ausgesprochensten im Beine. Alle Bewegungen, außer Dorsal- und Plantarflektion des linken Fußes, möglich. Die Sehnenreflexe in der linken Körperhälfte gesteigert. Kein Klonus. Fußsohlenreflexe fehlen links. Babinski auf der rechten Seite negativ. Vielleicht eine äußerst leichte Herabsetzung des Tastsinnes in der linken Körperhälfte. Keine Astereognosie. Leichte Ataxie in der linken Hand und das Lagegefühl, durch Zifferschreiben auf der Haut geprüft, links etwas schlechter.

Die Patientin war sehr mager und in schlechtem Allgemeinzustande. Die Temperaturkurve unregelmäßig mit Gipfeln bis 38,5, ohne daß man eine Ursache dafür entdecken konnte. Die Senkungsgeschwindigkeit des Blutes in einer Stunde 22 mm, Leukocyten im Blute 4800.

Die Patientin wies deutliche Zeichen einer Herderkrankung des Gehirns im medialsten Teile der rechtsseitigen motorischen Region auf, wahrscheinlich von begrenztem Umfang. Eine apoplektische Cyste schien mit Rücksicht auf das Einsetzen der Erkrankung das Wahrscheinlichste. Die Temperatur und der herabgesetzte Allgemeinzustand sprachen einigermaßen für einen Absceß, welcher Annahme aber die Lumbalpunktion, die normale Verhältnisse aufwies, sowie das Fehlen einer Quelle für den Absceß und der langwierige Verlauf widersprachen. Auch ein Tumor schien in Anbetracht des Fehlens eines Fortschreitens der Symptome wenig wahrscheinlich.

Um womöglich die Diagnose zu entscheiden, wurde am 14. VIII. eine Encephalographie mit Einblasung von 90 ccm Luft vorgenommen. Die Encephalogramme wiesen aber normale Verhältnisse nach. Das negative Encephalogramm sprach einigermaßen gegen das Vorhandensein einer apoplektischen Cyste, die ja auf der entsprechenden Seite einen Schrumpfungsprozeß hätte veranlassen sollen. Wegen der schweren Epilepsie entschloß man sich zu einer explorativen Trepanation auf die Diagnose herdförmige Hirnläsion in der motorischen Region. Die Frage nach der Art der Läsion wurde offengelassen.

Operation I am 27. VIII. Lokalanästhesie. Osteoplastische Freilegung der motorischen Region bis zur Mittellinie. Die Gefäße in der Dura vielleicht etwas stärker erweitert als normal, die Spannung der Dura aber nicht erhöht. Unmittelbar an der Mittellinie und an den Sinus longitudinalis grenzend ein kaum walnußgroßes Hämangiom, das im Winkel zwischen Sinus longitudinalis und der Zentralfurche gelegen, eine ziemlich tiefe Grube im medialsten Teile der vorderen Zentralwindung verursachte. Der Tumor besteht aus einem Konvolut von stark erweiterten Gefäßen, überwiegend Arterien, die an zwei oder drei Stellen zu haselnußgroßen, äußerst dünnwandigen Gebilden erweitert sind, in welchen man eine deutliche Zirkulation des Blutes sehen kann. Der Tumor ist überall gut von der Hirnober-

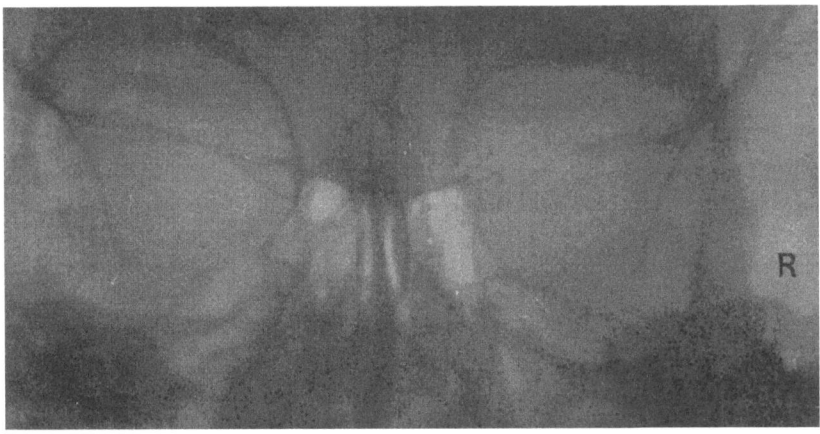

Abb. 173. Fall Nr. 66. Frontalbild. Entkalkung des kleinen Keilbeinflügels auf der rechten Seite.

fläche abgegrenzt und eine angiomatöse Veränderung der Gefäße scheint sonst nicht vorzuliegen, wenn die corticalen Gefäße auch im allgemeinen etwas zahlreicher und weiter sind als gewöhnlich. Man betrachtete daher einen Versuch zur Exstirpation des Tumors für indiziert, weshalb man den Knochendefekt so vergrößerte, daß der Sinus longitudinalis auf eine Strecke von 3—4 cm freigelegt wurde. Dabei sah man, daß sich das Angiom durch eine einige Millimeter langes, über gänsekielbreites Gefäß in den Sinus entleerte. Man ligierte die zuführenden Gefäße der Reihe nach, aber bei Ligatur eines der tieferen Gefäße wurde der äußerst dünnwandige Sack lädiert, wobei eine ganz außerordentlich heftige arterielle Blutung eintrat. Die Blutung wurde durch Inplantation eines Muskelstückes gestillt, wonach man die Operation unterbrach, die Dura vernähte und den Lappen auf seinen Platz zurücklegte. Unmittelbar nach der Operation war der Blutdruck auf 50 heruntergegangen, weshalb eine intravenöse Kochsalzinjektion gemacht wurde. Nach einigen Stunden begann der Blutdruck wieder zu sinken, so daß eine Bluttransfusion nötig wurde.

Nach der Operation vollständige linksseitige Hemiplegie, die anfangs schlaff war, aber nach einigen Tagen spastisch wurde, mit etwas gesteigerten Reflexen und Fußklonus.

Operation II am 8. IX. Lokalanästhesie. Aufhebung des alten Lappens. Die Hirnoberfläche etwas ödematös und infolge der alten Blutung mißfarbig, aber sonst ohne makroskopische Veränderungen. Keine Thrombose in den Piagefäßen. Das aufgelegte Muskelstück, das in Auflösung begriffen war, wurde entfernt, worauf man die Ablösung des Angioms durch Ligatur des großen Gefäßes, welches das Angiom mit dem Sinus longitudinalis verband, fortsetzte. Danach wurde das Angiom stark gespannt und konnte nicht zusammengedrückt werden. Nachdem noch einige Gefäße ligiert worden waren, trat wiederum eine heftige Blutung infolge Läsion des Sackes ein. Nach Blutstillung durch Auflegung eines Muskelstückes wurde die Operation unterbrochen. In der Zwischenzeit war das Hirn etwas angeschwollen, so daß eine subtemporale Dekompression notwendig wurde, um den oberen Teil des Duradefektes schließen zu können. Sonst wurde der Knochenlappen beibehalten. Vollständige Sutur ohne Drainage. Heilung pp.

In den nächsten Wochen war der Allgemeinzustand sehr mitgenommen, mit hochgradiger Abmagerung und Fieber, weshalb es unmöglich war, zur Zeit an weitere Operationen zu denken. Die Parese begann allmählich zurückzugehen und bei der Entlassung am 11. X. konnte die Patientin den Arm bewegen, war aber sonst in der linken Körperhälfte vollständig paretisch. Die Sehnenreflexe auf der linken Seite mäßig gesteigert, aber ohne Klonus. Babinski negativ. Trömner auf der linken Seite positiv. Die Sensibilitätsstörungen ungefähr wie vorher. Seit der Operation keine Krampfanfälle. Der subtemporale Defekt unbedeutend eingesunken.

Obzwar der Tumor in diesem Falle nicht mikroskopisch untersucht wurde, dürfte das makroskopische Aussehen genügend sein, um die Diagnose zu verifizieren. Der Tumor dürfte am ehesten als Angioma racemosum arteriale aufzufassen sein.

Obwohl diese Tumoren sehr selten sind, ist doch in der Literatur eine Anzahl Fälle beschrieben, die mehrere Typen von Angiomen mit verschiedenen Lokalisationen vertreten, von welchen die subpiale Schicht der Rinde und die Ventrikelwände die Prädilektionsstellen zu sein schienen, während die Angiome in der weißen Substanz nur selten vorkommen. Nach den Untersuchungen LINDAUS besteht jedoch ein Teil der in den sog. gliomatösen Cysten vorkommenden soliden Tumoren aus Angiomen und die Lokalisation in der weißen Substanz würde also nicht so ungewöhnlich sein, wie man früher behauptete. Die Rankenangiome bilden jedoch eine pathologisch-anatomisch gut charakterisierte, ausschließlich in den weichen Häuten vorkommende Gruppe von Tumoren. Sie klinisch von anderen Neubildungen oder herdförmigen Hirnläsionen abzugrenzen, wird wegen der geringen Größe des vorliegenden Materials wohl vorläufig auf große Schwierigkeiten stoßen. ISENSCHMID hat einen Versuch in dieser Richtung gemacht und er hebt als charakteristisch für diese Fälle den langsamen, nicht selten von Remissionen unterbrochenen Verlauf hervor, ferner JACKSON-Anfälle, in der Regel mit Hemiparese verbunden, und evtl. andere corticale Ausfallssymptome. Stauungspapille oder Reste einer solchen sind nicht selten vorhanden. Als sehr wichtig für die Diagnose hebt er die Kombination dieser cerebralen Symptome mit gewissen Symptomen von den Zirkulationsorganen hervor, und zwar: Vergrößerung des Herzens nach links mit blasendem Geräusch, ohne daß Klappenfehler vorhanden sind; Erweiterung der zum Kopfe führenden Gefäße und schließlich ein kranielles Blasegeräusch. Zu diesen Symptomen dürfte man noch eine apoplektiforme Erkrankung oder derartige Anfälle im Krankheitsverlaufe hinzufügen können, was in mehreren der publizierten Fälle beschrieben wurde. Der Fall Nr. 66 entspricht einigermaßen dem von ISENSCHMID als charakteristisch bezeichneten Symptomenbild, obwohl die Symptome seitens des Zirkulationsapparates fehlen. Diese Symptome können jedoch vielleicht übersehen worden sein. Es dürfte indes eine wesentliche größere Erfahrung erforderlich sein, ehe dieses Symptomenbild eine solche Prägnanz gewonnen hat, daß es für die klinische Beurteilung im Einzelfalle von größerem Werte werden kann.

Auch in bezug auf die Therapie ist die bis jetzt gewonnene Erfahrung zu klein, um die Aufstellung bestimmter Richtlinien zu erlauben. Die Gefahren bei der Exstirpation dieser Tumoren bestehen teils in der Verblutungsgefahr, teils in der Gefahr einer Steigerung der Paresen oder anderer corticaler Symptome infolge von Malacien. Bei einem der ersten publizierten Fälle (v. BERGMAN) trat Tod durch Verblutung ein und die Schwierigkeit, die Blutung zu beherrschen, geht auch aus anderen Mitteilungen hervor, wie z. B. von KRAUSE (1) und LOCKE (1). Die Gefahr der Malacien scheint a priori groß zu sein, da man weiß, daß Ligatur corticaler Gefäße sehr leicht solche hervorrufen und Ligatur der Vena Rolandica meistens Hemiplegie verursacht. Nach den beiden Fällen KRAUSES (1) und ebenso nach den Erfahrungen v. EISELSBERGS könnte es indes scheinen, daß diese Befürchtungen unbegründet wären. Diese Verfasser führten Umstechungen der zu- und abführenden Gefäße aus und das Resultat scheint gut gewesen zu sein, ohne Steigerung der vorhandenen Paresen. In meinem Falle trat jedoch nach Ligatur der Gefäße komplette Hemiplegie ein, die allerdings anscheinend im Rückgang begriffen ist. Man fühlt hier zu wenig festen Boden unter den Füßen, um mit Sicherheit ein bestimmtes Verfahren empfehlen zu können. Sollte es sich zeigen, daß die in einem Falle von MAGNUS mit gutem Erfolge und in einem von CUSHING (LOCKE [1]) versuchte Radiumbehandlung gute Resultate gibt, so dürften direkte Eingriffe am Angiom, Umstechungen, Exstirpation usw. nur indiziert sein, wenn sich die Radiumbehandlung erfolglos erwiesen hat. Ich werde daher in ähnlichen Fällen erst Radiumbehandlung versuchen, wenn nicht besondere Indikationen, wie Blutung, Thrombose usw. zu einem direkten Eingriff am Angiom zwingen.

IX. Metastatische Tumoren.

Fall Nr. 67. K. J. A., ♂, 59 Jahre. S. 980/1922.

Multiple Hypernephrommetastasen im Gehirn ohne klinisch nachweisbaren Primärtumor. Jacksonanfälle im linken Arm und hoher Hirndruck. Explorative Freilegung der rechten motorischen Region negativ. Subtemporale Dekompression. Keine Besserung. Tod 5 Monate nach der Operation. Sektion.

Der Patient litt seit 10/12 Jahren an periodischen Kopfschmerzen. Im Oktober 1922 hatte er einen Anfall von Parästhesien im linken Arm und Bein und 3 Wochen später einen JACKSONschen Anfall, der mit Zuckungen in der linken Hand anfing und sich auf die linke Seite des Gesichtes und das linke Bein verbreitete. In der nächsten Zeit wiederum einige ähnliche Anfälle, alle ohne Bewußtseinsverlust. Vorübergehendes Doppeltsehen nach den Anfällen. Der Patient wurde am 31. X. 1922 in die Nervenklinik aufgenommen und am 11. XI. von Dr. KYLIN unter der Diagnose Tumor in der rechten Zentralregion der chirurgischen Klinik überwiesen.

Allgemeine Drucksymptome. Doppelseitige Stauungspapille.

Lokalsymptome. Typische JACKSON-Anfälle in der Anamnese. Nervenstatus negativ.

Operation am 13. XI. Lokalanästhesie. Osteoplastischer Lappen über der rechten motorischen Region. Dura stark gespannt. Intravenöse Injektion von hypertonischer Kochsalzlösung, wonach die Spannung etwas abnahm. Die Hirnwindungen stark abgeflacht und trocken, aber sonst ohne pathologische Veränderungen. Subtemporale Dekompression mit Beibehaltung des Restes des Knochenlappens.

Wundheilung p. p. Allmählich entwickelte sich eine linksseitige Hemiparese ohne Sensibilitätsstörungen und der Patient hatte während der Rekonvaleszenz mehrere epileptische

Anfälle, die im linken Arm anfingen. Die Symptome schritten trotz Röntgenbehandlung stetig fort. Der Patient war bei der Entlassung am 4. II. geistig sehr stumpf und wies eine ausgesprochene linksseitige Parese mit beginnender Contractur auf. Der Hirnbruch sehr gespannt und mäßig vorgebuchtet. Die Stauungspapille hatte zugenommen und wies eine Protrusion von 8 Dioptrien auf. V. rechts 0,3; V. links 0,4. Im März 1923 wurde Patient behufs neuerlicher Röntgenbehandlung wieder aufgenommen. Sein Zustand wurde immer schlechter und er starb am 8. IV. 1923.

Die *Sektion* zeigte multiple Tumoren, von denen einer in der rechten motorischen Region gelegen war und bis an die Oberfläche hinausragte. Histologische Diagnose: Hypernephrom. Da die Sektion auf das Gehirn begrenzt war, wurde nicht festgestellt, wo der Primärtumor gelegen war, der Patient wies aber während des Spitalaufenthaltes keine Symptome einer Nierenaffektion auf, namentlich war der Urin frei von pathologischen Elementen.

Fall Nr. 68. J. M. C., ♂, Arbeiter, 47 Jahre. S. 1015/1922.

Magenkrebs mit multiplen Hirnmetastasen und stark ausgesprochenen allgemeinen Drucksymptomen, aber ohne Lokalsymptome. Dekompression. Später Ventrikulographie. Tod binnen 24 Stunden in akuter Drucksteigerung. Sektion.

Seit November 1921 anfallsweise sich einstellende schwere Kopfschmerzen. Seit Juni 1922 Schwindelanfälle und im August 1922 Einsetzen äußerst intensiver, von Erbrechen begleiteter Kopfschmerzen. Seit August 1922 abnehmende Sehschärfe. Aufnahme in die Nervenklinik am 17. XI. 1922. Der Patient wurde von Dr. Kylin unter der Diagnose Tumor cerebri ohne sichere Lokalisation der chirurgischen Klinik überwiesen.

Allgemeine Drucksymptome. Doppelseitige hochgradige Stauungspapillen. V. rechts und V. links je 0,2. Sehr benommen.

Keine sicheren Lokalsymptome außer einer rechtsseitigen zentralen Facialisparese. Vielleicht leichte Herabsetzung der groben Kraft in der rechten Hand.

Operation am 26. XI. Äthernarkose. Rechtsseitige subtemporale Dekompression. Dura stark gespannt, weshalb der rechte Seitenventrikel punktiert wurde, wonach die Dura ohne Prolaps des Cortex geöffnet werden konnte. Die Hirnwindungen nicht nennenswert abgeflacht, auch sonst keine pathologischen Veränderungen wahrnehmbar.

Wundheilung p. p. In der folgenden Zeit keine Besserung. Der Patient zeigte weiter sehr stumpfsinniges Verhalten und war zeitweise nicht orientiert. Es entwickelte sich ein mittelgroßer und ziemlich stark gespannter Hirnbruch, die Stauungspapillen zeigten aber keine Tendenz zum Rückgang. Am 14. XII. wurde eine Ventrikulographie gemacht, um den Tumor womöglich zu lokalisieren. Ungefähr 12 Stunden später vollständig entwickeltes Koma und Exitus am 15. XII.

Sektion: Walnußgroßer papillomatöser Magenkrebs mit multiplen Metastasen in Leber, Wirbelsäule und Gehirn.

In keinem dieser beiden Fälle hatte man infolge des Fehlens subjektiver oder objektiver Symptome, die auf einen anderwärts sitzenden Primärtumor gedeutet hätten, den Verdacht, daß der vermutete Hirntumor metastatischer Natur sei. Bei Fall Nr. 68 hätte aber eine Untersuchung auf okkulte Blutung vom Digestionskanal die Aufmerksamkeit in die richtige Richtung lenken müssen, da der Magentumor ulceriert war und also einen positiven Ausfall der Weberschen Probe hätte veranlassen müssen. Cerebrale Metastasen von malignen Tumoren an anderen Stellen gehören keineswegs zu den Seltenheiten und nach der Statistik Sheldens von der Klinik Mayo betrugen die metastatischen Hirntumoren 5% sämtlicher unter der Diagnose Hirntumor untersuchten Fälle. Unter diesen betrachtete man den Hirntumor in einigen Fällen als primär und schritt zur Operation. Der metastatische Charakter der Tumoren wurde entweder erst bei der Operation oder später bei der Autopsie entdeckt. Diese Ziffern illustrieren einerseits die relativ große Frequenz der metastatischen Hirntumoren und anderseits die Schwierigkeiten, welche die Erkennung der richtigen Natur der Krankheit bietet. In vielen Fällen, wenn der Patient vorher anderwärts wegen eines malignen Tumors operiert worden ist und später cerebrale Symptome bekommt, oder wenn er manifeste Symptome eines primären Tumors an einer anderen Körperregion aufweist, ist die Diagnose natürlich relativ leicht. In manchen Fällen gibt aber der Primärtumor keinerlei klinische Symptome oder so unbedeutende, daß sie im Verhältnis zu den cerebralen Manifestationen im Symptomenbilde versinken und sich daher der Aufmerksamkeit entziehen. Aus der oben zitierten Statistik SHELDENS geht hervor, daß sich die neurologischen Symptome bei einem metastatischen Hirntumor, wie es übrigens schon früher wohl bekannt war, nicht in charakteristischer Art von denen der im Zentralnervensystem primär vorkommenden Tumoren unterscheiden. Die Diagnose metastatischer Hirntumor wird daher ganz und gar davon abhängig, ob ein primärer Tumor nachgewiesen werden kann. Mit Rücksicht auf die relativ große Frequenz der metastatischen Hirntumoren und das keineswegs seltene Fehlen subjektiver Symptome, die auf einen anderweitigen Primärtumor deuten, ist es natürlich bei allen solchen Fällen, wo der geringste Verdacht auf eine metastatische Natur des vermuteten Hirntumors besteht, notwendig, außer der allgemeinen klinischen Untersuchung gründlich nach eventuellen Primärtumoren zu suchen. Man soll daher bei jedem Falle, bei dem der Patient sich in dem Alter befindet, daß das Vorkommen eines bösartigen Tumors plausibel ist, eine Untersuchung auf okkulte Blutung vom Digestionskanal evtl. auch Röntgenuntersuchung der Lungen und derjenigen Teile des Skelettes vornehmen, die meistens Sitz sekundärer Tumoren sind, also der Wirbelsäule und des Beckens. Auch eine Untersuchung der Suspensionsstabilität des Blutes nach FÅHRAEUS gehört zu den einfachen Maßnahmen, die nicht unterlassen werden sollen. Die Senkungsgeschwindigkeit des Blutes ist zwar auch bei gewissen Formen von Hirntumoren, speziell bei Gliomen, mit Nekrose und Blutungen über das Normale gesteigert, bei malignen Tumoren mit Metastasen ist die Senkungsgeschwindigkeit aber im allgemeinen in wesentlich höherem Grade gesteigert und kann daher einen wertvollen Fingerzeig hinsichtlich der Natur der Krankheit geben. Es sind vor allem gewisse Typen von malignen Tumoren, die, wie die Erfahrung zeigt, relativ oft den Anlaß zu cerebralen Metastasen geben, ohne daß sich der Primärtumor durch klinische Symptome zu erkennen gibt oder bei denen er überhaupt nicht ohne ganz spezielle Untersuchungsmethoden nachzuweisen ist, die nicht zur täglichen klinischen Routine gehören. Vor allem Hypernephrome, maligne Lungentumoren und Prostatacarcinom sowie maligne Tumoren im Epipharynx sind diesbezüglich von spezieller Bedeutung. Besonders groß können die diagnostischen Schwierigkeiten bei Hypernephromen sein und aus SHELDENS Untersuchung geht hervor, daß nicht einmal eine, speziell auf diesen Verdacht hin, vorgenommene urologische Untersuchung mit Cystoskopierung, Pyelogramm usw. den Primärtumor feststellen konnte. Es dürfte daher kaum möglich sein, Operation von metastatischen Tumoren mit absoluter Sicherheit zu vermeiden.

X. Nicht verifizierte Tumoren und auf Tumor verdächtige Fälle.
1. Nicht verifizierte Tumoren.
Fall Nr. 69. I. K., ♂, 17 Jahre. S. 974/1923.

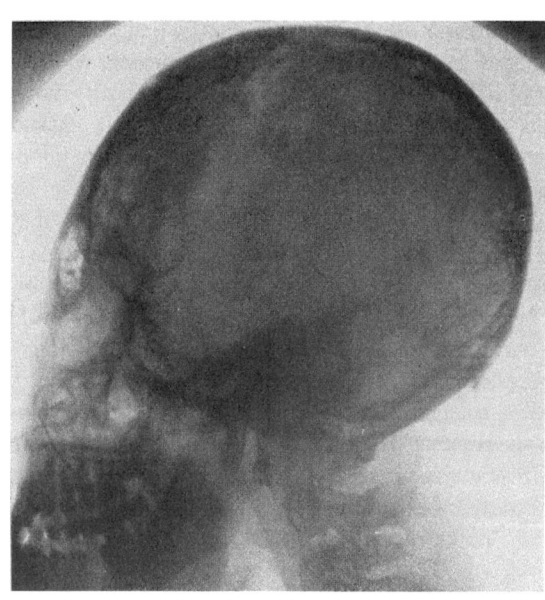

Abb. 174. Fall Nr. 69. Übersichtsbild des Schädels, der das typische Bild von Oxycephalie aufweist.

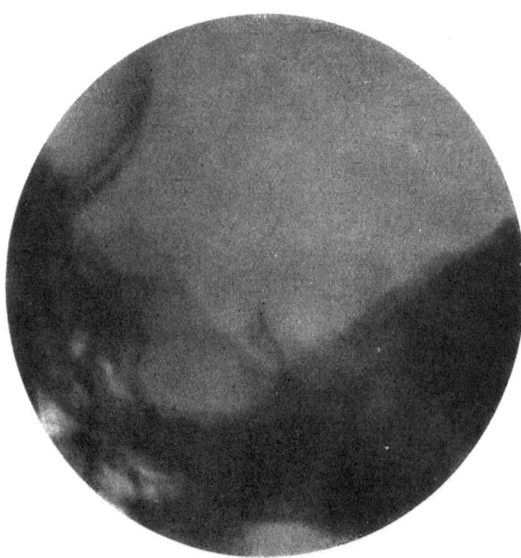

Abb. 175. Fall Nr. 69. Mäßige Vergrößerung der Sella turcica, deren Konturen aber erhalten sind.

Nicht verifizierter, wahrscheinlich suprasellär gelegener Tumor. Außerdem Oxycephalie. Subtemporale Dekompression. Besserung, aber nicht völliger Rückgang der Drucksymptome. Suboccipitale Dekompression. Darauf frei von Drucksymptomen. Lebt noch und ist 3 Jahre nach der Operation völlig arbeitsfähig.

Seit dem Herbst 1922 anfallsweise auftretende, im Nacken und in den Schläfen lokalisierte Kopfschmerzen. Die Anfälle pflegen ein paar Stunden zu dauern und dann vorüberzugehen, mitunter werden sie von Photopsien eingeleitet, die der Patient mit Bestimmtheit in die temporalen Teile des Gesichtsfeldes verlegt. Im Juni begann sich das Sehvermögen zu verschlechtern und im Juli desselben Jahres wurde Stauungspapille konstatiert. Im Juli 1923 wurde Pat. in die medizinische Klinik aufgenommen und am 27. VIII. 1923 von Prof. Jacobaeus unter der Diagnose Oxycephalie der chirurgischen Abteilung überwiesen.

Allgemeine Drucksymptome. Doppelseitige Stauungspapillen mit Protrusion von 5—6 Dioptrien. V. rechts und V. links 0,9.

Die in der medizinischen Klinik vorgenommene Lumbalpunktion zeigte einen Druck von 300 mm Wasser, keine Zell- oder Eiweißvermehrung des Liquors.

Röntgenuntersuchung. Hochgradige Atrophie der Kalotte mit stark ausgeprägten Impressiones digitatae (Abb. 174). Außerdem zeigt das Röntgenbild das typische Bild einer mäßig ausgesprochenen Oxycephalie mit kegelförmiger hoher Kalotte, relativer Verkürzung der Schädelbasis, Verkürzung der Orbitae und Herabpressung der hinteren und mittleren

Schädelgrube. Die Sella turcica etwas vergrößert, aber ohne Zerstörung der Procus. clinoid. post. (Abb. 175).

Diese pathologische Veränderung der Schädelform trat auch bei direkter Inspektion hervor. Das Cranium ist außergewöhnlich hoch mit stark nach hinten abfallender Stirn; das Gesicht ist im Verhältnis zum Cranium relativ groß. Die Orbitae scheinen seichter als normal, mit einem mäßigen Grad von Exophthalmus. Der Patient hat immer diese Form des Craniums gehabt, was auch aus Photographien seiner Kinderzeit hervorgeht.

Lokalsymptome. Die Gesichtsfelder zeigten Ende Juni einen Quadrantdefekt im nasalen Gesichtsfeld des rechten Auges (Abb. 176). Die Gesichtsfeldveränderungen progrediierten

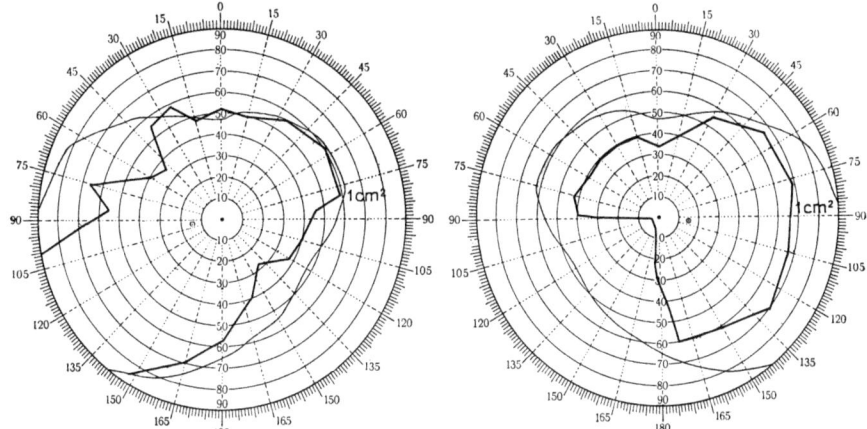

Abb. 176. Fall Nr. 69. Gesichtsfeld 6 Wochen vor der ersten Operation.

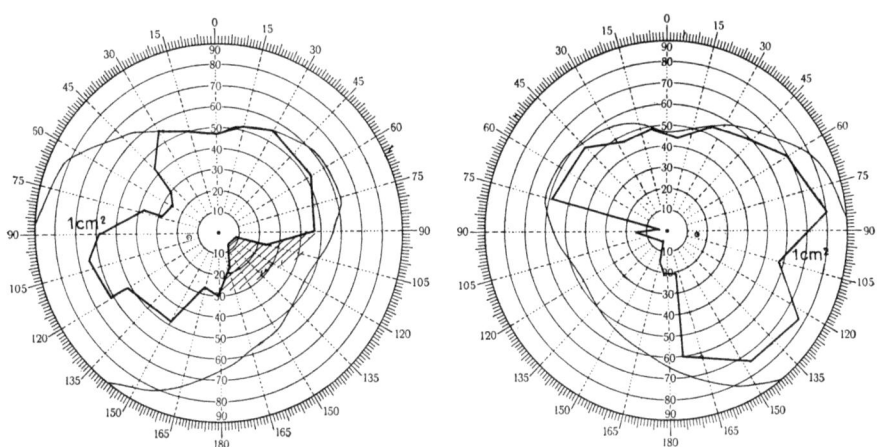

Abb. 177. Fall Nr. 69. Gesichtsfeld einige Tage vor der Operation.

rasch und anfangs September wies er eine binasale Quadranthemianopsie und außerdem einen deutlichen Defekt des temporalen Gesichtsfeldes am linken Auge (Abb. 177) auf.

Sonst war der Nervenstatus in allem Wesentlichen negativ.

Nach dem Röntgenbild war das Vorhandensein eines Hydrocephalus wahrscheinlich und am 1. IX. wurde eine Explorativpunktion des rechten Seitenventrikels ausgeführt. Dieser schien bedeutend erweitert zu sein und enthielt klaren Liquor unter starkem Druck. Es wurde 1 ccm Indigo-Karminlösung in den Seitenventrikel eingespritzt. Die 15 Minuten später vorgenommene Lumbalpunktion zeigte völlig klaren und ungefärbten Liquor. Es wurde deshalb als wahrscheinlich betrachtet, daß ein obstruktiver Hydrocephalus vorlag.

Die Diagnose bot in diesem Falle große Schwierigkeiten. Zwei Möglichkeiten kamen zunächst in Frage. Einerseits, daß die Schädeldeformität das Primäre war, mit einem obstruktivem Hydrocephalus als Folge einer relativen Verkürzung der Schädelbasis mit dadurch erfolgter Einklemmung des Kleinhirns im Foramen magnum. Anderseits konnte man an einen Tumor in der Chiasmaregiom mit Druck auf den dritten Ventrikel als Ursache des Hydrocephalus denken. Diese letztere Lokalisation würde auch die Gesichtsfelddefekte ungezwungen erklären können, die unter der Voraussetzung, daß die ersterwähnte Diagnose akzeptiert wird, durch Druck des erweiterten dritten Ventrikels auf das Chiasma erklärt werden müßten. In Anbetracht des Alters des Patienten würde eine Hypophysengangscyste die wahrscheinlichste Diagnose sein, falls eine Tumorbildung als Ursache der Symptome angenommen wird. Dagegen sprach jedoch in gewissem Maße das Fehlen eines suprasellären Kalkschattens. Selbstverständlich gestalteten sich die therapeutischen Probleme für die beiden hier erörterten Alternativen wesentlich verschieden. Indes zeigte das Sehvermögen Zeichen einer progressiven Verschlechterung und es wurde deshalb als indiziert betrachtet,

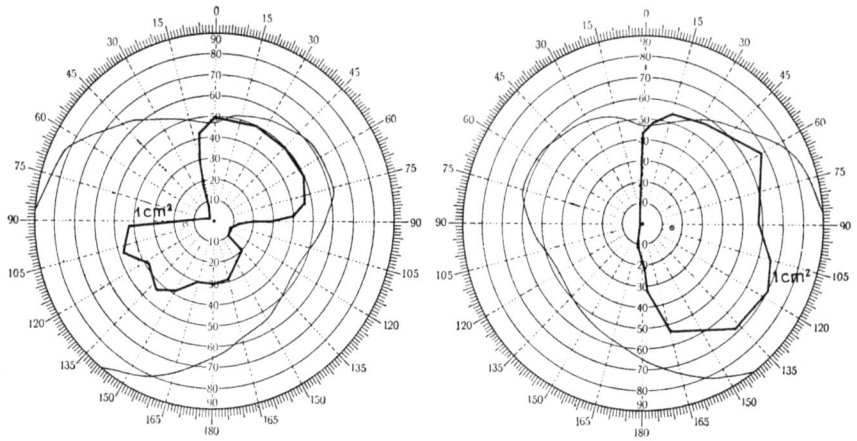

Abb. 178. Fall Nr. 69. Gesichtsfeld 2 Wochen nach der ersten Operation.

eine subtemporale Dekompression zu machen, in der Hoffnung, daß die Diagnose während der weiteren Beobachtung würde klargelegt werden können.

Operation I am 2. IX. 1923. Äthernarkose. Rechtsseitige subtemporale Dekompression. Der stark gesteigerte Hirndruck machte eine Ventrikelpunktion notwendig.

Nach der Operation entwickelte sich ziemlich rasch ein großer Hirnbruch, der sich auch ziemlich stark gespannt hielt. Die Stauungspapillen gingen zurück, aber nicht vollständig. 3 Monate nach der Operation bestand vielmehr immer noch eine Protrusion von 1—2 Dioptrien. Wiederholte Ventrikelpunktionen während dieser Zeit ergaben im allgemeinen einen Druck von 200—300 mm Wasser. Die Gesichtsfelder zeigten bei Untersuchung 2 Wochen nach der Operation ein Aussehen, das aus Abb. 178 hervorgeht, und verblieben so während der folgenden Monate. Infolge des unvollständigen Rückganges der Drucksymptome mußten weitere operative Maßregeln in Erwägung gezogen werden. Mit Rücksicht auf die oben erörterte Möglichkeit, daß die Schädeldeformität mit Einklemmung des Kleinhirns in das Foramen magnum die Ursache des Hydrocephalus sei, beschloß man eine suboccipitale Dekompression zu machen, was für den Fall, daß ein Hydrocephalus von dem angeführten Mechanismus vorlag, ausreichend sein müßte, um freie Kommunikation zum Spinalkanal zu bewirken.

Operation II am 10. XII. 1923. Äthernarkose. Doppelseitige Freilegung des Kleinhirns in der üblichen Weise. Es wurde nichts Pathologisches beobachtet, speziell keine nennenswerte Herabpressung der Tonsillen in das Foramen magnum.

Die Heilung ging ohne Komplikationen vonstatten. Bei der Entlassung am 27. II. 1924, der Hirnbruch bedeutend weicher als vorher, die Stauungspapillen völlig zurückgegangen; V. links 0,8; V. rechts 0,4. Die Gesichtsfelder immer noch so, wie auf Abb. 178 angegeben.

Im September 1924 zur weiteren Beobachtung wieder aufgenommen. Der Hirnbruch war zu dieser Zeit von unveränderter Größe und immer noch weich. Die Sehschärfe gleichfalls unverändert. Dagegen waren die Gesichtsfelddefekte größer geworden, so daß jetzt eine komplette homonyme Hemianopsie nach links vorlag (Abb. 179). Außerdem erhebliche homonyme Skotome auch im rechten Teil des Gesichtsfeldes. Zustand sonst unverändert und die Sehschärfe wie vorher. Im Februar 1925 abermals zur Beobachtung aufgenommen. Der Zustand war weiter unverändert und die Gesichtsfelddefekte zeigten keine Progression.

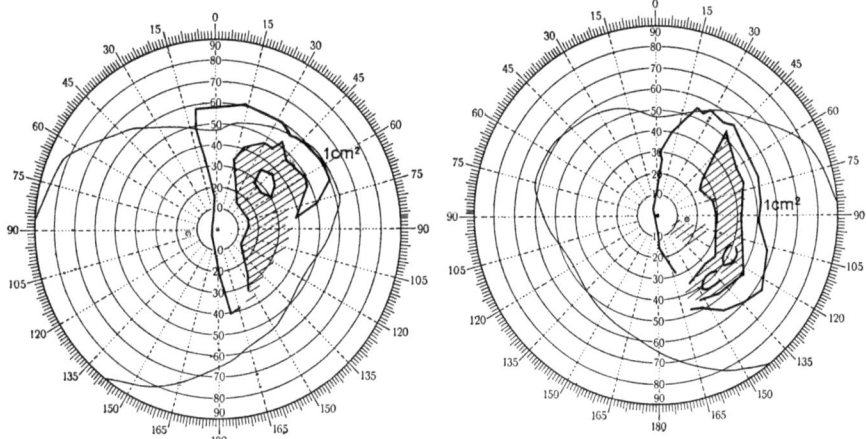

Abb. 179. Fall Nr. 69. Gesichtsfeld 1 Jahr nach der Operation.

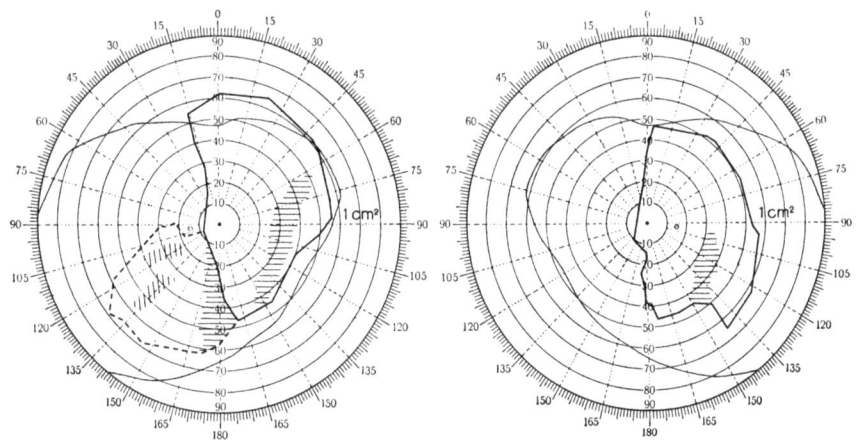

Abb. 180. Fall Nr. 69. Gesichtsfeld 2 Jahre 4 Monate nach der ersten Operation.

Da man die Möglichkeit eines hypophysären Adenoms nicht ganz ausschließen konnte, wurde Röntgenbehandlung eingeleitet. Bei der Untersuchung im Januar 1926 war der Zustand unverändert und die Gesichtsfelder zeigten eher Tendenz zu Besserung (Abb. 180). Seit Januar 1924 war der Patient subjektiv völlig beschwerdefrei gewesen und während des letzten Jahres im Kontor in voller Tätigkeit gewesen. Laut schriftlicher Mitteilung im September 1926 ist der Zustand nach wie vor unverändert.

Die Diagnose ist in diesem Falle also auch nach 3 jähriger Beobachtung noch unklar. Die Entwicklung der Gesichtsfeldveränderungen muß jedoch im großen ganzen zunächst für die Diagnose Tumor in der Chiasmaregion sprechen. Der

Tumor mußte in diesem Falle indes offenbar stationär sein, da in den letzten 2 Jahren keine Progredienz der Symptome stattgefunden hat. Auch die zuletzt vorgenommene Röntgenuntersuchung im Januar 1926 zeigte keinen Kalkschatten oberhalb der Sella. Daß nach wie vor eine Störung der Liquorzirkulation besteht, ist indes offenbar, da der Hirnbruch nicht verschwunden ist oder auch nur Tendenz gezeigt hat, an Größe abzunehmen. Die augenfällige Besserung der Drucksymptome, die nach der suboccipitalen Dekompression eintrat, könnte vielleicht zunächst für die Oxycephalie als Ursache des gesteigerten Hirndrucks sprechen. Eine günstige Wirkung einer suboccipitalen Dekompression auf einen durch einen suprasellären Tumor hervorgerufenen Ventrikelhydrops ist jedoch nicht undenkbar. Ein Blick auf Abb. 151 zeigt, daß diese Tumoren sich ein gut Stück in die hintere Schädelgrube hinuntererstrecken können, und daß infolgedessen in derartigen Fällen eine Kompression des Aquaeduct. Sylvii eine der Ursachen zu Hydrocephalie bilden kann. In derartigen Fällen kann natürlich eine suboccipitale Dekompression von Nutzen sein.

Da der Patient subjektiv symptomfrei ist und die objektiven Veränderungen seit 2 Jahren stationär sind, liegt selbstverständlich keine Indikation für weitere operative Maßregeln vor.

Fall Nr. 70. L. M., ♂, 12 Jahre. S. 1223/1923.
Obstruktiver Hydrocephalus. Verdacht auf Tumor cerebelli (Kleinhirncyste?).
Explorative Freilegung des Kleinhirns mit negativem Resultat. Lebt symptomfrei 3 Jahre nach der Operation.

Im Juli 1918 Influenza. Seit Anfang August 1918 bot Pat. Zeichen von Meningitis und war wegen dieser Krankheit in der Zeit vom 10. IX. bis 10. XI. 1918 in Spitalsbehandlung Er hatte damals eine sichere Meningitis mit trübem, hauptsächlich Leukocyten enthaltenden Liquor, aber es waren keine Bakterien oder Tb-Bacillen nachzuweisen. Der Patient war dann gesund, bis er im Frühling 1921 Masern bekam. Seit dieser Zeit ab und zu Kopfschmerzen Im Frühjahr 1922 Müdigkeit über den Augen und Flimmern, aber keine Veränderungen am Augenhintergrunde. Seit Mai 1927 Kopfschmerzen und Erbrechen. Er wurde damals in einem Krankenhause unter der Diagnose Hydrocephalus internus behandelt und man wies hier eine beginnende Stauungspapille nach. Die Lumbalpunktion zeigte einen Druck von 300 mm Wasser, der Liquor war klar, Pandy +, Nonne —, 3 Zellen. Wassermann- und Meerschweinchenproben von der Cerebrospinalflüssigkeit negativ. Es bestand eine leichte Dysmetrie in beiden Händen, in der rechten ausgesprochener. Der Nervenstatus sonst negativ. Der Zustand besserte sich nach der Lumbalpunktion, seit Anfang August 1923 aber wiederum Verschlechterung mit Kopfschmerzen und wiederholtem Erbrechen. Im Allgemeinen Kinderheim, wo der Patient in Behandlung war, wurden wiederholt Lumbalpunktionen gemacht, wobei der Druck im allgemeinen zwischen 180 und 275 lag. Vorübergehende Besserung nach den Punktionen. Aufnahme in die chirurgische Klinik am 28. XI. 1923.

Allgemeine Drucksymptome. Doppelseitige Stauungspapille. Protrusion von ca. 1½ Dioptrien. V. rechts 0,7; V. links 0,8. Leichte Entkalkung der Kalotte. Schwere Kopfschmerzen und Erbrechen.

Lokalsymptome. *Kranialnerven, Motilität und Sensibilität:* Nichts Bemerkenswertes.
Kleinhirn: Leichte Dysmetrie in beiden Händen und Füßen, auf der linken Seite deutlicher. Der Gang normal bis auf eine gewisse Unsicherheit beim Wenden. Romberg positiv. Suboccipitale Empfindlichkeit links stärker. Deutliche Nackensteifigkeit. Kein Nystagmus.

Um die Annahme eines Hydrocephalus internus zu verifizieren, wurde am 12. XI. eine doppelseitige Ventrikelpunktion und Injektion von 1 ccm Indigo-Karminlösung in den einen Seitenventrikel gemacht. Der intraventrikuläre Druck war 500 mm Wasser. Lumbalpunktion 15 Minuten nach der Ventrikelpunktion wies vollständig klaren und ungefärbten Liquor auf.

Die Diagnose obstruktiver Hydrocephalus wurde daher als bewiesen betrachtet. Die cerebellaren Symptome waren allerdings sehr unbedeutend, sie schienen aber doch eine gewisse Stütze für die Annahme eines Tumors in der hinteren Schädelgrube zu geben. Nach der vorhergegangenen Meningitis, deren Ätiologie niemals sicher klargestellt worden war, und der nach den Masern eingetretenen Verschlechterung, lag es nahe, einen Solitärtuberkel anzunehmen, der dann vermutlich aus dem Jahre 1918 stammen dürfte. Die Meningitis könnte in diesem Falle eine aseptische Reaktion bei der Aussaat von Tuberkelbacillen im Kleinhirn gewesen sein.

Operation am 23. XI. 1923. Äthernarkose. Doppelseitige Freilegung des Kleinhirns. Der Knochen fast papierdünn. Dura stark gespannt, weshalb das Hinterhorn des linken Seitenventrikels punktiert wurde. Die Dura war durch einige feine strangförmige Adhärenzen an die weichen Häute nächst dem Rande des Foramen magnum festgelötet. Sonst keine pathologischen Veränderungen. Sutur in mehreren Schichten.

Wundheilung p. p. Bei der Entlassung am 7. I. 1924 war Pat. subjektiv symptomfrei. Keine Kopfschmerzen, kein Erbrechen. Beide Papillen zeigten immer noch verwischte Grenzen mit weiten geschlängelten Venen und eine Protrusion von ca. 1 Dioptrie. Die Seh-Schärfe an beiden Augen 1. Am 26. V. 1924 wurde der Patient wieder aufgenommen. Er war in der Zwischenzeit vollständig symptomfrei gewesen, erhielt aber am 26. V. einen Schlag auf den Nacken, wobei er sofort bewußtlos wurde. Er hatte nachher starken Schwindel und Erbrechen. Bei der Aufnahme sehr benommen und einmal Erbrechen. Lumbalpunktion gab stark blutige Cerebrospinalflüssigkeit mit einem Druck von 225 mm Wasser. Die Hirnerschütterungssymptome gingen sehr schnell zurück und Pat. wurde am 11. VI. entlassen. Der Augenhintergrund wies damals unbedeutende Veränderungen nach den abgelaufenen Stauungspapillen auf.

Pat. war nachher vollständig gesund und besuchte die Schule, bis er Ende April 1925 wieder Kopfschmerzen und Erbrechen bekam. Er hatte auch Schwierigkeiten beim Gehen und schwankte hin und her. Doppelsehen beim Blick gegen die Seiten. Wiederaufnahme am 10. V. 1925. Der Augenhintergrund zeigte nur etwas verwischte Papillengrenzen und eine unbedeutende Protrusion nach oben und innen. Am 3. VI. wurde eine deutliche Stauungspapille mit einer Protrusion von ca. 1—2 Dioptrien nachgewiesen. Während des Spitalsaufenthaltes war der Patient meistens ganz symptomfrei, hatte aber hie und da Anfälle von Kopfschmerzen und Erbrechen sowie Somnolenz. Der Hirnbruch war deutlich vorgebuchtet, stärker auf der linken Seite, und ziemlich gespannt; die Vorwölbung steigerte sich während der Anfälle von Kopfschmerzen. Es bestand noch immer eine deutliche Dysmetrie, besonders auf der linken Seite und eine leichte Adiadochokinesis in der linken Hand. Der Gang nicht breitspurig und taumelnd, aber mit Tendenz zum Abweichen nach links. Leichte Unsicherheit beim Wenden. Auf Röntgenbehandlung Besserung.

Bei Untersuchung im Oktober 1926 war Patient klinisch vollständig symptomfrei. Der Gang normal. Überhaupt keine Dysmetrie oder Asynergie nachweisbar. Keine Protrusion im Gebiete des suboccipitalen Operationsdefektes. Im Juli 1926 hatte der Patient indes einen Anfall von Kopfschmerzen, Somnolenz, Erbrechen und taumelndem Gang gehabt. Diese Symptome gingen aber nach Röntgenbehandlung zurück.

Nach dem Verlauf zu urteilen, dürfte die anfangs akzeptierte Diagnose auf Solitärtuberkel kaum als haltbar betrachtet werden können. Die Fluktuation der Symptome mit Perioden von Verschlechterung, während welcher eine deutliche Vorbuchtung im Gebiete der Dekompressionsöffnung klinisch beobachtet wurde, deutet eher auf eine Kleinhirncyste. Die klinischen Symptome würden dann zunächst für eine mediale Lage der Cyste sprechen.

Fall Nr. 71. A. N., ♀, 31 Jahre. S. 1252/1923.
Nicht verifizierter Tumor ohne Lokalsymptome. Subtemporale Dekompression. Die Patientin ist 3 Jahre nach der Operation noch am Leben, ihr Zustand ist unverändert.

Ein Jahr vor der Aufnahme Doppeltsehen, das seither permanent wurde. Gleichzeitig progressive Sehverschlechterung, die sich besonders in der letzten Zeit bemerkbar machte.

Kein Kopfschmerz oder Erbrechen. Am 26. X. 1923 wurde die Patientin in die Nervenklinik aufgenommen und am 15. XI. von Dr. SAHLGREN unter der Diagnose Tumor cerebri ohne Lokalisation der chirurgischen Klinik überwiesen.

Allgemeine Drucksymptome. Doppelseitige Stauungspapillen mit einer Protrusion von 4—5 Dioptrien. V. rechts: Handbewegungen; V. links 1/60. Der Röntgenbefund zeigte verstärkte Gefäßzeichnung und einen mäßigen Grad von Atrophie der Kalotte. Am 31. X. Lumbalpunktion in der Nervenklinik. Druck 400, Pandy +, Nonne +; 5 Zellen.

Von Lokalsymptomen war nichts Sicheres nachzuweisen, vielleicht eine sehr leichte rechtsseitige Facialisparese. Am 16. XI. explorative Ventrikelpunktion. Es wurde versucht, die Vorderhörner der Seitenventrikel zu punktieren. Es konnte jedoch keiner der beiden Ventrikel getroffen werden.

Operation am 20. XI. Lokalanästhesie. Rechtsseitige subtemporale Dekompression in der üblichen Weise. Die Dura war ziemlich stark gespannt, weshalb vor ihrer Öffnung Lumbalpunktion vorgenommen wurde. Der Druck betrug ungefähr 220 mm H_2O. Kein nennenswerter Prolaps der Rinde. Sutur der Wunde in mehreren Schichten. Heilung p. p.

Allmählich entwickelte sich ein ziemlich stark gespannter, ungefähr mandarinengroßer Hirnbruch. Am 5. XII. wurde Röntgenbehandlung eingeleitet.

Bei der Entlassung am 14. XII. war der Zustand unverändert. Die Stauungspapillen hatten sich auf ungefähr 2 Dioptrien verringert. Die Sehschärfe auf beiden Seiten 1/60. — Laut Mitteilung von Dr. BORNER, Söderköping, im September 1926 ist der Zustand immer noch ungefähr derselbe wie bei der Entlassung. Sie hat einen großen Hirnbruch, hat bedeutend zugenommen und die Sehschärfe ist unverändert. Im übrigen keine neurologischen Symptome und keine subjektiven Beschwerden.

Fall Nr. 72. H. L., ♀, 47jährige Frau. S. 1212/1924.

Nicht verifizierter Tumor. Lokalisation unsicher, wahrscheinlich im rechten Temporallappen, in die Ventrikel wachsend. Explorative Trepanation und Dekompression. Kein Tumor antreffbar. Ungebessert entlassen. Starb 1 Jahr und 7 Monate nach der Operation. Keine Sektion.

Vor 3 Jahren vorübergehend ein Gefühl des Eingeschlafenseins der linken Wange. Kurz darauf ein Anfall von Bewußtlosigkeit, gefolgt von mehrere Stunden anhaltenden Zuckungen der linken Wange. Während der nächsten Jahre periodenweise Kopfschmerzen, mitunter mit Erbrechen verbunden. Im letzten Halbjahre fortschreitende Verschlechterung des Sehvermögens am rechten Auge, das nun so gut wie blind ist. In letzter Zeit hat sich auch die Sehkraft des linken Auges verschlechtert. 2 Monate vor der Aufnahme vorübergehende Lähmung des linken Armes und der linken Gesichtshälfte. Während der letzten 14 Tage ab und zu Gefühl von Eingeschlafensein der rechten Gesichtshälfte. Am 26. XI. 1924 in die Nervenklinik aufgenommen und am 20. XII. von Prof. MARCUS unter der Diagnose Tumor cerebri, wahrscheinlich im rechten Temporallappen, der chirurgischen Klinik überwiesen.

Allgemeine Drucksymptome. Doppelseitige Stauungspapille, in Atrophie übergehend. Protrusion ungefähr 1 Dioptrie. V. rechts: Handbewegungen; V. links 1/60. Die Sattellehne etwas entkalkt. Am 2. XII. Lumbalpunktion in der Nervenklinik. Druck 240; Pandy ++; Nonne +. 4 Zellen. Wassermann negativ.

Lokalsymptome. *Kranialnerven:* V, subjektive Herabsetzung der Sensibilität der rechten Gesichtshälfte. VII, deutliche Parese von zentralem Typus auf der linken Seite.

Gesichtsfelduntersuchung war auf der rechten Seite wegen der herabgesetzten Sehschärfe nicht möglich. Auf der linken Seite ein sicherer Quadrantdefekt im temporalen Gesichtsfeld.

Die Anamnese deutete mit Sicherheit auf einen rechtsseitigen Hemisphärentumor. Die Deutung des vorhandenen Quadrantdefektes im linken Gesichtsfelde war etwas zweifelhaft, da das rechte Gesichtsfeld nicht geprüft werden konnte. Man hielt es jedoch für wahrscheinlich, daß eine homonyme Hemianopsie vorlag, was zusammen mit der Anamnese den Tumor im rechten Tumorlappen lokalisieren würde.

Operation am 25. XII. 1924. Lokalanästhesie. Osteoplastische Freilegung des rechten Temporallappens. Dura stark gespannt, weshalb man versuchte, den linken Seitenventrikel zu punktieren, der indes nicht getroffen werden konnte. Man machte deshalb eine kleine Incision in die Dura, um Liquor aus dem Subarachnoidalraum herauszulassen. Hierbei entleerte sich ein subdurales, offenbar nach den in der Nervenklinik vorgenommenen Versuchen zu Ventrikelpunktion entstandenes Hämatom. Nachdem eine mäßige Menge von Flüssigkeit entleert worden war, konnte man die Dura öffnen, wobei jedoch ein gewisser Grad von Hirnprolaps eintrat. Das obenerwähnte subdurale Hämatom, das über die ganze Hemisphärenoberfläche verbreitet erschien, wurde ausgetupft. Die beiden unteren Temporalwindungen sind blasser als die oberen und stark abgeplattet. Punktion der zweiten Temporalwindung ziemlich weit nach hinten gab in einer Tiefe von ungefähr 3 cm ein paar Tropfen gelblicher klarer schleimiger Flüssigkeit. Ob man bei der Punktion einen stark komprimierten Seitenventrikel oder eine kleine Cyste in einem Gliom getroffen hatte, war unmöglich zu entscheiden. Punktionen an einigen anderen Partien der Temporalwindungen gaben negatives Resultat. Die histologische Untersuchung der erhaltenen Hirnteilchen zeigte eine mäßige Rundzelleninfiltration der Hirnsubstanz, aber keine Fettkörnchenzellen und keine Tumorelemente. Die Operation wurde mit einer subtemporalen Dekompression mit Beibehaltung des Knochenlappens abgeschlossen. Ein Zigarettendrain zwischen Knochen und Dura, sonst vollständige Sutur. Heilung p. p.

Es entwickelte sich dann ziemlich rasch ein stark gespannter Gehirnbruch, der allmählich zur Größe einer Mandarine anwuchs. Am 12. I. wurde mit Röntgenbehandlung begonnen. Danach wurde der Gehirnbruch noch stärker gespannt als vorher und die Patientin klagte über Kopfschmerzen. In den nächsten Wochen änderte sich das psychische Verhalten der Patientin immer mehr in die Richtung zu einer subakuten Demenz, im übrigen blieb er Zustand ungefähr wie vor der Operation. Bei der Entlassung am 16. I. existierte keine meßbare Protrusion der Papillen und die Sehschärfe war unverändert. Bei Aufnahme am 13. III. behufs neuerlicher Röntgenbehandlung war der Zustand unverändert. Sie zeigte eine ausgesprochene Euphorie mit starker Abstumpfung aller psychischen Funktionen. In Anbetracht der hochgradigen psychischen Veränderungen wurde es für möglich gehalten, daß die frühere Diagnose falsch gewesen sei und daß vielmehr ein Stirnlappentumor vorliege. Man machte deshalb am 1. IV. eine doppelseitige Punktion der Hinterhörner des Seitenventrikels. Die Ventrikel schienen symmetrisch gelegen zu sein. Aus dem linken erhielt man 5 ccm Flüssigkeit, die durch Luft ersetzt wurden. Ein Teil der eingespritzten Luft wurde jedoch zurückgepreßt und die nachfolgende Röntgenuntersuchung zeigte, daß äußerst wenig Luft in die Ventrikel hineingekommen war, weswegen man aus der Untersuchung keine Schlüsse ziehen konnte.

Da der Zustand der Patientin durch die Röntgenbehandlung eher verschlechtert als verbessert worden war, wurden weitere Versuche in dieser Richtung für kontraindiziert betrachtet. Die Patientin blieb noch bis zum 1. XI. 1925 im Krankenhause. Ihr Zustand verschlechterte sich stetig. Sie war in der letzten Zeit sehr stumpfsinnig und der Gehirnbruch war stark gespannt. Später wurde sie der häuslichen Pflege übergeben und starb am 15. VIII. 1926. Einige Tage vor ihrem Tode hatte ich Gelegenheit sie zu untersuchen. Sie war damals vollständig komatös und hatte seit einiger Zeit komplette spastische Quadriplegie mit stark ausgeprägter Rigidität aufgewiesen.

Die Tumordiagnose in diesem Falle dürfte wohl kaum einem Zweifel unterliegen und aller Wahrscheinlichkeit nach lag ein Gliom vor. Der Zustand kurz vor dem Tode erinnerte in hohem Grade an Enthirnungsstarre und es ist daher anzunehmen, daß der Tumor allmählich die basalen Ganglien infiltriert hatte.

Fall Nr. 73. G. F. A., ♂, 20 Jahre. S. 85/1925.
Nicht verifizierter Tumor mit mäßig ausgesprochenen allgemeinen Drucksymptomen und ohne Lokalsymptome. Ventrikulographie. Subtemporale Dekompression. Der Patient lebt $1^1/_2$ Jahre nach der Operation vollständig symptomfrei.

Mitte November 1924 durch eine Woche ziemlich schwere Kopfschmerzen, unbedeutendes Schwindelgefühl und ein paarmal Erbrechen. Nach einer Woche fühlte er sich besser. 14 Tage später aber einem Anfall von Stechen und ein Gefühl von Eingeschlafensein in der rechten Hand, der nach einigen Stunden vorüberging. Am 3. XII. 1924 in die Nervenklinik aufgenommen und am 17. I. 1925 von Prof. Marcus unter der Diagnose Tumor cerebri ohne sichere Lokalisation der chirurgischen Klinik überwiesen.

Allgemeine Drucksymptome. Typische Stauungspapillen mit weiten geschlängelten Venen, Blutungen und unbedeutender Protrusion. V. rechts und V. links je 1. Lumbalpunktion (in der Nervenklinik): Druck 280 mm, Pandy positiv, 9 Zellen. Nervenstatus sonst vollständig negativ.

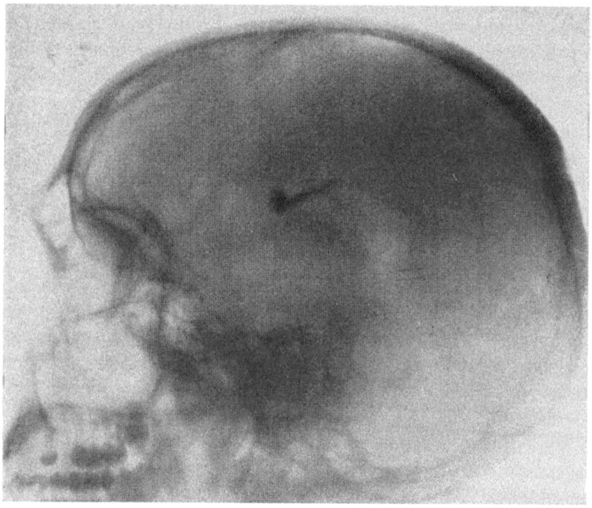

In Anbetracht der deutlich ausgesprochenen allgemeinen Drucksymptome bestand starker Verdacht auf einen Tumor. Lokalisatorisch hatte man aber keine Anhaltspunkte bis auf einen einzigen Anfall von Eingeschlafensein der rechten Hand, das evtl. auf einen Tumor im Thalamus oder im linken Parietallappen deuten könnte. Eine Ventrikulographie schien daher indiziert zu sein und wurde am 18. I. ausgeführt. Es wurden die Hinterhörner der beiden Seitenventrikel punktiert, wobei je ca. 15 ccm Flüssigkeit entleert und durch Luft ersetzt wurden. Die Ventrikulographie zeigte im Seitenbild eine unsichere Kompression des Hinterhorns des rechten Seitenventrikels (Abb. 181) und im Frontalbild (Abb. 182) eine plumpe, auf einen mäßigen Grad von Hydrocephalus deutende Kontur der Ventrikel. Beide Ventrikel waren aber symmetrisch gelegen. Man war der Ansicht, daß die Ventrikulographie keine sicheren Anhaltspunkte für die Diagnose gäbe und beschloß eine subtemporale Dekompression vorzunehmen und die weitere Entwicklung der Symptome abzuwarten.

Abb. 181. Fall Nr. 73. Ventrikulographie, rechter Seitenventrikel, dessen Hinterhorn eingebuchtet ist.

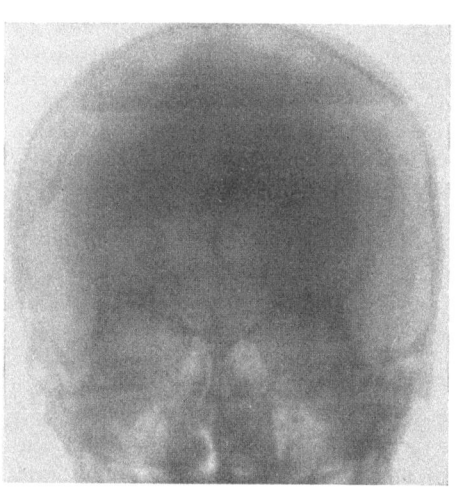

Abb. 182. Fall Nr. 73. Ventrikulographie, Frontalbild, leichte Ausdehnung der Vorderhörner.

Operation am 9. II. 1925. Lokalanästhesie. Rechtsseitige subtemporale Dekompression. Spannung der Dura etwas erhöht, die Hirnwindungen vielleicht etwas flacher als normal. Der Subarachnoidalraum enthielt eine ungewöhnlich große Menge Flüssigkeit und nachdem diese abgeflossen war sank das Gehirn zusammen, so daß keine nennenswerte Protrusion der Rinde vorlag. Untersuchung der angrenzenden Teile der Gehirnoberfläche gab ein negatives Resultat. Bei Punktion des rechten Temporallappens erhielt man Hirnteilchen von normalem Aussehen, die aber relativ große Mengen zerfallender polymorphkörniger Leukocyten enthielten. Das histologische Bild schien zunächst für einen entzündlichen Prozeß zu sprechen.

Wundheilung p. p. Der Patient wurde am 6. IV. subjektiv symptomfrei entlassen, nachdem er eine Serie Röntgenbehandlungen erhalten hatte. Nicht die geringste Protrusion des Gehirnbruches, der ganz weich ist. Der Augenhintergrund zeigt beiderseits etwa blasse Papillen mit verwischten Grenzen, aber ohne meßbare Protrusion und ohne Erweiterung der Venen. Der Patient nahm einen Monat nach der Entlassung seine Arbeit als Kesselschmied wieder auf. Bei Untersuchung am 15. VI. 1925 war er subjektiv symptomfrei. Es bestand keine Protrusion in der Dekompressionsöffnung. Der Augenhintergrund wies das typische Bild einer abgelaufenen Stauungspapille mit erhaltener normaler Sehschärfe auf. Bei Untersuchung im Juni 1926 war der Patient immer noch subjektiv vollständig gesund und der objektive Zustand war unverändert. Er hat seine Arbeit als Kesselschmied fortgesetzt, in der letzten Zeit arbeitete er als Heizer.

Die Diagnose muß in diesem Falle natürlich vorläufig dahingestellt bleiben. Das Fehlen jedes Fortschreitens der Symptome durch mehr als $1^1/_2$ Jahre spricht einigermaßen gegen die Diagnose Tumor. Die entzündlichen Veränderungen, die in den Hirnteilchen vom rechten Temporallappen zu finden waren, können vielleicht eine gewisse Stütze für die Anahme geben, daß das Krankheitsbild von irgendeinem entzündlichen Prozeß bedingt war.

Fall Nr. 74. T. M., ♂, 29 Jahre. S. 517/1925.

Nicht verifizierter Tumor, wahrscheinlich subcorticales Gliom im linken Fronto-Parietallappen mit rechtsseitiger Hemiparese, Aphasie und ausgesprochenen allgemeinen Drucksymptomen. Explorativoperation, bei der kein Tumor gefunden wurde. Dekompression, dann Röntgenbehandlung. Keine Besserung. Tod 11 Monate später. Keine Autopsie.

Im Sommer 1924 ein allgemeiner epileptischer Anfall mit Bewußtseinsverlust. Im Januar 1925 ein zweiter, diesmal auf die rechte Hand beschränkter Anfall ohne Bewußtseinsverlust und im April 1925 noch ein in Arm und Hand der rechten Seite beginnender epileptischer Anfall ohne Bewußtseinsverlust, aber mit zunehmender Schwäche im rechten Arm und Bein. Der Patient wurde von Dr. BERGENHEM in Nyköping unter der Diagnose Hirntumor in die chirurgische Klinik gewiesen und hier am 7. V. 1925 aufgenommen.

Allgemeine Drucksymptome. Doppelseitige Stauungspapille mit Protrusion von fünf Dioptrien. In den letzten Monaten schwere Kopfschmerzen mit gelegentlichem Erbrechen.

Lokalsymptome. Rechtsseitige Hemiparese und Hemihypästhesie auch des Gesichtes. Die Hypästhesie war in bezug auf den Tastsinn am ausgesprochensten, Schmerz- und Temperatursinn waren kaum betroffen. Vielleicht bestand eine gewisse Abstumpfung der tiefen Sensibilität und eine leichte Astereognosie der rechten Hand. Verschlechterung der Sprache nach dem letzten epileptischen Anfall. Denkvermögen etwas träge und einige Schwierigkeit, Gegenstände zu benennen, sonst keine aphasischen Störungen. Die Röntgenuntersuchung zeigte gerade gegenüber dem unteren Teile der Sutura coronaria auf der linken Seite mehrere kleine runde Knochenerosionen (Abb. 183).

Wegen der röntgenologischen Veränderungen des Schädels und der Hemiparese betrachtete man es als wahrscheinlich, daß der Tumor im hinteren Teil des linken Frontallappens lokalisiert sei. Betreffs der Natur des Tumors sprachen die röntgenologischen Veränderungen einigermaßen für die Diagnose Meningiom, obzwar die kurze Krankheitsdauer

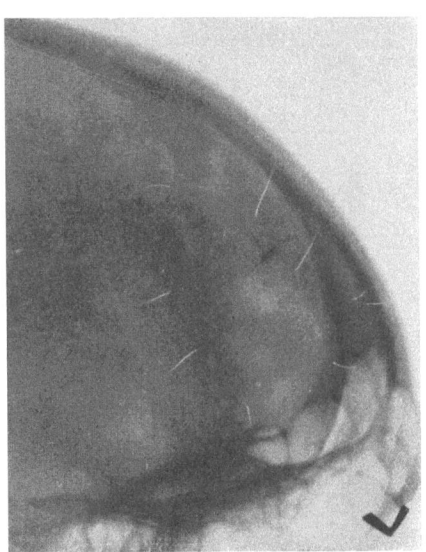

Abb. 183. Fall Nr. 74. Mehrere kleine Verdünnungen im linken Frontalknochen.

und die intensiven allgemeinen Drucksymptome eher auf einen malignen Tumor deuteten. Man beschloß, die linke Frontoparietalregion freizulegen.

Klinische Diagnose: Tumor im linken Fronto-Parietallappen.

Operation am 18. V. Lokalanästhesie. Osteoplastische Freilegung des linken Frontal- und Parietallappens. Dura stark gespannt. Ein Versuch, den linken Seitenventrikel zu punktieren, mißlang. Es wurde daher von einer separaten Incision aus eine Punktion des rechten Seitenventrikels vorgenommen. Die Erosionen des Knochens erwiesen sich durch austretende Venen bedingt, die mit großen corticalen Venen kommunizierten. Nach der Duraöffnung fand man die Windungen sehr abgeflacht, besonders im hinteren Teil des Frontallappens. Ein Tumor war nicht zu sehen, es konnte aber wegen der zahlreichen venösen Verbindungen zwischen den corticalen und den duralen Gefäßen nur der freigelegte Teil des Frontallappens untersucht werden. Zwei große Venen in der freigelegten Partie, die von der Dura zum Cortex liefen, mußten ligiert werden, bevor der Duralappen umgelegt werden konnte. Es wurde eine Incision in den hinteren Teil der stark abgeflachten zweiten Frontalwindung gemacht, aber kein Tumor entdeckt. Nach subtemporaler Dekompression wurde der Knochenlappen zurückgelegt und die Wunde ohne Drainage verschlossen.

Nach der Operation rechtsseitige Hemiplegie und beträchtliche Aphasie. Diese Symptome nahmen allmählich ab.

Nach Röntgenbehandlung wurde der Patient am 12. VI. entlassen. Er wies nun eine ziemlich große und stark gespannte Hervorbuchtung im Dekompressionsgebiete auf. Auf beiden Seiten Stauungspapille mit einer Protrusion von ungefähr 3—4 Dioptrien. V. rechts und V. links je 0,6. Außerdem leichte rechtsseitige Hemiparese, Hemihypästhesie, am ausgesprochensten im Arme, und leichte aphatische Störungen, die hauptsächlich auf subjektive Schwierigkeiten beim Finden der Worte begrenzt waren. Am 24. VII. Wiederaufnahme behufs neuerlicher Röntgenbehandlung. Stauungspapillen von demselben Aussehen wie vorher. Die Sehschärfe war wegen der hochgradigen Aphasie nicht zu beurteilen. Im übrigen waren die Symptome bedeutend fortgeschritten. Der Hirnbruch war stark gespannt und größer geworden (Abb. 184). Die Parese hatte zugenommen und war nun vollständig im Arme und recht hochgradig im Beine. Die Aphasie so gut wie vollständig. Sein Wortvorrat war auf Ja und Nein beschränkt und er konnte auch die einfachsten Aufträge nicht ausführen. Eine weitere Behandlung wurde als aussichtslos betrachtet und der Patient starb in seinem Heim im April 1926.

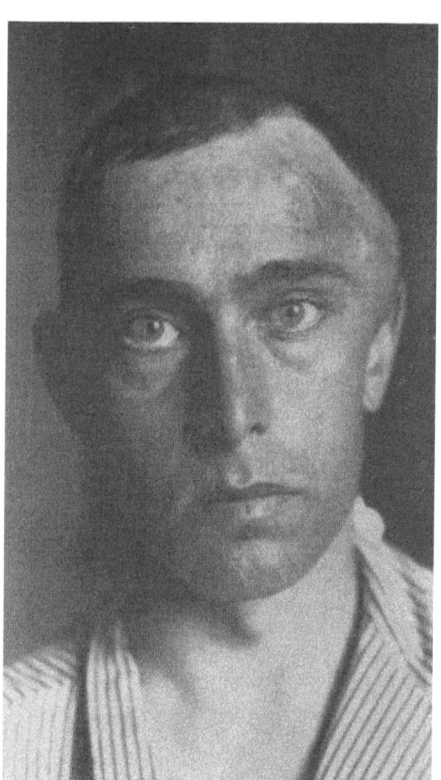

Abb. 184. Fall Nr. 74.
2½ Monate nach der Operation.

Allem Anschein nach lag hier ein rasch progredierendes Gliom vor.

Fall Nr. 75. R. A., ♂, 39 Jahre. S. 580/1925.

Nicht verifizierter Tumor. Lokalisation unsicher. Subtemporale Dekompression. Ungebessert entlassen. Tod 3 Monate nach der Operation.

Seit einem Jahre Schwere im Kopfe, seit September 1924 Abnahme des Gedächtnisses und allmählich Eintreten hochgradiger psychischer Störungen. Patient wurde am 27. III. 1925 in die Nervenklinik aufgenommen. Er wies damals hochgradige psychische Störungen mit starken Gedächtnisdefekten auf. Doppelseitige Stauungspapille, bilateraler Babinski und eine homonyme Hemianopsie nach rechts (Abb. 185). Bei Lumbalpunktion fand man einen Druck von 240 mm H_2O, Pandy ++, Nonne ++. 32 Zellen. Das Encephalogramm zeigte, daß keine Luft in das Ventrikelsystem gelangte. Dagegen war der Subarachnoidalraum gut mit Luft gefüllt und zeigte keine Asymmetrie. Nach Ventrikelpunktion und Einspiitzung von 2 ccm 10proz. Jodlösung in den linken Seitenventrikel konnte bei 20 Minuten später gemachter Lumbalpunktion kein Jod in der Spinalflüssigkeit nachgewiesen werden. Wassermann im Blute und in der Spinalflüssigkeit negativ.

Die Diagnose war bei diesem Falle ziemlich unklar. Die homonyme Hemianopsie nach rechts sprach einigermaßen für einen linksseitigen Temporallappentumor, während die psychischen Symptome, die in gewissem Grade an das Bild bei einer „paralysie générale" erinnerten, am ehesten für einen Frontallappentumor oder einen Tumor im Balken sprachen. Man beschloß daher, eine subtemporale Dekompression zu machen.

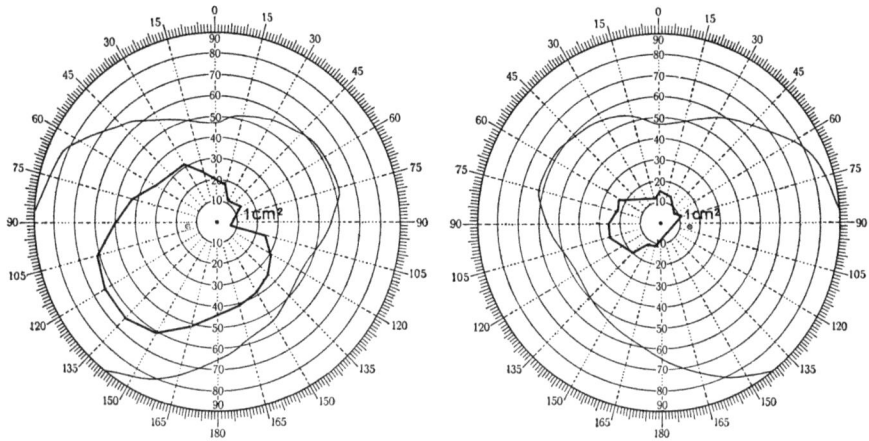

Abb. 185. Fall Nr. 75. Gesichtsfeld.

Operation am 26. V. Lokalanästhesie. Linksseitige subtemporale Dekompression. Unbedeutende Drucksteigerung. Die Temporalwindungen stark abgeflacht und blaß. Bei Punktion der zweiten Temporalwindung erhaltene Hirnteilchen wiesen Veränderungen auf, deren Natur infolge der geringen Größe des Präparates nicht entschieden werden konnte.

Wundheilung p. p. Röntgenbehandlung. Der Patient wurde am 20. VII. entlassen. Die Stauungspapillen waren unter Atrophie rückgebildet. V. rechts und V. links je 0,4. Starb in seinem Heim am 25. VIII. 1925. Keine Autopsie.

Fall Nr. 76. K. E. V., ♂, 38jähriger Arbeiter. S. 763/1925.

Nicht verifizierter Tumor, wahrscheinlich in der Chiasmaregion lokalisiert, mit bitemporaler Hemianopsie; die Sehstörung bis zur Erblindung des rechten Auges fortschreitend; mäßiger Grad von Dystrophia adiposo-genitalis, aber ohne Vergrößerung der Sella turcica. Transfrontale Freilegung der Chiasma mißlang infolge zu engen Raumes. Ungebessert entlassen. Lebt ein Jahr nach der Operation in unverändertem Zustand.

Im Alter von 4 Jahren war Pat. nach einer Hirnhautentzündung taubstumm geworden. Im Juni 1923 stellte sich Herabsetzung des Sehvermögens auf dem rechten Auge ein, mitunter auch Kopfschmerzen und Doppeltsehen. Am 8. X. 1923 in die Nervenklinik aufgenommen, wo eine bitemporale Hemianopsie mit neuritischer Atrophie der Papillen nachgewiesen wurde. Lumbaldruck 190 mm Wasser, Pandy +, Nonne +. Röntgenbehandlung ohne Besserung. Während der folgenden 2 Jahre progressive Verschlechterung des Sehvermögens und seit Januar 1925 allgemeine epileptische Anfälle. Am 10. VII. 1925 in die medizinische Klinik aufgenommen, wurde er von Dr. SCHWARZ unter der Diagnose Tumor in der Chiasmaregion der chirurgischen Klinik überwiesen.

Allgemeine Drucksymptome. Bei mehreren vorhergehenden Untersuchungen war etwas erhöhter Lumbaldruck nachgewiesen worden, der damals zwischen 190 und 215 mm variierte. Mit ziemlich langen Intervallen auftretende allgemeine epileptische Anfälle.

Lokalsymptome. Das rechte Auge blind, auf dem linken Auge temporale Hemianopsie (bitemporale Hemianopsie früher nachgewiesen). V. links 0,3—0,4. Rechte Pupille reaktionslos. Sella nicht vergrößert (Abb. 186), aber Processi clinoidei posteriores entkalkt. Mäßiger Grad von Dystrophia adiposogenitalis mit Fettleibigkeit und außerordentlich spärlichem Bartwuchs. Grundumsatz — 21%.

Foramina optica auf beiden Seiten normal.

Die Lokalisation des Tumors bot in diesem Falle keine Schwierigkeiten. Die bitemporale Hemianopsie und die sekundären Hypophysensymptome lokalisierten den Tumor mit Sicherheit in die Gegend des Chiasmas. Da keine Vergrößerung der Sella vorlag, hatte man zunächst an einen suprasellären Tumor zu denken, wobei das Alter des Patienten, das Fehlen von Kalkschatten oberhalb der Sella sowie die normalen Foramina optici zunächst für ein vom Diaphragma sellae ausgegangenes Meningiom sprachen.

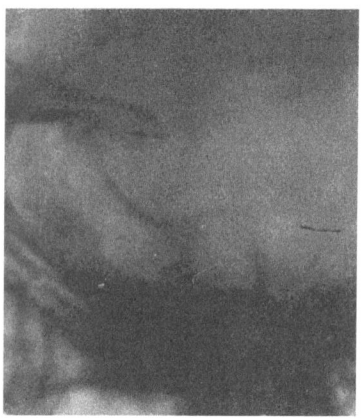

Abb. 186. Fall Nr. 76. Die Sella turcica von etwas flacherer Form als gewöhnlich. Bedeutende Entkalkung der Process. clinoid. post.

Operation am 16. VII. Lokalanästhesie. Transfrontale Freilegung des Chiasmas von einem rechtsseitigen osteoplastischen Lappen. Die Spannung der Dura war etwas erhöht, weshalb der rechte Seitenventrikel punktiert wurde; es erwies sich, daß er eine etwas vermehrte Menge von Flüssigkeit enthielt, aber nicht unter besonders starkem Druck. Die Dura wurde vom Orbitaldach gelöst. Trotz Ventrikelpunktion war der Raum des Operationsfeldes außerordentlich eng und das Ablösen der Dura im medialen Teile des Operationsfeldes, in der Gegend des Processus clinoideus anterior verursachte heftige Schmerzen. Das Ablösen der Dura konnte deshalb nicht soweit nach hinten vollführt werden als wünschenswert gewesen wäre, weshalb die Incision der Dura ungefähr 2 cm vor den Ansatz der Dura an den Processus clinoideus anterior verlegt wurde. Der Duraschlitz wurde unmittelbar von dem prolabierenden Frontallappen ausgefüllt und es erwies sich infolgedessen als unmöglich, das Chiasma zu erreichen. In Anbetracht der geringen Aussichten für das Auffinden einer operablen Affektion wurde die Operation unterbrochen, der Lappen wurde wieder eingesetzt und die Wunde zugenäht.

Der Patient wurde am 7. VIII. ungebessert entlassen und laut schriftlicher Mitteilung lebt er ein Jahr nach der Operation noch ungefähr im selben Zustande.

Fall Nr. 77. O. V. L., ♂, 34 Jahre, Arbeiter. S. 985/1925.

Verdacht auf Kleinhirntumor mit stark ausgesprochenen allgemeinen Drucksymptomen und durch Ventrikulographie nachgewiesenem Hydrocephalus. Keine sicheren Lokalsymptome. Explorative Freilegung des Kleinhirns negativ. Der Patient lebt 1 Jahr nach der Operation symptomfrei.

Die jetzige Krankheit begann im Januar 1925 mit einem plötzlichen Anfall von Amaurosis, so daß der Patient durch eine halbe Stunde vollständig blind war, wonach das Sehvermögen ebenso plötzlich wiederkam. Diese Anfälle stellten sich täglich 3—4 mal ein, waren aber nicht mit Kopfschmerzen, Erbrechen und Schwindelgefühl verbunden. Zwischen den Anfällen fühlte er sich ganz gesund und konnte arbeiten. Im Juni 1925 ein Anfall von schweren Kopfschmerzen und Schwindelgefühl. Er fiel um und als er versuchte aufzustehen, schwankte er hin und her wie ein Betrunkener. Nach einigen Schritten fiel er wieder um, wonach er abwechselnd kroch und ging, bis er in seine Wohnung gelangen konnte. Nachher durch einige Stunden schwere Kopfschmerzen und Erbrechen. Nach einigen Tagen fühlte er sich, abgesehen von den Anfällen von Amaurosis, wieder ganz gesund. Seit April 1925 ab und zu Doppelsehen und Mitte August ein neuerlicher Anfall von Kopfschmerzen und Schwindel, der ungefähr wie der erste verlief. Pat. wurde am 3. IX. 1925 in die neurologische Klinik aufgenommen. Der Nervenstatus war damals vollständig negativ, mit Ausnahme von den Drucksymptomen und einer unsicheren Adiadochokinesis in der linken Hand. Das Ventrikulogramm zeigte symmetrisch erweiterte Ventrikel. Am 17. IX. 1925 wurde Pat. von Prof. MARCUS unter der Diagnose Verdacht auf Kleinhirntumor der chirurgischen Klinik überwiesen.

Allgemeine Drucksymptome. Doppelseitige Stauungspapille mit beginnender Atrophie und einigen kleineren Blutungen. Protrusion von ungefähr 3 Dioptrien. V. rechts und V. links je 1. Mäßig ausgesprochene Cyanose der Lippen. Die Gefäße im Gesicht und in der Kopfhaut waren etwas weiter als normal. Keine röntgenologischen Veränderungen des Craniums.

Lokalsymptome. *Kranialnerven:* Vielleicht eine leichte Schwäche des rechten Abducens.
Motilität und Sensibilität ohne abnormen Befund.

Kleinhirn: Starke suboccipitale Druck- und Perkussionsempfindlichkeit auf der linken Seite. Der Gang vielleicht etwas breitspurig und unsicher, mit Tendenz zum Abweichen nach rechts und einer gewissen Unsicherheit beim Wenden. Romberg negativ. Die Zeigeversuche vollständig normal. Vielleicht ein gewisser Grad von Adiadochokinesis in der linken Hand. Kein Nystagmus.

Die cerebellaren Symptome waren so unbedeutend und so unsicher, daß man nur schwer an einen Tumor in der hinteren Schädelgrube glauben konnte. Man vermochte aber keine andere annehmbare Erklärung für den Hydrocephalus des Patienten zu finden. Es bestand keinerlei Grund, das Vorhandensein eines suprasellären Tumors oder eines Tumors im Hirnstamm anzunehmen. Ein Tumor im dritten Ventrikel war dagegen nicht mit Sicherheit auszuschließen. In Anbetracht der deutlichen Empfindlichkeit über dem linken Nackenknochen und eines gewissen Grades von Adiadochokinesis in der linken Hand hielt man doch einen intracerebellären Tumor auf der linken Seite für die wahrscheinlichste Diagnose.

Operation am 2. X. 1925. Lokalanästhesie. Doppelseitige Freilegung des Kleinhirns. Starke Hyperämie der Weichteile, störende Blutung aus diesen, weshalb in einem frühen Stadium der Operation Ventrikelpunktion vorgenommen wurde. Der Seitenventrikel enthielt eine erhöhte Menge klarer Flüssigkeit unter starkem Druck. Nach der Ventrikelpunktion nahm die Blutungstendenz bedeutend ab. Die beiden Kleinhirnhemisphären wiesen keine sicheren pathologischen Veränderungen auf. Auf beiden Seiten fand sich eine hintere Zisterne, obzwar vielleicht etwas kleiner als unter normalen Verhältnissen. Die linke Hemisphäre schien sich etwas mehr als die rechte vorzuwölben, dies konnte aber auch darauf beruhen, daß der Knochen auf dieser Seite in etwas größerem Maße entfernt worden war. Untersuchung der lateralen Oberfläche der linken Kleinhirnhemisphäre nach vorn bis zum Porus zeigte normale Verhältnisse und das Vorhandensein einer normal großen Zisterne. Punktion der beiden Hemisphären ergab ein negatives Resultat und die erhaltenen Hirnteilchen wiesen bei histologischer Untersuchung keine pathologischen Veränderungen auf. Durch die linke Kleinhirnhemisphäre wurde ein Schnitt bis auf eine Tiefe von 3—4 cm geführt, ohne daß etwas Pathologisches angetroffen wurde. Sutur der Weichteile schichtenweise in der üblichen Weise.

Komplikationsfreier postoperativer Verlauf und Wundheilung p. p. Die Zeigeversuche nach der Operation vollständig normal. Kein Nystagmus. Am 26. X. wurde Röntgenbehandlung eingeleitet. Bei der Entlassung am 7. XI. war die Stauungspapille vollständig zurückgegangen, der Patient hatte aber eine hochgradige Sehnervenatrophie und die Sehschärfe war auf beiden Seiten bis 3—4/60 reduziert. Der Nervenstatus sonst vollständig negativ. Keine nachweisbare Protrusion des suboccipitalen Defektes. Der Zustand des Patienten blieb im vergangenen Jahre unverändert. Er erhielt 2 oder 3 Serien Röntgenbehandlung und war bei Untersuchung im Juli 1926 mit Ausnahme der Herabsetzung des Sehvermögens vollständig symptomfrei.

Die Diagnose dürfte weiter als unsicher betrachtet werden müssen. Die vorher nachgewiesenen Kleinhirnsymptome verschwanden nach der Operation vollständig. Es ist daher möglich, daß sie sekundäre Folgen des gesteigerten Hirndrucks waren. Man sollte auch meinen, daß die Zeit, die seit der Operation verstrichen ist, neue Symptome hätte bringen müssen, wenn der Tumor im Kleinhirn gelegen wäre. Die Lokalisation ist daher immer noch unklar.

Fall Nr. 78. C. R. N., ♂, Arbeiter, 33 Jahre. S. 68/1926.

Nicht verifizierter Tumor von unsicherer Lokalisation, wahrscheinlich im vorderen medialen Teile des linken Temporallappens, in das Chiasma hineinwachsend. Explorative Trepanation in 2 Sitzungen. Freilegung des linken Temporallappens mit negativem Resultat. Subtemporale Dekompression. 6 Wochen nach der Operation subjektiv symptomfrei entlassen. Tod im Status epilepticus einige Tage nach der Heimkehr. Keine Autopsie.

Seit Anfang des Jahres 1924 allgemeine epileptische Anfälle, anfangs mit Intervallen von 4—5 Monaten, später von 1—2 Monaten. Seit derselben Zeit schwere Kopfschmerzen, so daß Pat. im letzten Jahre nicht arbeiten konnte. Seit dem Frühjahr 1924 progressive Verschlechterung des Sehvermögens auf dem rechten Auge. Bei Spitalsaufenthalt im März 1924 wurde doppelseitige Stauungspapille konstatiert. Im Sommer 1924 durch 3 Monate, im Herbst 1925 durch einige Wochen ein Gefühl von Eingeschlafensein in der ganzen linken Gesichtshälfte. Außerdem „Schwindelgefühl", das er nicht näher beschreiben kann. Es wird ihm schwarz vor den Augen und er muß sich setzen. Seit Anfang der Krankheit hat Pat. auch eigentümliche Geruchshalluzinationen, wobei er einen angebrannten Geruch spürte. Gleichzeitig mit den Schwindelanfällen bestand ein rasch vorübergehendes Gefühl von Eingeschlafensein in der linken Gesichtshälfte mit Stechen und Schmerzen im selben Gebiete. Am 19. XII. 1925 in die Nervenklinik aufgenommen und am 19. I. 1926 von Prof. MARCUS unter der Diagnose Tumor cerebri, wahrscheinlich im medialen Teil des linken Temporallappens, der chirurgischen Abteilung überwiesen.

Allgemeine Drucksymptome. Doppelseitige Stauungspapille mit Sehnervenatrophie. Auf der rechten Seite die Papille fast kreideweiß, auf der linken Seite ist sie sehr blaß mit verschwommenen Grenzen. Die Arterien schmal, die Venen ungefähr 3—4mal weiter. Die Protrusion an beiden Seiten unbedeutend. V. rechts Amaurosis; V. links 1. Allgemeine epileptische Anfälle. Schwere Kopfschmerzen.

Lokalsymptome. *Kranialnerven:* I, der Geruch auf der rechten Seite schwächer als auf der linken. II, Untersuchung der Gesichtsfelder weist einen unregelmäßig geformten Defekt des nasalen Sehfeldes auf der linken Seite auf (Abb. 187). V, deutliche Hypästhesie in der linken Gesichtshälfte. Der Cornealreflex auf der linken Seite herabgesetzt.

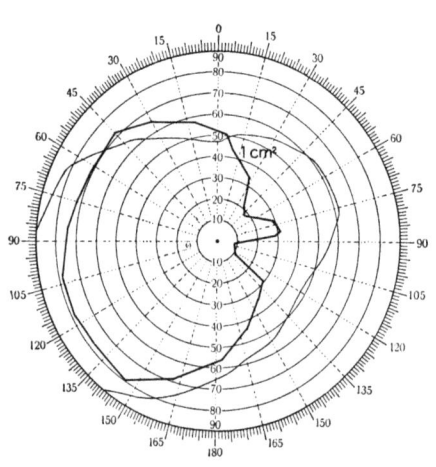

Abb. 187. Fall Nr. 78. Gesichtsfeld.

Motilität und Sensibilität: Keine sicheren Veränderungen. Bei einem in der Nervenklinik beobachteten epileptischen Anfall sollen die Zuckungen im rechten Arm angefangen haben. Nachher bestand rechtsseitiger Patellarklonus. Babinski auf beiden Seiten positiv.

Röntgenologisch war eine fleckige Entkalkung im großen Keilbeinflügel auf der linken Seite sichtbar und auch der linke Processus clinoideus posterior schien etwas entkalkt zu sein.

Wegen der Geruchshalluzination, der gleichzeitigen Affektion des linken Trigeminus und der Röntgenveränderungen im linken Keilbeinflügel lokalisierte man den Tumor in den medialen vorderen Teil des linken Temporallappens. Da keine Untersuchung der Gesichtsfelder aus der Zeit vorlag, wo noch etwas Sehvermögen auf dem linken Auge bestand, konnte man die Gesichtsfeldveränderungen nicht mit Sicherheit deuten. In Anbetracht des großen Unterschiedes der Sehschärfe an beiden Augen hielt man es aber für wahrscheinlich, daß der Tumor auch das Chiasma direkt in Mitleidenschaft ziehe.

Operation am 25. I. 1926. Lokalanästhesie. Versuche, das Vorderhorn des rechten Seitenventrikels zu punktieren, mißlangen. Darnach osteoplastische Freilegung des ganzen linken Temporallappens und des hinteren Teiles des Frontallappens, außerdem Entfernung des Knochens in der Fossa temporalis bis zur Schädelbasis hinab. Da der Blutdruck während der Operation bis auf 80 hinunterging, hielt man es für geraten, die Operation in 2 Sitzungen vorzunehmen. Der Lappen wurde zurückgelegt und an seinen Platz festgenäht. Die zweite Sitzung wurde am 3. II. vorgenommen. Gleichfalls Lokalanästhesie. Die Dura ziemlich stark gespannt, konnte aber ohne besonderen Prolaps der

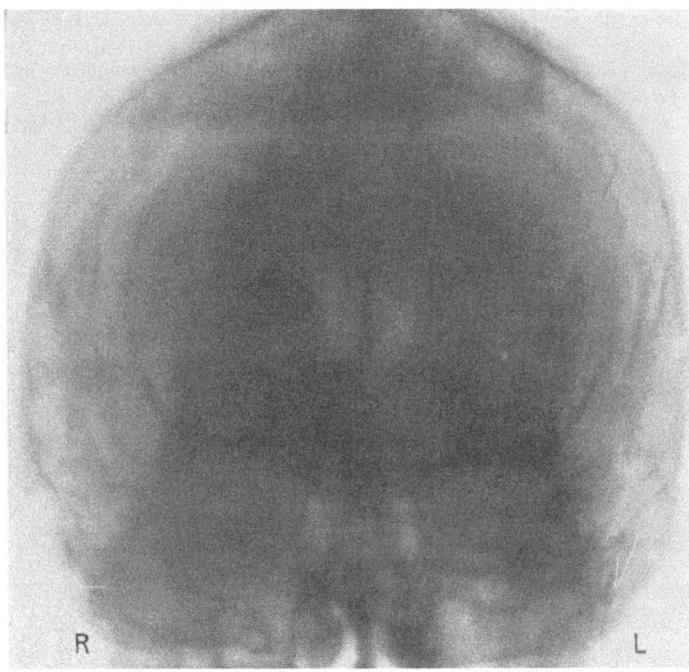

Abb. 188. Fall Nr. 79. Ventrikulographie. Frontalbild zeigt symmetrisch gelegene, normalgroße Ventrikel.

Rinde geöffnet werden. Man versuchte längs des Keilbeinflügels zwischen dem Frontallappen und dem Temporallappen einzugehen, dies erwies sich aber wegen der großen Venen, die von Sinus alae parvae hinüberliefen, als unmöglich. Eine Punktion nach innen, vom vorderen medialen Teil des Temporallappens, gab ein negatives Resultat. Die Operation wurde mit einer subtemporalen Dekompression abgeschlossen.

Wundheilung p. p. ohne Komplikationen. Die Stauungspapille ging mit Erhaltung normaler Sehschärfe zurück. Das Aussehen des erhalten gebliebenen Gesichtsfeldes war bei der Entlassung unverändert. Der Patient wurde am 18. III. 1926 subjektiv symptomfrei, mit einem ziemlich kleinen und ziemlich weichen Hirnbruch, entlassen. Einige Tage nach der Heimkehr bekam er 30 epileptische Anfälle nacheinander an einem Tage und starb nach 2 Tagen im fortdauernden Status epilepticus.

Fall Nr. 79. C. F. J., ♂, 39 Jahre, Chauffeur. S. 656/1926.

Nicht verifizierter Tumor mit akut einsetzenden allgemeinen Drucksymptomen aber ohne Lokalsymptome. Ventrikulographie negativ. Subtemporale Dekompression mit Rückgang der Drucksymptome. Pat. lebt 6 Monate nach der Operation symptomfrei und arbeitsfähig.

Ende Mai 1926 erkrankte der Patient fast apoplektiform mit äußerst schweren Kopfschmerzen und Übelkeiten, aber ohne Erbrechen. Einige Tage später Doppeltsehen. Mitte Juni stellte sich ein akuter Verwirrungszustand ein, so daß der Patient in eine Irrenanstalt geführt werden mußte. Die ganze Zeit über heftige Kopfschmerzen und mehrmals Erbrechen. Am 13. VII. wurde Pat. in die chirurgische Klinik aufgenommen.

Allgemeine Drucksymptome. Schwere in der Stirn lokalisierte Kopfschmerzen. Doppelseitige Stauungspapille mit unbedeutender Protrusion. V. rechts und V. links je 1.

Keine sicheren Lokalsymptome. Vielleicht bestand eine gewisse Schwäche im Abducens und im Okulomotorius der linken Seite. Das Röntgenbild wies außer leichten Zeichen einer Drucksteigerung eine unsichere Entkalkung der linken Felsenbeinpyramide auf. Wiederholte Untersuchung der Gesichtsfelder zeigte normale Verhältnisse. Während des Spitalaufenthaltes ließen die Kopfschmerzen etwas nach, ab und zu waren sie aber recht schwer. Man beschloß deshalb eine Ventrikulographie zu machen, die am 26. VII. ausgeführt wurde und symmetrisch gelegene Ventrikel von normaler Konfiguration nachwies (Abb. 188).

Die Diagnose war also immer noch unklar. Es lagen keine organischen Krankheiten vor, welche die intrakranielle Drucksteigerung hätten erklären können. Blutdruck und Reststickstoff waren normal. Einen Monat nach der Aufnahme war die Stauungspapille weiter unverändert, ebenso die Kopfschmerzen und man hielt deshalb eine subtemporale Dekompression für indiziert. Mit Rücksicht auf die Röntgenveränderungen des linken Felsenbeines betrachtete man es als richtiger, die Dekompression auf die linke Seite zu verlegen.

Operation am 20. VIII. Lokalänästhesie. Linksseitige subtemporale Dekompression nach vorhergehender Punktion des rechten Seitenventrikels. Es war viel Raum zwischen der Dura und der Hirnoberfläche und eine normale Menge Liquor im Subarachnoidalraum. Nichts Pathologisches wahrzunehmen. Infolge von Venen, die zum Sinus petrosus superior hinüberliefen, konnte nur der laterale Teil der Oberfläche des Felsenbeines untersucht werden.

Wundheilung p. p. Bei der Entlassung am 4. IX. bestand keine nennenswerte Protrusion des Defektes. Der Augenhintergrund zeigte jetzt beiderseits normale Verhältnisse. Bei Untersuchung im Januar 1927 wies der Patient keinerlei Symptome auf und hatte seine Arbeit als Chauffeur wieder aufgenommen. Die Diagnose muß bei diesem Falle selbstverständlich bis auf weiteres dahingestellt bleiben.

Fall Nr. 80. Y. I., ♂, 24 Jahre, Sägemühl-Werkmeister. S. 636/1926.

Nicht verifizierter Tumor mit Hydrocephalus internus und vorgeschrittenen Drucksymptomen. Lokalisation unsicher, wahrscheinlich Tumor in der Gegend der Lamina quadrigemina. Suboccipitale Dekompression mit beträchtlicher subjektiver und objektiver Besserung. Lebt 5 Monate nach der Operation symptomfrei.

Erkrankte im März 1926 mit einem rasch zunehmenden Schwindelgefühl. Es schien ihm mitunter, als ob die Gegenstände sich um ihn drehten, er kann aber die Rotationsrichtung nicht angeben. Kurz nachher stellten sich Zuckungen im rechten Arm ein, von derselben Art, wie er sie bei der Aufnahme aufwies. Pat. hatte seit Beginn der Krankheit Schwierigkeiten beim Gehen gehabt, er ging wie ein Betrunkener. Infolge von Schwäche und Zuckungen im rechten Arm konnte er nicht schreiben und ließ leicht Gegenstände, die er in der rechten Hand hielt, fallen. Ende April 1926 wurde er in der Nervenpoliklinik untersucht, wobei nur Tremor im rechten Arm nachgewiesen und die Diagnose Sclérose en plaque? gestellt wurde. Seit Mitte Mai schwere Kopfschmerzen und Erbrechen, die sich allmählich steigerten. In der letzten Zeit Verschlechterung des Sehvermögens. Seit Anfang Juni Geruch- und Geschmackshalluzinationen, er glaubte schlechten Pfeifentabak zu riechen. Seit derselben Zeit auch ständig wiederkehrendes Schlucken. Aufnahme in die chirurgische Klinik am 1. VII. 1926.

Allgemeine Drucksymptome. Schwere in Stirn und Nacken lokalisierte Kopfschmerzen mit täglichem Erbrechen. Doppelseitige Stauungspapille mit einer Protrusion von ungefähr 2 Dioptrien. V. rechts und V. links je 1. Sehr benommen.

Lokalsymptome. *Kranialnerven:* Die Augenbewegungen in allen Richtungen frei. Keine Doppelbilder, keine Blickparese.

Nicht verifizierte Tumoren.

Motilität und Sensibilität: Die grobe Kraft im rechten Arm etwas herabgesetzt. Dynamometer rechts 70, links 90. Es besteht keine Spastizität oder Rigidität im Arm und der Patient kann den Daumen an beiden Seiten ungefähr gleich gut gegen Zeige- und kleinen Finger in Oppositionsstellung bringen. Sehnenreflexe auf beiden Seiten gleich. Babinski negativ. Sensibilität ohne abnormen Befund.

Kleinhirn: Bedeutende Nackensteifigkeit. Pat. hält den Kopf gegen rechts gedreht und findet, daß die Kopfschmerzen dabei leichter sind. Der Gang kann nicht geprüft werden, weil der Patient weder gehen noch stehen kann. Lebhafter kurzwelliger rascher Nystagmus. Der Finger-Nasenversuch wies eine höchst bedeutende Ataxie mit bedeutendem Schleudern und Verlangsamung der Bewegung auf. Fehlzeigen meistens nach außen, mitunter nach innen. Auch der Knie-Fersenversuch zeigte einen gewissen Grad von Ataxie, jedoch einen bedeutend geringeren als der Arm. Adiadochokinesis der rechten Hand. Ferner hat der Patient ständig wiederkehrende Zuckungen im rechten Arm, die meistens das Aussehen von Myoklonien haben und in Perioden von einigen Minuten auftreten und dann von einer Pause unterbrochen werden, um später wiederzukehren.

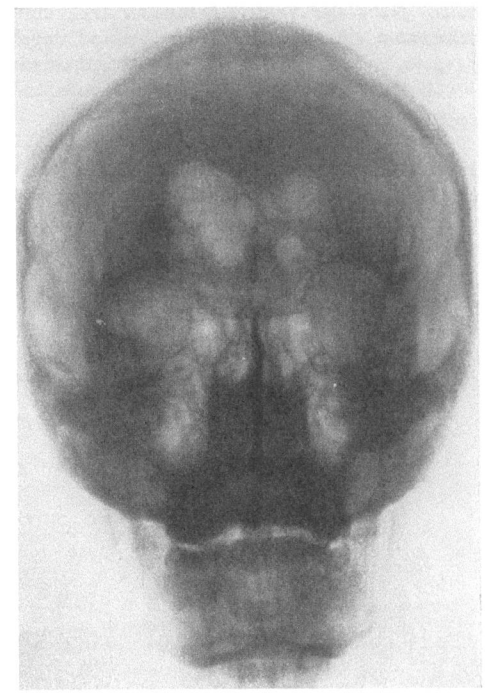

Abb. 189. Fall Nr. 80. Ventrikulographie, Frontalbild, bedeutender Hydrocephalus.

Die Diagnose war unsicher. Das frühe Einsetzen von Gleichgewichtsstörungen, die nach kurzer Zeit von Zeichen eines akuten Hydrocephalus gefolgt waren, sprach zunächst für eine Lokalisation im Kleinhirn. In dieselbe Richtung deutete die hochgradige Ataxie im rechten Arm. Dagegen war es schwer, die Myoklonien, die jedoch ein frühes Symptom waren, mit einer solchen Lokalisation zu verbinden, ebenso die Geruchshalluzinationen, deren Bestehen der Patient bestimmt behauptete. Eventuell schien also eine Lokali-

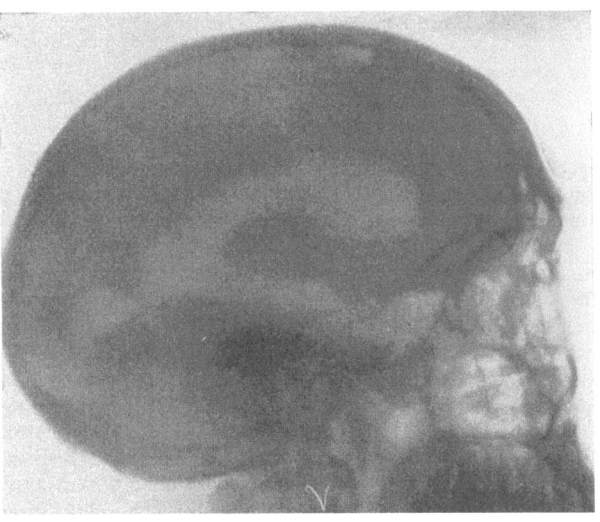

Abb. 190. Fall Nr. 80. Ventrikulographie, linker Seitenventrikel.

sation im medialen Teil des linken Temporallappens in Frage zu kommen. Man nahm deshalb am 23. VII. eine doppelseitige Ventrikelpunktion vor, die, soweit man beurteilen konnte, symmetrisch gelegene stark erweiterte Ventrikel nachwies. Der intraventrikuläre Druck war ungefähr 400 mm Wasser. Die Flüssigkeit enthielt keine pathologischen Bestandteile. Nach der Ventrikelpunktion trat eine temporäre Besserung betreffs der Kopfschmerzen ein, sonst blieb der Zustand ungefähr unverändert. Am 20. VII. Ventrikulographie, welche die Diagnose Hydrocephalus internus bestätigte (Abb. 189, 190). Nachher bestanden starke Kopfschmerzen und vollständige Abducensparese der rechten Seite sowie Schwäche im linken Abducens.

Ein Temporallappentumor konnte folglich ausgeschlossen werden und obzwar die Diagnose rechtsseitiger Kleinhirntumor nicht als vollständig sicher betrachtet werden konnte, beschloß man, eine explorative Freilegung des Kleinhirns vorzunehmen.

Operation am 28. VII. Lokalanästhesie. Doppelseitige Freilegung des Kleinhirns. Der Knochen war sehr dick und sklerosiert. Die Dura dünn, sehr stark gespannt. Punktion des linken Seitenventrikels, aus dem sich luftvermengter Liquor unter starkem Druck entleerte. Nach Eröffnung der Dura wölbte sich die rechte Hemisphäre etwas mehr vor als die linke, was aber darauf beruhen konnte, daß der Knochendefekt an dieser Seite etwas größer gemacht worden war. Auf der linken Seite bestand eine gut entwickelte hintere Zisterne. Auf der rechten Seite war die Zisterne etwas kleiner als auf der linken Seite. Bei Besichtigung

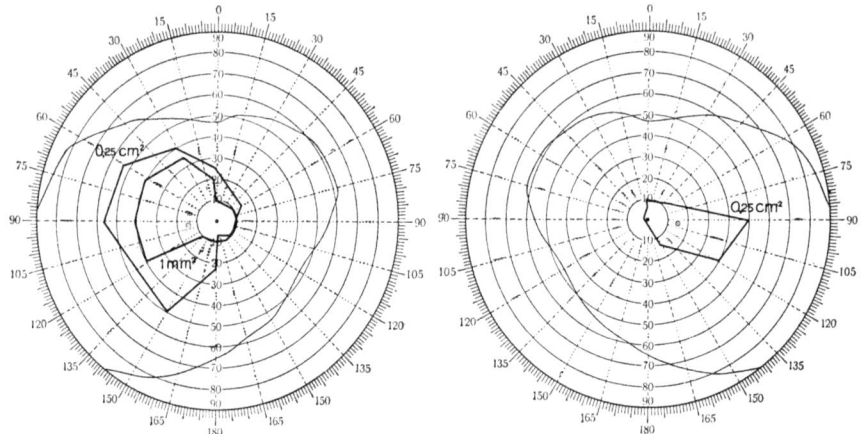

Abb. 191. Fall Nr. 81. Gesichtsfeld.

der oberen und unteren Fläche der rechten Hemisphäre war nichts Pathologisches zu finden. Punktion der rechten Hemisphäre an verschiedenen Stellen gab Hirnteilchen von normalem Aussehen, die sich auch mikroskopisch als normal erwiesen. Sutur in mehreren Schichten. Wundheilung p. p. Röntgenbehandlung wurde am 15. VIII. begonnen. In der Zeit unmittelbar nach der Operation wies der Patient eine recht deutliche Blickparese nach oben auf, die aber allmählich zurückging. Bei der Entlassung am 8. IX. war der Zustand in jeder Hinsicht bedeutend gebessert. Pat. hatte keine Kopfschmerzen und konnte ohne Schwierigkeit gehen. Die Zuckungen im rechten Arm waren verschwunden, ebenso die Geruchs- und Geschmackshalluzinationen. Das Schlucken hatte aufgehört. Kranialnervenbefund negativ. Es bestand immer noch eine Herabsetzung der groben Kraft im rechten Arm, aber sie war geringer als vorher. Auch die Ataxie im rechten Arm war bedeutend geringer als vorher, ebenso die Ataxie im rechten Bein. Nystagmus wie vorher. Der Gang etwas breitspurig, aber sonst ohne wesentliche Abnormität. Untersuchungen des Augenhintergrundes zeigen immer noch eine Protrusion der Papillen von ca. 2 Dioptrien.

Bei der Untersuchung im Januar 1927 bestanden keine Symptome, mit Ausnahme von Nystagmus und ein leichter Grad von cerebellärer Inkoordination im rechten Arm.

Die Diagnose dürfte auf spätere Zeit verschoben werden müssen. Die Blickparese nach oben und die doppelseitige Abducensparese sowie die Myoklonien sprachen einigermaßen für einen Tumor im Hirnstamm.

Fall Nr. 81. A. A., ♂, 45 Jahre, Lagerchef. S. 769/1926.
Nicht verifizierter Tumor, wahrscheinlich in der Chiasmaregion gelegen. Röntgenbehandlung vor der Operation. Die Operation mußte infolge auftretender Röntgennekrose in 3 Sitzungen ausgeführt werden. Der Tumor nicht gefunden. Subtemporale Dekompression. Ungebessert entlassen. Tod 2 Wochen nach der letzten Operation.

Im Juli 1924 ein epileptischer Anfall mit allgemeinen Krämpfen und Bewußtseinsverlust. Später mehrere ähnliche Anfälle, seit August 1925 aber keine weiteren. Die Anfälle sollen angeblich immer mit Drehung des Kopfes nach rechts angefangen haben. Seit ein paar Jahren ist das Sehvermögen auf dem rechten Auge schlechter geworden. Seit Juni 1925 rasche Verschlechterung des Sehvermögens auf beiden Augen und gleichzeitig Doppeltsehen. Ende Juni wurde beiderseitige Stauungspapille nachgewiesen. V. rechts 0,7; V. links 0,9. Die Gesichtsfelder waren damals normal. Der Patient hat in den letzten 2 Jahren ca. 10 kg an Gewicht zugenommen. Röntgenbehandlung im Juli 1926, seither rasche Verschlechterung des Sehvermögens. Aufnahme in die chirurgische Klinik am 14. VIII. 1926.

Allgemeine Drucksymptome. Doppelseitige Stauungspapille. V. rechts 0,2; V. links 0,8. Beginnendes Abblassen der Papillen.

Lokalsymptome. *Kranialnerven:* II, wahrscheinlich binasale Hemianopsie, vom rechten Gesichtsfeld ist aber nur ein kleiner Sektor geblieben (Abb. 191). III, IV, VI, subjektive Doppelbilder in langer Entfernung, aber keine objektiven Veränderungen.

Motilität und Sensibilität ohne abnormen Befund.

Röntgenaufnahme zeigte eine leichte Entkalkung der vorderen und hinteren Begrenzung der Sella turcica, aber keine Vergrößerung oder Formveränderung der Sella. Grundumsatz — 8%.

Nach dem Aussehen der Gesichtsfelder mußte man annehmen, daß der Tumor in diesem Falle höchst wahrscheinlich in der Chiasmaregion lokalisiert sei und man dachte an die Möglichkeit eines primären Glioms im Chiasma, eines von Diaphragma sellae ausgehenden Meningioms oder evtl. eines gegen das Chiasma hineinwachsenden Glioms im Frontallappen. Auch eine Hypophysengangscyste konnte nicht ausgeschlossen werden. Der relativ langdauernde Verlauf und das Fehlen einer Erweiterung des Canal. nerv. optic. ließen aber ein Meningiom als die wahrscheinlichste Diagnose erscheinen. Für diese Diagnose sprach auch die Erweiterung der extrakraniellen Gefäße, obzwar der diagnostische Wert dieser Veränderung wegen der nach der Röntgenbehandlung vorhandenen Hyperämie als ungewiß betrachtet wurde. Die Röntgenbehandlung hatte außerdem eine vollständige Epilation der Haut mit leichter Atrophie und an einer Stelle eine leichte Teleangiektasie hervorgerufen.

In Anbetracht der vorausgegangenen offenbar sehr kräftigen Röntgenbehandlung und des dadurch gegebenen Risikos einer erschwerten Wundheilung und eventueller Röntgennekrose der Haut entschloß man sich nur zögernd, eine Operation anzuraten. Die Sehschärfe zeigte aber Neigung zu rascher Abnahme und mit Rücksicht auf die Möglichkeit, daß die Läsion operabel wäre, also zunächst eine Hypophysengangscyste, entschloß man sich für den Eingriff.

Operation I am 24. VIII. 1926. Lokalanästhesie. Transfrontale Freilegung des Chiasmas auf der rechten Seite. Enorme Hyperämie in Weichteilen und Knochen, weshalb es notwendig wurde, die Operation zu unterbrechen, bevor der Knochenlappen aufgebrochen war. Wegen der Blutung aus dem Knochen wurden die Bohrlöcher und die Rinnen im Knochen mit Jodoformgaze tamponiert, wonach die Wunde vollständig vernäht wurde. Der Patient erholte sich bald, bekam aber schon am Tage nach der Operation eine Temperatursteigerung bis 39°, sowie starkes Ödem im Gesicht und in der rechten Schläfenregion. Das Ödem ging allmählich zurück und die Temperatur sank.

Operation II am 30. VIII. Lokalanästhesie. Bei Öffnung der Wunde fand man eine große Menge eitrigen Exsudates rund um den Knochenlappen; die Fascie auf dem Temporalmuskel sowie ein großer Teil des subcutanen Bindegewebes war nekrotisch und eitrig zerfallend. Man dachte zuerst, daß die entzündliche Reaktion von den versenkten Tampons stamme, bei näherer Untersuchung fand man aber, daß die Nekrose auch auf Gebiete ausgebreitet war, wo keine Tamponade vorlag und die Ränder des Knochenlappens hatten an gewissen Stellen ein Aussehen, das Verdacht auf Nekrose erweckte. Nachdem die Tamponade entfernt war, wurde die Wunde wiederum vernäht, da man die Operation wegen der Möglichkeit des Vorhandenseins einer bakteriellen Infektion natürlich nicht fortzusetzen wagte. Die Wunde wurde ohne Drainage vollständig vernäht. Sowohl Direktpräparate wie Kultur zeigten aber, daß der Eiter steril war und die Wunde heilte ohne Reaktion p. p. Man führte daher die eitrige Entzündung, die allem Anschein nach sekundär durch die Nekrose entstanden war, auf eine durch das Operationstrauma begünstigte Röntgennekrose in Knochen, Fascie und subcutanem Bindegewebe zurück. Man dachte daher, die Operation einige Monate aufzuschieben, bis die Wirkung der Röntgenbehandlung verschwunden war. Die Sehschärfe verschlechterte sich aber in den folgenden Wochen rasch, so daß sie am 17. IX. für das linke Auge auf Wahrnehmungen von Handbewegungen und für das rechte Auge bis auf Lichtperzeption beschränkt war.

Operation III am 21. IX. Äthernarkose. Die alte Wunde wurde geöffnet und der Knochenlappen aufgebrochen. Die Arteria meningea media war mehr als stricknadeldick. Dura stark gespannt, weshalb der rechte Seitenventrikel punktiert wurde, wobei man den Eindruck hatte, daß er der Oberfläche bedeutend näher war als normal, obzwar im Verhältnis zur Mittellinie in normaler Lage. Die Dura wurde darauf vom Orbitaldach abgelöst, aber der Raum erwies sich trotz der Ventrikelpunktion als sehr enge. In Anbetracht dessen, daß der Blutdruck auf 75 hinabgegangen und das Sehvermögen kaum mehr zu retten war, hielt man es für richtiger, die Operation nicht zu forcieren, sondern beendete sie mit einer subtemporalen Dekompression und Entfernung des Knochenlappens.

Die Wunde heilte p. p. ohne Komplikationen und der Patient wurde mit einer mittelgroßen, nicht besonders gespannten Hervorbuchtung im Dekompressionsgebiete, aber sonst in unverändertem Zustande entlassen. Der Patient starb in seinem Heim einige Tage nach der Entlassung, nachdem er eine Serie epileptischer Anfälle gehabt hatte.

Da das bei der zweiten Operation vorgefundene eitrige Exsudat steril war, muß es als wahrscheinlich betrachtet werden, daß eine Röntgennekrose aufgetreten war, zunächst durch das Operationstrauma und die Lokalanästhesie hervorgerufen. Mit Rücksicht darauf, daß die Haut deutliche Zeichen der Röntgenschädigung aufwies, wäre es richtiger gewesen, von vornherein in Narkose zu operieren, und wenn man die Operation in einer Sitzung hätte beendigen können, wäre vielleicht etwas vom Sehvermögen zu retten gewesen.

Die nicht verifizierten Tumoren sind hauptsächlich von diagnostischem Interesse, und die Erörterungen, zu denen das Material in dieser Hinsicht Anlaß gegeben hat, wurden im Zusammenhange mit den einzelnen Fällen angeführt. Da die Lokaldiagnose in der Mehrzahl der Fälle unsicher war, kann es nicht wundernehmen, daß die diagnostischen Operationen in dieser Gruppe eine relativ große Rolle gespielt haben. Explorative Ventrikelpunktion und Ventrikulographie bzw. Versuche in dieser Richtung wurden an 8 von den 13 Fällen ausgeführt, außerdem wurde bei 2 Patienten vor der Aufnahme in die chirurgische Klinik Ventrikulographie resp. Encephalographie gemacht. An der überwiegenden Mehrzahl der Fälle dieser Gruppe wurden also diagnostische Operationen vorgenommen, und wenn diese Eingriffe auch nicht zu dem beabsichtigten Ziele, einer sicheren Lokalisation des Tumors geführt haben, so waren sie doch in mehreren Fällen von großer Bedeutung für die Entscheidung in bezug auf die Art des Eingriffes, besonders mit Rücksicht auf die Wahl der Stelle für die Dekompressionsöffnungen.

Außer diesen diagnostischen Eingriffen wurden an den 13 Fällen in dieser Gruppe 14 Operationen ausgeführt. Bei 5 Fällen (Nr. 72, 64, 76, 78, 81) wurden Explorativfreilegungen über dem Großhirn gemacht, bei allen Fällen mit einer Ausnahme (Nr. 76) außerdem subtemporale Dekompression. Der Knochenlappen wurde hierbei in sämtlichen Fällen, außer einem, beibehalten (Nr. 81). In diesen

Fällen konnte man eine einigermaßen zuverlässige Lokaldiagnose stellen, obzwar der Tumor bei der Operation nicht gefunden wurde, der Eingriff konnte jedoch bei 2 Fällen nicht so weit geführt werden, wie es beabsichtigt war (Nr. 76, 81). Bei 5 Fällen, die keine sicheren Lokalsymptome zeigten, wurde eine subtemporale Dekompression gemacht. Bei 4 Fällen hatte man dabei durch explorative Operationen festgestellt, daß kein Hydrocephalus int. vorlag, während bei einem Falle (Nr. 69) eine subtemporale Dekompression gemacht wurde, trotzdem sowohl das Röntgenbild wie eine explorative Ventrikelpunktion das Vorhandensein eines obstruktiven Hydrocephalus mit starker Ausdehnung der Seitenventrikel nachwiesen. Hier wurde es später auch notwendig, eine suboccipitale Dekompression zu machen, aber dessen ungeachtet wurde der vorher entstandene Hirnbruch ziemlich groß. Nunmehr würde ich bei diesem Falle wahrscheinlich zuerst eine suboccipitale Dekompression und später eine Explorativfreilegung des Chiasmas, evtl. diese Eingriffe in umgekehrter Reihenfolge gemacht haben. Bei den drei übrigen Fällen (Nr. 70, 77, 80) wurde hauptsächlich auf das Resultat der vorhergehenden diagnostischen Operationen hin eine suboccipitale Dekompression ausgeführt, da keiner dieser Fälle Symptome aufwies, die an und für sich hinreichend waren, um eine Freilegung des Kleinhirns zu motivieren.

Von den 13 Fällen starben später fünf (Nr. 72, 74, 75, 78, 81), alle höchstwahrscheinlich infolge des Fortschreitens des Tumors. Von keinem dieser Patienten kann gesagt werden, daß er einen wesentlichen Nutzen von der Operation gehabt hätte, und keiner von ihnen hat auch nur für kürzere Zeit Gesundheit oder Arbeitsfähigkeit wiedergewonnen. Die übrigen 8 Fälle sind noch am Leben. Seit der Operation sind bei drei Fällen (Nr. 69, 70, 71) drei Jahre, bei drei Fällen (Nr. 72, 76, 77) zwischen einem und zwei Jahre und bei den beiden übrigen weniger als ein Jahr verflossen. Drei von diesen Patienten (Nr. 71, 76, 77) haben eine stark reduzierte Sehschärfe, ihr Zustand ist aber sonst, mit Ausnahme von Nr. 76, bei dem er unverändert ist, wesentlich gebessert, besonders in bezug auf die subjektiven Symptome. Die übrigen sind so gut wie symptomfrei und in der Mehrzahl der Fälle vollständig arbeitsfähig.

2. Verdacht auf Tumor.

Fall Nr. 82. H. S., ♂, 14 Jahre. S. 757/1924.

Verdacht auf Tumor cerebri. Epileptische Anfälle und tiefgehende intellektuelle Störungen. Explorative Trepanation mit negativem Resultat. Der Patient war nach der Operation frei von Anfällen, sonst war aber der Zustand 2 Jahre nach der Operation unverändert.

Seit Mai 1921 epileptische Anfälle, die gewöhnlich in Serien mit einem Zwischenraum von mehreren Monaten auftraten. Der erste Anfall begann mit Zuckungen im rechten Mundwinkel, Salivation und nach ungefähr $1/4$ Stunde Bewußtseinsverlust. Danach Zuckungen in der ganzen rechten Körperhälfte mit Drehung des Kopfes nach rechts. Der Anfall dauerte ungefähr 2 Stunden. Die weiteren Anfälle waren immer vom selben Typus, dauerten in der Regel 1—4 Stunden, meistens Urin- und Faecesabgang sowie Zungenbiß während des Anfalles. Nachher mitunter Erbrechen. Am 6. VII. 1924 hatte der Patient einen sehr schweren, 18 Stunden andauernden Anfall. Nach diesem soll eine rechtsseitige Hemiparese mit Rigidität bestanden haben. Lumbalpunktion am 11. VII. wies einen Druck von 160 mm Wasser auf, sonst aber nichts Pathologisches. Der Patient wurde am 17. VII. 1924 in die medizinische Klinik aufgenommen und am 29. VIII. von Dr. HESSER unter der Diagnose Epilepsie mit Verdacht auf Tumor cerebri der chirurgischen Klinik überwiesen.

Während des Aufenthaltes in der medizinischen Klinik zeigte der Patient tiefgehende psychische Störungen. Er war teilweise in bezug auf Zeit und Raum desorientiert, antwortete langsam und zögernd und oft falsch auch auf einfache Fragen. Oft ist es ihm schwer, das richtige Wort zu finden. Außerdem bestand eine leichte rechtsseitige Facialisparese und eine leichte Parese mit Rigidität im rechten Arm und Bein. Fußklonus auf der rechten Seite, aber keine pathologischen Reflexe. Die Lumbalpunktion wies einen Druck von 105 mm auf. Keine pathologischen Veränderungen im Liquor. Röntgenaufnahme zeigte eine leichte Entkalkung in der Schädelbasis und die Suturen etwas weiter als normal. Am Augenhintergrund keine Veränderungen. Während des Aufenthaltes in der medizinischen Klinik verschwand die Parese allmählich. Bei der Aufnahme in die chirurgische Klinik am 29. VIII. bestanden keine Veränderungen von den Kranialnerven, auch keine sicheren Veränderungen betreffs Motilität und Sensibilität, keine Rigidität. Die Patellareflexe waren auf der rechten Seite etwas lebhafter als auf der linken, sonst normale Reflexe. Augenhintergrund beiderseits normal.

Psychisch weist der Patient bedeutende Gedächtnisdefekte auf und er macht überhaupt den Eindruck recht hochgradiger Demenz. Bei der Untersuchung auf Aphasie kann er die Benennung von Gegenständen verhältnismäßig gut finden und einfachere Aufträge ausführen, obzwar es langsam geschieht und oft Fehler vorkommen. Seinen Namen kann er nur mit großer Mühe und vielen Fehlern schreiben. Einfachere Zeitungsartikel liest er stotternd, scheint den Inhalt aber nicht zu verstehen. Kopfrechnen fällt ihm sehr schwer und auch schriftliches Rechnen wird sehr schlecht ausgeführt, selbst bei sehr einfachen Aufgaben.

Der Verlauf der epileptischen Anfälle und die danach sicher zurückgebliebene rechtsseitige Parese deuten auf einen Herd in der linken Hemisphäre. Die psychischen Störungen hatten zum Teil den Charakter einer sensorischen Aphasie, könnten aber auch durch eine allgemeine und hochgradige Herabsetzung der intellektuellen Fähigkeiten erklärt werden. Die Röntgenuntersuchung sprach einigermaßen für das Vorhandensein eines drucksteigernden intrakraniellen Prozesses und man dachte an die Möglichkeit eines linksseitigen Temporallappentumors, der den Verlauf der epileptischen Anfälle, die postparoxysmale Parese und Rigidität sowie die psychischen Störungen erklären könnte, falls diese auf eine sensorische Aphasie zurückgeführt werden könnten. Die Diagnose wurde jedoch als im hohen Grade unsicher betrachtet.

Operation am 15. IX. Äthernarkose. Osteoplastische Freilegung des linken Temporallappens. Spannung der Dura nicht erhöht. Die freigelegte Gehirnoberfläche wies keinerlei pathologische Veränderungen auf. Explorativpunktion in der zweiten Temporalwindung zeigte normale Hirnsubstanz, die jedoch ziemlich zahlreiche polymorphkörnige Leukocyten enthielt. Vollständiger Verschluß der Dura. Der Knochenlappen wurde an seinen Platz zurückgelegt, ein Drainrohr, sonst vollständige Sutur.

Bei Untersuchung im Juni 1926 keine neuen Symptome. Der psychische Zustand ist sonst unverändert, seit der Operation aber keine epileptischen Anfälle.

Man muß hier die Diagnose Tumor wahrscheinlich fallen lassen, und es ist wahrscheinlich, daß eine diffuse Hirnkrankheit, eine Epilepsie und fortschreitende Demenz vorliegt. Bei diesem Falle hätte eine Encephalographie ausgeführt werden sollen, was vielleicht einer unnützen Operation vorgebeugt hätte.

Fall Nr. 83. F. O., ♂, Hafenarbeiter, 48 Jahre. S. 1010/1924.

Chronische Nephritis. Meningitis serosa. Verdacht auf Tumor. Mäßig ausgesprochene allgemeine Drucksymptome. Subtemporale Dekompression mit Rückgang der Drucksymptome. 2 Jahre nach der Operation ist der Patient am Leben und arbeitsfähig.

Patient leidet seit vielen Jahren an Albuminurie. Seit 4—5 Jahren zeitweise Kopfschmerzen. Kein Erbrechen oder Doppeltsehen. Im August 1924 unter der Diagnose Hirntumor in einem anderen Krankenhause behandelt, wo auf der linken Seite eine subtemporale Dekompression ohne Duraeröffnung vorgenommen wurde. Am 29. X. 1924 in die chirurgische Klinik aufgenommen. Bei der Aufnahme deutliche Stauungspapille mit einer Protrusion von ca. 1—2 Dioptrien; keine retinitischen Veränderungen am Augenhintergrunde, die Sehschärfe normal. Blutdruck bei wiederholten Messungen zwischen 145—160 mm.

Der Urin enthielt eine unbedeutende Menge von Albumin (ESBACH $^1/_2$ $^0/_{00}$) sowie einzelne rote Blutkörperchen und hyaline Zylinder mit körnigen Auflagerungen. Reststickstoff 33,6 mg-%. Die Lumbalpunktion zeigte einen Druck von 250 mm Wasser. Nervenstatus vollständig negativ. In der linken Temporalregion ein etwas über zweikronengroßer Defekt tm Knochen ohne Protrusion.

Zwei Versuche zu Ventrikelpunktion, in der Absicht Ventrikulographie vorzunehmen, scheiterten. Es war unmöglich, zu einer sicheren Auffassung in bezug auf die Diagnose zu kommen. Die Stauungspapille konnte ja eventuell von einem Tumor abhängig sein, könnte aber auch durch die Nephritis und den gesteigerten Blutdruck erklärt werden. Da der Patient stark unter den Kopfschmerzen litt, beschloß man, eine subtemporale Dekompression vorzunehmen und die weitere Entwicklung abzuwarten.

Operation am 12. XII. 1924. Lokalanästhesie. Rechtsseitige subtemporale Dekompression. Die Dura gespannt und zeigte sehr schwache Pulsationen. Versuche zu Ventrikelpunktion mißlangen, wonach von einer kleinen Incision in die Dura eine beträchtliche Menge Liquor aus dem Subarachnoidalraum ausgemelkt wurde. Die Dura konnte danach geöffnet werden, wobei sich jedoch anfangs ein kleiner Prolaps der Rinde bildete. Der Subarachnoidalraum enthielt eine außergewöhnlich große Menge Flüssigkeit und nachdem diese aus den freigelegten und angrenzenden Hirnpartien ausgemelkt war, sank das Gehirn zusammen, so daß zwischen der Dura und der Hirnoberfläche ein Zwischenraum von $^1/_2$ cm entstand. Man konnte nun die laterale Oberfläche des ganzen Temporallappens inspizieren, es war aber nichts Pathologisches zu finden. Vollständige Sutur in mehreren Schichten.

Bei der Entlassung am 29. XII. hatte der Patient einen mittelgroßen etwas gespannten Hirnbruch. Die Stauungspapille war zurückgegangen und die Sehschärfe an beiden Seiten bis 0,9 gesunken. Der Patient litt in der ersten Zeit nach der Heimkehr hie und da an Kopfschmerzen, fühlte sich aber sonst im großen ganzen gesund. Im Juni 1925 nahm er seine Arbeit als Stauer wieder auf. Er fühlte sich dann gesund, bis er im August 1925 zwei allgemeine epileptische Anfälle bekam, die mit Zungenbissen und unfreiwilligem Urinabgang verbunden waren. Nach den Anfällen vollständiges Wohlbefinden. Am 24. IX. wurde er behufs Beobachtung wieder aufgenommen. Er wies einen mittelgroßen, etwas gespannten Hirnbruch auf. Am Augenhintergrund verschwommene Papillengrenzen ohne Protrusion. Sehschärfe an beiden Seiten 0,7. Nervenstatus sonst vollständig negativ. Am 16. IX. wurde eine Encephalographie vorgenommen. Lumbaldruck in sitzender Stellung 500 mm Wasser. Es wurden 120 ccm Liquor abgezapft und durch die gleiche Menge Luft ersetzt. Das Encephalogramm wies normale Verhältnisse auf, vielleicht eine etwas verstärkte Zeichnung des Subarachnoidalraumes.

In den folgenden Tagen zeigte sich, daß offenbar durch das Punktionsloch in der Dura Liquor aussickerte, indem der Hirnbruch am 18. IX. eingesunken war, so daß eine tiefe Grube entstand. Bei der Entlassung am 9. X. hatte der Hirnbruch seine alten Dimensionen wieder angenommen. Der Zustand des Patienten war unverändert. Reststickstoff 30 mg-%. Laut brieflicher Mitteilung war der Zustand auch im September 1926 im großen ganzen unverändert.

Nach dem negativen Encephalogramm dürfte das Vorhandensein eines Tumors mit der größten Wahrscheinlichkeit auszuschließen sein. Die bei der Operation nachgewiesene bedeutende Steigerung der Flüssigkeitsmenge im Subarachnoidalraum, die wahrscheinlich auch die Protrusion im subtemporalen Defekt verursacht, dürfte zur Diagnose einer — vielleicht durch chronische Nephritis bedingten — Meningitis serosa berechtigen.

Fall Nr. 84. E. A. B., ♂, Kontorist, 25 Jahre. S. 592/1925.

Psychische Symptome und röntgenologische Veränderungen im Cranium, die den Verdacht auf ein frontales Meningiom nahelegten. Explorativtrepanation wies eine starke Erweiterung der Venen in den weichen Häuten auf, die fast an ein Angiom erinnerten. Der Patient wurde ungebessert entlassen und lebt in unverändertem Zustande $1^1/_2$ Jahre nach der Operation.

Der Patient war mehreren recht kräftigen Hirnerschütterungen ausgesetzt gewesen, das erstemal 1907, zuletzt 1914. Seit 1920 war er mehrmals wegen Psychose in eine Irrenanstalt aufgenommen worden, zuletzt im November 1924. Er war damals äußerst gewalttätig, verwirrt, hatte Wahnvorstellungen und Halluzinationen. Seit Dezember 1924 Besserung, aber periodische Depressionszustände. Am 26. V. 1925 wurde er in die Nervenklinik aufgenommen und am 30. V. von Professor Marcus unter der Diagnose Verdacht auf Frontallappentumor, evtl. traumatische Cyste, der chirurgischen Klinik überwiesen. Bei der Aufnahme wies der Patient keinerlei allgemeine Drucksymptome auf. Die Lumbalpunktion zeigte einen Druck von 130 mm mit schwach positivem Pandy, aber sonst ohne pathologische Bestandteile im Liquor. Nervenstatus vollständig negativ. Das einzige Positive waren die Röntgenveränderungen, die eine ungewöhnlich dünne Kalotte zeigten. Besonders das Os frontale sehr dünn. Im vorderen oberen Winkel des linken Scheitelbeines ein etwas mehr als zweikronengroßer, uhrglasförmiger, gut abgegrenzter Knochendefekt mit regelmäßigen Konturen (Abb. 192).

Nach den Röntgenveränderungen und den psychischen Symptomen wurde das Vorhandensein eines frontalen Meningioms oder möglicherweise einer traumatischen Cyste angenommen.

Operation am 3. VI. 1925. Lokalanästhesie. Osteoplastische Freilegung des linken Frontallappens. Der Knochen war von gewöhnlicher Dicke, aber gefäßreich, besonders gegen die Mittellinie. Nachdem der Knochenlappen aufgebrochen war, konnte man feststellen,

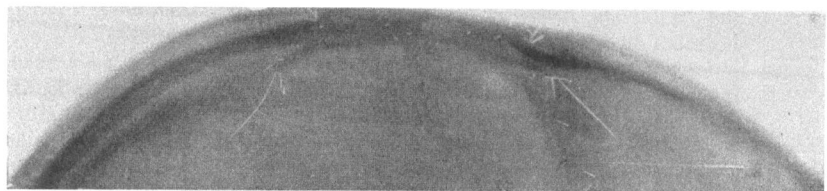

Abb. 192. Fall Nr. 84. Seitenbild; uhrenglasähnliche Verdünnung der Kalotte.

daß die auf den Röntgenplatten ersichtliche Verdünnung tatsächlich sehr mäßig war. Die Dicke des Knochens war nirgends unter 3—4 mm, das Cranium ist aber an der auf den Röntgenplatten auffallenden Stelle etwas dünner als die Umgebung. Die Dura ist besonders gefäßreich und längs der Arteria meningea media verläuft eine gut stricknadeldicke Vene, die sich gegen die Mittellinie fast zu Gänsekieldicke erweiterte und dort in einen aus gänsekielweiten geschlängelten Venen bestehenden Plexus mündet, der ein zweikronengroßes, ungefähr der auf den Röntgenplatten ersichtlichen Knochenverdünnung entsprechendes Gebiet deckt. Diese Venen entleeren sich zum Teil in den Sinus longitudinalis, zum Teil in große corticale Venen. Nach Eröffnung der Dura wurde im medialen Drittel der Trepanationsöffnung eine starke Erweiterung der corticalen Venen sichtbar, die gänsekieldick sind und teils in den Sinus longitudinalis, teils in den früher beschriebenen Venenplexus der Dura münden. Die Hirnrinde wies sonst ein vollständig normales Aussehen auf. Auch die vom vorderen Teil der Fissura Sylvii verlaufende Vena anostomotica (Trolard) ist besonders groß und über gänsekielweit. Obzwar man den Zustand auf eine angiomatöse Erweiterung der corticalen Venen zurückführte, betrachtete man eine Ligatur der Venen nicht als indiziert, teils wegen der Gefahr von Malacien, teils wegen der Unsicherheit des ursächlichen Zusammenhanges zwischen den psychischen Symptomen des Patienten und den vorhandenen Gefäßanomalien. Die Dura wurde vernäht und der Lappen auf seinen Platz zurückverlegt.

Wundheilung p. p. ohne Komplikationen. Entlassung am 20. VI. in unverändertem Zustande.

Bei Nachuntersuchung am 7. X. 1926 war der Patient klinisch symptomfrei und hatte seit ungefähr einem Jahre gearbeitet. Er fühlt jedoch ab und zu Schwere im Kopfe, hat aber sonst keine subjektiven Symptome.

Die Deutung dieses Falles muß natürlich vorläufig offen gelassen werden. Die starke Erweiterung der Venen in den weichen Häuten auf einem begrenzten Gebiete spricht am meisten dafür, daß wir es hier mit einem Falle von beginnendem Angioma racemosum venosum zu tun haben.

Verdacht auf Tumor.

Fall Nr. 85. I. J., ♀, 52 Jahre. S. 829/1925.

Auf Hirntumor verdächtiger Fall mit generalisierten epileptischen Anfällen seit 5 Jahren. Verschiedene neurologische Streusymptome. Negative Encephalographie. Explorative Freilegung der rechten Hemisphäre negativ. Subtemporale Dekompression. Lebt 1 Jahr nach der Operation in unverändertem Zustande.

Seit 5 Jahren allgemeine epileptische Anfälle, die von Parästhesien im rechten Bein angekündigt waren und mit Kopfschmerzen, Erbrechen, Bewußtseinsverlust und allgemeinen Krämpfen mit Zungenbiß und unfreiwilligem Urinabgang einhergingen. Keine bleibenden Störungen nach den Anfällen. Die Patientin wurde am 4. VIII. in die chirurgische Klinik aufgenommen. Bei keiner Untersuchung konnten, abgesehen vielleicht von einer leichten Ausdehnung der Venen im Augenhintergrunde, unmittelbar nach den Anfällen Drucksymptome nachgewiesen werden. Dagegen klagte die Patientin oft über Kopfschmerzen. Von neurologischen Symptomen fanden sich sonst ein konstant positiver Babinski auf der linken Seite und ein konstanter Patellarklonus auf der linken Seite. Die Anfälle, die während des Krankenhausaufenthaltes beobachtet wurden, begannen mit Drehung des Kopfes nach rechts. Nach den Anfällen regelmäßig Kopfschmerzen und Erbrechen, keine Paresen, aber die Sehnenreflexe im rechten Arm waren lebhafter als im linken. Dagegen waren die Patellarreflexe auf der linken

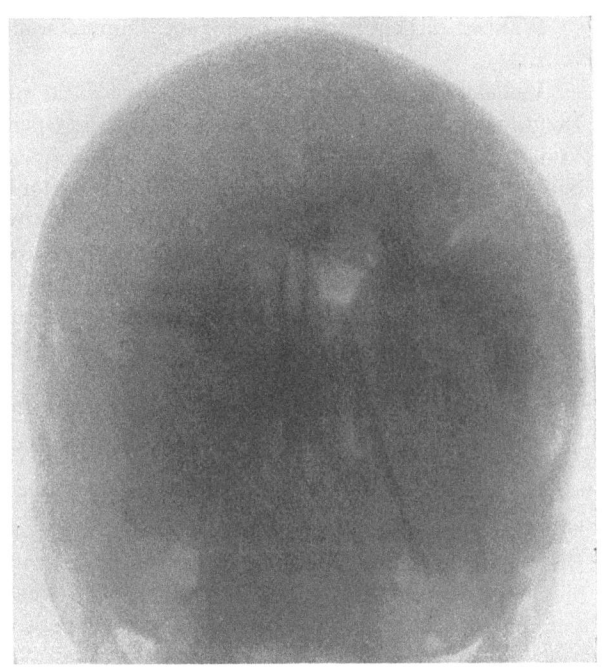

Abb. 193. Fall Nr. 85. Normales Encephalogramm.

Seite lebhafter als auf der rechten und Fußklonus sowie positiver Babinski waren regelmäßig zu konstatieren. Bisweilen war Babinski nach den Anfällen auf beiden Seiten positiv. Nach den Anfällen bestand durch einige Tage eine bedeutende Hemmung aller psychischen Funktionen.

Wegen der variierenden und teilweise einander widersprechenden Symptome wurde, um möglicherweise Klarheit über die Diagnose zu gewinnen, eine Encephalographie gemacht. Diese wies aber im großen ganzen normale Verhältnisse auf (Abb. 193). Die einzigen wirklich konstanten Symptome, nämlich ein positiver Babinski, gesteigerte Sehnenreflexe und Fuß- und Patellarklonus auf der linken Seite, sprachen für einen in der rechten Hemisphäre nahe der Mittellinie lokalisierten Herd. Obzwar die übrigen Erscheinungen an einen diffusen Hirnprozeß denken ließen, deuteten die obengenannten Symptome doch auf einen abgegrenzten Herd und trotz des negativen Encephalogramms konnte man das Vorhandensein eines kleineren Tumors an dieser Stelle nicht ausschließen, bei dem es sich dann wahrscheinlich um ein kleines parasagittales Meningiom handeln würde. Man beschloß daher, eine Explorativfreilegung der rechten motorischen Region zu machen.

Operation am 25. IX. 1925. Lokalanästhesie. Osteoplastische Freilegung der rechten motorischen Region. Die Spannung der Dura war nicht erhöht, die freigelegten Hirnwindungen nicht abgeflacht und überall von normalem Aussehen. Infolge der großen Venen, die sich in den Sinus entleerten, war es unmöglich, die mediale Fläche der Hemisphäre zu untersuchen. Ligatur dieser Venen hielt man in Anbetracht der unsicheren Diagnose nicht für berechtigt. Wegen der Kopfschmerzen und der nach den Anfällen eintretenden Veränderungen am Augenhintergrunde wurde die Operation mit einer subtemporalen Dekompression abgeschlossen.

Die Patientin wurde am 14. X. entlassen und hatte die ersten Monate nach der Operation keine Anfälle und keine Kopfschmerzen. Nach ungefähr einem halben Jahre kehrten die Anfälle in derselben Art wie zuvor zurück und die Patient befindet sich nun im selben Zustande wie vor der Operation.

Wahrscheinlich besteht hier kein Tumor, sondern irgendein diffuser Hirnprozeß.

Vielleicht kann man bei keinem dieser Fälle mit vollständiger Sicherheit die Diagnose Tumor ausschließen, aber sowohl die Operationsbefunde wie der weitere Verlauf machen diese Diagnose doch in hohem Grade unwahrscheinlich. Nur bei einem Falle kann man sagen, daß der Patient einen größeren Nutzen von der Operation hatte, nämlich bei Nr. 83, der durch eine subtemporale Dekompression von ziemlich schweren Drucksymptomen befreit wurde. Bei den übrigen Fällen fehlten allgemeine Drucksymptome oder sie waren, wie bei Fall Nr. 85, sehr leicht, und das Resultat der Operation beschränkt sich darum in diesen Fällen darauf, daß die Diagnose Tumor eliminiert oder unwahrscheinlich gemacht wurde.

XI. Die Diagnose.

Da diese Arbeit sich hauptsächlich mit der chirurgischen Behandlung der Hirntumoren beschäftigt, können Fragen, die deren Symptomatologie und Diagnostik betreffen, nur in größter Kürze berührt werden. Die zu diesen Gebieten gehörende Frage, die in erster Reihe Beachtung verdient, ist die Beziehung zwischen richtigen und falschen Diagnosen teils in bezug auf die Allgemeindiagnose Tumor, teils in bezug auf die Lokaldiagnose und schließlich in bezug auf die Artdiagnose.

Die präsumtive Diagnose vor der Operation war selbstverständlich bei sämtlichen 85 Fällen Tumor. In der überwiegenden Anzahl der Fälle bestanden vor der Operation keinerlei Zweifel in bezug auf die Richtigkeit der Allgemeindiagnose, und nur bei einigen Fällen wurde sie als zweifelhaft betrachtet. Die Diagnose Tumor ist, wie früher erwähnt, bei 68 Fällen verifiziert, bei 13 Fällen wahrscheinlich, obzwar bei diesen die Momente, auf welche die Diagnose gegründet war, von etwas verschiedener Tragkraft sein können, und schließlich dürften bei den 4 Fällen, die zur Gruppe Verdacht auf Tumor vereint wurden, die Operationsbefunde und der weitere Verlauf die Diagnose Tumor unwahrscheinlich gemacht haben.

Bei 66 Fällen von den 68 verifizierten Tumoren war vor der Operation eine Lokaldiagnose gestellt worden. Bei einem Falle (Nr. 4) konnte die Diagnose nicht näher präzisiert werden, als daß ein linksseitiger Hemisphärentumor, entweder im Frontallappen oder Temporallappen, vorliege, und bei einem Falle (Nr. 68) konnte keinerlei Lokaldiagnose gestellt werden. Beim ersteren Falle zeigte die Sektion, daß ein Frontallappentumor, und beim letzteren Falle, daß multiple Tumoren vorhanden waren. Bei 46 von diesen Fällen wurde die Lokaldiagnose nur auf Grund der klinischen Befunde gestellt, während diagnostische Operationen bei 20 Fällen vorgenommen wurden. Bei drei davon waren die diagnostischen Operationen anderwärts vor der Aufnahme in die Chirurgische Klinik ausgeführt worden. Die Lokaldiagnose erwies sich als falsch bei 6 Fällen (Nr. 1, 14, 24, 26, 46, 67). Bei Fall Nr. 1, bei dem man angenommen hatte, daß der Tumor in der motorischen Region gelegen sei, wurde er statt dessen im Corpus striatum gefunden; beim Falle Nr. 26 lag er gleichfalls in den basalen Ganglien, während die Diagnose ihn in den Cortex lokalisiert hatte. Bei den Fällen Nr. 14 und 24 hielt man die Diagnose für unsicher, aber nachdem eine explorative Ventrikelpunktion das Vorhandensein eines Hydrocephalus internus nachgewiesen hatte, wurde ein Kleinhirntumor als die wahrscheinlichste Diagnose betrachtet. Beim Falle Nr. 14 sprach der weitere Verlauf stark für einen Tumor im dritten Ventrikel, weshalb die Diagnose in diesem Sinne geändert wurde. Die letztere Diagnose erwies sich auch bei der Sektion als richtig. Bei Fall Nr. 24 glaubte man nach dem negativen Befund bei der Freilegung des Kleinhirns, daß ein suprasellarer Tumor vorliege, die Autopsie wies aber einen kleineren Tumor im hinteren Teil des dritten Ventrikels nach. Bei Fall Nr. 46 wurde man durch einen Gesichtsfelddefekt irregeführt, der als eine unvollständige homonyme Hemianopsie gedeutet wurde, weshalb man glaubte, daß es sich um einen Tumor an der Basis des Temporallappens handle. Der weitere Verlauf und eine späterhin ausgeführte Operation zeigten, daß der Tumor im Brückenwinkel gelegen war. Der Fall Nr. 67 war insofern falsch diagnostiziert, daß außer dem in der motorischen Region vermuteten Tumor, der auch tatsächlich dort gefunden wurde, multiple Tumoren in verschiedenen Teilen des Gehirns vorhanden waren. Möglich ist, daß diese übrigen Metastasen später hinzugekommen waren, und daß der diagnostizierte Tumor zur Zeit der Operation also solitär war. Auch der Fall Nr. 13 kann in gewisser Beziehung als falsch diagnostiziert bezeichnet werden, insofern, als man zwar die Diagnose auf einen die Capsula interna treffenden Tumor gestellt hatte, aber vermutete, daß er in der Nähe der motorischen Rindenregion lokalisiert sei, während die Autopsie einen Tumor nachwies, der fast die ganze Hemisphäre einnahm und wahrscheinlich vom Temporallappen ausgegangen war. Bei Fall Nr. 51 schwankte die Diagnose zwischen einem Brückenwinkeltumor und einem vom Ganglion Gasseri ausgegangenen Tumor mit einem Fortsatz in den Brückenwinkel, und man zog vor, zuerst eine Explorativfreilegung des Ganglions zu machen, zum Teil, weil diese Diagnose am wahrscheinlichsten erschien, zum Teil darum, weil dieser Eingriff als weniger gefährlich betrachtet wurde als eine Explorativfreilegung des Kleinhirns. Eine Fehldiagnose im eigentlichen Sinne liegt daher bei diesem Falle kaum vor.

Man kann also sagen, daß die Fehldiagnosen bei den verifizierten Tumoren sich auf ca. 10% beliefen. Hierbei ist jedoch zu bemerken, daß die Diagnose bei den früheren Fällen nicht näher in bezug auf die corticale oder subcorticale Lage oder wahrscheinliche Ausbreitung des Tumors präzisiert wurde; man hatte sich bei Hemisphärentumoren vielmehr mit mehr allgemein gehaltenen Diagnosen begnügt.

Die fehldiagnostizierten Fälle waren alle, mit Ausnahme von Nr. 46 und vielleicht Nr. 26, von solcher Beschaffenheit, daß keine Operation Aussicht hatte, irgendeinen Nutzen zu bringen, und diese Fälle hätten, wenn die richtige Diagnose gestellt worden wäre, nicht operiert werden sollen, oder es wäre evtl. ein kleinerer Eingriff als der tatsächlich ausgeführte zu machen gewesen (subtemporale Dekompression beim Falle Nr. 26, evtl. Balkenstich im Falle Nr. 24). Die Fälle Nr. 1, 24 und 26 starben nach der Operation, die aber im Falle Nr. 1 kaum irgendeine Rolle für den Ausgang gespielt haben dürfte. Bei Fall Nr. 46 trat für einige Zeit nach der subtemporalen Dekompression, mit welcher die Operation bei diesem Falle abgeschlossen wurde, eine bedeutende Besserung ein, während die Operation bei den Fällen Nr. 14 und 67 wahrscheinlich keinen nennenswerten Einfluß auf den Verlauf der Krankheit hatte. Die obenerwähnten Todesfälle hätten sich, wenn eine richtige Diagnose gestellt worden wäre, vermeiden lassen, dadurch, daß die Operation entweder unterlassen oder eine weniger eingreifende Operation vorgenommen worden wäre. Die Fehldiagnosen waren also von Einfluß auf die Operationsresultate hauptsächlich dadurch, daß sie Eingriffe veranlaßten, die nicht der Natur der Krankheit angepaßt waren. Einige der gewöhnlicheren Irrtümer, z. B. die Verwechslung von Kleinhirn- mit Frontallappentumoren, konnten dagegen vermieden werden, und der besonders gefährliche Mißgriff der Vornahme einer osteoplastischen Freilegung über dem Großhirn bei Tumoren in der hinteren Schädelgrube mit Hydrocephalus kam nur bei einem Falle (Nr. 46) vor, hier aber zum Glück ohne schwerere Konsequenzen. Dies hat zweifellos seinen Grund darin, daß beim geringsten Zweifel in bezug auf die Lage der Läsion im Verhältnis zum Tentorium eine explorative Ventrikelpunktion vorgenommen wurde, und daß jede Operation über dem Großhirn mit wenigen Ausnahmen als kontraindiziert betrachtet wurde, wenn man symmetrisch erweiterte Ventrikel fand. Andererseits führte dieses Verfahren bei zwei Fällen von Tumor im dritten Ventrikel zu einer explorativen Freilegung des Kleinhirns, ein Irrtum, der wohl schwerlich mit Sicherheit vermieden werden kann, nicht einmal durch Ventrikulographie und der übrigens auch von relativ untergeordneter Bedeutung sein dürfte.

Über den Grad der Sicherheit, mit der die Art des Tumors vorausgesagt werden konnte, habe ich mich schon im Anschluß an die verschiedenen Gruppen von verifizierten Tumoren ausgesprochen. Die anatomische Diagnose reicht am weitesten bei Neurinomen, Hypophysengangtumoren und Meningiomen, während bei Gliomen die Art des Tumors in der Mehrzahl der Fälle zwar mit Wahrscheinlichkeit vorausgesagt werden kann, aber doch selten mit gleicher Genauigkeit wie bei den früher erwähnten Neubildungen.

Von den nicht verifizierten und verdächtigen Tumoren konnte bei 11 Fällen eine Lokaldiagnose gestellt werden, während bei den übrigen 6 gar keine oder eine so unsichere Lokaldiagnose gestellt worden war, daß eine Explorativfreilegung nicht indiziert erschien. In keinem der 11 Fälle, bei denen die Lokaldiagnose gestellt und also eine Explorativoperation vorgenommen wurde, ist der Tumor angetroffen worden. Dies bedeutet jedoch nicht, daß die Lokaldiagnose bei allen diesen Fällen falsch war. Bei 3 Fällen von Verdacht auf Tumor, in welchen eine Explorativfreilegung vorgenommen wurde, trug der negative Operationsbefund dazu bei, daß man die Diagnose Tumor fallen ließ, während die Operationsbefunde bei der Mehrzahl der nicht verifizierten Tumoren die Diagnose Tumor und bei einigen Fällen auch die Lokaldiagnose bestärkten. Wenn die Verifikation fehlt, nützt es aber nicht viel, zu überlegen, bei wie vielen Fällen die Lokaldiagnose vielleicht richtig war. Der rein praktische Wert der Diagnose liegt ja darin, daß der Tumor bei der Operation an der vermuteten Stelle angetroffen wird. Wie früher oben angeführt ist, geschah dies bei 44 Fällen, d. i. 64,7% der verifizierten Tumoren und 51,8% sämtlicher operierten Fälle. Man dürfte also mit dem Vorbehalt, der durch den Umfang des Materials bedingt ist, sagen können, daß in der überwiegenden Mehrzahl — vielleicht bei $^3/_4$—$^4/_5$ aller Fälle von Hirntumoren eine korrekte Lokaldiagnose möglich ist, evtl. erst nach Zuhilfenahme diagnostischer Operationen, daß sich diese Lokaldiagnose bei vielleicht 10% als falsch erweist, und daß bei ungefähr ebenso vielen Fällen keine Lokaldiagnose möglich ist, während sich schließlich bei einigen wenigen Prozent herausstellt, daß die Krankheit kein Tumor ist, sondern anderer Art. Man kann damit rechnen, daß in ungefähr der Hälfte sämtlicher Fälle der Tumor bei der Operation angetroffen wird. Die Größe des Tumors vorauszusehen und seine Ausdehnung einigermaßen exakt zu bestimmen, ist viel schwieriger. Fast immer ist der Tumor größer als die vorhandenen Symptome vermuten ließen, und es ist oft erstaunlich, wie unbedeutend die Ausfallssymptome oft auch bei sehr großen Tumoren sein können, was ja übrigens eine seit langem wohl bekannte Tatsache ist.

XII. Zur Röntgendiagnostik bei Hirntumoren.
Von E. LYSHOLM und H. OLIVECRONA.

Die jetzt wohl als klassisch zu betrachtende Arbeit SCHÜLLERS: ,,Die Schädelbasis im Röntgenbilde", 1905, ist die Grundlage aller späteren Arbeiten auf diesem Gebiete. In der folgenden Zeit, in der so viele Fragen der Röntgendiagnostik auf der Tagesordnung standen, wurde der Schädelröntgenologie, soweit sie die Diagnostik der Hirntumoren betrifft, geringes Interesse gewidmet, da die chirurgische Behandlung von Hirntumoren als sehr undankbar betrachtet wurde. Einzelne Publikationen über Fälle von diagnostizierten Hirntumoren erschienen hie und da. Im allgemeinen wurden diese aber als reine Gelegenheitsbefunde betrachtet und es herrschte ein großer Pessimismus, der auch in den Kongreßdiskussionen zum Ausdruck kam. Durch die Arbeiten CUSHINGS und anderer Chirurgen über die Behandlung von Hirntumoren ist die Frage viel aktueller geworden. In den letzten 10 Jahren ist eine große Literatur auf diesem Gebiete zustande gekommen und gleichzeitig mit der stetigen Vervollkommnung der röntgenologischen Technik nahm die Anzahl positiver Fälle zu und man versuchte die Röntgendiagnostik bei Tumor cerebri mehr zu systematisieren.

Von denen, die der Röntgenologie von Hirntumoren besonderes Interesse widmeten, seien CUSHING und SOSMAN, HEUER und DANDY in Amerika, SCHÜLLER und MAYER in Österreich, VAN DESSEL in Belgien, STENVERS und JANSEN in Holland, DELHERME und MOREL-KAHN in Frankreich und BERTOLOTTI in Italien erwähnt.

Das Material, das wir in der vorliegenden Arbeit vom röntgenologischen Standpunkte prüfen wollen, umfaßt 75 Fälle von verifiziertem Tumor cerebri.

Die Aufteilung des Materials schließt sich, wie schon im Kapitel II gesagt ist, der von CUSHING und seinen Schülern aufgestellten Einteilung an.

Sämtliche Patienten wurden in der Röntgenabteilung des Seraphimer Krankenhauses untersucht. Bei mehreren Fällen war die Röntgenuntersuchung unvollständig, entweder deswegen, weil die Frage, die dem Röntgenologen vorgelegt wurde, sich bei mehreren der früheren Fälle nur auf eine Untersuchung der Sella turcica bezog, oder weil die Bilder nicht in denjenigen Projektionen aufgenommen wurden, die notwendig sind, um die oft minimalen Veränderungen herauszubekommen. Das letztere beruht darauf, daß die Technik nicht gleichförmig war, daß eine ganze Reihe von technischen Hilfsmitteln und verbesserten Apparatkonstruktionen hinzugekommen sind, und daß die Analyse der Bilder durch die verifizierten Fälle und durch die von anderen Kliniken veröffentlichten Arbeiten schärfer wurde.

Die Arbeit gründet sich auf die Prüfung der Bilder von Patienten, die in der Zeit vom Jahre 1922 bis 31. August 1926 untersucht und operiert wurden und umfaßt also eine Zeit von ungefähr 4 Jahren. Wenn die Röntgenuntersuchung keinen positiven Befund gab, wurden die Fälle, auch wenn dies darauf beruhte, daß der Patient mangelhaft untersucht wurde oder die Bilder nicht richtig exponiert waren, als negativ gezählt. Es ist zu hoffen, daß man durch Erfüllung der für eine sichere Analyse von Schädelröntgenogrammen notwendigen technischen Forderungen auf richtige Projektion und optimale Exponierung die Anzahl röntgenpositiver Fälle noch erhöhen und weitere Schlüsse auf die Lage, Art und Größe des Tumors wird ziehen können.

Bei unserer röntgenologischen Prüfung haben wir es für vorteilhaft gefunden, jede einzelne Gruppe aufzuteilen in bezug auf:

1. Direkt ersichtliche Veränderungen (z. B. Verkalkungen).

2. Lokale Veränderungen des Knochengebietes, das in nächster Nachbarschaft des Tumors liegt, z. B. Usur von Knochen.

3. Lokale regionäre Veränderungen. Hierunter verstehen wir die Veränderungen in gewissen dünneren, in der Schädelkavität befindlichen und dem Druck stärker ausgesetzten Partien, z. B. unilaterale Veränderung der Sella, der Keilbeinflügel und der Austrittsstellen der Kranialnerven. Diese Veränderungen sind für die Seitenbestimmung der Tumorlage von Bedeutung und geben auch eine Möglichkeit, die Größe des Tumors in gewissen Grenzen zu beurteilen.

4. Allgemeine Druckveränderungen, Sprengung der Suturen, allgemein erweiterte Gefäße, verstärkte Impress. dig. und allgemeine Druckveränderungen der Sella. Diese Symptome zeigen nur das Vorhandensein eines gesteigerten Hirndruckes oder Veränderungen nach einem solchen, die, wie von mehreren Verfassern hervorgehoben wurde, lange nachdem die übrigen klinischen Zeichen eines gesteigerten Hirndruckes verschwunden sind, bestehen bleiben können. Diese Symptome haben nur bei Tumoren im Kleinhirn mit dadurch bedingtem Hydrocephalus internus eine lokaldiagnostische Bedeutung, weshalb sie in diesem Zusammenhang nicht einzeln der Betrachtung unterzogen wurden. Ebenso sind wir nicht auf eine detaillierte Analyse der allgemeinen Veränderungen der Sella turcica eingegangen, sondern nur auf die rein lokalen unilateralen. Dies hängt damit zusammen, daß im Material keine Fälle von Hypophysentumoren vorhanden sind.

Außer dem pathologisch-anatomischen Einteilungsgrunde haben wir es vom röntgenologischen Standpunkte für zweckmäßig gefunden, das Material auch mit Rücksicht auf die Lokalisation über und unter dem Tentorium zu prüfen, was besonders bei den Gliomen von großer Bedeutung ist.

Dieses Kapitel ist eine Zusammenstellung der Resultate der Prüfung. Die Röntgenbefunde der einzelnen Fälle, die Bilder und klinischen Daten sind in der Kasuistik zu finden.

1. Gliome.

Die Gliome geben durch ihre Lokalisation, die Art ihres Wachstums und ihren pathologisch-anatomischen Bau die geringsten Anhaltspunkte zur Lokalisierung durch Röntgenuntersuchung. S. STRÖM, der im Jahre 1921 an einem Material aus dem Seraphimer Krankenhause eine Zusammenstellung aller intrakranieller Verkalkungen machte, betrachtet die von OPPENHEIM (zit. STRÖM) und FITTIG beschriebenen Fälle von Verkalkungen in Gliomen als Unika. VAN DESSEL, der das Material CUSHINGS zusammengestellt hat, findet Verkalkungen in 10%. Er schreibt dies der verbesserten Technik und besonders der Verwendung des POTTER-BUCKYSCHEN Diaphragmas zu. VAN DESSEL meint, daß infolge mangelhafter Technik eine ganze Reihe von Gliomen eine Röntgenabteilung passiert, ohne bemerkt zu werden.

Sonstige reine lokale Zeichen, die einen Fingerzeig in bezug auf die Lage des Tumors geben könnten, sind in den meisten in der letzten Zeit erschienenen Abhandlungen über dieses Gebiet angegeben worden, besonders bei SCHÜLLER (2).

Eine Erweiterung des Lumens der Meningealgefäße und der Diploevenen muß man nach LEWALD mit einer gewissen Vorsicht beurteilen, da starke individuelle Variationen zwischen der Größe der Gefäße bzw. der Sinus auf beiden Seiten bestehen, ein Verhalten, das auch wir mehrmals an verifizierten Fällen zu konstatieren Gelegenheit hatten, bei welchen es in keinerlei Beziehung zur Lage des Tumors stand. Ebenso hebt LEWALD mit Recht hervor, daß man durch die verbesserte Technik, speziell durch die Verwendung beweglicher POTTER-BUCKY-Diaphragmen die Diploevenen jetzt besser als früher auf den Röntgenbildern beobachten kann. Als erweiterte Diploevenen (lokale Gefäßveränderungen) haben wir in unserem Material nur netzförmig angeordnete Venen mit dichteren Maschen im Zentrum und breiteren in der Peripherie bezeichnet, die sich auf einem abgegrenzten Gebiete und nur auf der einen Seite befanden und wo sich auf der anderen Seite die normale Anordnung des Diploenetzes fand. Es sind also nur rein netzförmige Anordnungen der Venen als pathologisch gerechnet worden (SOSMAN und PUTNAM, SCHÜLLER [2]). Bei der Operation wurden in diesen Fällen weite Diploevenen, übereinstimmend mit den Röntgenbefunden, angetroffen. Zur Konstatierung dieser unilateralen Erweiterung sind stereoskopische Bilder von großem Nutzen. Notwendig sind sie aber nicht, da man auf Bildern, bei welchen der Patient mit der rechten bzw. linken Seite gegen die Platte aufgenommen wurde, die beiden Seiten ohne Schwierigkeit unterscheiden kann.

Ebenso wie LEWALD hielten wir es nicht für berechtigt, die Ausdehnung gewisser Sinus- oder Meningealgefäßfurchen als pathologisch zu bezeichnen, solange kein größeres Material vorliegt. Besonders der Sinus sphenoparietalis kann einen bedeutenden Breitenunterschied zwischen den beiden Seiten aufweisen; Fälle, die dieses Verhalten beleuchten, werden späterhin von dieser Klinik veröffentlicht werden. Auch die Erweiterung gewisser Emissarien ist ein diskutabler Befund, dem man gewöhnlich keinen allzu großen diagnostischen Wert beimessen darf. Die übrigen rein lokalen Symptome bestehen aus einer stärkeren Markierung der als allgemeine Drucksymptome aufgefaßten Vertiefung der Impress. dig. Lokale Druckatrophie (Usur) der Lamina interna ist von mehreren Verfassern nachgewiesen worden. Lokale Ausbuchtungen der Schädelkavität, entweder in Form von Hyperostosen oder von regionären Ausbuchtungen infolge einer inneren Usur und einer äußeren Apposition des Knochens, haben eine große lokaldiagnostische Bedeutung. Es ist dies ein Verhalten, das auch älteren Pathologen bekannt war (BAILLIE, M., Morbid Anatomy, London 1820) und das auch in den meisten röntgenologischen Publikationen über Hirntumoren angegeben ist.

Die im vorigen Kapitel als regionär lokal bezeichneten Drucksymptome, die auf der Größe und Lage des Tumors beruhen, einseitige Veränderungen der Sella, einseitige Veränderungen der Keilbeinflügel, Veränderungen des Foramen ovale, Foramen rotundum und Entkalkungen der Felsenbeinpyramiden fanden sich bei einer Reihe von Fällen und haben also Bedeutung für die Seitenbestimmung des Prozesses; mit oder ohne Kombination mit den oben angegebenen Symptomen können sie auch die Möglichkeit geben, die Größe des Tumors innerhalb gewisser Grenzen zu beurteilen. Die letzteren Symptome sind zuletzt von MAYER behandelt worden. Da seine Fälle aber nicht verifiziert sind, lassen sich die von ihm angegebenen röntgenologischen Befunde schwer einschätzen.

a) Gliome über dem Tentorium.

1. Verkalkungen im Tumor wurden nur bei einem Falle, Nr. 27, beobachtet. Die Verkalkungen bestanden aus einer erbsengroßen, unregelmäßigen und einer reiskorngroßen, die einige Millimeter hinter der ersteren gelegen war. Beide Verkalkungen erschienen sehr dicht. Der Befund stimmt gut mit den Beobachtungen VAN DESSELS überein.

2. Ausbuchtung eines begrenzten Gebietes im Knochen fand sich bei zwei Fällen von Temporallappentumoren (Nr. 6, Cyste im Temporallappen, und Nr. 19, rechtsseitiger Temporallappentumor).

3. Usur des Knochens war gleichfalls bei den beiden letztgenannten Fällen zu beobachten.

4. Vertiefung der Impress. dig., der Lage des Tumors entsprechend stärker ausgesprochen als in den übrigen Teilen der Kalotte, bestand bei den Fällen Nr. 16, faustgroßer Tumor im rechten Frontallappen und Corpus callosum, Nr. 23, apfelsinengroßer Frontallappentumor und bei dem obengenannten Falle Nr. 19 (also bei drei Fällen).

5. Hyperostosen auf dem Platze des Tumors oder in anderen Gebieten des Schädels wurden bei keinem Falle von Gliom beobachtet.

6. Verdünnung der Ala minor oder Destruktion einer begrenzten Partie dieses Knochenteiles war bei den Fällen Nr. 16, 19, 23, 26 und 27 vorhanden. Ähnliche Veränderungen im Keilbeinflügel wurden außerdem bei den Fällen

Nr. 66, Hämangiom in der rechten motorischen Region, und Nr. 62, Cholesteatom im linken Seitenventrikel, beobachtet.

7. Veränderungen der Ala major wurden bei keinem Falle von Gliom gefunden.

8. Veränderungen an den Austrittsstellen der Kranialnerven sind ebenfalls in unserem Material nicht vorhanden.

9. Einseitige Veränderungen der Proc. clin. ant. bei zwei Fällen, und zwar Nr. 23 und 27.

10. Einseitige Veränderung der Pyramide mit Entkalkung war bei einem Falle von Temporallappentumor, Nr. 6, wahrzunehmen.

11. Sprengung der Suturen, die in der vorderen Schädelgrube ausgesprochener war als in der hinteren, glaubten wir bei einigen Fällen zu beobachten. Dieses Symptom dürfte aber sehr unsicher und, bevor sich ein größeres Material angesammelt hat, schwer einzuschätzen sein.

12. Allgemeine Drucksymptome ohne lokale Veränderungen werden in Übereinstimmung mit dem Obenerwähnten nicht in Erörterung gezogen, ebenso nicht die allgemeinen Druckveränderungen der Sella.

Zusammenfassung.

Das Material umfaßt 31 Fälle von Gliomen über dem Tentorium. Bei neun von diesen Fällen, also bei 30%, fanden sich direkte röntgenologische Veränderungen.

b) Gliome unter dem Tentorium.

Diese Tumoren manifestieren sich teils dadurch, daß in einem frühen Stadium ein Hydrocephalus internus entsteht und daß also die allgemeinen Drucksymptome im Röntgenbilde stark überwiegen, teils durch lokale regionäre Drucksymptome. In der Literatur konnten wir keinen verifizierten Tumor finden, bei dem lokale Usur des Knochens vorkam. Eine Lokalisierung dieser Tumoren auf röntgenologischem Wege wird deshalb natürlich sehr schwierig. Von den lokalen regionären Drucksymptomen mögen hervorgehoben werden:

1. Geschlängelte erweiterte Venen in der hinteren Schädelgrube. Dies haben wir bei einigen unserer verifizierten Kleinhirntumoren beobachtet. Die Venen in der hinteren Schädelgrube waren bei diesen Fällen trotz der deutlich ausgesprochenen allgemeinen Drucksteigerung bedeutend stärker ausgedehnt als die Venen in der vorderen Schädelgrube.

2. Eine ausgesprochenere Sprengung der Sutura lambdoidea als der Sutura coronaria glaubten wir bei einigen unserer Fälle zu beobachten; es ist aber bei diesem Symptom ebenso wie beim vorhergehenden schwer, sich mit Sicherheit darüber zu äußern und man kann selbstverständlich nur auf Grund eines großen Materials ein sicheres Urteil über ihre Bedeutung abgeben.

3. Auch symmetrische Entkalkung der beiden Felsenbeinpyramiden wurde beobachtet, ein Symptom, das sich auch bei Tumoren im dritten Ventrikel, suprasellären Tumoren und großen Hypophysentumoren findet.

4. Erweiterung des Foramen occipitale magnum. Ein solcher Fall ist in der Literatur beschrieben worden. Wir konnten bei keinem unserer Fälle eine sichere Ausdehnung des Foramen occipitale magnum nachweisen, und da große Variationen rein physiologisch vorkamen, muß es sehr schwer sein, eine solche

Ausdehnung röntgenologisch nachzuweisen. Hierfür ist ein großes Material und eine exakt gleichförmige Einstellung notwendig und vielleicht auch eine stereoskopische Messung.

5. Entkalkung evtl. Destruktion des Clivus ist gleichfalls ein Symptom, das auch bei anderen Tumoren in diesen Gebieten vorkommt, z. B. bei Meningiom vom Clivus.

6. Sellaveränderungen wie diejenigen, die bei Tumoren im dritten Ventrikel und überhaupt bei fortgeschrittenen Drucksymptomen beobachtet werden. Stärkere Veränderungen in den Proc. clin. post. und im Dorsum sellae mögen vielleicht mehr für einen Tumor in der hinteren Schädelgrube sprechen, aber zusammenfassend kann man, wie schon in bezug auf die Sella erwähnt wurde, sagen, daß aus symmetrischen Sellaveränderungen schwer sichere Schlüsse zu ziehen sind.

Unser Material umfaßt 10 Fälle von Kleinhirngliomen oder Cysten. Unter diesen haben wir stärkere Veränderungen, die für einen von der hinteren Schädelgrube ausgegangenen Druck sprachen, bei 5 Fällen gefunden, die sich nach den obengenannten Symptomen in der folgenden Art gruppieren:

1. Geschlängelte ausgedehnte Venen in der hinteren Schädelgrube, 2 Fälle, Nr. 29, Nr. 33.

2. Sprengung der Sutura lambdoidea stärker als der Sutura coronaria bei 5 Fällen, und zwar Nr. 29, 30, 31, 32 und 33.

3. Symmetrische Entkalkung der Felsenbeinpyramiden bei einem Falle, Nr. 36.

4. Entkalkung des Clivus bei 4 Fällen, und zwar Nr. 29, 30, 32 und 35.

5. Sellaveränderungen, die für einen Druck von der hinteren Schädelgrube sprachen, bei 2 Fällen, Nr. 31, 33.

Zusammenfassung.

Röntgenologische Veränderungen, die für einen raumbeschränkenden Prozeß in der hinteren Schädelgrube sprechen, bestanden bei 7 von unseren 10 Kleinhirngliomen, also bei 70%, wobei man aber auf den relativ begrenzten diagnostischen Wert, der gewissen von diesen Veränderungen beigemessen werden kann, Rücksicht nehmen muß.

2. Meningiome.

Das Material umfaßt 11 Fälle. Die Meningiome sind natürlich diejenigen Hirntumoren, die am leichtesten lokale Knochenveränderungen geben und bei denen also die Möglichkeit für eine röntgenologische Lokalisierung am größten ist. Diese Tumoren, die von gewissen typischen Stellen ausgehen, zeigen die Neigung, in die Knochenkanäle vertikal gegen die Oberfläche hineinzuwachsen und Anlaß zu Spiculabildungen zu geben. Diese Spiculabildungen gleichen vollständig denjenigen, die bei Osteosarkomen im Knochensystem beobachtet werden, z. B. bei den typischen Osteosarkomen, die an der Tibiametaphyse auftreten. Die Spiculabildung bei den Meningiomen ist aber in der Regel bedeutend gröber, und die äußerst feinen Spicula, die man bei Osteosarkomen sieht, finden sich nicht so ausgesprochen. Dies tritt besonders hervor, wenn man stereoskopische Röntgenbilder aufnimmt und sie unter starker Vergrößerung betrachtet. Auf die Spiculabildung ist indes mehrmals von anderen Autoren die Diagnose Sarkom gestellt worden, was in diesem Zusammenhange hervorgehoben sei. Wir haben auch einen Fall von Hypernephrom beobachtet, der in den Meningen metastasierte und Spiculabildungen verursachte, welche zur röntgenologischen Diagnose Osteosarkom Anlaß gaben. Die Meningiome können auch mehr oberflächlich wachsen, ohne in die Knochen einzudringen, und können in diesem entweder durch lokalen Druck oder dadurch, daß sie Knochenneubildung in Form der von Schüller beschriebenen Hyperostosen bewirken, pathologische Veränderungen hervorrufen. Cushing (7) hat ein sehr instruktives Diagramm über die Art gegeben, in der die Meningiome auf den aufliegenden Knochen einwirken. Die in seinem Schema gebrachten pathologisch-anatomischen Bilder geben ohne weiteres die Veränderung im Röntgenbilde, die man bei diesen Tumoren zu erwarten hat. Mehrere andere Verfasser, Heuer und Dandy, Pfahler und Deaver, Schüller (2), Sosman und Putnam u. a. haben Fälle beschrieben bzw. Material zusammengestellt und Beobachtungen an Röntgenbildern vorgelegt, die den oben beschriebenen pathologisch-anatomischen Veränderungen entsprechen.

Die Veränderungen, die beobachtet wurden, sind:

1. Rein lokale Veränderungen am Platze des Tumors.
2. Veränderung in der Umgebung des Tumors an den in der Schädelhöhle vorspringenden Knochenpartien, die durch ihre Lage leichter Atrophien zeigen, z. B. Ala parva, Ala magna und Proc. clin., Veränderungen, die wir im vorhergehenden als lokal regionär bezeichneten. Diese Veränderungen erlauben, wie gesagt, in gewissen Grenzen Schlüsse auf die Größe des Tumors und dessen Wachstumsart, ob er dazu neigt, oberflächlich oder direkt in die Schädelkavität hineinzuwachsen. Diese Veränderungen können auch dann, wenn lokale Knochenveränderungen fehlen, eine Seitenbestimmung des Tumors möglich machen.

Wenn man das Material von demselben Gesichtspunkte aus betrachtet wie früher die Gliome, findet man:

I. 1. Verkalkung bei einem Fall (Nr. 45, Meningiom v. d. Falx).

2. Spiculabildung bei 2 Fällen (Nr. 45 und Nr. 39). Letzterer ein großes Meningiom in der linken Fronto-Temporalregion.

3. Lokale Usur des Knochens bei 2 Fällen (Nr. 38, gänseeigroßes parasagittales Meningiom, und Nr. 40, parasagittales Meningiom von Faustgröße).

4. Lokale Erweiterung der Diploevenen mit netzförmiger Anordnung von dichteren Maschen in der Mitte und weiteren gegen die Peripherie bei einem Meningiom von der linken Zentralregion, Nr. 43, und bei dem obenerwähnten Falle Nr. 38.

5. Hyperostosen in der Umgebung der Tumordestruktion bei einem Fall, Nr. 45. 2 Fälle von abnorm dicken Kalotten können möglicherweise als diffuse Hyperostosen gedeutet werden.

6. Knochenneubildung in Form von periostalen Auflagerungen fanden sich bei 2 Fällen, einem nicht operierten Meningiom von Clivus (vgl. S. 9, Abb. 1, 2) und einem suprasellären Meningiom (Nr. 42).

II. Lokale regionäre Veränderungen bei folgenden Fällen: Nr. 44, Destruktion der Sella; Nr. 43, Proc. clin. ant. auf der kranken Seite kalkärmer und spitzer; Nr. 45, Proc. clin. ant. an der Spitze verdünnt und arrodiert, die Ala minor weist auf der linken Seite eine undeutliche Kontur auf; dasselbe Verhalten besteht bei der Ala magna.

III. Allgemeine Druckveränderungen. Diese Veränderungen haben keinen lokaldiagnostischen Wert, weshalb sie in diesem Zusammenhange nicht erörtert werden.

Zusammenfassung.

Das Material umfaßt also 11 Fälle von Meningiomen. Von diesen konnten bei 9 Fällen an den Röntgenbildern Veränderungen beobachtet werden, aus denen Schlüsse über die Art und Lage des Tumors und bei einigen Fällen auch über dessen Größe gezogen werden konnten. Die Röntgenuntersuchung war demnach bei 82% positiv. 2 Fälle wiesen eine abnorm dicke Kalotte auf, da aber die Bilder nicht durchexponiert waren (die Fälle stammen aus der Zeit, wo noch keine Sekundärblenden verwendet wurden), konnte bei diesen Fällen keine Lokaldiagnose gestellt werden. Ein Fall (Nr. 41) war negativ. Aus dem obenstehenden geht also hervor, daß die Röntgenuntersuchung bei Fällen von Meningiom einen sehr großen Wert hat. Differentialdiagnostisch muß man hier an die Möglichkeit von Lues denken, die fast vollständig ähnliche Bilder geben kann. Wenn Wassermann positiv ist, sind wir, wie Sosman, der Ansicht, daß man sich in Anbetracht des langsamen Wachstums der Meningiome — natürlich nur, sofern keine Indikationen für einen unmittelbaren Eingriff bestehen, drohende Blindheit usw. — im allgemeinen exspektativ verhalten und das Resultat einer antiluetischen Behandlung abwarten kann. Metastatische Tumoren in der Kalotte, z. B. Carcinom und auch Myelome, geben schärfer konturierte, meistens multiple Veränderungen mit gleichsam ausgestanzten Defekten. Metastatische Tumoren in den Meningen sind auf dem Röntgenbilde von den echten Meningiomen nicht zu unterscheiden, was einleitungsweise auch bei einem Falle von Hypernephrommetastase hervorgehoben wurde. Ist kein Primärtumor nachweisbar, so besteht nur eine Möglichkeit zur Differenzierung bei diesen Fällen, nämlich dann, wenn der Tumor sich an einer für Meningiome atypischen Stelle entwickelt, wo man nicht die Arachnoidalzotten findet, von denen die echten Meningiome ausgehen (siehe Kapitel IV). Osteome, die von der Innenseite der Kalotte oder von der Schädelbasis ausgehen (Enostosen), zeigen eine typisch spongiöse Anordnung mit radiären Knochenbalken oder von elfenbeinartiger Konsistenz. Sarkome von der Kalotte oder von den Kieferhöhlen können Anlaß zu Verwechslung mit Meningiomen geben und können mitunter schwer zu beurteilen sein.

3. Acusticustumoren.

In einer pathologisch-anatomischen Arbeit über Acusticustumoren wies Henschen (1) 1910 nach, daß die Neurinome vom Nervus acusticus gewöhnlich vom inneren Umfang des Meatus acusticus internus ausgehen, und daß man bei den meisten Fällen eine Erweiterung des Porus internus und eine starke Entkalkung der Spitze der Pars petrosa pathologisch-anatomisch nachweisen kann.

Im Anschluß an diese Arbeit nahm Henschen (2) die Möglichkeit einer radiologischen Diagnose von Acusticustumoren an. Bei einem Falle von Acusticustumor wurde auf den Röntgenbildern eine Erweiterung des Porus internus und eine Entkalkung der Pyramidenspitze nachgewiesen. Die Röntgenuntersuchung war im Röntgeninstitut des Seraphimer Krankenhauses ausgeführt worden, und man war so vorgegangen, daß der Meatus acusticus internus durch schräge Einstellung in den Externus projiziert wurde.

In einer späteren pathologisch-anatomischen Arbeit wurde nach SCHÜLLER (2) bei einem Falle von Acusticustumor eine Verengung des Porus internus nachgewiesen, die man als Analogon zu den Hyperostosen, die bei anderen Hirntumoren als reaktiver Prozeß entstehen, zu erklären versuchte. In seiner großen Arbeit über Acusticustumoren hebt CUSHING (2) hervor, daß stereoskopische Bilder nötig seien, um die Größe des Meatus internus und den Grad der Entkalkung in den Felsenbeinpyramiden beurteilen zu können. JENSEN in Holland und nach ihm STENVERS benutzen eine Projektion, bei welcher das Felsenbein und das dünnere Schläfenbein oberhalb des Kiefergelenkes projiziert wird. Hierbei tritt die Spitze der Felsenbeinpyramide und auch der Porus internus im Schrägschnitt hervor. MAYER in Wien, der viel über Röntgenuntersuchungen des Felsenbeines gearbeitet hat, benutzt nebst der von den meisten anderen Verfassern verwendeten STENVERSschen Projektion eine symmetrische Einstellung mit Projektion der beiden Felsenbeinspitzen in die Orbitae oder oberhalb von ihnen. Diese Projektion ist für die Beurteilung der Felsenbeinspitzen absolut notwendig. Auch hier erhält man einen Schrägschnitt von beiden Pori, die also leicht zu vergleichen sind. SCHÜLLER (2) und nach ihm mehrere andere Verfasser führen als ein markantes Symptom auf Acusticustumoren Vorbiegung der Proc. clin. post. auf der kranken Seite an.

Unser Material umfaßt 12 Fälle von Acusticustumoren, darunter einen doppelseitigen, und wir werden nun das Material in bezug auf die Frequenz und den Wert der verschiedenen Röntgensymptome prüfen.

Erweiterung des Porus acusticus internus. Wenn man die typische schräge Einstellung benutzt und den Porus acusticus internus in den externus projiziert, sieht man bei normalen Fällen den Rand des Kanals des Porus internus und den Porus acusticus externus als einen weiteren Ring. Am deutlichsten tritt dies auf stereoskopischen Platten hervor. Wenn die Spitze des Felsenbeines mäßig entkalkt ist, sieht man bei Acusticustumor den Rand des erweiterten Meatus internus als einen dünnen sklerotischen Ring. Der Canalis tritt deutlich hervor. Ist das Felsenbein sehr stark entkalkt, so verschwindet auch dieser sklerotische Ring. Auch an stereoskopischen Bildern kann man infolge des stark herabgesetzten Kalkgehaltes kein Bild der Felsenbeinspitze erhalten. Diese erscheint als eine dünne Wolke über der Basis der Pars. petrosa; das einzige, was man sehen kann, ist eine kleine Andeutung vom Canalis und Meatus externus.

Aus dem Gesagten geht hervor, daß man bei gewissen Fällen eine Erweiterung des Meatus internus beobachten und diese Erweiterung auf das Vorhandensein eines Acusticustumors zurückführen kann. Bei gewissen Fällen mit hochgradiger Entkalkung der Pars petrosa kann man einen vom Nervus acusticus ausgegangenen pathologischen Prozeß nicht von einem von angrenzenden Teilen des Schädels ausgegangenen Prozeß unterscheiden. Man kann ja das für die Differentiierung wichtigste Detail, den Rand des Meatus internus, nicht sehen.

Eine symmetrische Projektion der Felsenbeinspitzen in die Augenhöhlen oder über diese gibt Schrägschnitte von Meatus internus und man kann bei gewissen Fällen dessen Erweiterung wahrnehmen, bei anderen Fällen nicht. Es ist möglich, daß man durch schärfere Bilder und verschiedene Winkeleinstellungen die Pyramidenspitze analysieren und Schlüsse auf die Richtung ziehen kann, in der der lokale Druck wirkt, woraus also Aufschlüsse in bezug auf den Ausgangspunkt des Tumors zu gewinnen wären. Für einen vom Nervus acusticus ausgehenden Tumor würde also ein Befund von stärkeren Veränderungen in den dorsalen und mittleren Teilen des Felsenbeins sprechen. STENVERS Projektion ist von Wert, hauptsächlich bei Untersuchung von Krankheiten im Mittel- und inneren Ohr, bei Acusticustumoren ist sie von geringerer Bedeutung. Erweiterung des Porus acusticus internus wurde bei 3 Fällen, Nr. 53, 55 und 56 beobachtet. Vorbiegung der Proc. clin. post. und Destruktion im Dorsum oder in der Felsenbeinspitze auf der einen Seite bestanden bei Nr. 48, 52, 53, 54 und 58. Auch in den übrigen 4 Fällen fanden sich lokale Veränderungen, die aber nicht einseitig waren oder ein bestimmtes Überwiegen der Veränderungen der einen Seite zeigten.

Wir haben also bei allen unseren 12 Fällen lokale Veränderungen vorgefunden. Wie aber aus den Röntgenprotokollen unserer Fälle hervorgeht, können auch Temporallappentumoren, suprasellaäre Tumoren und Brückenwinkeltumoren anderer Art einseitige Veränderungen an den Felsenbeinspitzen und auch einseitige Veränderungen an den Proc. clin. post. geben. Eine typische Vorbiegung der Proc. clin. post. haben wir bei anderen Tumoren nicht gesehen, andere Verfasser haben aber solche beobachtet. Auch Aneurysmen der Arteria basilaris können ein ähnliches Bild geben. Der eine von uns (LYSHOLM) hat einen Fall von vom Tentorium ausgehendem Meningiom gesehen, bei dem der Tumor eine halbmondförmige Usur unmittelbar oberhalb des Meatus acusticus internus verursachte. Doppelseitige Erweiterung des Porus kommt sowohl bei doppelseitigen Acusticustumoren als bei allgemein erhöhtem Hirndruck vor. Ein Größenunterschied zwischen den beiden Pori kann nach SCHÜLLER auch angeboren sein.

Die lokalen röntgenologischen Veränderungen sind also schwer zu deuten.

Röntgentechnik. Um ein Schädelröntgenogramm beurteilen zu können, ist eine absolut symmetrische Einstellung erforderlich. Man muß, soweit möglich, diejenigen Veränderungen im Bilde, die auf eine unsymmetrische Einstellung zurückzuführen sind, vermeiden und eliminieren können. Wenn die symmetrische Einstellung nicht auf dem Bilde erhalten werden kann, muß man sich eine solche Anordnung verschaffen, daß eine Einstellung in einer Richtung ohne Schwierigkeit und exakt reproduziert werden kann, so daß die Bilder von beiden Seiten völlig vergleichbar werden und man nicht den größeren Teil der Zeit darauf verwenden muß, Ungleichheiten der Bilder zu untersuchen und zu analysieren, die auf verschiedener Einstellung beruhen. Dies ist besonders bei Schädeluntersuchungen mit ihrem Wirrnis von Linien von entscheidender Bedeutung. Man muß ferner Bilder mit sehr kleinen Blenden aufnehmen und rasch stereoskopieren können. Wenn größere Bilder als 13 × 18 genommen werden, ist ein POTTER-BUCKY-Diaphragma vonnöten. Dieses POTTER-BUCKY-Diaphragma soll so angebracht werden können, daß man Röntgenbilder in

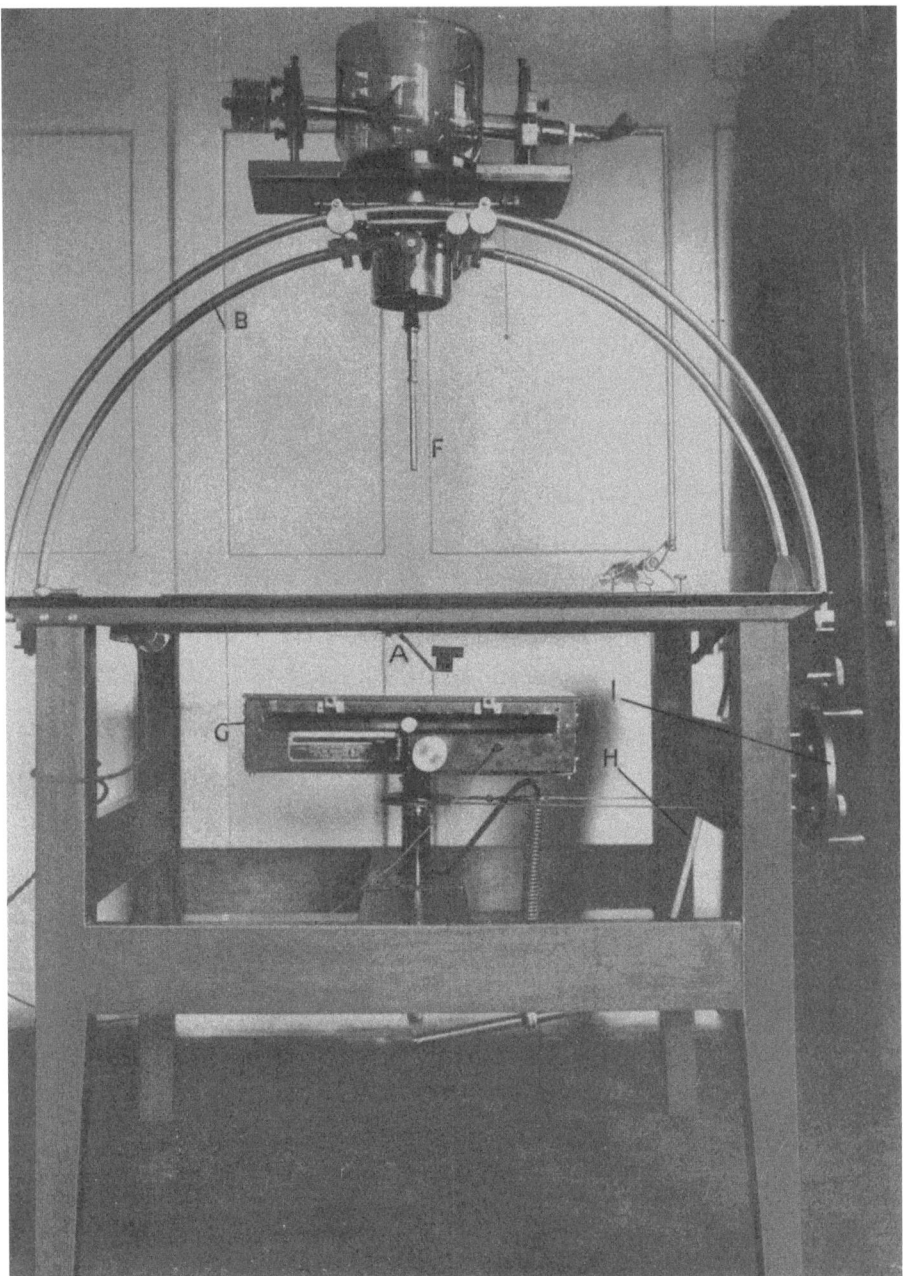

Abb. 194. Apparat für Schädelröntgenogramme nach LYSHOLM.

verschiedenen Winkeln aufzunehmen vermag. Eine exakte Schädelfixationsanordnung ist notwendig und für das Erhalten scharfer Bilder halten wir es für sehr wichtig, daß der Patient während der Exponierung den Atem anhält.

Um die Forderung auf exakte Einstellung möglichst zu erfüllen, wurde ein besonderer Apparat konstruiert, mit dem man die Möglichkeit hat, Bilder in allen gewünschten Projektionen zu erhalten. Die Mittel zur Konstruktion dieses Apparates wurden von der Stiftung „Johan och Therese Anderssons Minne" zur Verfügung gestellt, dem ich hiermit meinen ergebensten Dank ausspreche.

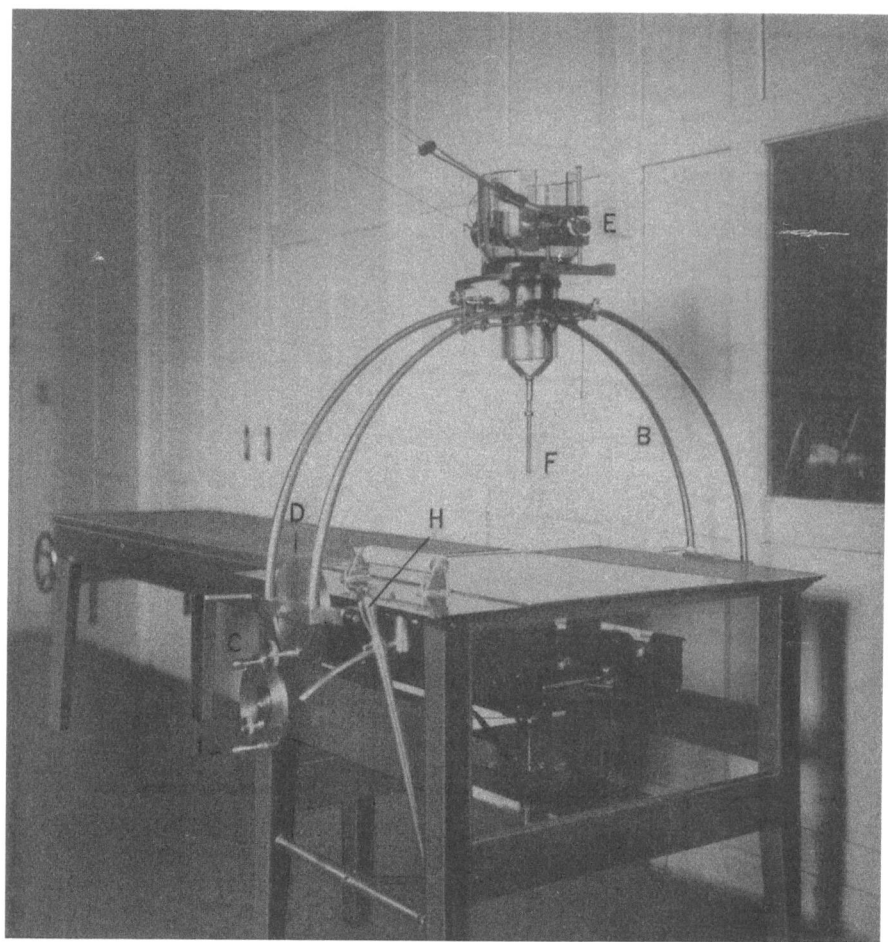

Abb. 195. Apparat für Schädelröntgenogramme nach LYSHOLM.

Beschreibung des Apparates. (Abb. 194, 195, 196, 197). Der Apparat ist nach dem Prinzip gebaut, daß Zentrierung und Einstellung sowohl von oben wie von unten stattfinden kann. Der Kopf oder der Körperteil, der untersucht werden soll, ruht auf einer Celluloidscheibe, die fest in einen Metallrahmen eingespannt ist und ungefähr 40 × 40 mißt. Unter der Mitte der Celluloidscheibe befindet sich ein beweglicher Spiegel (A), der mit der Horizontalebene einen Winkel von 45° bildet. Im Spiegel ist ein Haarkreuz eingeritzt. Das Haarkreuz wird durch ein Fernrohr betrachtet, das auf der Schmalseite des Tisches angebracht ist. Um den Objektivtisch herum bewegt sich ein halbkreisförmiger graduierter Metallbogen (B), dessen Zentrum sich in der Mitte der Zelluloidscheibe befindet. Dieser Metallbogen, dessen Achse sich 1 cm unter der Celluloidscheibe befindet, ist beweglich und kann in verschiedenen Winkeln in der longitudinellen Richtung des Tisches fixiert werden. Der Bogen wird durch die Schraube (C) fixiert. Die Einstellung wird durch die Gradscheibe (D) kontrolliert. Am Metallbogen, der gleichfalls in Grade aufgeteilt ist, gleitet der Rohrhalter (E). Unter dem Rohrhalter befindet sich ein bewegliches Zentrumstäbchen (F), das zur Seite geschoben werden kann und teleskopartig auszuziehen ist. Unter dem Rohrhalter befinden sich eine verschiebbare, gleichfalls

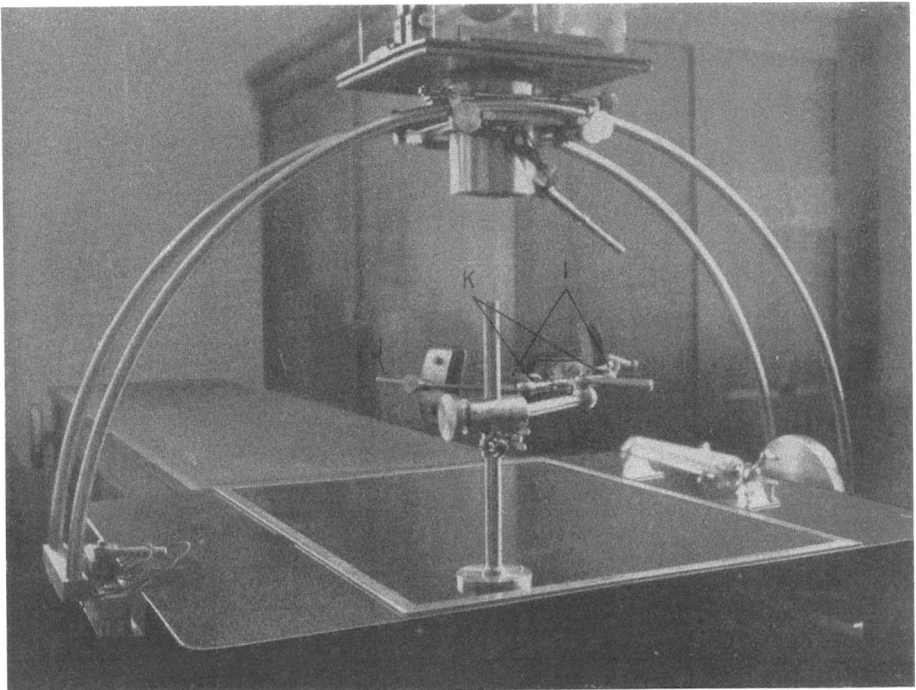

Abb. 196. Apparat für Schädelröntgenogramme nach LYSHOLM.

teleskopartig ausziehbare Tube und 2 Blenden, eine gewöhnliche Schubblende mit rechtwinkliger bzw. quadratischer Öffnung, die mittels 2 Skalen einstellbar ist, so daß man immer die erwünschte Bildgröße erhalten kann, ferner eine Irisblende nach der Konstruktion von LUNDQVIST. Diese Irisblende ist an der Öffnung der ausziehbaren Tube angebracht.

Wenn die Röntgenröhre in verschiedenen Richtungen bewegt wird, entweder am Metallbogen gleitend oder in longitudaler Richtung, behält der Zentralstrahl also seine Richtung gegen den Mittelpunkt der Celluloidscheibe, d. h. gegen den Punkt, der in der Mitte des Haarkreuzes zu sehen ist.

Auf dem Objekttische befinden sich auch 2 bewegliche graduierte Indexstäbchen, die dazu dienen, die seitliche Einstellung zu kontrollieren.

Zur Fixation des Kopfes ist eine besondere Einrichtung vorhanden, die in weiten Grenzen reguliert werden kann. Der Fixationsapparat besteht aus einer

Gelenkachse und 2 von dieser ausgehenden Armen. Diese Arme sind um die Punkte (*K*) beweglich. Wenn die Arme nach innen geführt werden, werden sie durch zwei Segmente automatisch fixiert. Durch Druck auf die Hebelstange (*I*) macht man sie wieder frei. Der Kopf wird durch 3 Pelotten von Kork und Gummi fixiert.

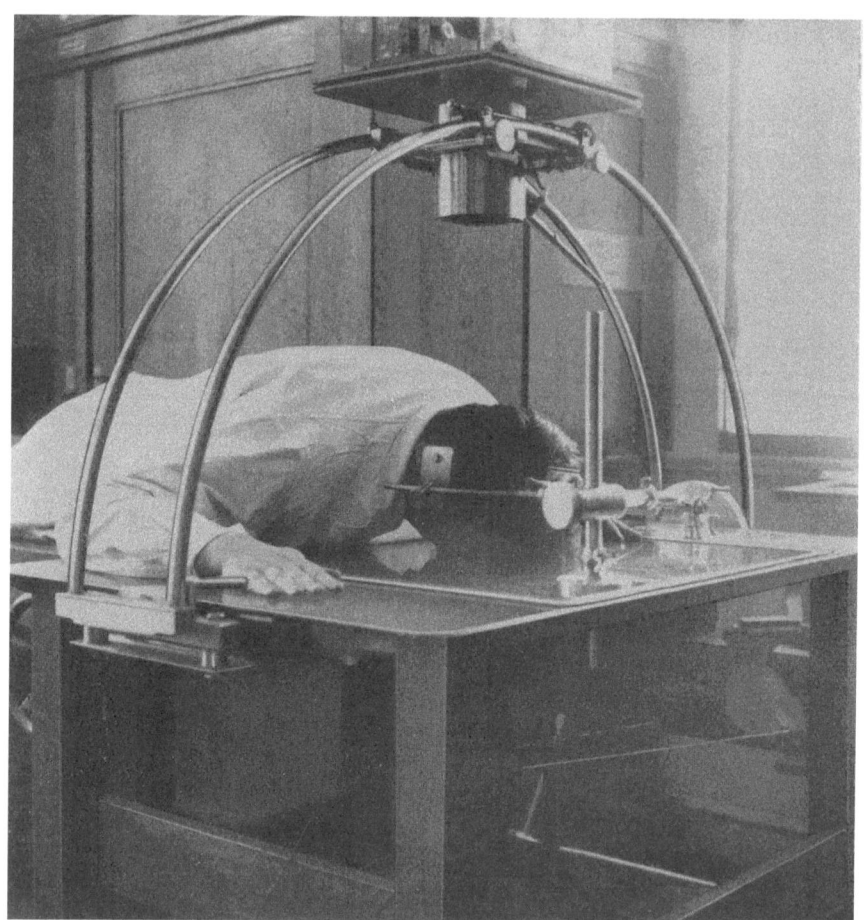

Abb. 197. Apparat für Schädelröntgenogramme nach Lysholm.

Unter der Celluloidscheibe befindet sich eine flache Potterblende (*G*), die durch die Hebelstange (*H*) gegen die Celluloidscheibe gesenkt und gehoben werden kann. Die Potterblende kann gleichfalls um ihre Achse rotiert und an der Gradscheibe (*I*) auf Grade eingestellt werden. Einem gewissen Winkel auf dieser Scheibe entspricht ein gewisser Winkel auf dem Metallbogen, so daß die Bänder der Potterblende immer mit der Strahlenrichtung parallel bleiben. Man kann also mit der Potterblende auch Bilder in schrägen Winkeln aufnehmen.

Die Einstellung mit dem Apparat geschieht z. B. beim Kopfe in der folgenden Art: Zuerst wird auf dem Kopfe des Patienten mit einem Dermatograph der

Punkt markiert, der der Fußpunkt für den Zentralstrahl sein soll. Der Patient wird auf den Tisch gelagert und der Kopf so gelegt, daß der markierte Punkt mit dem Haarkreuz zusammenfällt, wenn man durch das Richtrohr sieht. Dann wird der Kopf in fronto-occipitaler oder bitemporaler Richtung derart eingestellt, daß korrespondierende symmetrische Punkte, z. B. die äußeren Gehörgänge, Proc. occipitalis externus, die Nasenwurzel durch die beiden Seitenstäbchen oder das obere Zentrierungsstäbchen in dieselbe Lage gebracht werden. Der Kopf wird nun fixiert, indem man die beiden Arme mit den Pelotten hineinpreßt. Die Zentrumstäbchen und der Spiegel werden zur Seite geschoben. Es ist nun möglich, Bilder in verschiedenen Winkeln aufzunehmen. Wenn man ohne Potterblende arbeitet, werden die Kassetten oben auf das Potterdiaphragma gelegt und dieses wird gehoben bis die Kassette gegen die Celluloidscheibe gepreßt ist. Um Bilder mit POTTER zu nehmen, plaziert man die Kassetten in üblicher Art in die Blende. Der Apparat ist so graduiert, daß eine Bewegung von 3° dem Abstand zwischen den Pupillen entspricht.

Dieser Apparat ermöglicht es, Bilder mit sehr kleinen Blenden aufzunehmen und symmetrische Einstellungen zu machen, indem man die Winkel benutzt, die man beim Photographieren skeletierter Schädel gefunden hat. Für die verschiedenen Einstellungen sind Tabellen aufgestellt.

Für eine vollständige Röntgenuntersuchung des Schädels sind, wie aus obenstehendem hervorgeht, gewisse Projektionen erforderlich, die von Fall zu Fall einander so ähnlich wie nur irgend möglich sein müssen, damit man die oft minimalen Veränderungen beurteilen kann.

a) Übersichtsbilder.

Seitenbild stereoskopisch von beiden Seiten. POTTER-BUCKY-Blende. Fußpunkt für den Normalstrahl in der Mitte zwischen dem äußeren Hörgang und dem lateralen Rande der Orbita. Der Normalstrahl bildet einen 20° kranialwärts offenen und 5° dorsalwärts offenen Winkel. Die Bilder werden so exponiert, daß die Diploevenen deutlich hervortreten.

Auf diesen Bildern sieht man die Proc. clin. ant., die Sella, den kleinen Keilbeinflügel, die vordere, mittlere und hintere Schädelgrube, sowie Kalotte, Porus acusticus internus und Spitze der Pars petrosa.

Frontalbild. Der Patient liegt auf der Stirn, als Fußpunkt dient die Nasenwurzel. Der Normalstrahl bildet einen kranialwärts 20° offenen Winkel, evtl. Stereoskopie. Man sieht Asymmetrien des Schädels, den kleinen Keilbeinflügel, das Planum sphenoidale, die Fissura orbitalis.

Der Patient liegt auf dem Nacken. Fußpunkt für den Normalstrahl ist der hintere Rand des Foramen occipitale magnum. Winkel kranialwärts 30° offen. Hier treten hintere Schädelgrube, Proc. clin. post., die dorsalen Konturen des Clivus und die beiden Pyramiden hervor.

Der Patient liegt auf dem Rücken. Dorsale Flexion der Halswirbelsäule. Fußpunkt in der Mitte der Kalotte. Die Schädelbasis wird über die Kalotte projiziert. Man sieht die Pyramiden, Foramina ovale, lacerum und rotundum und Foramen occipitale magnum. Sog. axiale Projektion.

b) Spezialbilder.

Ein kleines Seitenbild der Sella mit üblicher typischer Einstellung ist immer vonnöten. Die übrigen Spezialbilder hängen von der Aufgabe ab, die dem Röntgenologen vorgelegt ist, oder sie werden genommen, um eine besondere Einzelheit zu beleuchten, die man auf den Übersichtsbildern verdächtig fand. Hierbei darf man keine Mühe sparen, sondern muß versuchen, mit mehreren verschiedenen Projektionen in verschiedenen Winkeln und mit verschiedenen Exponierungszeiten zur Klarheit zu kommen. Man muß soviel wie möglich nach dem einzelnen Falle individualisieren. Hier dürften spezielle Vorschriften zwecklos sein, das Resultat wird von der Arbeit abhängig, die man auf die Aufnahmen verwendet.

Typische Spezialbilder. Bei Veränderungen der Kalotte soll man immer tangentiale Bilder nehmen und kleine Spezialbilder von dem affizierten Gebiete, um die feineren Veränderungen differentiieren zu können.

c) **Röntgenuntersuchungen mit besonderer Berücksichtigung der Pars petrosa.**

Symmetrische Projektion der beiden Felsenbeinspitzen in die Orbita. Fußpunkt: die Nasenwurzel, dorsal offener Winkel von 10°. Auf diesen Bildern sieht man die Spitzen der beiden Pyramiden und einen Schrägschnitt des Porus acusticus internus. Symmetrische Einstellung der beiden Felsenbeinpyramiden oberhalb der Orbita. Fußpunkt: die Nasenwurzel, dorsal offener Winkel von 15°. Man sieht die Spitzen der beiden Pyramiden, ein Frontalbild der beiden Sattellehnen, und man kann beobachten, wodurch eine Entkalkung oder Destruktion, z. B. der einen Felsenbeinpyramide, bedingt ist. Außerdem kann man sehen, ob der Clivus und die Proc. clin. post. am Prozeß beteiligt sind. Schräge Projektion des Porus acusticus internus in den externus, womöglich stereoskopisch, zeigt den Grad von Destruktion und bei günstigen Fällen eine eventuelle Erweiterung des Porus acusticus internus. Vorbiegung der Proc. clin. post. sowie der Sellagrund und dessen Verhalten zum Sinus sphenoidalis werden am besten auf einem reinen Seitenbild der Sella beobachtet.

Das Foramen opticum wird am besten in Reeses Projektion abgebildet. Fußpunkt: die Pupille.

Für eine schärfere Analyse der Bilder haben wir es für sehr wertvoll gefunden, sie durch ein vergrößerndes Stereoskop zu betrachten. Dieses besteht aus einem gewöhnlichen Zeiss-Feldstecher mit Zusatzlinsen. Man kann entweder die Bilder in einem gewöhnlichen Lichtkasten betrachten, wo die Röntgenbilder horizontal gelagert werden können und mit der Hand in verschiedene Stellungen gebracht werden, bis sie stereoskopisch zusammenfallen. Man kann die Bilder auch in einem gewöhnlichen WHEATSTONEschen Spiegelstereoskop betrachten, die Spiegel müssen aber so groß sein, daß sie die Austrittspupillen des Feldstechers decken (12 cm). Um mit Verstärkungsschirm genommene Bilder zu betrachten, bedient man sich ungefähr dreimaliger Vergrößerung mit Vorsatzlinsen — 0,50 bis 0,85. Bei ohne Verstärkungsschirm genommenen Bildern und bei uniokulärer Vergrößerung kann man noch stärkere Vergrößerungen, bis zu zehnmaliger, verwenden. Höher kann man nicht gut gehen, weil sonst die Silberkörner in der Emulsion hervortreten.

XIII. Die diagnostischen Operationen.

Die Mehrzahl der Operationen bei Hirntumor haben außer ihrem eigentlichen therapeutischen Hauptzweck in einem gewissen Maße auch einen diagnostischen Zweck, nämlich den, die klinische Diagnose zu verifizieren und die Operabilität des Tumors zu entscheiden. Die explorativen Freilegungen von größeren Hirnpartien dienen jedoch in so wesentlichem Grade therapeutischen Zielen, daß sie nicht zu den eigentlichen diagnostischen Operationen gerechnet werden können. In diese Kategorie sind deshalb nur die Eingriffe einzureihen, deren Zweck darauf begrenzt ist, das Vorhandensein eines Tumors festzustellen oder auszuschließen, seine Lokalisation, und wenn diese bekannt ist, seine Art zu bestimmen.

Die Notwendigkeit der zu diesen Zwecken ausgeführten operativen Eingriffe geht unmittelbar aus der Tatsache hervor, daß die klinische Diagnose Tumor in gewissen Gruppen von Fällen unsicher ist, während andere Kategorien sichere oder wahrscheinliche Symptome auf einen Tumor, aber keine Herdsymptome, die eine Lokalisation ermöglichen, aufweisen. Von diesen zwei Haupttypen von Fällen, bei welchen diagnostische Operationen in Frage kommen können, wird der letztere wohl der wichtigste und am häufigsten repräsentiert sein. Dank den Fortschritten der neurologischen Diagnose sind diese beiden Gruppen in steter Abnahme begriffen, machen aber doch noch ein relativ großes Kontingent von den Fällen aus, die nach der klinischen Untersuchung als nicht zu lokalisierende Tumoren oder Fälle mit Verdacht auf Tumor bezeichnet werden müssen. Die Größe dieser Gruppe wird selbstverständlich zum großen Teil von der diagnostischen Fähigkeit und der Erfahrung des Untersuchers bestimmt und weist also beträchtliche Variationen auf. Die vor einigen Jahren von DANDY (2) angegebene Zahl, nach der die nicht zu lokalisierenden Tumoren 50% aller Fälle betragen sollen, wird wohl nach den jetzigen Verhältnissen viel zu hoch sein. Laut SARGENT liegt die Zahl für lokalisierbare Tumoren näher an 90 als an 50%, und meine Erfahrungen gehen in dieselbe Richtung. Diese nicht lokalisierbaren Fälle bilden dennoch noch immer eine genügend zahlreiche und wichtige Gruppe, um das Interesse zu motivieren, das den diagnostischen Operationen zuteil geworden ist. Vor allem in den letzten Jahren haben Operationen dieser Art eine bedeutende Rolle gespielt, besonders infolge der Entdeckung der Ventrikulographie (DANDY 1918) und der Encephalographie (DANDY 1919, BINGEL 1921). Außer diesen beiden Eingriffen gehören zu dieser Gruppe die explorative Ventrikelpunktion und die Hirnpunktion. Auch die kürzlich von ELSBERG (1) angegebene Methode, um von einer kleinen Trepanationsöffnung aus zu entscheiden, ob ein Meningiom oder ein intracerebraler Tumor vorliegt, und im letzteren Falle, welcher Art er sei, kann hierher gerechnet werden.

1. Ventrikulographie und Encephalographie.

Trotz der von DANDY (3) von Anfang an betonten Unterscheidung zwischen diesen beiden Termen hat in den letzten Jahren eine Reihe von Verfassern sie synonym verwendet, oder beide Methoden unter einem Namen zusammengefaßt. Wenn auch das Grundprinzip für beide dasselbe ist, dürfte es doch mit Hinsicht auf die verschiedenen Indikationsgebiete und die verschiedene Technik der Methoden richtiger sein, sie zu scheiden und also an der von DANDY vorgeschlagenen Terminologie festzuhalten. Im folgenden wird demgemäß die Bezeichnung Ventrikulographie bei denjenigen Fällen verwendet, bei welchen die Luftfüllung von einer Ventrikelpunktion aus vorgenommen wurde, und die Bezeichnung Encephalographie dort, wo die Luftfüllung von einer Lumbalpunktion aus geschah.

Die umfassende Literatur, die über diese beiden Methoden in den wenigen Jahren seit ihrer ersten Veröffentlichung entstanden ist, zeugt für das große Interesse, das ihnen entgegengebracht wurde, und den bedeutenden Platz, den sie nunmehr unter den klinischen Untersuchungsmethoden einnehmen. Für eine kritische Bewertung der Ventrikulographie bzw. Encephalographie als diagnostisches Hilfsmittel bei Tumor cerebri und damit verwandten Symptomkomplexen ist es aber noch zu früh. Hierfür sind bedeutend größere Erfahrungen erforderlich, als sie uns bis jetzt zur Verfügung stehen, Erfahrungen, die womöglich auf ein von einheitlichen Gesichtspunkten beobachtetes und behandeltes

Material gegründet sind. Indikationen und Methodik — darin inbegriffen die Technik des Eingriffes selbst, die Art der Plattenaufnahme und die Erfahrung betreffend deren Deutung — sind noch so variierend, daß die Resultate von verschiedenen Kliniken kaum vergleichbar sind, selbst wenn das Primärmaterial ausführlich publiziert wäre. Eine Übersicht über die Literatur kann sich also kaum weiter erstrecken als auf eine Skizzierung der Konturen unseres jetzigen Wissens und der Fragestellungen, zu denen die Ventrikulographie bzw. Encephalographie Anlaß gegeben haben.

Man findet dabei, daß der anfangs stark hervortretende Enthusiasmus, der bei einigen den Charakter einer kritiklosen Überschätzung der diagnostischen Möglichkeiten der Methoden annahm, allmählich gedämpft worden ist. Man hat gefunden, daß beide Methoden eine bedeutende Mortalität haben, daß die Ventrikulogramme schwierig zu deuten, die Bilder bisweilen irreleitend sind, und daß die subjektiven Beschwerden, welche die Ersetzung der Cerebrospinalflüssigkeit durch Luft oder andere Gase mit sich führt, besonders bei der Encephalographie ganz erheblich sind. Es hat sich also ein gewisser Grad von Reaktion geltend gemacht und u. a. eine sicher wohl motivierte Einschränkung der Indikationen mit sich gebracht, vor allem betreffs der Verwendung der Encephalographie bei Tumorfällen und drucksteigernden Prozessen im allgemeinen. Wenn BINGEL (2) 1922, 250 Fälle von Encephalographie, ohne Todesfall, mitteilte, konnte er schon im darauf folgenden Jahre (3) 15 Fälle zusammenstellen, wo diese Prozedur den Tod mit sich geführt hat. In allen Fällen, wo die Art der Läsion bekannt war, hatte es sich mit zwei Ausnahmen um Tumor gehandelt. DENK hatte bei 67 Fällen von Tumor cerebri 3 Todesfälle nach Encephalographie und 3 nach Ventrikulographie; in welcher Proportion die beiden Methoden zur Verwendung kamen, ist nicht mitgeteilt. Er sowohl wie JÜNGLING, SCHÜLLER (2) u. a. halten die Encephalographie bei erhöhtem intrakraniellem Druck für gefährlicher als die Ventrikulographie. Es scheint auch, als ob man sich nunmehr über diese eigentlich ziemlich selbstverständliche Auffassung, die schon im Jahre 1919 von DANDY (3) ausgesprochen wurde, einig wäre.

Die Mortalität der Ventrikulographie beträgt nach einer Sammelstatistik von GRANT etwa 8%. Diese Statistik, die auf 392 Fälle gegründet, also weitaus die größte der bisher publizierten ist, besitzt auch von anderen Gesichtspunkten großes Interesse für die Beurteilung des diagnostischen Wertes der Ventrikulographie und verdient daher eine eingehendere Wiedergabe. Unter diesen 392 Fällen war die Ventrikulographie in 311 Fällen oder bei 79,3% von Wert für die Lokalisation. Die Diagnose wurde in 217 von diesen Fällen verifiziert oder als wahrscheinlich korrekt betrachtet, in 79 Fällen blieb sie unbewiesen, während man bei 15 von den Fällen glaubte, den Verdacht auf Tumor auf Basis der Ventrikulographie als unbegründet ausschließen zu können. Bei 124 von den verifizierten Fällen bestätigte die Ventrikulographie die neurologische Diagnose, während in 93 verifizierten Fällen keine Herdsymptome vorhanden waren.

Von diesen 93, also nur mit Hilfe der Ventrikulographie diagnostizierten Tumoren konnten 44 exstirpiert werden. In 12 bei Sektion oder durch die weitere Entwicklung der Krankheit verifizierten Fällen hat sich die Operation auf Grund der Ventrikulographie auf ein falsches Ziel gerichtet, und in 40 Fällen war die Ventrikulographie wegen technischer Fehler bei ihrer Ausführung wertlos. 32 Fälle starben.

Diese Zahlen müssen natürlich wegen der Heterogenität des Materials als approximativ betrachtet werden, können aber in Anbetracht der großen Zahl von Fällen jedoch als ein einigermaßen zuverlässiges Bild von dem jetzigen Stande der Ventrikulographie betrachtet werden. Man muß sich dabei erinnern, daß das Material ausschließlich von neurochirurgischen Spezialkliniken stammt, und daß ein ähnliches, von allgemeinchirurgischen Kliniken zusammengebrachtes Material höchstwahrscheinlich eine wesentlich höhere Mortalität, mehr Fehldiagnosen usw. aufweisen würde, Was vor allem auffällt, ist die relativ große Anzahl von klinisch nicht lokalisierbaren Hirntumoren, die nur dank der ventrikulographischen Diagnose exstirpiert werden konnten. Es wäre von Interesse gewesen, zu erfahren, wieviele von diesen Fällen die Operation überlebten und solchen Nutzen von ihr hatten, daß man rechnen kann, sie seien in eine günstigere Lage gekommen, als wenn sie der in solchen Fällen gewöhnlichen Therapie, einer dekompressiven Trepanation, unterworfen worden wären. Diese Frage entzieht sich jetzt jeder Beurteilung. Desungeachtet scheint doch das Risiko, 8,2% Mortalität, wohl von dem Gewinn aufgewogen zu werden, vor allem, wenn man die größere diagnostische Sicherheit in Betracht zieht, welche die Ventrikulographie bei den neurologisch lokalisierbaren Fällen gibt, wozu kommt, daß das Risiko, durch die Ventrikulographie zu irreleitenden Schlüssen zu gelangen, überraschend klein zu sein scheint. GRANTS Schlußfolgerungen, daß trotz der bedeutenden Mortalität, dem Risiko von Fehldiagnosen und der Möglichkeit, daß das Resultat sich auf den Nachweis eines inoperablen Tumors beschränkt, die Ventrikulographie dennoch eine wertvolle Bereicherung unserer diagnostischen Möglichkeiten bedeutet, scheinen daher berechtigt zu sein.

Die Deutung der Ventrikulogramme ist eine Kunst, die sich noch in ihren ersten Entwicklungsstadien befindet. Die hochgradigen Verschiebungen und Kompressionen des Ventrikelsystemes, die durch große Hemisphärentumoren bedingt werden, sind relativ leicht zu deuten und geben selten den Anlaß zu Fehldiagnosen. Kleinere Veränderungen in der Form der Ventrikel sind dagegen gegenwärtig schwer oder unmöglich zu bewerten, wie überhaupt die Grenzen zwischen dem Normalen und Pathologischen noch lange nicht vollständig bekannt sind. Durch Untersuchungen von Abgüssen des Ventrikelsystems und durch Vergleiche zwischen diesen Abgüssen und den Ventrikulogrammen haben ELSBERG und SILBERT einen Beitrag zu diesen Fragen geliefert. Sie fanden, daß bei Tumoren in der hinteren Schädelgrube mit Hydrocephalus das Hinterhorn auf der Tumorseite regelmäßig kleiner und nach außen verschoben war, offenbar infolge des durch das Tentorium fortgeleiteten direkten Tumordrucks. Ähnliche Beobachtungen sind schon 1924 von JÜNGLING publiziert worden. Das Stadium von Ventrikelmodellen bei infiltrierenden Hemisphärentumoren zeigte teils eine regelmäßig wiederkehrende Erweiterung des kontralateralen Ventrikels, teils eine Verschiebung der Lage des Vorderhorns im Verhältnis zum lateralen Horn in dem Sinne, daß auf der Tumorseite Vorderhorn und Temporalhorn in der Frontalebene voneinander entfernt werden, während sie sich auf der entgegengesetzten Seite einander nähern. Die Bedeutung dieser Beobachtung soll hauptsächlich darin liegen, daß diese Verschiebung der Vorderhörner im Verhältnis zu den Temporalhörnern nach der Ansicht ELSBERGS und SILBERTS hauptsächlich durch die Anschwellung der homolateralen Hemisphäre bedingt werde, die bei infiltrierenden Tumoren fast immer vorhanden ist, bei nicht infiltrierend wachsenden Tumoren aber in der Regel fehlt. Hierdurch sollte sich also eine Möglichkeit bieten, die infiltrativ wachsenden, also inoperablen Tumoren von solchen, die einer operativen Behandlung zugänglich sind, zu unterscheiden. Die Verfasser betonen aber, daß eine größere Erfahrung nötig ist, bevor sich weitergehende Schlüsse hinsichtlich der Therapie aus diesen Untersuchungen ziehen lassen. Studien an Ventrikelabgüssen sind auch von LOCKE (2) ausgeführt worden. Er weist nach, daß die verschiedene Form der Ventrikel in verschiedenen Frontalebenen eine Identifizierung der Lage des photographierten Ventrikelquerschnittes ermöglicht. Da brauchbare Frontalbilder mit einer verhältnismäßig kleinen Luftmenge in den Ventrikeln zu erhalten sind, würde man die Gefahren der Untersuchung dadurch verkleinern können, daß man sich noch Einblasung einer kleinen Luftmenge mit dorso-ventralen bzw. ventro-dorsalen Aufnahmen begnügt.

Die Schwierigkeiten bei der Deutung von Ventrikulogrammen beschränken sich aber nicht auf die Fälle mit kleineren Veränderungen. Es sind hauptsächlich zwei Kategorien von Fällen, die beim Vorhandensein von groben Veränderungen doch schwer zu deuten sind. Die eine besteht aus solchen Fällen, wo ein obstruktiver Hydrocephalus vorliegt, und die Seitenventrikel also symmetrisch dilatiert sind. Hier zu entscheiden, ob das Hindernis im Foramen Monroi, Aquaeductus Sylvii oder in der hinteren Schädelgrube lokalisiert ist, dürfte in vielen Fällen unmöglich sein. Kann man ein deutliches Bild vom dritten Ventrikel und von einem erweiterten Aquädukt herausbekommen, so ist der Sachverhalt ja klar, wenn dies aber nicht gelingt, so lassen sich in Anbetracht der schwierigen Erreichung guter Bilder dieser Strukturen keine bindenden Schlüsse ziehen. Ebenso entstehen Schwierigkeiten, wenn sich nur der eine Seitenventrikel füllt, und die Luft nicht auf die andere Seite hinüberdrängt. Hier kann man sich oft durch eine doppelseitige Punktion helfen, wenn aber die eine Punktion mißlingt, weiß man nicht, ob ein großer Hemisphärentumor, der den ganzen Ventrikel der einen Seite komprimiert, ein Tumor im Seitenventrikel oder im Foramen Monroi oder evtl. nur ein technischer Fehler vorliegt. Wiederholte Untersuchungen und Vergleich des Ventrikulogrammes mit den klinischen Befunden dürften wohl in der Mehrzahl der Fälle Klarheit geben. Fehldiagnosen können aber doch nicht ganz und gar vermieden werden.

An meinem eigenen Material von 105 Fällen mit Verdacht auf Tumor oder verifiziertem Tumor cerebri ist Ventrikulographie in 14 und Encephalographie in 4 Fällen ausgeführt worden[1]. Außerdem ist in einem Falle eine gliomatöse Cyste punktiert und mit Luft gefüllt worden. Die Indikationen für die Eingriffe waren folgende:

Ventrikulographie wurde ausgeführt, wenn starker Verdacht auf einen Hirntumor als Ursache der Symptome vorlag, die Diagnose aber für einen therapeutischen Eingriff nicht genügend geklärt schien. Unter den 14 ventrikulographierten Fällen haben 7 neurologische Herdsymptome aufgewiesen, die aber entweder für eine sichere Lokaldiagnose ungenügend waren oder aber auf verschiedene Weise gedeutet werden konnten. Alle diese Fälle, mit einer Ausnahme, haben

---

[1] Wozu kommt, daß einige Fälle von anderer Seite schon vor der Aufnahme in die chirurgische Klinik ventrikulographiert waren.

mehr oder weniger hochgradige allgemeine Drucksymptome aufgewiesen. In 7 Fällen fehlten neurologische Herdsymptome.

Diese Patienten wiesen ausnahmslos mehr oder weniger ausgesprochene allgemeine Drucksymptome auf. Die Encephalographie wurde in 4 Fällen vorgenommen, die epileptische Anfälle aufwiesen, wo aber begründeter Anlaß zum Verdacht bestand, daß andere Prozesse als ein Tumor den Symptomen zugrunde lägen. Diese Patienten zeigten keine oder nur leichte allgemeine Drucksymptome.

Die Ventrikulographie ist auf folgende Weise ausgeführt worden: In Lokalanästhesie wurden von Punkten, die drei Querfinger oberhalb der Protuberantia occipitalis externa und 3 cm lateral von der Mittellinie lagen, die Hinterhörner der beiden Seitenventrikel punktiert. An jeder Punktionsstelle wurde ein Bohrloch von 1 cm Durchmesser angelegt, und dann die Dura mit sorgfältiger Vermeidung der durchschimmernden corticalen Venen inzidiert. An dieser Punktionsstelle sind die Ventrikel in der Regel mit einer auf die Hirnoberfläche ungefähr senkrechten Punktierungsrichtung und in einer Tiefe von 4—5 cm anzutreffen. Beide Ventrikel sind in sämtlichen Fällen angetroffen worden, bis auf zwei Ausnahmen, die in einem Falle auf falscher Technik (Fall A. A.) und im anderen Falle auf vollständiger Kompression des Seitenventrikels durch einen Tumor (Fall B. S.) beruhten. In einem Falle (Nr. 68) wurde die Punktion ausgeführt, während der Patient auf der Stirne lag, wobei das Vorderhorn des einen Seitenventrikels punktiert wurde. Die Punktion wird mit einer stumpfen Kanüle vorgenommen, und es werden mit einer Spritze je 10 ccm Liquor auf einmal ausgesaugt und durch dieselbe Menge Luft ersetzt. In derselben Weise fährt man fort, bis aus dem zuerst punktierten Ventrikel kein Liquor mehr zu erhalten ist, wonach dieselbe Prozedur auf der anderen Seite wiederholt wird. Die Kanüle wird dabei im Bohrloch der ersten Seite liegen gelassen, wodurch man schon bei der Operation eine Vorstellung darüber erhält, ob zwischen den beiden Seitenventrikeln eine Kommunikation besteht. Wenn man bei Punktion des ersten Ventrikels den Druck stark gesteigert findet, läßt man einen Teil der Flüssigkeit auslaufen, bevor die Luftinjektion vorgenommen wird.

Die Encephalographie wurde bei sitzender Stellung des Patienten ausgeführt. Lumbalpunktion und Aussaugung von Liquor, je 10 ccm auf einmal, die immer mit derselben Menge Luft ersetzt wurden. Hiermit wird fortgesetzt, bis kein Liquor mehr zu erhalten ist. In einem Falle (Nr. 66) waren aber die subjektiven Beschwerden so stark, daß der Eingriff unterbrochen werden mußte, nachdem man 80 ccm Luft eingeblasen hatte. Sonst kann man in der Regel auf dem lumbalen Wege 120 ccm Luft oder mehr einspritzen.

Die unmittelbare Reaktion nach der Ventrikulographie war in der Regel klein oder fehlte ganz. Ein paar Patienten haben über ein schwappendes Gefühl im Kopfe geklagt, im übrigen aber sind die Eingriffe ohne unmittelbare subjektive Beschwerden ertragen worden. In den nächsten Stunden nach dem Eingriffe stellen sich beinahe immer Kopfschmerzen, meist Erbrechen und ein gewisser Grad von Somnolenz ein. Diese Symptome stehen in einem gewissen Verhältnis zu der Intensität der früher vorhandenen Drucksymptome und sind also am ausgeprägtesten, wo solche in hohem Maße vorhanden gewesen waren. Die stärksten Beschwerden stellen sich da ein, wo ein obstruktiver Hydrocephalus vorliegt, und die Symptome erreichen hier ihr Maximum gegen das Ende der ersten

24 Stunden. Bei 4 Fällen (Nr. 9, 46, 84, Fall E. E.) ist um diese Zeit schwerer Kopfschmerz, anhaltendes Erbrechen und mehr oder weniger ausgeprägte Somnolenz vorgelegen, weswegen neuerliche Punktion mit Herauslassung der Luft vorgenommen wurde. Diese stand dann immer unter starkem Drucke. Dem Herauslassen der Luft folgte im allgemeinen eine heftige aber vorübergehende Steigerung der Kopfschmerzen, dann aber bald Erleichterung der Symptome. Bei hochgradigem Hydrocephalus kann es nötig werden, die Punktion noch ein- bis zweimal zu wiederholen. ADSON (1) hat vorgeschlagen, in Fällen, wo das Ventrikulogramm einen obstruktiven Hydrocephalus nachweist, unmittelbar einzugehen und eine suboccipitale Dekompression auszuführen, um der Entstehung dieser Reaktionen vorzubeugen. Ich habe keine Erfahrungen über diese Methode zur Verhütung des Entstehens von schwereren Drucksteigerungen, aber es erscheint mir wahrscheinlich, daß man mit Punktion und Herauslassen der Luft ebensoweit kommt. Die Ursache dieser schweren Reaktionen bei Vorliegen von Hindernissen für das Austreten der Luft aus dem Ventrikelsystem ist unbekannt. Möglicherweise verursacht die Luft eine erhöhte Produktion von Liquor oder wirkt auf eine andere Weise reizend ein. So viel dürfte jedenfalls sicher sein, daß diese Reaktionen mit dem Zurückbleiben der Luft im Ventrikelsystem zusammenhängen. Wenn die Luft nämlich nicht entleert wird, bleibt sie bei obstruktivem Hydrocephalus, wie es scheint,

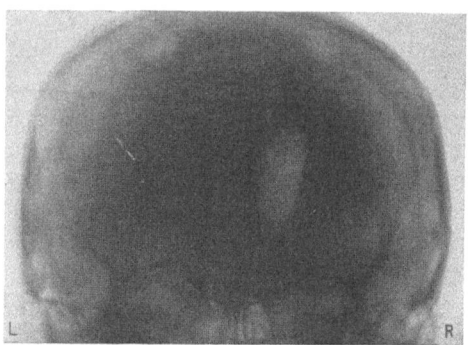

Abb. 198. Fall B. S. Frontalbild nach Ventrikulographie. Absperrung und leichte Erweiterung des rechten Seitenventrikels.

in unveränderter Menge durch mehrere Tage oder Wochen zurück. Wenn die Kommunikation der Ventrikel mit dem Subarachnoidalraum frei ist, pflegen die Reaktionen weniger ausgeprägt zu sein und hören in der Regel nach 24 Stunden auf. Ihrem Charakter nach sind sie im wesentlichen mit denen bei obstruktivem Hydrocephalus identisch, aber leichter. Eine mäßige Temperatursteigerung stellt sich in sämtlichen Fällen regelmäßig ein.

Bei Encephalographie sind die unmittelbaren Reaktionen weit schwerer. Schon bei der ersten Spritze Luft klagt der Patient über Schmerzen im Rücken und Nacken, kurz darauf auch über Kopfschmerzen, und es stellt sich in der Regel schon nach Einspritzung von 30—40 ccm Luft Erbrechen ein. Sowohl Kopfschmerz als Erbrechen können äußerst heftig sein und eine Unterbrechung des Eingriffes erzwingen, im allgemeinen sind sie aber nicht so stark, daß dieser nicht zu Ende geführt werden könnte. Blässe und Schweißausbruch gehören gleichfalls zu dem Symptomenbild, schwerere Kollapssymptome habe ich aber nicht beobachtet. Erbrechen und Kopfschmerzen dauern noch einige Stunden nach der Operation fort, gehen aber allmählich im Laufe von zweimal 24 Stunden vorüber. Temperatursteigerung bis 38° oder etwas darüber gehört hier wie bei der Ventrikulographie zur Regel.

Die Resultate der Ventrikulographie bzw. Encephalographie waren folgendermaßen: Zwei Patienten starben direkt infolge der Ventrikulographie. Die Encephalographie hat keinen Todesfall verursacht. Der eine der Todesfälle war Nr. 68 (cerebrale Carcinommetastasen). Der zweite war der folgende Fall, der nicht operiert wurde und sich deshalb nicht in der Kasuistik vorfindet.

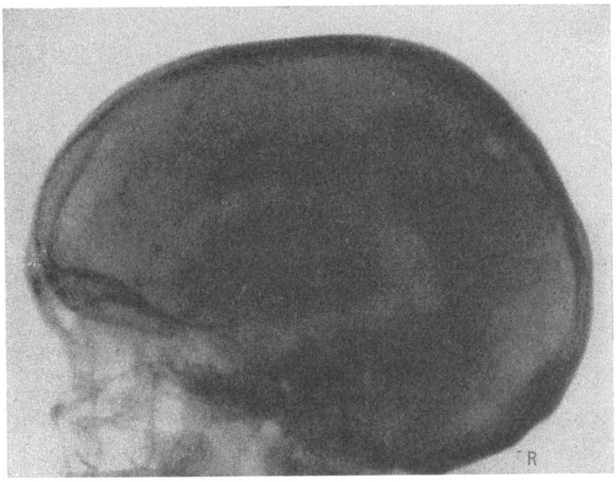

B. S., ♀, 34 Jahre. S. 271/1926. *Gliom im medialen Teil des linken Schläfenlappens. Tumor nicht klinisch lokalisierbar. Ventrikulographie. Exitus nach 24 Stunden im Koma. Sektion.*

Abb. 199. Fall B. S. Rechter Seitenventrikel.

Seit 1921 allgemeine epileptische Anfälle mit Bewußtseinsverlust. Gleichzeitig zahlreiche Absenzen, verbunden mit Salivation und Schwäche im rechten Arm. In den letzten Monaten Verschlechterung mit zahlreichen Anfällen, schweren Kopfschmerzen, unsicherem und schwankendem Gang, Doppelsehen und abnehmendem Sehvermögen. Aufnahme in die Nervenklinik am 1. III. 1926.

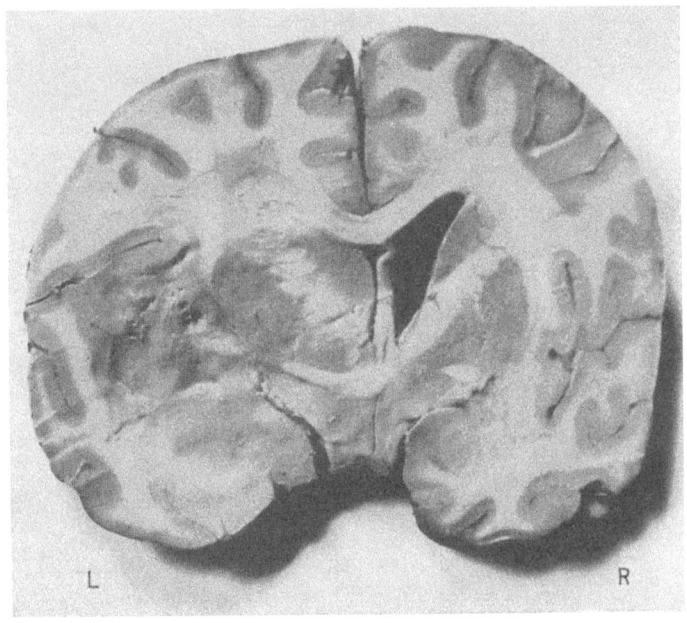

Abb. 200. Fall B. S. Frontalschnitt durch das Gehirn zeigt die Obliteration des linken Seitenventrikels.

Allgemeine Drucksymptome. Sehr benommen. Doppelseitige Stauungspapille, V. rechts: Amaurose, V. links 0,6.

Lokalsymptome. Das linke Gesichtsfeld wies einen Defekt im nasalen oberen Quadranten auf, die Gesichtsfelder wurden aber so unsicher angegeben, daß man keine diagnostischen Schlüsse daraus ziehen konnte.

Pat. wurde von Prof. MARCUS zwecks Ventrikulographie wegen eines nicht lokalisierbaren Tumors überwiesen.

Ventrikulographie am 13. III. Punktion der Hinterhörner beider Seitenventrikel. Der rechte Seitenventrikel war erweitert und enthielt eine klare Flüssigkeit unter gesteigertem Druck. Es wurden 26 ccm Liquor abgezapft und durch Luft ersetzt. Der linke Seitenventrikel konnte nicht gefunden werden. Röntgenuntersuchung (Abb. 198, 199) zeigte, daß der rechte Seitenventrikel ausgedehnt war, aber sonst nicht sicher verändert, und daß keine Luft in den linken Seitenventrikel hinüberdringt. Am Tage nach der Ventrikulographie ein epileptischer Anfall, nachher Somnolenz, die in Koma überging und Exitus nach einer halben Stunde.

Sektion nach vorhergehender Formalinhärtung zeigte ein großes Gliom im medialen Teil des linken Schläfelappens mit vollständiger Kompression des ganzen linken Seitenventrikels und bedeutender Ausdehnung des rechten (Abb. 200).

Beide Todesfälle ereigneten sich unter gleichartigen Symptomen: rasch in Koma übergehende Somnolenz und Exitus binnen 24 Stunden. Bei keinem dieser Fälle waren die subjektiven Beschwerden besonders ausgesprochen, und die Verschlechterung trat in beiden Fällen schnell ein, ehe man Zeit hatte, Punktion mit Herauslassung der Luft vorzunehmen. In beiden Fällen lagen infiltrativ wachsende maligne Tumoren vor, und wären aus den Ventrikulogrammen keine sicheren Schlüsse bezüglich der Lokalisation der Tumoren zu ziehen gewesen.

Das Ergebnis der Ventrikulographie in bezug auf die Diagnose war folgendes.

In einem Falle (Nr. 72) mißlang die Ventrikulographie, weil zu wenig Luft eingeblasen wurde. In dem folgenden Fall wagte man keine Schlüsse aus dem Ventrikulogramm zu ziehen:

A. J., ♂, 36 Jahre. S. 1085/1925.

Rechtsseitiger Schläfelappenabsceß unbekannter Ätiologie, klinisch als Tumor aufgefaßt. Ausgeprägte allgemeine Drucksymptome nebst einer unsicheren homonymen Quadranthemianopsie nach links und Geruchshalluzinationen als einzige Lokalsymptomen. Ventrikulographie. Rechtsseitige subtemporale Dekompression. Tod 2 Wochen nach der Operation an Meningitis. Die Sektion zeigte einen Absceß im rechten Schläfelappen mit Perforation in den Seitenventrikel.

Im Juli 1925 Schmerzen in der rechten Unterkieferhälfte, die Pat. einem kariösen Zahn zuschrieb. Die Schmerzen dauerten trotz Extraktion des Zahnes an und verbreiten sich aufwärts in die Gegend des rechten Ohres und die rechte Kopfhälfte. Im September Besserung. Pat. konnte eine Zeitlang wieder arbeiten, bekam aber gegen Ende September wiederum schwere Kopfschmerzen, die in Stirn und Nacken lokalisiert und von Übelkeit und Erbrechen begleitet waren. In der letzten Zeit hatte er eigentümliche, anfallsweise auftretende Geruchshalluzinationen und Photopsien gehabt, die letzteren nicht in eine gewisse Richtung lokalisiert. Pat. wurde von Dr. BOLLING in Köping unter der Diagnose Tumor cerebri überwiesen und am 16. X. 1925 in die chirurgische Klinik aufgenommen.

Allgemeine Drucksymptome. Doppelseitige Stauungspapillen mit Blutungen, Protrusion von 2—3 Dioptrien, V. rechts 0,6, V. links 1.

Lokalsymptome. Nervenstatus bei der Untersuchung vollständig negativ. Seine Frau gibt an, daß er reizbarer geworden wäre, sonst keine psychischen Symptome.

Man dachte zunächst an einen Stirnlappentumor, es war aber unmöglich, eine sichere Lokaldiagnose zu stellen.

Am 23. X. wurde Ventrikulographie vorgenommen, wobei die Hinterhörner der beiden Seitenventrikel punktiert wurden. Der linke Seitenventrikel enthielt eine klare Flüssigkeit unter erhöhtem Druck, und es wurden im ganzen 16 ccm Liquor entleert und durch dieselbe Menge Luft ersetzt. Aus dem rechten Seitenventrikel erhielt man nur einige Tropfen Liquor. Es war daher unmöglich, hier Luft einzuspritzen. Das Ventrikulogramm zeigte, daß nur der linke Seitenventrikel und dieser auch nur unvollständig luftgefüllt war, und daß die Luft nicht in den rechten Seitenventrikel hinübergelangte. Der linke Seitenventrikel war deutlich gegen links verschoben, besonders in seinem vorderen und medialen Teil.

Da das Ergebnis der Untersuchung nur für einen rechtsseitigen Hemisphärentumor sprach, im übrigen aber keine sicheren Schlüsse erlaubte, wurde am 30. X. eine nochmalige Ventrikulographie vorgenommen, wobei man aber den Druck im linken Seitenventrikel so stark fand, daß man keine Luft einzuspritzen wagte.

Neuerliche Untersuchung der Gesichtsfelder am 4. XI. zeigte eine partielle homonyme Hemianopsie nach links. Die allgemeinen Drucksymptome waren aber jetzt soweit vorgeschritten, daß die Grenzen des Defektes unsicher angegeben wurden. Da jedoch zwei verschiedene Untersucher gleiche Störungen der Gesichtsfelder fanden, wurde es als wahrscheinlich betrachtet, daß eine partielle homonyme Hemianopsie gegen links vorlag. Zusammengehalten mit den Geruchshalluzinationen, sprach dies also mit ziemlich großer Sicherheit für die Diagnose einer rechtsseitigen Schläfelappenaffektion. Auf Grund der psychischen Symptome und einer deutlichen Empfindlichkeit über dem rechten Teil der Stirn, dachte man zunächst an ein auf den Frontallappen übergreifendes Gliom. Die allgemeinen Drucksymptome waren aber so vorgeschritten, daß man beschloß, zuerst eine subtemporale Dekompression zu machen und danach eine explorative Freilegung des Schläfenlappens.

Operation am 6. XI. Lokalanästhesie. Präliminäre Punktion des linken Seitenventrikels. Rechtsseitige subtemporale Dekompression. Trotz der Ventrikelpunktion war die Dura ziemlich stark gespannt, und nach ihrer Eröffnung prolabierte die Rinde, jedoch ohne zu bersten. Die Temporalwindungen, besonders die unteren, stark abgeplattet und die Fissura Sylvii nach oben verschoben. Punktion des rechten Temporallappens fiel negativ aus.

Die Wunde heilte p. p., und es entwickelte sich ein mäßiger, ziemlich stark gespannter Hirnbruch. Am 20. XI. begann Patient sehr benommen zu werden, der Hirnbruch wurde immer mehr gespannt, und es stellten sich Kopfschmerzen, Erbrechen und Nackensteifigkeit ein. Ventrikelpunktion gab eine trübe Flüssigkeit mit Eiterzellen und Bakterien. Tod an Meningitis am 22. XI.

Sektion (ohne vorhergehende Formalinhärtung des Gehirns). Diffuse eitrige Meningitis, am ausgeprägtesten an der Hirnbasis. Nach Härtung des Gehirns zeigten frontal durch dieses gelegte Schnitte im medialen Teil des rechten Schläfenlappens einen mandaringroßen Abszeß, der ein Stück in den Frontallappen hineinragte und mit einer Fistel in den rechten Seitenventrikel führte. Die mikroskopische Untersuchung zeigte, daß ein Abszeß vorlag.

Die Sektion ergab in diesem Falle, daß die mangelnde Ausfüllung des rechten Seitenventrikels auf Kompression durch einen Abszeß beruhe, aber da in den rechten Seitenventrikel überhaupt keine Luft hinübergelangte, konnte man keine Schlüsse daraus ziehen. Der Fall dürfte deshalb als mißlungene Ventrikulographie zu rechnen sein. Immerhin gab die Ventrikulographie eine sichere Stütze für die Annahme eines rechtsseitigen Hemisphärentumors und man konnte dadurch den Gesichtsfelddefekten mehr Bedeutung beimessen, als es sonst bei dem mitgenommenen Zustande des Patienten berechtigt erschienen wäre.

In einem Falle (Nr. 80) zeigte das Ventrikulogramm das Vorhandensein eines Hydrocephalus, wodurch gewisse diagnostische Möglichkeiten ausgeschlossen wurden. Die Ursache der Hydrocephalie wurde indes nicht verifiziert, sie ist aber wahrscheinlich auf einen Kleinhirntumor oder evtl. auf einen Tumor im Hirnstamm zurückzuführen.

In 3 Fällen bestätigte die Ventrikulographie die neurologische Diagnose, und der Tumor konnte bei der Operation exstirpiert werden (Nr. 20, 46, 61). Zusammenfassend kann man also über die Gruppe, bei der neurologische Herdsymptome vorhanden waren, sagen, daß die Ventrikulographie in 3 Fällen (Nr. 72, Fall B. S., Fall A. J.) mißlang bzw. zu keinen entscheidenden diagnostischen Schlußsätzen führte, in 3 Fällen bestätigte sie die neurologische Diagnose und führte zur Exstirpation der Tumoren in sämtlichen 3 Fällen. In einem Falle

(Nr. 80) wurde ein wichtiger Aufschluß gewonnen, obzwar die Verhältnisse nie vollständig klargelegt wurden.

In den 7 Fällen ohne Herdsymptome lokalisierte die Ventrikulographie in einem Falle (Nr. 9) einen Tumor, der sich aber bei der Operation als ein inoperables infiltrativ wachsendes Gliom im Stirnlappen herausstellte. In einem Falle (Nr. 68) konnten in bezug auf die Diagnose keine sicheren Schlußsätze gezogen werden. Dieser Fall starb, wie oben erwähnt, infolge der Ventrikulographie. In dem folgenden, später nicht operierten Fall wurde ein hochgradiger Hydrocephalus angetroffen.

E. E., ♀, 12 Jahre. S. 73/1925.

Verdacht auf suprasellären Tumor mit ausgesprochenen allgemeinen, sich rasch zu Amaurose entwickelnden Drucksymptomen. Das Ventrikulogramm zeigte Hydrocephalus internus. Lebte noch 1 Jahr und 8 Monate, nach der Entlassung blind, aber sonst symptomfrei.

Im Alter von 2—3 Jahren hatte die Patientin mehrmals allgemeine epileptische Anfälle, denen heftige Kopfschmerzen vorausgingen. Das Sehvermögen seit ihrem 7. Jahre herabgesetzt. Von dieser Zeit ab soll sie auch einen Strabismus convergens auf dem rechten Auge gehabt haben. Im übrigen war Pat. gesund, bis sie im November 1924 angeblich eine Angina mit hohem Fieber bekam. Sie hütete eine Woche das Bett, fühlte sich aber nachher müde und matt und hatte heftige, in der Stirn lokalisierte Kopfschmerzen. Gegen Ende Dezember 1924 verminderten sich allmählich die Kopfschmerzen, und der Strabismus auf dem rechten Auge soll verschwunden sein. Gleichzeitig fing das Sehvermögen an rasch abzunehmen, so daß es binnen einigen Tagen bis auf Lichtperzeption reduziert war. Zur selben Zeit sei ein Strabismus

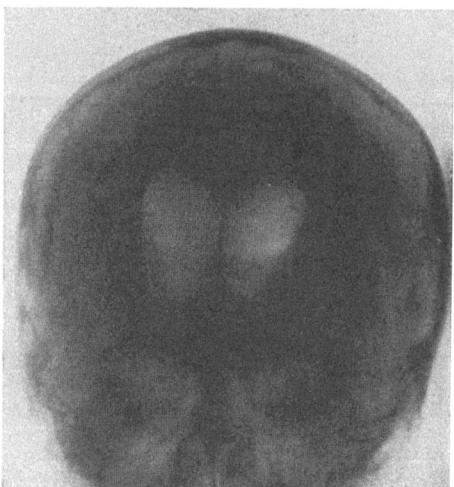

Abb. 201. Fall E. E. Frontalbild nach Ventrikulographie. Beide Seitenventrikel symmetrisch erweitert.

des linken Auges beobachtet worden. Am 16. I. 1925 Aufnahme in die chirurgische Klinik.

Allgemeine Drucksymptome. Gegenwärtig keine Kopfschmerzen. Doppelseitige Stauungspapillen mit Protrusion von ca. 5 Dioptrien, leichten Blutungen und weit vorgeschrittener Atrophie. Die Sehschärfe an beiden Augen auf eine unsichere Lichtperzeption reduziert. Beide Pupillen weit und lichtstarr.

Lokalsymptome. *Kranialnerven:* Wahrscheinlich eine leichte doppelseitige Abduzensparese. *Motilität und Sensibilität:* Normal.

Röntgenuntersuchung. Mäßige Atrophie der Kalotte und etwas weitere Suturen als normal. Die ganze mittlere Schädelgrube ist bedeutend hinabgepreßt, besonders die Sella turcica, so daß der Sinus sphenoidalis vollständig verstrichen ist. Die Sella mißt von vorn nach hinten 23 mm, ihre Tiefe ist nicht zu entscheiden. Bedeutende Entkalkung der Processi clinoidei anteriores und posteriores sowie Destruktion der vorderen Wand der Sella.

Grundumsatz — 25%.

Die Diagnose war höchst unklar. Die Röntgenveränderungen sprachen in erster Linie für einen suprasellären Tumor, obgleich kein Kalkschatten nachzuweisen war, und der herabgesetzte Stoffwechsel deutete in dieselbe Richtung. Man entschloß sich deshalb, eine Ventrikulographie zu machen, die am 21. I. ausgeführt wurde und hochgradig erweiterte, symmetrisch gelegene Ventrikel nachwies (Abb. 201). Ein Versuch, durch geeignete Lagerung des Kopfes Luftfüllung des dritten und vierten Ventrikels zu erhalten, zeigte, daß keine Luftfüllung der erwähnten Räume eintrat (Abb. 202). Nach der Ventrikulographie recht bedeutende subjektive Beschwerden, weshalb in den nächsten Tagen ein paarmal Ventrikelpunktion mit Ablassen von Luft vorgenommen wurde.

Die Ventrikulographie hatte also einen Hydrocephalus internus nachgewiesen, aber seine Ursache blieb dunkel, man wagte aus der Nichtfüllung des dritten und vierten Ventrikels keine weitergehenden Schlüsse zu ziehen. In zwei anderen Fällen (Nr. 46, 80) mit obstruktivem Hydrocephalus trat der dritte Ventrikel zwar deutlich hervor, ob man aber aus seiner mangelhaften Ausfüllung den Schluß ziehen darf, daß er durch einen Tumor komprimiert ist, dürfte wohl doch ziemlich zweifelhaft sein. Von Beobachtungen über das Aussehen des Ventrikulogrammes bei suprasellären Tumoren liegen in der Literatur noch keine Beobachtungen vor, und derartige Befunde müssen deshalb bis auf weiteres mit der größten Vorsicht gedeutet werden.

Die Angehörigen der Patientin waren einem Eingriff wenig geneigt und mit Rücksicht auf die unklare Diagnose und die bereits vorhandene Amaurose lag keine Veranlassung vor, einen solchen zu urgieren.

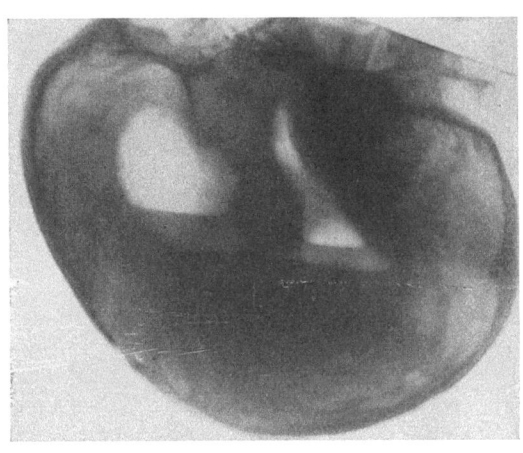

Abb. 202. Fall E. E. Seitenbild nach Ventrikulographie. Der Patient ist mit herabhängendem Kopf gelagert. Keine Füllung des dritten und vierten Ventrikels.

In 3 Fällen war das Ventrikulogramm normal oder zeigte so kleine Veränderungen, daß man es nicht wagte, andere Schlüsse hieraus zu ziehen, als daß das Vorhandensein eines größeren Tumors auszuschließen sei. Bei 2 von diesen Fällen wurde eine subtemporale Dekompression gemacht. Von diesen lebt der eine (Nr. 73) $1^{1}/_{2}$ Jahr nach der Operation vollständig symptomfrei und der andere Patient (Nr. 79) ist 6 Monate nach der Operation noch symptomfrei. Die Diagnose muß deshalb in diesen beiden Fällen offengelassen werden.

Der dritte Fall war folgender:

A. A., ♂, 16 Jahre. S. 10/1925.

Pat. hatte einen Monat vor der Aufnahme 2 Tage lang Kopfschmerzen, die in der Stirn lokalisiert waren. Kurz darauf stellten sich Schwierigkeiten beim Gehen ein, er taumelte wie ein Betrunkener mit Fallneigung nach links. Ein paarmal hatte er Erbrechen, und auch eine Fehlstellung der Augen soll beobachtet worden sein. Am 4. I. wurde der Patient von Dr. KYLIN unter der Diagnose Verdacht auf Kleinhirntumor auf die chirurgische Klinik geschickt.

Allgemeine Drucksymptome. Die Venen des Augenhintergrundes auf beiden Seiten auffallend erweitert. Papillen gerötet mit deutlichem Ödem in der nasalen Hälfte und überall verwischte Grenzen, aber keine sichere Protrusion.

Lokalsymptome. *Kranialnerven:* Negativ.

Motalität und Sensibilität: Babinski + auf beiden Seiten. Vielleicht bestand eine leichte Rigidität in der linken Körperhälfte. Beim Gehen führte der Patient das linke Bein etwas steif. Gang etwas breitspurig mit Tendenz zur Deviation nach links. Die Röntgenuntersuchung zeigte stark ausgesprochene Impressiones digitatae im vorderen Teil des Schädels und bedeutende Verdünnung des Knochens unmittelbar oberhalb des Stirnhöhlenfaches, auf der rechten Seite ausgesprochener. Die Venen, besonders auf der rechten Seite der Kalotte, bedeutend erweitert.

Die Diagnose war sehr unklar. Die Anamnese sprach zunächst für einen Kleinhirntumor, während die Röntgenveränderungen eher auf einen rechtsseitigen Stirnlappentumor deuteten.

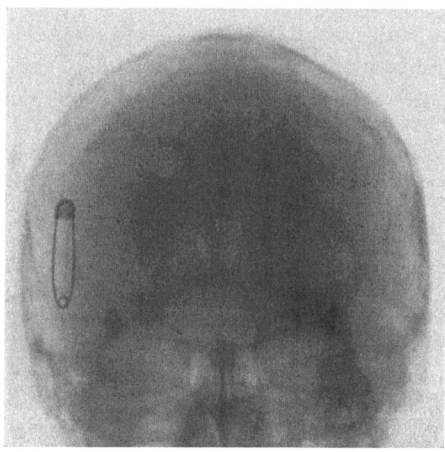

Abb. 203. Fall A. A. Frontalbild nach Ventrikulographie. Keine sicheren Veränderungen der Größe und Lage der Ventrikel.

Ventrikulographie am 21. I. Nach Punktion des Hinterhorns des rechten Seitenventrikels wurden 10 ccm der nicht unter Druck stehenden Flüssigkeit entleert und durch eine gleiche Menge Luft ersetzt. Die Punktion des linken Seitenventrikels mißglückte. Das Ventrikulogramm (Abb. 203) zeigte indes keine sicheren Veränderungen.

Während der folgenden Wochen gingen die Symptome zurück, die Veränderungen des Augenhintergrundes auf beiden Seiten blieben aber während der ganzen Zeit bestehen und wurden bei wiederholten Untersuchungen als beginnende Stauungspapille gedeutet. Sonst war der Patient bei der Entlassung am 18. III. symptomfrei. Mit Rücksicht auf die Schwankungen der Symptome und auf das negative Ventrikulogramm neigte man zum Verdacht auf eine multiple Sklerose, und der Patient erhielt den Rat, innerhalb 3 Monaten zur Beobachtung wiederzukommen. Der Patient lebt derzeit noch, nahezu 2 Jahre nach der Ventrikulographie, über seinen Gesundheitszustand ist jedoch nichts bekannt.

Der folgende Fall zeigt sichere Veränderungen der Form und Lage der Ventrikel, da aber die subjektiven und objektiven Symptome sehr unbedeutend waren, wurde keine Operation angeraten und die Patientin wurde aufgefordert, nach ein paar Monaten wiederzukommen.

E. O., ♀, 35 Jahre. S. 22/1926.

Verdacht auf Hirntumor ohne Lokalsymptome und mit sehr leichten allgemeinen Drucksymptomen. Das Ventrikulogramm sprach für einen Tumor im hinteren medialen Teil des linken Temporo-Parietallappens. Keine Operation. Zustand $^1/_2$ Jahr nach der Ventrikulographie unverändert.

Die Patientin erkrankte anfangs März 1926 mit Schmerzen über der Stirn, Übelkeiten und Erbrechen. Am 1. IV. 1926 wurde sie in die Nervenklinik aufgenommen und am 22. IV. von Prof. MARCUS unter der Diagnose Tumor cerebri ohne Lokalisation der chirurgischen Klinik überwiesen.

Allgemeine Drucksymptome. Doppelseitige Stauungspapillen ohne meßbare Protrusion. V. rechts und V. links 1. Die Röntgenuntersuchung zeigte die Fossae digitat, etwas ausgesprochener als normal und eine leichte Entkalkung der Rücklehne der Sella turcica.

Sonst war der Nervenstatus vollständig negativ.

Ventrikulographie am 24. VI. In den rechten Seitenventrikel wurden 15 ccm Luft eingeblasen, in den linken 14 ccm. Die Röntgenuntersuchung wies nach, daß das Ventrikelsystem als ganzes nach rechts verschoben war (Abb. 204). Am instruktivsten ist das Bild, das in Bauchlage, mit occipito-frontaler Strahlenrichtung und der Stirn gegen die Platte aufgenommen wurde (Abb. 205). Hierbei wurde ersichtlich, daß die Verschiebung des Ventrikelsystems im hinteren Teil ausgesprochener ist als im vorderen, und daß das linke temporale Horn ein Bild zeigte, das einem etwas weiter nach vorn gelegenen Frontalschnitt entsprach als auf der rechten Seite, außerdem ist seine äußere Kontur deutlich konkav anstatt konvex.

Das Bild schien zunächst für einen Tumor im hinteren Teil des linken Temporo-Parietallappens zu sprechen. Da die Patientin keine subjektiven Beschwerden hatte und hinsichtlich der Sehschärfe unter sachverständiger Beobachtung stand, meinte man mit einer dekompressiven Operation warten zu können. Es wurde ihr geraten, sich innerhalb 3 Monaten wieder vorzustellen. Sie kam indes erst nach 6 Monaten wieder und wies um diese Zeit immer noch einen negativen Nervenstatus und Stauungspapillen mit unveränderter Sehschärfe auf, aber weiter vorgeschrittene röntgenologische Zeichen von gesteigertem Hirndruck[1]).

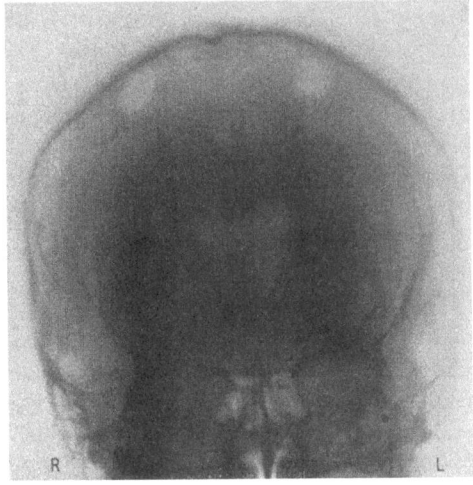

Abb. 204. Fall E. O. Frontalbild nach Ventrikulographie. Pat. liegt auf dem Nacken mit der Platte gegen die Stirn. Das Ventrikelsystem nach rechts verschoben.

Die Resultate in dieser Gruppe sind ungefähr folgendermaßen zusammenzufassen. In einem Falle (Nr. 9) wurde der Tumor lokalisiert, erwies sich aber bei der Operation als inoperabel. In einem Falle (Fall E. O.) ist die Lokalisation wahrscheinlich korrekt aber noch nicht verifiziert. In einem Falle (Fall A. A.) glaubte man auf Grund der negativen Ventrikulographie und der klinischen Symptome einen Tumor ausschließen zu können. In den übrigen 4 Fällen war die Ventrikulographie insofern ergebnislos, als die Diagnose nicht in dem Maße geklärt wurde, daß eine explorative Freilegung des Tumors angeraten werden konnte.

Die encephalographierten Fälle waren Patienten mit epileptischen Anfällen, bei welchen entweder ein Tumor oder irgendeine andere Erkrankung als Ursache der Erscheinungen in Frage kommen konnte (Nr. 44, 66, 83, 85). Bei 3 Fällen zeigte das Encephalogramm keine sicheren Ver-

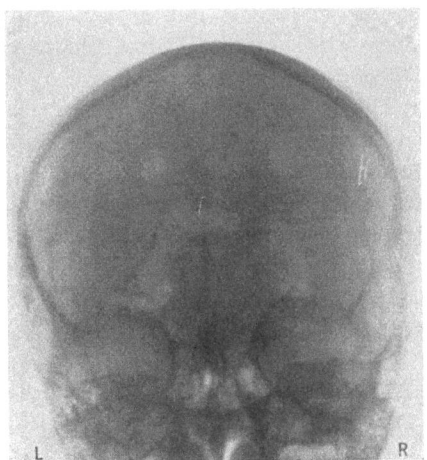

Abb. 205. Fall E. O. Frontalbild nach Ventrikulographie. Der Patient liegt auf dem Bauch mit der Stirn gegen die Platte. Verschiebung und Kompression des Hinterhorns des linken Seitenventrikels.

---

[1]) Da der Tumor offenbar eine tiefe Lage haben mußte, erschien eine explorative Freilegung nicht angezeigt, sondern man machte in Anbetracht der immer noch bestehenden Drucksymptome nur eine linksseitige subtemporale Dekompression. Die Patientin wurde danach von ihren Kopfschmerzen befreit, und symptomfrei entlassen.

änderungen. Bei dem einen (Nr. 83) war vor einem Jahre wegen allgemeiner Drucksymptome ohne sichere Ursache eine subtemporale Dekompression ausgeführt worden, und er befindet sich weiter, 2 Jahre nach der Operation, ungefähr im selben Zustand, d. h. er hat epileptische Anfälle, aber die Stauungspapillen sind verschwunden. Die Diagnose ist in diesem Falle unklar. In einem Falle (Nr. 85) wurde trotz des negativen Encephalogrammes eine explorative Freilegung gemacht, die indes negativ ausfiel und mit einer subtemporalen Dekompression abgeschlossen wurde. Dieser Patient lebt über ein Jahr nach der Operation in unverändertem Zustande. Im Falle Nr. 66 wurde ebenfalls trotz der negativen Encephalographie eine explorative Freilegung vorgenommen, wobei ein kleines Hämangiom angetroffen wurde. Die Encephalographie kann demnach in diesem Falle als gewissermaßen irreführend bezeichnet werden.

In einem Falle (Nr. 44), wo ebenfalls die Herdsymptome unzweideutig waren, zeigte das Encephalogramm, daß ein Tumor vorlag, und die Geschwulst wurde bei der Operation entfernt.

Weitgehende Schlüsse können selbstverständlich aus diesem kleinen Material nicht gezogen werden, um so weniger, als wir uns hier auf einem Gebiete der Hirndiagnostik befinden, das in rascher Entwicklung begriffen ist. Meinen jetzigen Standpunkt zur Ventrikulo- bzw. Encephalographie als diagnostische Hilfsmittel möchte ich auf Grund der bisherigen Erfahrungen ungefähr folgendermaßen formulieren: Die Mortalität ist relativ groß, und, ohne hier auf prozentuelle Berechnungen eingehen zu wollen, die bei einem kleinen Material wohl ziemlich zwecklos wären, kann man doch sagen, daß die Ziffern mit den in der Literatur angegebenen ziemlich gut übereinzustimmen scheinen. Ferner ist es offenbar, daß die Fälle, welche die Ventrikulographie am schlechtesten vertragen, diejenigen mit großen, infiltrativ wachsenden Tumoren und die mit einem obstruktiven Hydrocephalus sind. Die beiden obengenannten Todesfälle gehörten zur ersteren Kategorie. Ich habe deshalb später die Ventrikulographie in Fällen, wo Verdacht auf derartige Tumoren bestand, soviel als möglich vermieden. Auch DANDY (4) hat darauf hingewiesen, daß Patienten, die komatös oder stark somnolent sind oder überhaupt weit vorgeschrittene Drucksymptome aufweisen, eine Ventrikulographie nicht vertragen, und er hat die Ventrikulographie für diese Kategorie von Fällen durch eine Prozedur ersetzt, die er „Ventricular estimation" nennt und die im wesentlichen eine explorative Ventrikelpunktion ist, deren diagnostischer Wert vielleicht einigermaßen dadurch erhöht wird, daß DANDY Farbeninjektion in den Ventrikel hinzufügt, mit Prüfung auf Kommunikation zwischen den Seitenventrikeln untereinander und mit dem Spinalkanal. Obgleich unter meinen Fällen von obstruktivem Hydrocephalus kein Todesfall eingetroffen ist, zeigen die starken Reaktionen, die in diesen Fällen vorgekommen sind, doch, daß die Ventrikulographie hier riskabel ist. Ich war deshalb in derartigen Fällen sehr zurückhaltend und habe mich in der Regel, wo diagnostische Eingriffe überhaupt indiziert waren, mit einer explorativen Ventrikelpunktion begnügt. Wie weiter unten gezeigt werden soll, gibt die explorative Ventrikelpunktion bei dieser Kategorie von Fällen ungefähr ebenso zuverlässige Resultate wie die Ventrikulographie.

Was den diagnostischen Wert der Ventrikulographie bzw. Encephalographie betrifft, so glaube ich, daß ich dadurch in einigen Fällen mit Herdsymptomen, die indes irgendeines Anlasses wegen für die Diagnose unzulänglich waren, eine wertvolle Stütze für die Diagnose gewann. Mit größeren Erfahrungen über die Deutung der Ventrikulogramme dürfte man hier in Zukunft bedeutend weiter kommen können. Beim Fehlen von Herdsymptomen ist der Nutzen der Ventrikulographie weniger augenfällig gewesen, was darauf beruht, daß sie teils in solchen Fällen zur Verwendung kam, wo die Diagnose Tumor zweifelhaft war, und teils in Fällen, wo die Diagnose aus anderen Gründen nicht verifiziert werden konnte. Es ist möglich, daß durch weitere Indikationen für die Ventrikulographie eine Anzahl explorativer Freilegungen bei hoffnungslosen Fällen mit großen tiefliegenden infiltrierenden Tumoren wegfallen könnten, aber die Mortalität der Ventrikulographie würde dann sicherlich größer werden. Solche Fälle belasten jetzt statt dessen die Operationsstatistik, was mir indes richtiger erscheint, da hier doch eine Möglichkeit für ein Eingreifen gegen den Tumor vorliegt. In einem Fall (Nr. 66) ist das Resultat des Lufteinblasens in gewissem Maße irreleitend gewesen, was jedoch nicht der Methode zur Last zu schreiben ist, da der Tumor sehr klein war. Die Herdsymptome waren in diesem Falle so ausgesprochen, daß über die Lokaldiagnose keine Zweifel bestanden, wohl aber über die Art des Prozesses und die Encephalographie hatte in diesem Falle doch einen gewissen Wert, und zwar dadurch, daß sie das Vorhandensein eines größeren Tumors ausschloß, wodurch der Eingriff in einer sicheren Weise geplant werden konnte.

2. Explorative Ventrikelpunktion.

Die Literatur enthält keine Mitteilungen, die sich auf größere Erfahrungen über den diagnostischen Wert der Ventrikelpunktion stützen. CUSHING verwendet seit langem die explorative Ventrikelpunktion, hat aber seine Erfahrungen hierüber nicht publiziert. Wie vorher erwähnt, hat DANDY (4) sich einer Methode bedient — ,,Ventricular estimation" nennt er sie —, die aus doppelseitiger Ventrikelpunktion besteht, mit Einspritzen einer Farblösung in den einen Ventrikel. Aus der Lage und der ungefähren Größe der Ventrikel, wie aus dem Resultat der Kommunikationsprobe zwischen den Ventrikeln bzw. zwischen diesen und dem Spinalkanal können wichtige diagnostische Schlüsse gezogen werden.

Im vorliegenden Materiale ist die explorative Ventrikelpunktion in 13 Fällen zur Verwendung gekommen. Die hauptsächliche Indikation für ihre Verwendung bestand darin, das Vorhandensein eines Hydrocephalus internus zu verifizieren oder auszuschließen, teils in Fällen, wo die klinischen Symptome starken Verdacht auf einen solchen erweckten (11 Fälle), teils in Fällen, wo jeder Anhaltspunkt für die Lokalisation des Tumors fehlte, und wo entschieden werden sollte, ob der Tumor oberhalb oder unterhalb des Tentoriums gelegen war (2 Fälle). Schließlich ist sie verwendet worden, um festzustellen, auf welcher Seite ein Stirnlappentumor lag, und zwar bei einem Falle, bei dem die Diagnose Stirnlappentumor klinisch als ziemlich sichergestellt betrachtet wurde, wo aber nicht entschieden werden konnte, welcher Seite er angehörte. Wo man einen Hydrocephalus internus antraf, wurde in der Mehrzahl der Fälle eine Probe auf die Kommunikation zum Spinalkanal ausgeführt. Anfangs wurde zu diesem Zwecke 1 ccm 4proz. Indigo-Karminlösung in einen der Seitenventrikel eingespritzt, und 20—30 Minuten später Lumbalpunktion gemacht. Das Fehlen von Blaufärbung des Lumbalpunktates wurde als Zeichen eines obstruktiven Hydrocephalus betrachtet. Bei hochgradigem Hydrocephalus hat es indes infolge der Verdünnung der Farbflüssigkeit seine Schwierigkeiten, zu entscheiden, ob überhaupt Blaufärbung des Lumbalpunktates vorliegt oder nicht. Um das subjektive Moment bei der Beurteilung des Resultates zu eliminieren, bin ich deshalb in den letzten Jahren zu der von FOERSTER (1) verwendeten Methode der Einspritzung von 1 ccm 10proz. Jod-Natriumlösung übergegangen, die später auf chemischem Wege im Lumbalpunktat nachgewiesen oder ausgeschlossen wird. Die Ventrikelpunktion wurde in der Regel doppelseitig auf beiden Seiten des Bregmas ausgeführt. Wenn beide Ventrikelpunktionsnadeln gleichzeitig liegenbleiben, ist eine besondere Probe der Kommunikation zwischen den Ventrikeln kaum erforderlich, und sollte diesbezüglich ein Zweifel bestehen, so kann man ganz einfach einige Kubikzentimeter Liquor durch die eine Nadel aspirieren und sie darauf wieder einspritzen, worauf sich bei freier Kommunikation die Druckschwankungen im Tropfentakte aus der anderen Punktionsnadel abspiegeln. Die Resultate waren folgende: Von 11 Fällen mit Verdacht auf Hydrocephalus wurde ein solcher in 9 Fällen (Nr. 14, 24, 29, 30, 32, 65, 69, 70, 80) nachgewiesen, und der obstruktive Charakter der Hydrocephalie wurde in 5 von diesen Fällen durch Kommunikationsproben verifiziert. In einem Fall (Nr. 46) wurde nur der eine Seitenventrikel getroffen, woraus man den, wie sich später erwies, falschen Schluß zog, daß ein Tumor oberhalb des Tentoriums vorliege. Der weitere Verlauf und eine später ausgeführte Ventrikulographie zeigte in diesem Falle, daß ein obstruktiver und symmetrischer Hydrocephalus bestand und die Operation erwies, daß er auf einem Meningiom im Brückenwinkel beruhte. In diesem Falle hat also die Ventrikelpunktion ein irreführendes Resultat gegeben, was auf einem technischen Fehler bei der Ausführung beruhte, und der falsche Schluß hätte vermieden werden können, wenn statt dessen eine Ventrikulographie ausgeführt worden wäre. In einem Falle von Verdacht auf Kleinhirntumor zeigte die Ventrikelpunktion, soweit man beurteilen konnte, normale Ventrikel und keine Drucksteigerung, weshalb die Diagnose bis auf weiteres offen gelassen wurde. Das spätere Geschick des Patienten ist indes nicht bekannt. In allen 9 Fällen, wo die Ventrikelpunktion einen Hydrocephalus nachwies, wurde eine explorative Freilegung des Kleinhirns ausgeführt. Bei vier von ihnen (Nr. 29, 30, 32, 56) wies Operation oder Sektion einen Tumor in der hinteren Schädelgrube als Ursache der Hydrocephalie nach. In 2 Fällen (Nr. 14, 24) stellte sich bei der Sektion heraus, daß der Tumor im dritten Ventrikel lag. In 3 Fällen wurde bei der Operation kein Tumor angetroffen; diese Patienten sind noch am Leben (Nr. 69, 70, 80) und die Ursache der Krankheit ist in diesen Fällen deshalb unbekannt.

In 2 Fällen (Nr. 71, 83), die beide allgemeine Drucksymptome aufwiesen, fehlte jeglicher Anhaltspunkt für die Lokalisation des Tumors. In beiden Fällen mißglückte die Ventrikelpunktion, und es wurde deshalb als ziemlich sicher betrachtet, daß der Tumor oberhalb des Tentoriums liegen müsse. In dem einen dieser Fälle (Nr. 83) wurde später Encephalographie ausgeführt, die indes normale Verhältnisse nachwies, was beweist, daß das Fehlschlagen der Ventrikelpunktion nicht auf einer Verschiebung oder Kompression der Seitenventrikel beruht hatte, sondern auf einem technischen Fehler. Der andere Patient (Nr. 71) lebt noch, 3 Jahre nach einer subtemporalen Dekompression, und hat einen ziemlich großen

Hirnbruch. Wahrscheinlich liegt in diesem Falle ein Hemisphärentumor vor. In einem Falle (Nr. 16) wurde die Diagnose auf einen Stirnlappentumor gestellt, es waren jedoch keine Anhaltspunkte vorhanden, nach welchen man hätte diagnostizieren können, auf welcher Seite er seinen Sitz habe. Bei explorativer Ventrikelpunktion zeigte sich der linke Seitenventrikel weit nach links verschoben und erweitert und es war also klar, daß der Tumor auf der rechten Seite liegen mußte, was später durch Sektion verifiziert wurde. Die Schlüsse, die sich aus diesen Erfahrungen ergaben, können ungefähr folgendermaßen formuliert werden. Die explorative Ventrikelpunktion scheint ungefährlich zu sein und veranlaßt auch keine subjektiven Beschwerden. Bei obstruktivem Hydrocephalus erhält man durch die Ventrikelpunktion ungefähr dieselben Aufschlüsse, wie durch eine Ventrikulographie, aber mit wesentlich geringerem Risiko und bedeutend geringeren Beschwerden für den Patienten. Mit genügenden Erfahrungen dürften solche technischen Fehler, wie in Fall Nr. 46, wo trotz hochgradigem Ventrikelhydrops nur der eine Seitenventrikel getroffen wurde, vermieden werden können.

Ob man durch die Ventrikulographie zu einer genaueren Vorstellung über die Ursache der Hydrocephalie kommen kann als durch die Ventrikelpunktion, müssen die künftigen Erfahrungen ergeben. Bis auf weiteres scheint eine mangelhafte Ausfüllung des dritten Ventrikels kaum zu weitgehenden Schlüssen zu berechtigen. Die Erfahrungen GRANTS deuten offenbar in dieselbe Richtung. Wenn keiner von beiden Ventrikeln getroffen wird, spricht dies bis zu einem gewissen Grade für einen Hemisphärentumor, der die Seitenventrikel komprimiert oder verschiebt, aber die Technik und Erfahrung des Untersuchers spielt hier eine große Rolle.

3. Explorative Hirnpunktion.

Explorative Hirnpunktion habe ich zur Entscheidung der Art und Lokalisation der Läsion in der Regel nur dann verwendet, wenn ein begründeter Anlaß zum Verdacht auf einen Abszeß oder auf einen cystischen Tumor vorhanden war; im ersteren Falle ist, wenn der Abszeß angetroffen wurde, unmittelbar Drainage gemacht worden; im letzteren Falle wurde Luftfüllung der Cyste angeschlossen, um über ihre Größe und Lage nähere Aufschlüsse zu erhalten. Der explorativen Hirnpunktion bei soliden Tumoren nach NEISSER und POLLACK zwecks Entscheidung der Art des Tumors vor der Operation habe ich mich nicht bedient, da die Risiken des Eingriffes kaum im Verhältnis zum Wert der dadurch erreichbaren Aufschlüsse steht. Meine Erfahrungen auf diesem Gebiete sind also sehr gering. Der einzige Fall, wo ein cystischer Tumor nach explorativer Punktion mit Luft gefüllt wurde, ist Nr. 27, und in diesem Falle gab der Eingriff außerordentlich wertvolle Aufschlüsse über die Art und Lage des Tumors.

Die Methode ELSBERGS (1), von einer kleinen Trepanationsöffnung aus zu entscheiden, ob ein von den Meningen ausgehender, und also operabler Tumor oder eine Cyste vorliegt, scheint mir kaum empfehlenswert. Es ist allerdings möglich, daß man auf diesem Wege explorative Freilegungen von inoperablen Gliomen vermeiden kann, anderseits sind die Möglichkeiten, auf diesem Wege die Art und Operabilität des Tumors zu entscheiden, doch so begrenzt, daß man es riskiert, verschiedene tatsächlich operable Fälle zu übersehen.

In bezug auf die Indikationen für die diagnostischen Operationen und ihre gegenseitige Abgrenzung habe ich meinen Standpunkt bereits in allem wesentlichen genau angegeben. Die Gruppe, bei der die Indikationsstellung die größten Schwierigkeiten verursacht, besteht aus solchen Fällen, wo allgemeine Drucksymptome vorhanden sind, also die Diagnose Tumor einigermaßen sicher zu sein scheint, wo aber keine Herdsymptome existieren, die eine Lokaldiagnose ermöglichen. Man hat hier zwischen einer diagnostischen Operation, zunächst Ventrikelpunktion oder Ventrikulographie oder der Vornahme einer subtemporalen Dekompression mit Abwarten einer evtl. Entwicklung von Herdsymptomen zu wählen. Es dürfte unmöglich sein, Regeln darüber aufzustellen, welches Verfahren vorzuziehen sei. Eine explorative Ventrikelpunktion dürfte wohl in der Mehrzahl solcher Fälle in erster Linie indiziert sein, Hierdurch wird ja meist klargelegt, ob der Tumor oberhalb oder unterhalb des Tentoriums gelegen ist. Wenn man sich auch dafür bestimmt hat, die Entwicklung von Herdsymptomen abzuwarten, hat man sichere Richtlinien für die Stelle der palliativen Operation. In der Aufstellung allgemeiner Regeln weiter zu gehen, dürfte kaum möglich sein. Jeder individuelle Fall bildet ein Problem für sich.

XIV. Operationsindikationen.

Wenn neue Gebiete in den Wirkungskreis der Chirurgie einbezogen werden, stehen anfangs die technischen und diagnostischen Probleme im Vordergrund und die Operationsindikationen werden in der Regel erst Gegenstand eines lebhafteren Interesses, wenn hinsichtlich der erstgenannten Fragen eine gewisse Stabilität erreicht worden ist. Die Diskussion über die Operationsindikationen repräsentiert deshalb im allgemeinen ein relativ spätes Stadium der Entwicklung einer chirurgischen Frage und wird erst dann fruchtbar, wenn auf dem in Rede stehenden Gebiete größere Erfahrungen vorliegen. Es ist bezeichnend, daß die Indikationen in bezug auf die chirurgische Behandlung der Hirntumoren bis jetzt kaum ernstlich im Detail diskutiert wurden, abgesehen von einigen verhältnismäßig einfachen Spezialfragen, wie z. B. den Indikationen für palliative Trepanation bei hohem Hirndruck und Stauungspapillen. Zum Teil ist dieses Verhalten darin begründet, daß die Verantwortlichkeit für die Operation bei Hirntumor bisher in großem Ausmaß zwischen dem Chirurgen und dem Neurologen geteilt wurde, hauptsächlich jedoch darin, daß vergleichbare Statistiken über die Operationsresultate, die einer Indikationsstellung ja zugrunde liegen müssen, bisher so gut wie ganz fehlen. Es kann deshalb in Frage gestellt werden, ob die Zeit für eine Diskussion dieser Fragen schon reif ist. Auf jeden Fall müssen die Urteile in diesen Punkten stark subjektiv gefärbt sein. Die im folgenden angeführten Gesichtspunkte sind deshalb als mein persönlicher, auf die bisherigen Erfahrungen gegründeter Standpunkt in diesen Fragen zu betrachten.

Wenn man vor einem Fall steht, der als Hirntumor diagnostiziert wurde, hat man in erster Linie zu entscheiden, ob eine Operation überhaupt indiziert ist, und in zweiter Linie die Art des Eingriffes. Die erste Frage ist im allgemeinen relativ leicht zu entscheiden, die andere kann dagegen die größten Schwierigkeiten verursachen.

Abgesehen von den hypophysären Adenomen, über die ich mich, mangels eigener Erfahrung über sie, nicht äußern möchte, ist die Operationsindikation ja in der Mehrzahl der Fälle von intrakraniellem Tumor durch die Natur des Leidens gegeben. Sowohl die allgemeine Operationsindikation als die Frage über die Art des Eingriffes liegt am einfachsten, wenn in der Diagnose nicht nur die Lage des Tumors, sondern auch seine histologische Beschaffenheit enthalten ist. Dies ist bei gewissen bestimmten Typen von Tumoren der Fall, nämlich bei Acusticustumoren, Meningiomen, Hypophysengangstumoren und gewissen Formen von Gliomen, vor allem den verkalkten, und den im Kindesalter ziemlich häufig vorkommenden, median gelegenen zellreichen Gliomen, die von BAILEY und CUSHING (2) Medulloblastome genannt werden; bei dieser letzteren Form erlauben die typische Krankengeschichte und das klinische Bild eine verhältnismäßig sichere Diagnose nicht nur betreffs der Lage des Tumors, sondern auch betreffs seiner morphologischen Beschaffenheit. Die Sicherheit, mit welcher die anatomische Diagnose vorauszusagen ist, variiert selbstverständlich recht wesentlich; am größten dürfte sie bei den Acusticustumoren und suprasellär gelegenen Hypophysengangstumoren sein, wo man wenigstens in 80—90% der Fälle damit rechnen kann, daß die vor der Operation gestellte anatomische Diagnose sich als korrekt erweisen wird. Dasselbe gilt von den verkalkten Gliomen, bei welchen es außerdem durch die cystische Degeneration, der sie sehr oft unterliegen, möglich ist, mittels explorativer Punktion und Luftfüllung der Cyste eine absolut sichere Diagnose zu erzielen. Die Diagnose Meningiom kann auf Grund röntgenologisch oder direkt zu beobachtender Veränderungen des Schädels in vielen Fällen mit absoluter Sicherheit und in einer Reihe anderer Fälle mit ziemlich großer Wahrscheinlichkeit gestellt werden. Bei dieser letztgenannten Gruppe sowie auch bei Medulloblastomen, ist die Vorhersage der anatomischen Diagnose jedoch mit so vielen Fehlerquellen behaftet, daß die Operation mehr explorativen Charakter erhält als in den vorhergehenden Gruppen, wo die Indikation so gut wie ausschließlich von therapeutischen Gesichtspunkten beurteilt werden kann.

Die Acusticustumoren geben infolge ihrer Lage relativ früh Lokalsymptome, und die Diagnose dürfte in der Regel vor dem Auftreten der allgemeinen Drucksymptome gestellt werden können, in Zukunft wird sie vielleicht auf Gehörs- und Röntgensymptome allein möglich sein. Beim jetzigen Standpunkt der Operationstechnik kann man indes wegen des sicheren oder wahrscheinlichen Bestehens eines Acusticustumors allein noch keine Operation empfehlen. Aus Gründen, die an anderer Stelle näher behandelt werden (vgl. S. 168), kann man den Tumor, falls er nicht ungewöhnlich kleine Dimensionen hat, nicht radikal entfernen, ohne eine außerordentlich hohe Operationsmortalität zu riskieren. Dazu kommt die Gefahr einer Läsion der angrenzenden Kranialnerven, von welchen bei radikalen Exstirpationsversuchen der Facialis immer, und der Trigeminus häufig definitiv gelähmt wird. Wenn man aus der Krankengeschichte und der klinischen Untersuchung einigermaßen sichere Schlüsse auf die Größe des Tumors ziehen könnte, würde man jedoch berechtigt sein, auf sehr wenige und frühe Symptome hin zu operieren, in der Hoffnung, einen kleinen, radikal operablen Tumor vorzufinden. Wie im Kap. V hervorgehoben wurde, vermag man indes nicht im voraus auf die Größe des Tumors zu schließen, der, wie in Fall Nr. 55, trotz sehr unbedeutender und früher Symptome einen bedeutenden

Umfang haben kann. Bei der Diagnose Acusticustumor darf man deshalb meiner Ansicht nach die Indikationsstellung nicht durch die Hoffnung, einen kleinen Tumor zu finden, beeinflussen lassen, sondern der Operationsbeschluß muß sich auf die Art der vorhandenen Symptome gründen, und man muß sich voll bewußt sein, daß die Operation mit größter Wahrscheinlichkeit nicht radikal, sondern palliativ sein wird. Das Ziel der Operation ist deshalb, das Sehvermögen des Patienten zu retten und ihn von den quälendsten Symptomen zu befreien. Bei vorhandenen Stauungspapillen, auch vom leichtesten Grad, ist eine Operation meiner Ansicht nach immer indiziert. Fehlen die Stauungspapillen, so wird die Art der vorhandenen Symptome für die Indikation entscheidend. Bestehen keine stärkeren subjektiven Beschwerden, wie z. B. Kopfschmerzen und Erbrechen, und ist kein höherer Grad von cerebellärer Inkoordination vorhanden, so dürfte die Operation in der Regel nicht indiziert sein. Auf der Basis der jetzigen Erfahrungen würde ich bei einem Zustand vom Typus des Falles Nr. 55 eine Operation widerraten. Ferner hat man die bei Acusticustumoren relativ häufigen Schwankungen der Symptome zu berücksichtigen, infolge deren Perioden der Verschlechterung von mitunter langdauernden Perioden relativen Wohlbefindens abgelöst werden können. Sind in derartigen Fällen keine Symptome wie Stauungspapillen vorhanden, die zur Operation zwingen, so kann man in der Regel einige Zeit abwarten, ob keine Remission eintritt. Voraussetzung für ein derartiges Vorgehen ist selbstverständlich, daß der Patient unter sachverständiger Beobachtung bleibt. Bisher dürften die Erfahrungen über Fälle, die vor der Entstehung von Stauungspapillen operiert wurden, sehr gering sein, aber nach der chronologischen Ordnung zu urteilen, in welcher sich die Symptome bei Acusticustumoren in der Regel entwickeln, kann man annehmen, daß in solchen Fällen, wo Stauungspapillen fehlen, die cerebelläre Inkoordination für die Operationsindikation, wo eine solche überhaupt vorzuliegen scheint, entscheidend ist. Auch andere Symptome können ja ausnahmsweise trotz Fehlen von Stauungspapillen eine Operation veranlassen, allgemeine Drucksymptome oder hochgradige cerebellare Inkoordination dürften jedoch die weitaus häufigste Operationsindikation sein. CUSHING (persönliche Mitteilung) vertritt ungefähr denselben Standpunkt, wie er hier skizziert ist. Sonst ist diese Frage in der Literatur kaum berührt. Auch von einem anderen Gesichtspunkte verdienen die Operationsindikationen bei Acusticustumoren diskutiert zu werden, nämlich in bezug darauf, wie man verfahren muß, wenn der Patient bereits blind ist oder sonst ein besonders weit vorgeschrittenes Symptombild mit medullären Symptomen usw. aufweist. HEYMANN betrachtet die Operation als kontraindiziert, wenn der Patient bereits erblindet ist. Ich kann diesen Standpunkt nicht teilen. Allerdings sind wir nicht imstande, dem Kranken das Sehvermögen wiederzugeben, und die subjektiven Beschwerden pflegen in diesem Stadium der Krankheit, wie HEYMANN hervorhebt, wenig ausgesprochen zu sein, das Leben hat aber auch für den Blinden einen Wert, und in der Monographie von CUSHING (2) sind mehrere Beispiele von derartigen Patienten vorhanden, die trotz der Amaurose eine Reihe von Jahren ein nutzbringendes und wirkungsreiches Leben geführt haben. Liegen bulbäre Symptome vor, vielleicht beginnendes Koma, so erhöht sich das Operationsrisiko höchst bedeutend, aber die einzige Aussicht für den Patienten liegt für einen solchen Fall in der Operation. Auch hier ist die Operation meiner Meinung nach indiziert, obzwar ein konservativerer Standpunkt die Statistik verbessern würde.

In bezug auf die Meningiome ist die Stellung der Operationsindikationen einfacher. Diese Tumoren können ja, falls sie an einer zugänglichen Stelle liegen, in der Regel radikal entfernt werden, und es braucht deshalb im allgemeinen kein Zweifel über die Operationsindikation zu bestehen. Die suprasellären Hypophysengangtumoren waren in meinem Material so gering an der Zahl, daß irgendwelche Probleme betreffs der Indikationsstellung kaum vorgekommen sind. In der Regel dürfte die Operation hier indiziert sein, die Entscheidung muß aber selbstverständlich nach den vorhandenen Symptomen getroffen werden, da es sich hier um vollständig benigne, langsam wachsende und mitunter stationäre Gebilde handelt, die außerdem an einer schwer zugänglichen Stelle liegen. Wenn eine im Röntgenbild sichtbare intrakranielle Verkalkung im Zusammenhang mit den übrigen Symptomen Anlaß zum Verdacht auf ein Gliom mit Verkalkungen gegeben hat, ist in erster Linie eine explorative Punktion indiziert, da diese Tumoren sehr häufig cystisch sind. Sollte es sich bei der Punktion zeigen, daß dies der Fall ist, so gibt eine Luftfüllung der Cyste eine sehr wertvolle Orientierung über die Lage und Größe des Tumors. Dann ist die Operationsindikation klar. Sollte bei der Punktion keine Cyste angetroffen werden, so dürfte sich kaum im voraus diagnostizieren lassen, welcher Art der Tumor ist, und die Operationsindikationen müssen deshalb nach denselben Grundsätzen beurteilt werden wie bei Fällen, wo die histologische Beschaffenheit des Tumors vor der Operation unbekannt ist. Dies gilt auch von den Medulloblastomen, obgleich man hier in vielen Fällen nach dem Alter des Patienten, der Krankengeschichte und dem klinischen Bilde die Art des Tumors mit großer Wahrscheinlichkeit voraussagen kann. Wegen der hyperakuten Drucksymptome, welche diese vom Dach des vierten Ventrikels ausgehenden Tumoren hervorrufen, liegt in der Regel vitale Indikation für eine suboccipitale Dekompression vor. Die Erfahrungen von BAILEY und CUSHING (2) haben gezeigt, daß die operativen Maßregeln sich auf eine Dekompression beschränken müssen, da diese Tumoren trotz ihrer makroskopisch guten Begrenzung immer kurze Zeit nach ihrer Entfernung rezidivieren, und die Exstirpation außerdem wegen der prekären Lage des Tumors außerordentlich riskabel ist. Die suboccipitale Dekompression, begleitet von Röntgenbehandlung, gab bedeutend bessere Resultate, eine Erfahrung, die durch meine Fälle Nr. 30 und 33, bei welchen die Diagnose Medulloblastom jedoch nicht bewiesen ist, bestätigt erscheint. Man könnte sich mit Hinsicht auf die gute Wirkung der Röntgenbehandlung in diesen Fällen fragen, ob nicht eine primäre Bestrahlung evtl. gefolgt von einer Operation in Frage kommen könnte. Es scheint mir zweifelhaft, ob ein solches Verfahren — abgesehen vielleicht von Ausnahmefällen, wie z. B. bei Säuglingen — zu empfehlen wäre. Man muß dessen eingedenk bleiben, daß die Diagnose eine Wahrscheinlichkeitsdiagnose ist, und daß andere Läsionen, besonders Cysten, die durch Röntgenbestrahlung wahrscheinlich nicht beeinflußt werden, in dieser Region häufig sind. Die größte Gefahr einer primär eingeleiteten Röntgenbehandlung liegt jedoch in den heftigen, unmittelbar lebensgefährlichen Drucksymptomen, welche Tumoren in dieser Lage hervorrufen. Gerade diese Symptome sind es, welche die Operation in diesen Fällen so riskant machen, besonders wenn sie nicht zu einer Wiederherstellung der normalen

Zirkulation der Cerebrospinalflüssigkeit führt, und es wird wohl mit einem gewissen Grade von Wahrscheinlichkeit vorausgesagt werden können, daß eine Röntgenbehandlung, die von dem wohl in der Regel auftretenden reaktiven Ödem gefolgt ist, ohne Dekompression eine letale Drucksteigerung provozieren wird. Ein Blick auf Abb. 68 zeigt, daß keine besonders große Volumzunahme des Tumors von nöten ist, um einen solchen Effekt zustande zu bringen. Als Beispiel für die Gefahren der Röntgenbehandlung wird in der Arbeit von BAILEY und CUSHING (2) ein Fall angeführt, wo 4 Jahre nach der Operation der suboccipitale Defekt durch neugebildeten Knochen gedeckt wurde, und wo die wegen neuerlicher Symptome eingeleitete Röntgenbehandlung in einigen wenigen Stunden eine hyperakute Drucksteigerung mit Koma hervorrief, die durch eine neue Operation mit Entfernung des neugebildeten Knochens behoben wurde. Man hat zwar noch keine Erfahrung über das Resultat einer primär eingeleiteten Röntgenbehandlung in ähnlichen Fällen, ich würde einer solchen aber vorläufig ablehnend gegenüber stehen, teils wegen der relativen Unsicherheit der Diagnose, die es mit sich bringt, daß der Patient bei Vorliegen einer anderen nicht röntgenempfindlichen Läsion blind werden oder sterben kann, während man auf das Resultat wartet, teils wegen der Lage des Tumors, die eine weitere Drucksteigerung äußerst gefährlich macht. Eine suboccipitale Dekompression, evtl. mit einer Laminektomie am Atlas kombiniert, und von einer Röntgenbehandlung gefolgt, dürfte vorläufig als die richtige Therapie zu betrachten sein. Da das makroskopische Aussehen des Tumors ziemlich charakteristisch ist, werden Exstirpationsversuche, die hier als kontraindiziert betrachtet werden müssen, wohl leicht zu vermeiden sein.

Wenn die Diagnose auf einen intrakraniellen Tumor gestellt wurde, dessen Art vollständig unbekannt ist oder nur Gegenstand von Vermutungen sein kann, hat die Operation gewissermaßen auch einen diagnostischen Zweck, und die Indikationen gestalten sich deshalb anders, als wenn die histologische Beschaffenheit des Tumors vorher bekannt ist. Die Verhältnisse sind dann so wechselnd, daß die hier entstehenden Fragestellungen nur in größter Allgemeinheit erörtert werden können. Die Schwierigkeiten beziehen sich weniger auf die Operationsindikation überhaupt, die ja meistens vorhanden ist, sondern vor allem auf die Art des Eingriffes.

Bei gewissen Typen von Fällen kann es jedoch fraglich sein, ob überhaupt eine Operation indiziert sei. Wenn sich der Patient im Koma befindet, hat die Erfahrung gezeigt, daß ein tödlicher Ausgang fast niemals abzuwenden ist. Am besten sind die Aussichten, wenn die Operation sich auf die Entleerung einer Cyste oder die Drainierung eines Abscesses beschränken läßt, während die Exstirpation eines soliden Tumors kaum jemals mit Aussicht auf Erfolg durchgeführt werden kann. Ein Versuch in dieser Richtung kann also in der Regel als ausgeschlossen betrachtet werden. Die Eingriffe, die in Frage kommen können, sind demnach Entleerung einer Cyste, Drainage eines Abscesses, beide Eingriffe natürlich auf möglichst einfache Weise ausgeführt, oder eine subtemporale, mitunter eine suboccipitale Dekompression in der Absicht, dem Patienten über die Drucksteigerung hinwegzuhelfen in der Hoffnung, daß seine Krankheit sich einer Behandlung zugänglich erweisen wird. In der Praxis wird es sich fast immer um eine subtemporale Dekompression handeln, auch wenn eine Lokaldiagnose möglich wäre. Wenn Anlaß zu Verdacht auf einen Absceß oder eine Cyste vorhanden ist, ist eine Explorativpunktion indiziert, um vielleicht eine Lokaldiagnose stellen zu können. Die Resultate der subtemporalen Dekompression in dieser Kategorie von Fällen sind jedoch wenig ermutigend. Ich habe selbst keinen einzigen Fall von vollständigem Koma nach einer Dekompression zurückgehen sehen, ich habe aber auch nicht den Eindruck, daß die Operation in solchen Fällen eine ungünstige Einwirkung gehabt oder das Ende beschleunigt hätte. Dagegen sah ich einen Fall von tiefstem Koma bei Hirnabsceß nach Drainage des Abscesses zurückgehen, und der Patient wurde späterhin vollständig gesund. Die Patienten, die infolge eines Tumors komatös waren, hatten alle inoperable, maligne Gliome. Ich habe den Eindruck, daß für diese Fälle hauptsächlich das Hirnödem, das bei diesem Typus von Fällen die Regel ist, verhängnisvoll wird, und nicht so sehr Drucksteigerung durch das Volumen des Tumors an sich. Das Hirnödem führt zur Lähmung der medullären Zentra, ohne daß eine hochgradigere Drucksteigerung, gesteigerter Lumbaldruck, Stauungspapille usw. vorhanden sein muß. Es ist selbstverständlich, daß die Dekompression in solchen Fällen nicht von Nutzen sein kann, eher tragen die operativen Manipulationen dazu bei, das Hirnödem zu steigern. Wenn das Koma dagegen hauptsächlich vom Volumen des Tumors an sich mit der daraus folgenden Steigerung des intrakraniellen Druckes abhängig ist, werden die Aussichten, durch eine subtemporale Dekompression Nutzen zu bringen, größer. Die Schwierigkeit besteht darin, diese beiden Kategorien in praxi voneinander zu unterscheiden. In gewissen Fällen dürfte eine Differentialdiagnose jedoch möglich sein. Finden sich trotz vollständig ausgebildetem oder beginnendem Koma keine oder eine unbedeutend ausgeprägte Stauungspapille, normaler oder unbedeutend gesteigerter Lumbaldruck, keine röntgenologischen Zeichen von erhöhtem Hirndruck, und besteht die Erkrankung seit kurzer Zeit, so hat man allen Anlaß, einen malignen, schnell wachsenden Tumor anzunehmen, wahrscheinlich ein Gliom vom Typus Spongioblastoma multiforme (GLOBUS und STRAUSS). Es scheint mir in solchen Fällen berechtigt, eine Operation abzulehnen, und auf Basis meiner jetzigen Erfahrungen würde ich in solchen Fällen, wie z. B. Nr. 2, Nr. 17 u. a. eine Operation widerraten. Auch wenn der Patient nicht komatös ist, die neurologischen Symptome aber auf eine große Ausbreitung oder eine subcorticale Lage des Tumors deuten, würde ich gegenwärtig bei einem Symptomenkomplex von diesem Typus von einer Operation abraten oder wenigstens jedenfalls nicht mehr als eine subtemporale Dekompression vornehmen. Wenn die Reaktion des Patienten oder der Verlauf nach diesem Eingriff darauf hindeuten, daß die Läsion vielleicht nicht so maligen ist, wie es vermutet wurde, so ist kein Schaden geschehen, und man kann nun mit größerer Aussicht auf Erfolg an eine explorative Freilegung des Tumors gehen. In vielen Fällen kann man natürlich zwischen einer vollständig hoffnungslosen Läsion und einer Läsion, die vielleicht einer Behandlung zugänglich ist, nicht mit solcher Sicherheit unterscheiden, daß man berechtigt ist, eine Operation abzulehnen. Man hat zwar bei Operationen im Koma mit einer Mortalität von 90% zu rechnen, aber die Interessen des Patienten müssen denen der Statistik vorgehen, und eine Operation scheint mir trotz vorhandenen Komas indiziert zu sein, wenn man mit einiger Wahrscheinlichkeit annehmen kann, daß die Läsion nicht von der oben geschilderten Art ist. Selbstverständlich muß der

Eingriff dann so klein als möglich sein, eine subtemporale Dekompression, wenn der Tumor oberhalb des Tentoriums gelegen ist, falls nicht auf die oben angegebenen Gründe zunächst eine Explorativpunktion vorgenommen werden soll. Bei Tumoren in der hinteren Schädelgrube wird die Situation einigermaßen anders. Bei dieser Lokalisation ist es häufiger, daß die Respiration plötzlich aufhört, evtl. nach einer vorübergehenden Periode von CHEYNE-STOKESscher Atmung und ohne vorhergehendes Koma oder nach solchem von kurzer Dauer. Mit Rücksicht auf die in der hinteren Schädelgrube relativ große Frequenz von benignen Tumoren, Cysten, Neurinomen, benignen Gliomen, und die größeren Möglichkeiten, den Druck direkt über dem Tumor zu erleichtern, scheint in einem solchen Falle kaum ein Zweifel betreffs der Operationsindikation zu bestehen. Es wäre künstliche Respiration einzuleiten und sofort eine suboccipitale Dekompression zu machen, die wohl in der Regel mit einer Resektion des Atlasbogens kombiniert werden soll. Die Erfahrungen CUSHINGS (2) zeigen, daß die Prognose in solchen Fällen durchaus nicht so schlecht ist, als man glauben möchte. In einem meiner Fälle (Nr. 37) drohte unmittelbarer Respirationsstillstand. Die Atmung wurde aber normal, sowie der Atlasbogen reseziert und die Einklemmung der Kleinhirntonsillen gelöst war. Hätte man sich in diesem Falle die vorhergehenden bulbären Symptome zur Warnung dienen lassen und sich mit einer einfachen Entleerung der Cyste oder evtl. mit alleiniger Dekompression begnügt, so hätte der Patient wahrscheinlich gerettet werden können. Der Eingriff muß also auch hier so einfach als möglich sein.

Bei Ponstumoren muß man in der Mehrzahl der Fälle jede Operation als kontraindiziert betrachten. Jeder direkte Eingriff an dem Tumor wird durch dessen Lage ausgeschlossen, allgemeine Drucksymptome sind oft nicht vorhanden und treten erst in einem späten Stadium ein, und die palliativen Operationen, die in Frage kommen könnten, nämlich eine suboccipitale oder eine subtemporale Dekompression, haben wenig oder gar keine Aussicht, irgendeinen Nutzen zu bringen. Ein Eingriff, der bei Tumoren mit dieser Lokalisation wohl in Frage kommen könnte, ist der Balkenstich, ich habe aber keine Erfahrungen hierüber. In den, übrigens recht spärlichen Fällen von Ponstumor, wo ich betreffs Operation konsultiert wurde, habe ich jeden Eingriff abgelehnt. Tumoren im dritten Ventrikel gehören zur selben Kategorie wie die Ponstumoren, geben aber im Gegensatz zu diesen intensive Drucksymptome. Die Möglichkeiten, mit einer Operation Nutzen zu bringen, sind ebenso gering. Ich habe in 2 Fällen (Nr. 14, 24) eine suboccipitale Dekompression gemacht, beide Male auf die Diagnose Verdacht auf Kleinhirntumor. In keinem Falle hatte die Operation einen nennenswerten Erfolg. Der eine Patient starb unter akuter postoperativer Drucksteigerung, und beim zweiten wurden die subjektiven Beschwerden vielleicht etwas erleichtert, er starb aber einige Monate nach der Operation an seinem Tumor. Hätte man in diesen Fällen eine sichere Diagnose stellen können, so würde keine andere Operation als etwa ein Balkenstich indiziert gewesen sein. Bei Tumoren am Hirnstamme ist die Situation ungefähr dieselbe. Auch hier hat man Anlaß, einer Operation äußerst zurückhaltend gegenüberzustehen, die gegebenenfalls wohl am ehesten in einer suboccipitalen Dekompression bestehen müßte. Daß eine solche mitunter von Nutzen sein kann, geht aus dem Falle Nr. 80 hervor, wo indes die exakte Lage des Tumors nicht festgestellt war. Es kann sich hier vielleicht um einen median und weit nach vorn gelegenen Kleinhirntumor handeln, der sekundär auf den Hirnstamm übergriff, was möglicherweise den Effekt der Operation erklären kann.

Die Frage, welcher Art der Eingriff sein soll, wenn eine Operation als indiziert betrachtet wird, ist schon im vorhergehenden in Kürze berührt worden. Die Faktoren, die hier entscheidend werden, sind die Lage des Tumors, seine vermutliche Natur, die Sicherheit der Lokaldiagnose und der Zustand des Patienten. Wenn die Lokaldiagnose einigermaßen sicher und der Zustand des Patienten zufriedenstellend ist, was ja meistens bedeutet, daß die Drucksymptome nicht bis zu starker Somnolenz und beginnendem Koma fortgeschritten sind, ist im großen ganzen eine direkte Freilegung des Tumors anzuraten. Eine wichtige Ausnahme von dieser Regel ist schon erwähnt worden, nämlich solche Fälle, wo die Erkrankung akut einsetzte, seit kurzem besteht, und mäßige allgemeine Drucksymptome aber mit ausgebreiteten Ausfallsymptomen für ein malignes Gliom sprechen, wo also in erster Linie eine subtemporale Dekompression in Erwägung zu ziehen wäre. Diese Prinzipien werden ja vor allem bei Fällen mit kapsulären Hemiplegien und anderen Zeichen eines tiefliegenden Tumors, z. B. Symptomen von den basalen Ganglien, vom Corpus callosum usw. zutreffen. Sind die Drucksymptome besonders intensiv, so kann erwogen werden, ob der Freilegung des Tumors nicht eine subtemporale Dekompression vorausgehen soll. Die Gefahr des ersteren Eingriffes wird ja zum großen Teil durch die Drucksteigerung bedingt, und ist diese zurückgegangen oder hat sie sich verringert, so werden die technischen Schwierigkeiten und die Gefahr bei Freilegung und bei evtl. Exstirpation geringer. Dies unter der Voraussetzung, daß der Tumor oberhalb des Tentoriums gelegen ist. Ist der Tumor dagegen in der hinteren Schädelgrube gelegen, so ist eine präliminäre subtemporale Dekompression von zweifelhaftem Wert, da der vergrößerte Raum sofort von den ausgedehnten Seitenventrikeln eingenommen wird, und also keine wesentliche Druckverminderung zustande kommt. DAVIS hat allerdings bei experimentellen Untersuchungen an Hunden über die Wirkung der subtemporalen Dekompression auf die Stauungspapillen gefunden, daß der Effekt ungefähr gleich sicher ist, ob der raumbeschränkende Prozeß unterhalb oder oberhalb des Tentoriums liegt. Die klinische Erfahrung scheint jedoch dagegen zu sprechen, daß diese Schlüsse auch für die menschliche Pathologie gültig sind. Ist die Lokaldiagnose unsicher, so kann eine diagnostische Operation in Frage kommen, oder man hat zwischen einer explorativen Freilegung und einer subtemporalen Dekompression mit Abwarten der weiteren Entwicklung der Symptome zu wählen. Die Entscheidung ist in solchen Situationen häufig äußerst schwierig. Die Gesichtspunkte, die hier maßgebend sind, wurden im Kapitel über die diagnostischen Operationen behandelt. Bei der Bestimmung der Art des Eingriffes begegnet man besonders großen Schwierigkeiten, wenn ein Hydrocephalus int. besteht, die Symptome aber derart sind, daß sich nicht entscheiden läßt, ob der Tumor unterhalb oder oberhalb des Tentoriums gelegen ist, im letzteren Falle mit Kompression des Foramen Monroi oder des dritten Ventrikels. In praxi ist in solchen Fällen die Differentialdiagnose meist zwischen einem suprasellären Tumor mit sekundärem Hydrocephalus oder einem median gelegenen Kleinhirntumor zu stellen. Eine Ventrikulographie gibt dann in der Regel keine sicheren Aufschlüsse, eine subtemporale Dekompression ist von zweifelhaftem Wert bei Hydrocephalus, und eine explorative Freilegung an falscher Stelle ist immer eine sehr bedenkliche Sache. Allgemeine Regeln können deshalb nicht aufgestellt werden; ich persönlich würde aber in derartigen Fällen vorziehen, zuerst eine explorative Freilegung des Kleinhirns zu machen, die bei negativem Resultat in eine suboccipitale Dekompression verwandelt wird, darum, weil supraselläre Tumoren mitunter in die hintere Schädelgrube hinunterreichen und durch Kompression des Pons und Aquaeductus Sylvii Hydrocephalus hervorrufen (vgl. Fall Nr. 60), und eine suboccipitale Dekompression in derartigen Fällen von Nuzten sein kann. Ferner scheint mir die Gefahr einer postoperativen Drucksteigerung bei einem obstruktiven Hydrocephalus geringer, wenn eine suboccipitale Dekompression vorhanden ist, als wenn man den entgegengesetzten Weg eingeschlagen, also eine explorative Freilegung des Chiasma vorgenommen und bei negativem Befund mit einer subtemporalen Dekompression abgeschlossen hat.

Wenn keine solchen Lokalsymptome vorhanden sind, die als Leitung dienen können, so bedeutet dies im allgemeinen, daß der Tumor oberhalb des Tentoriums gelegen ist. Diese Regel gilt jedoch nicht ohne Ausnahme. Bei der Mehrzahl von derartigen Fällen ist deshalb eine explorative Ventrikelpunktion indiziert. Ob man außerdem eine Ventrikulographie machen soll, beruht auf der Art des Falles und läßt sich nicht generell feststellen. Zeigt die Ventrikelpunktion symmetrisch gelegene erweiterte Ventrikel, so ist eine Ventrikulographie aus Gründen, die an anderer Stelle (vgl. S. 257) vorgebracht sind, in der Regel nicht nötig, und eine explorative Freilegung des Kleinhirns indiziert. Im entgegengesetzten Falle, oder bei unsicherem Befund, ist eine subtemporale Dekompression indiziert, sofern nicht eine Ventrikulographie angeraten scheint.

Die oben angeführten Prinzipien gelten selbstverständlich nur für diejenigen Fälle, wo allgemeine Drucksymptome vorhanden sind. Die ausschlaggebende Indikation ist hierbei, das Sehvermögen des Patienten zu retten, und ihn von subjektiven, durch die intrakranielle Drucksteigerung bedingten Beschwerden zu befreien. Fehlen allgemeine Drucksymptome, so kann bei Verdacht auf Tumor nur die Art der Symptome die Operation indizieren. Die Hirntumoren womöglich zur Operation zu bringen, bevor sich die allgemeinen Drucksymptome eingestellt haben, wie es Horsley (3) seinerzeit als wünschenswert motiviert hat, ist nicht mehr eine so aktuelle Forderung wie vor ein oder zwei Dezennien. Innerhalb gewisser Grenzen wird das Schicksal des Patienten mehr durch die Art des Tumors als durch das Stadium bestimmt, in welchem er sich zur Zeit der Operation befindet. Ist der Tumor ein malignes Gliom, so bringt die Operation in einem noch so frühen Stadium keine Hilfe, wenigstens sind hierfür keine Beweise vorhanden, und ist der Tumor gutartig oder relativ gutartig, z. B. eine gliomatöse Cyste, oder ein Meningiom, so kann er ebensogut sich selbst überlassen werden bis er wirklich beschwerlichere Symptome aufweist, oder der Verlauf zeigt, daß das Leiden evtl. kein Tumor, sondern anderer Natur ist. Folgende Fälle mögen als Illustration für diese Gesichtspunkte dienen.

T. S., ♂, 9 Jahre, S. 16/1926.
Nicht verifizierter Tumor mit Jacksonepilepsie im linken Arm und Druckempfindlichkeit über dem rechten Schläfenbein. In Anbetracht des Fehlens von allgemeinen Druckerscheinungen und stationären Lokalsymptomen wurde die Operation bis auf weiteres als nicht indiziert betrachtet. Der Patient lebt 11 Monate nach der ersten Untersuchung symptomfrei.

Im Sommer 1924 wiederholte Male Parästhesien im linken Auge und linken Arm und klonischer Krampf im linken Arm. Einmal bei einem Krampf im linken Arm, dem Parästhesien daselbst vorausgegangen waren, momentane Bewußtlosigkeit. Später stand er wegen rheumatischen Fiebers und Verdacht auf Encephalitis in Spitalbehandlung und war dann bis Dezember 1925 völlig gesund. Am 11. Dezember 1925 bekam er, nach heftigen Kopfschmerzen, einen Anfall mit allgemeinen Krämpfen im ganzen Körper, aber bei völlig erhaltenem Bewußtsein. Während des Anfalles, der 20 Minuten dauerte, wiederholtes Erbrechen. Später Parese und Gefühllosigkeit im linken Arm. Am folgenden Tage Aufnahme in das Allgemeine Kinderheim. Der Nervenstatus war um diese Zeit im wesentlichen negativ, die Lumbalpunktion wies aber einen Druck von 230 mm auf, aber ohne pathologische Bestandteile im Liquor. Der Röntgenbefund zeigte eine leichte Entkalkung der Kalotte. Bei nochmaliger Lumbalpunktion am 21. X. ein Druck von 210 mm. Am 4. I. 1926 wurde er von Prof. Jundell unter der Diagnose Verdacht auf Tumor cerebri an die chirurgische Klinik geschickt.

Allgemeine Drucksymptome. Sehr leichte Entkalkung der Kalotte mit stärker als gewöhnlich ausgesprochenen Impressiones digitatae. Die Suturen waren etwas weiter als normal. Untersuchung des Augenhintergrundes zeigte minimale Verschwommenheit und Protrusion der Papille nach oben und nach unten in der Umgebung der Gefäßstämme, das Bild des Augenhintergrundes konnte aber nicht als pathologisch betrachtet werden. Die Lumbalpunktion ergab einen Druck von 120 mm.

Als einziges Lokalsymptom fand sich eine gut lokalisierte Druckempfindlichkeit über dem rechten Schläfenbein, unmittelbar oberhalb des Jochbeines vor. Nervenstatus sonst völlig negativ.

Obgleich die Diagnose Tumor nach den epileptischen Anfällen mit vorübergehender Parese im linken Arm, der röntgenologisch und bei Lumbalpunktion nachgewiesenen Drucksteigerung sowie der lokalen Empfindlichkeit über dem rechten Schläfenbein ziemlich sicher erschien, wurde eine Operation als nicht indiziert betrachtet. Man ging hierbei davon aus, daß entweder ein maligner Tumor, d. h. ein infiltrierendes Gliom, vorläge, in welchem Falle sich die operative Behandlung hauptsächlich auf eine Dekompression beschränken müßte. Für eine solche Dekompression lag infolge des Fehlens von Drucksymptomen gegenwärtig keine Indikation vor. Anderseits konnte die Läsion eine gliomatöse Cyste, ein Meningiom oder ein anderer relativ benigner oder operabler Tumor sein. In diesem Falle würde der Patient indes durch Aufschub bis zum Auftreten ernsterer Symptome keinen Schaden haben, und unter dieser Voraussetzung konnte man sich eine mehrjährige Symptomfreiheit denken, bevor die Operation notwendig würde. Bis auf weiteres hat die bisherige Entwicklung die hier vorgebrachte Argumentation gerechtfertigt, insofern als der Patient immer noch völlig symptomfrei ist, und der Augenhintergrund bei wiederholten Untersuchungen keine pathologischen Veränderungen aufgewiesen hat. Wie die schließliche Diagnose in diesem Falle werden soll, muß dahingestellt bleiben. Die Diagnose Tumor dürfte noch nicht ausgeschlossen werden können, ihre Wahrscheinlichkeit verringert sich aber natürlich mit jedem Jahr, das bei erhaltener Gesundheit vergeht.

Ähnliche Erwägungen machen sich geltend, wenn der Patient bereits blind ist, keine nennenswerten subjektiven Beschwerden hat, und die Natur und Lokalisation des evtl. Tumors unklar sind. Die folgende Krankengeschichte illustriert diese Kategorie von Fällen.

A. O., ♀, 23jährige Bauersfrau.

Verdacht auf Tumor mit allgemeinen, bis zur Amaurose progredierenden Druckerscheinungen. Keine sicheren Lokalsymptome. Nicht operiert. Einige Monate später Exitus. Die Sektion zeigte ausgebreitete encephalitische Veränderungen im Hirnstamm.

Im Februar 1925 erkrankte die Patientin mit heftigen in der Stirn lokalisierten Kopfschmerzen und Erbrechen. Im April stand sie in Spitalbehandlung und soll um diese Zeit doppelseitige Stauungspapillen aufgewiesen haben. Seit derselben Zeit Doppeltsehen, das bestehen blieb, bis die Patientin Ende Mai vollständig blind wurde. Seit Mitte April fiel es der Patientin schwer, zu gehen, und mitunter hatte sie Schwindelanfälle. Ende April soll sie einen Krampfanfall gehabt haben, wonach die linke Körperhälfte teilweise gelähmt gewesen sei. Die Kopfschmerzen hörten Anfang Juni vollständig auf. Tremor in der linken Hand, der im Zusammenhang mit den Kopfschmerzen auftrat. Pat. wurde am 21. VI. 1925 von Dr. ANCKARSVÄRD in Kiruna unter der Diagnose Tumor cerebri in die chirurgische Klinik geschickt.

Allgemeine Drucksymptome. Beiderseits Stauungspapille mit sekundärer Atrophie, Protrusion von ca. 3—4 Dioptrien. Amaurose. Pupillen mittelweit, reaktionslos.

Keine sicheren Lokalsymptome. Die Patientin wies eine doppelseitige Abduzenzparese auf, ausgesprochener auf der linken Seite. Ausfall sämtlicher Sehnenreflexe mit Ausnahme des Tricepsreflexes sowie eine Hypotonie mit Herabsetzung der groben Kraft in beiden Beinen, jedoch ohne Vorliegen einer Parese. Die Patientin konnte nicht ohne Hilfe gehen, der Oberkörper blieb beim Gehen zurück, das sonst aber keine charakteristischen Zeichen einer cerebellären Störung aufwies, die Erscheinung schien hauptsächlich auf Schwäche der Beine zu beruhen. Romberg +, Pat. fällt nach hinten.

In diesem Falle war die Diagnose unklar, man dachte aber in erster Linie an einen median gelegenen Kleinhirntumor. Es wurde eine explorative Ventrikelpunktion evtl. eine Ventrikulographie vorgeschlagen, was die Patientin indes ablehnte, nachdem sie darüber aufgeklärt worden war, daß das Sehvermögen nicht wieder hergestellt werden, und über die Prognose nichts gesagt werden könnte, auch, falls der Tumor zu lokalisieren wäre. Zu einem Versuch, den Beschluß der Patientin in eine andere Richtung zu beeinflussen, lag natürlich kein Anlaß vor. Die Patientin starb nach einigen Monaten in ihrem Heim. Das Hirn wurde zur Untersuchung eingeschickt, zeigte aber im gehärteten Zustand keine makroskopischen Veränderungen. Die von Prof. MARCUS vorgenommene mikroskopische Untersuchung wies ausgebreitete encephalitische Veränderungen im Hirnstamm nach.

Würde in derartigen Fällen die Diagnose betreffs Lokalisation und womöglich auch der Art des Tumors klar sein, z. B. bei einem Acustucistumor, so scheint aus den oben angeführten Gründen (vgl. S. 262) doch Operationsindikation vorzuliegen. Solche Fälle, wo Lokalisation oder Natur des Tumors weniger sicher ist, entziehen sich jeder Aufstellung allgemeiner Regeln, und müssen nach den vorliegenden Umständen beurteilt werden. Wenngleich im großen ganzen ein konservatives Verhalten zu empfehlen ist, muß man doch bei der Indikationsstellung in dieser Gruppe von Fällen dessen eingedenk bleiben, daß die Mehrzahl der zu Amaurose führenden Tumoren gutartig oder relativ gutartig ist, da maligne Tumoren (gewisse Formen von Gliomen) zum Tode führen, bevor die Schädigung der Sehnerven so hochgradig wird, daß Blindheit eintritt.

Da sich die oben angeführten Gesichtspunkte über die Operationsindikationen bei Hirntumor allmählich auf der Basis der erworbenen Erfahrungen entwickelt haben, war die Behandlung des Materials nicht völlig einheitlich. Im großen ganzen kann man sagen, daß mein Standpunkt mit gesteigerter Erfahrung konservativer geworden ist, als er anfangs war, und ein Rückblick auf das Material ergibt, daß manche von den Fällen nunmehr anders behandelt werden würden, als es tatsächlich geschehen ist. Bei einigen hätte die Operation abgelehnt oder nur für spätere Zeit in Aussicht genommen werden sollen, und in anderen hätte eine weniger eingreifendo Operation als diejenige, die zur Ausführung kam, verwendet werden sollen.

In bezug auf diejenigen Fälle in dieser Kasuistik, die nicht operiert wurden, dürften sich die Ursachen des Unterlassens der Operation durch wenige Worte erklären lassen. Von den verifizierten Tumoren wurden sieben nicht operiert, vier Gliome, ein Meningiom und zwei metastatische Tumoren. Von den Gliomen starben zwei, bevor die geplante Operation ausgeführt werden konnte, einer starb nach einer Ventrikulographie (vgl. S. 249). In einem Falle wurde die Diagnose auf einen Tumor in den basalen Ganglien beider Seiten gestellt, und da der Patient außerdem terminale Drucksymptome aufwies, wurde eine Operation als kontraindiziert betrachtet. Dieser Patient starb nach einem Spitalsaufenthalt von einigen wenigen Tagen. Der nicht operierte Fall von Meningiom wurde oben (S. 9) berührt. Die metastatischen Tumoren wurden nach dem Vorhandensein von malignen Tumoren an einer anderen Stelle als solche diagnostiziert und deshalb selbstverständlich nicht operiert. Bei zwei von den nicht verifizierten Tumoren wurde die Operation wegen der Art der Symptome nicht als indiziert betrachtet, in einigen Fällen lehnte der Patient die Operation ab, und unter den 18 Fällen dieser Gruppe wurden insgesamt fünf nicht operiert. Von den 12 Fällen mit Verdacht auf Tumor finden sich nur vier in der Serie operierter Tumoren, was hauptsächlich darauf beruht, daß nach der Untersuchung oder evtl. Operation die Diagnose nicht auf Tumor, sondern auf eine andere Krankheit gestellt wurde.

XV. Operationstechnik.
1. Allgemeine Gesichtspunkte.

Die Vorbereitung des Patienten. Der Patient erhält am Abend vor der Operation $^1/_2$ g Veronal oder evtl. 1 cg Morphium, wenn die Drucksymptome nicht allzu hochgradig sind und keine Atembeschwerden vorliegen. Wenn die Operation in allgemeiner Narkose ausgeführt werden soll, soll man Morphium vor der Operation wegen seiner Einwirkung auf das Atmungszentrum vermeiden. Bei Operation in Lokalanästhesie dürfte eine Morphiumdosis von 1 cg ungefährlich sein, vorausgesetzt, daß keine extremen Drucksymptome vorliegen. DE MARTEL empfiehlt vor der Operation Skopolamin-Morphium, das selbstverständlich die Unruhezustände verhindert oder vermindert, die mitunter bei Operation in Lokalanästhesie sehr störend sein können. Das Scopolamin ist indes wegen seiner ausgesprochenen Einwirkung auf das Atmungszentrum nicht als ungefährlich zu betrachten. In gewissen Fällen von Hirntumoren kann das Atmungszentrum durch den Druck so stark angegriffen sein, daß sogar Lageveränderung allein ausreichend ist, um einen Anfall von CHEYNE-STOKESCher Atmung zu verursachen. Alles was die von vornherein engen Sicherheitsgrenzen vermindern kann, muß deshalb vermieden werden.

In den Vorbereitungen soll auch das Herbeischaffen eines Blutspenders inbegriffen sein, für den Fall, daß eine Bluttransfusion erforderlich werden würde. FRAZIER macht den Vorschlag, dem Patienten einige Tage vor der Operation 500 g Blut abzuzapfen, es auf Eis zu konservieren und nach der Operation wieder zu infundieren. Ich habe keine Erfahrungen über diese Methode. DE MARTEL bringt vor der Operation in der Vena saphena eine Kanüle an, um, wenn es nötig sein sollte, unmittelbar eine Kochsalzinfusion machen zu können. Es ist indes ziemlich selten, daß der Bedarf nach einer intravenösen Injektion so rasch eintritt, daß man nicht Zeit genug hat, eine Kanüle einzubinden. In der überwiegenden Mehrzahl der Fälle ist keine intravenöse Injektion nötig. Es erscheint deshalb unnötig, sich dieser Prozedur als Standardmethode zu bedienen, es sei denn, daß man Anlaß hat, eine heftige Blutung zu befürchten, so z. B. wenn die Diagnose auf Meningiom gestellt worden ist. In diesem Falle ist es am besten, eine paraffinierte Glaskanüle zu verwenden, die mit 10proz. Citratlösung gefüllt wird, um Koagulation zu verhindern.

Von großer Bedeutung ist es, während der ganzen Operation den Blutdruck durch Beobachtung mit Zwischenzeiten von 5 Minuten zu verfolgen. Nur in dieser Weise kann man eine zuverlässige Auffassung über den Zustand des Patienten und über die Indikation für die Unterbrechung der Operation erhalten.

Anästhesie. Die Wahl der Anästhesieform beruht auf 3 Faktoren: Dem Zustande des Patienten, dem Charakter der Operation und der Erfahrung und Geschicklichkeit des Narkotiseurs. Das Chloroform wird wegen seiner blutdrucksenkenden Wirkung jetzt nicht mehr als Narkoticum bei Operationen am zentralen Nervensystem verwendet. Wenn allgemeine Narkose vorgenommen werden soll, kommt in erster Linie Äther als Narkosemittel in Frage. Gasförmige Anaesthetica, Stickstoffoxydul, Äthylen und Narzylen sind bisher meines Wissens nur in vereinzelten Fällen bei Operationen von diesem Typus verwendet worden. Sie haben sämtlich blutdrucksteigernde Einwirkung und neigen deshalb dazu, die Blutung zu steigern. Ich persönlich habe keine Erfahrungen über sie. Gegenwärtig dürfte also zwischen Äthernarkose und lokaler Anästhesie zu wählen sein. Ich habe meinen Standpunkt in dieser Frage in einer früheren Arbeit auseinandergesetzt. Die erste Bedingung dafür, daß Äther überhaupt in Frage kommt, ist die, daß man über einen wirklich geschickten Narkotiseur verfügt. Wenn dies der Fall ist, dürfte Äther, wie aus den Erfahrungen CUSHINGS u. a. hervorgeht, ohne nennenswerte Gefahr verwendet werden können. Indes hat der Äther einige augenfällige Nachteile, von welchen seine Tendenz zur Steigerung des intrakraniellen Druckes und dadurch der Blutung der wichtigste ist. In den Schlußstadien der Drucksteigerung kann eine Äthernarkose hinreichend sein, um Cyanose, CHEYNE-STOKES Atmung und Respirationsstillstand zu verursachen, wie es in einem meiner Fälle (Nr. 63) geschah. Gegenwärtig ist deshalb eine große Anzahl der Chirurgen, die über Erfahrungen auf diesem speziellen Gebiete verfügen, zur lokalen Anästhesie übergegangen (DE MARTEL, CUSHING, ADSON, FOERSTER). Mir selbst stand kein wirklich erfahrener Narkotiseur zur Verfügung und ich war deshalb gezwungen, in nahezu allen Fällen lokale Anästhesie zu verwenden. Indikation und Technik der lokalen Anästhesie bei Hirntumoren wurden in der obenerwähnten Arbeit erörtert und hönnen hier deshalb übergangen werden. Ich möchte nur noch hinzufügen, daß ich auch weiter Albromin dem Novocain vorziehe. Ich habe eine ernstliche Komplikation gehabt, die wahrscheinlich auf einer Albrominvergiftung (Fall Nr. 65) beruhte. In diesem Falle traten unmittelbar nach der Injektion unstillbares Erbrechen und starke Unruhe ein, was etwa 2 Stunden anhielt. Allmählich ließen aber die Vergiftungssymptome nach. Das Auftreten der Vergiftungssymptome dürfte indes in diesem Falle weniger auf dem Albromin beruhen als auf dem enormen Gefäßreichtum der Weichteile, der zweifelsohne mit der Natur des Tumors, eines Hämangioms im Vermis, zusammenhing.

Allgemeine Gesichtspunkte. 273

Die Lage des Patienten auf dem Tische. Von großer Bedeutung ist es, daß der Patient in eine bequeme Stellung gebracht wird, da diese Operationen oft erhebliche Zeit in Anspruch nehmen. Mehrere Chirurgen, besonders DE MARTEL und KRAUSE (1), ziehen eine sitzende oder halbsitzende Stellung des Patienten vor. Ohne Zweifel trägt diese zur Verminderung der Blutung bei, es ist jedoch schwer, die Stellung so anzuordnen, daß der Chirurg das Operationsfeld bequem und gut erreichen kann, und bei derartigen Operationen, die sich meist über mehrere Stunden erstrecken, ist dies ein Faktor, der eine gewisse Bedeutung hat. Eine sitzende Stellung führt außerdem erhebliche Übelstände mit sich, wenn der Patient einen epileptischen Anfall bekommen oder das Bewußtsein

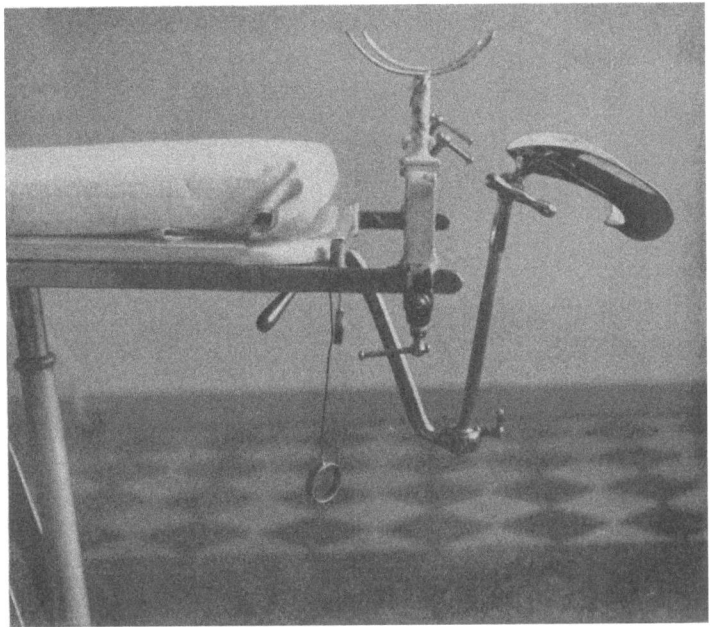

Abb. 206. Kopf- und Schulterstütze bei Kleinhirnoperationen.

verlieren sollte. Persönlich ziehe ich deshalb eine liegende Stellung des Patienten vor. Bei Operationen an der Hemisphärenoberfläche soll der Patient, wenn möglich, auf dem Rücken liegen, was ja in der Regel bei Operationen geschehen kann, die sich nicht hinter der Zentralfurche abspielen. Wenn die untere Oberfläche des Hirns freigelegt werden soll, soll der Patient in ROSES Lage mit hängendem Kopf gebracht werden können. Das Gehirn sinkt dann von der Schädelbasis weg und seine untere Seite kann ohne Trauma inspiziert werden. Bei allen Operationen in der hinteren Schädelgrube soll der Patient in Bauchlage gebracht werden. Dies erheischt die Verwendung irgendeiner Form von Kopf- und Schulternstütze, so daß die Atmung nicht beeinträchtigt wird. Für die Stütze des Kopfes sind verschiedene Konstruktionen angegeben, z. B. von CUSHING (2), ELSBERG (2), ADSON (2), STOOKEY. STILLE in Stockholm haben für mich eine ausgezeichnete Kopfstütze verfertigt, die ich nach dem Modell von ELSBERG modifiziert habe und die an jedem beliebigen Operationstische befestigt werden kann (Abb. 206, 207).

274 Operationstechnik.

Die Vorbereitung des Operationsfeldes. Das Operationsfeld wird unmittelbar vor der Operation rasiert. Es ist nicht nötig, den ganzen Kopf zu rasieren; das Rasieren muß sich aber so weit erstrecken, daß man den Ventrikel der entgegengesetzten Seite punktieren kann.

Jod ist zur Desinfizierung der Haut wegen seiner reizenden Einwirkung ungeeignet; bei empfindlichen Personen kann es eine starke Dermatitis verursachen und auch sonst sieht man in der Regel einen gewissen Grad von Irritation mit Exfoliation der Epidermis. Sollte die Operation in zwei Sitzungen gemacht werden müssen, so kann es geschehen, daß die zweite Sitzung deshalb länger aufgeschoben werden muß als sonst erforderlich wäre. Ich bediene mich für die Vorbereitung des Operationsfeldes folgender Methode, von welcher ich bisher keinen Anlaß hatte abzugehen. Nach dem Rasieren wird der Kopf mit Seife und Wasser gewaschen. Nachdem der Patient auf den Tisch gelegt worden

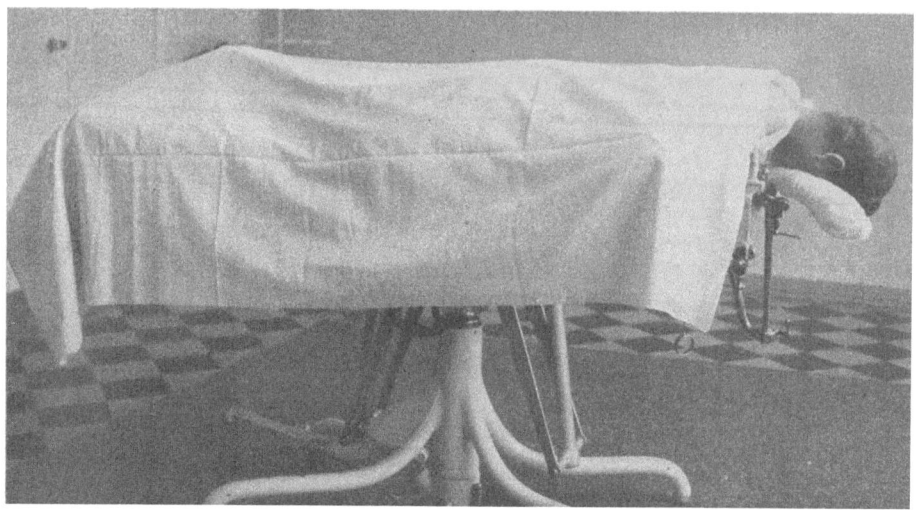

Abb. 207. Die Lage des Patienten auf dem Tische bei Operationen in der hinteren Schädelgrube.

ist, werden die Schnittlinien mit einem Messer angezeichnet. Nach Alkoholwaschung wird lokale Anästhesie ausgeführt und das Operationsfeld wird darauf dreimal mit Äther und dreimal mit Alkohol gewaschen und dann mit einer in Sublimatlösung getauchten Gazekompresse bedeckt. Das Operationsgebiet wird mit Handtüchern abgedeckt, die mit Klemmen an der Haut befestigt werden. Die liniierten Schnittlinien schimmern durch die Gaskompresse hindurch und es ist keine Stelle der Haut unbedeckt (Abb. 209).

Operation in einer oder in zwei Sitzungen. HORSLEY (4) schlägt ursprünglich vor, Operationen wegen Hirntumor in zwei Akten zu machen, und dieser Rat wurde mehrere Jahre hindurch von der überwiegenden Mehrzahl der Chirurgen, darunter KRAUSE (4), VON EISELSBERG, KÜTTNER, MAGNUS u. a. befolgt. Verschiedene Operateure halten auch weiter noch an diesem Prinzip fest. Die Gründe, die für diese Zweiteilung der Operation angeführt werden, waren hauptsächlich folgende: Man war der Ansicht, daß die Trepanation selbst immer mehr oder weniger von Blutung und Schock gefolgt sei und daß die Eröffnung der Dura in derselben Sitzung die Gefahr plötzlicher Druckveränderungen im Cranium herbeiführe, welche die Ursache der in einer früheren Entwicklungsperiode der Hirnchirurgie häufig beobachteten plötzlichen Kollapse seien. Ohne Zweifel war das Prinzip, die Operation auf zwei Akte zu verteilen, zur Zeit, da es zuerst vorgebracht wurde, wohl begründet. Man muß sich jedoch dessen erinnern, daß die Methoden zur Eröffnung des Craniums damals noch relativ primitiv waren und daß die Bedeutung von drucksenkenden Maßregeln, bevor man die Dura eröffnete, erst in den letzteren Jahren allgemeiner gebührend eingeschätzt wurde. Die vielen Maßregeln, die für die Kontrolle der Blutung aus den Weichteilen und Knochen vorgeschlagen wurden, zeugen von den Schwierigkeiten, die überwunden werden mußten, bevor die Methoden für die Kraniotomie die Vollendung erreichen konnten, die gegenwärtig diesen Teil der Operation charakterisieren. In dieser Beziehung haben sich die Verhältnisse vollständig geändert und man kann sagen, daß Blutung und Schock gegenwärtig kaum Anlaß dazu geben, die Operation prinzipiell zweizeitig auszuführen, da in der überwiegenden Anzahl der Fälle die Freilegung der Dura ohne jede Blutung vorgenommen werden kann. Die Ausnahmen von dieser Regel, vor allem die gefäßreichen Meningiome, bilden eine allzu kleine Gruppe von sämtlichen Fällen, um die Maßregeln, die für derartige Fälle erforderlich sein können, zu generalisieren. Es scheint eine ziemlich allgemein verbreitete Meinung zu sein, daß intrakranielle Operationen, auch wenn sie von keiner nennenswerten Blutung begleitet waren, oft von Schock gefolgt sind. Meine Auffassung, die mit den Erfahrungen CUSHINGS (11) und DE MARTELS übereinstimmt, geht in die Richtung, daß dies eine seltene Komplikation ist. Man muß indes bedenken, daß es schwierig ist, den Blutverlust bei einer Operation exakt einzuschätzen und ferner, daß ein Blutverlust, der unter normalen Verhältnissen ohne Bedeutung wäre, bei einem hohen intrakraniellen Druck einen bedeutenden Fall des Blutdruckes verursachen kann. Es dürfte indes außer Zweifel stehen, daß auch bei Berücksichtigung dieses Verhaltens einzelne Fälle vorkommen, in denen eine hochgradige Blutdrucksenkung eintritt, ohne daß sie sich durch den vorhergehenden Blutverlust erklären läßt. Als Beispiel für derartige Fälle kann auf Fall Nr. 41 verwiesen werden. Die Ursache zu diesem Verhalten ist dunkel, es erscheint aber wahrscheinlich, daß in diesen Fällen eine funktionelle Störung des Gefäßzentrums die Ursache der Blutdruckveränderungen ist.

Zusammenfassend kann man sagen, daß Blutung und Schock mit wenigen Ausnahmen keinen Anlaß zur prinzipiellen Aufteilung der Operation in zwei Etappen geben. Der andere für eine zweizeitige Operation angeführte Hauptgrund, nämlich der, daß die Eröffnung der Dura eine rasche Veränderung der intrakraniellen Druckverhältnisse mit sich bringt, und daß diese Veränderung die Ursache von Kollapszuständen sei, gründet sich auf eine falsche Auslegung derjenigen Phänomene, die hier berührt wurden. Die umfangreichen Erfahrungen, die gegenwärtig betreffs der Wirkung der Ventrikelpunktion vorliegen, zeigen mit aller Wahrscheinlichkeit, daß eine plötzliche Drucksenkung an sich ungefährlich ist, unter der Voraussetzung, daß sie definitiv ist, d. h., daß unmittelbar auf die Ventrikelpunktion Exstirpation des Tumors oder eine dekompressive

Trepanation folgt. Ist dies dagegen nicht der Fall, so scheint die plötzliche Drucksenkung durch das reaktive Ödem, das sich mitunter besonders bei infiltrierendem Gliom einstellt, zuweilen gefährlich werden zu können. Die hauptsächliche Gefahr liegt indes in der Schädigung der Hirnsubstanz, die leicht bei der Duraeröffnung entsteht, wenn vorher keine drucksenkenden Maßregeln vorgenommen wurden. Wenn man dies unterläßt, wird das Hirn oft mit großer Kraft in den Duradefekt vorgepreßt und kann schwer geschädigt werden, bevor die Eröffnung der Dura vollendet ist. Die richtige Art, derartigen Komplikationen vorzubeugen, ist es deshalb, den Druck zu senken, bevor die Dura geöffnet wird, während eine Operation in zwei Etappen in dieser Beziehung sehr geringe, wenn überhaupt eine Bedeutung hat.

Der einzige triftige Grund, der für eine prinzipielle zweizeitige Operation angeführt werden kann, besteht darin, daß man niemals weiß, was eintreffen kann, nachdem die Dura eröffnet ist, und daß es schwer oder unmöglich sein kann, die Operation in diesem Stadium zu unterbrechen. Indes kann es statistisch nicht bewiesen werden, daß dieser Grund schwerwiegender ist als die Nachteile, die einer Operation in zwei Sitzungen unzweifelhaft anhaften. CUSHING (1), der einzeitig operiert, hat eine Mortalität von ungefähr 15%. KRAUSE (1), MARBURG und RANZI haben bei Operationen in zwei Etappen eine mehr als doppelt so große Mortalität. Obgleich derartige Vergleiche einen ziemlich begrenzten Wert haben, dürfte man sagen können, daß diese Ziffern eher gegen als für eine Operation in zwei Sitzungen sprechen. Mehr Bedeutung dürfte dem Faktum beigemessen werden können, daß diejenigen, die sich des zweizeitigen Verfahrens bedienen, einen ziemlich erheblichen Prozentteil ihrer Fälle bereits nach dem ersten Eingriff verlieren (KRAUSE [1] 20%, MARBURG und RANZI 21%). Die wesentlichen Nachteile, die mit einer zweizeitigen Operation verbunden sind, bestehen vor allem in dem erhöhten Infektionsrisiko und der Steigerung der allgemeinen Drucksymptome, die in der Regel nach dem ersten Eingriff folgt, von welchen Faktoren der letztere wahrscheinlich zu den wichtigsten Ursachen für die Todesfälle nach der ersten Sitzung gehört. Was die erste von diesen Einwendungen betrifft, so dürfte es unmöglich sein, ihre Bedeutung in Ziffern zu beweisen, es erscheint aber a priori natürlich und annehmbar, daß die Infektionsgefahr sich steigert, wenn man in einem Feld operiert, das nicht mehr unberührt ist. Die andere Einwendung gegen die zweizeitige Methode, nämlich die postoperative Drucksteigerung, dürfte angesichts der obengenannten Ziffern von KRAUSE, MARBURG und RANZI als besser begründet zu betrachten sein. Indes muß man zugeben, daß es gegenwärtig unmöglich ist, aus wissenschaftlichen Gründen über den Vorzug des einen oder anderen Prinzips zu entscheiden, und daß ein derartiges Urteil nur durch Vergleich von großen Serien an ein und derselben Klinik operierter Fälle erreicht werden kann. Im großen ganzen scheinen indes die besten Argumente für die einzeitige Operation angeführt werden zu können. Gegenwärtig dürfte die Mehrzahl der Chirurgen mit spezieller Erfahrung über dieses Feld der Chirurgie das Prinzip der Operation in einer Sitzung befolgen. Dies bedeutet natürlich nicht, daß man zögern soll, eine Operation zu unterbrechen, wenn Komplikationen eintreten, die dies ratsam machen. Wenn die einleitende Operation mit ungewöhnlichen Schwierigkeiten, Blutung, Sinken des Blutdruckes usw., verbunden ist, muß die Operation auf zwei oder sogar mehrere Etappen verteilt werden. In der Kasuistik sind verschiedene Beispiele hiervon zu finden. Es ist indes unmöglich, bestimmte Regeln dafür zu geben, wie man in derartigen Fällen verfahren soll, und es ist große Erfahrung erforderlich, um die Situation richtig beurteilen zu können. Sollte man gezwungen sein, die Operation zu unterbrechen, so sind indes gewisse Vorsichtsmaßregeln geboten, um das Risiko der postoperativen Drucksteigerung möglichst zu eliminieren. Bei osteoplastischen Operationen dürfte es im allgemeinen am richtigsten sein, den Knochenlappen zu entfernen, wenn der intrakranielle Druck sehr hoch ist. Der Vorschlag BRUNS, den Knochenlappen in derartigen Fällen, wo man in zwei Abteilungen zu operieren beabsichtigt, nicht aufzubrechen, ist prinzipiell richtig, kann aber leider nur selten befolgt werden, da die Indikation zur Unterbrechung der Operation selten klar steht, ehe die Dura freigelegt worden ist. Indes kann in gewissen Fällen von gefäßreichen Meningiomen die Blutung aus Knochen und Weichteilen so hochgradig und schwer zu bemeistern sein, daß sich die Unmöglichkeit einer Beendigung der Operation in einem Akt voraussehen läßt. In derartigen Fällen kann es zweckmäßig sein, die Operation zu unterbrechen, bevor man den Knochenlappen aufgebrochen hat. Bei Operation in der hinteren Schädelgrube ist die Gefahr einer postoperativen Drucksteigerung am größten, aber man kann ihr wenigstens in solchen Fällen, wo sich noch eine hintere Zisterne vorfindet, wie MAGNUS es vorgeschlagen hat, durch eine kleine Incision in die Dura und durch Öffnung der hinteren Zisterne vorbeugen.

Osteoplastische Operation oder definitives Entfernen des Knochens. Diese Frage ist nach Art und Lage der Läsion und dem Zweck der Operation zu beurteilen. Das Ideal ist natürlich, wenn möglich einen definitiven Defekt im Cranium zu vermeiden, falls es sich ohne Vermehrung der Operationsgefahr machen läßt.

Zunächst mögen die Operationen in der hinteren Schädelgrube besprochen werden, da man sich nunmehr ziemlich allgemein darüber einig ist, daß der Knochen bei diesem Operationstyp definitiv entfernt werden soll. Die Gründe hierfür sind so augenfällig, daß sie kaum angeführt zu werden brauchen. Die osteoplastische Operation ist gefährlicher, die Blutung ist schwer zu bemeistern, bevor der Lappen umgebrochen worden ist, der Sinus transversus kann lädiert werden und die Umbrechung des Lappens kann eine Schädigung am verlängerten Mark verursachen. Es liegt auch kein positiver Grund vor, den Knochen in dieser Region zu erhalten, da das Kleinhirn durch die hier vorhandene dicke Muskelschicht hinreichend geschützt wird. Ein Defekt an dieser Stelle des Schädels führt keinerlei Nachteile mit sich, nach einer osteoplastischen Operation besteht im Gegenteil das Risiko des Entstehens eines größeren Prolapses, da die Muskeln den Knochenlappen nach unten ziehen. Schließlich wird die dekompressive Wirkung, die in dieser Region fast immer erforderlich ist, weit besser sichergestellt, wenn man den Knochen definitiv entfernt.

Bei Operation über den Hemisphären führt die definitive Beseitigung des Knochens einen kosmetisch wenig zusagenden Defekt mit sich und das Gehirn wird nur durch die Haut und Dura geschützt (für den Fall, daß die letztere geschlossen werden konnte). Allerdings können in vielen Fällen auch ziemlich große Lücken im Schädel vorhanden sein, ohne daß erheblichere subjektive

Symptome entstehen; andererseits ist es jedoch keineswegs ungewöhnlich, daß derartige Defekte mehr oder weniger hochgradige Beschwerden in Form von Schwindelgefühl, Kopfschmerzen usw. mit sich führen. Die Gefahr der Entstehung solcher Symptome ist selbstverständlich um so größer, je größer der Defekt ist, und in denjenigen Fällen, wo eine Schließung der Dura unmöglich war.

Wenn hier diejenigen Operationen beiseite gelassen werden, die ausschließlich dekompressiven Zweck haben, wäre also die osteoplastische Operation bei allen Operationen von Großhirntumoren vorzuziehen. Indes ist eine osteoplastische Operation in vielen Fällen von gewissen Gefahren begleitet, die nicht existieren oder wenigstens weniger hervortreten, wenn der Knochen definitiv entfernt wird. In erster Linie stellt die osteoplastische Trepanation größere technische Forderungen an den Operateur und die Beherrschung der Blutung kann gewisse Schwierigkeiten bieten, die nicht vorkommen, wenn der Knochen definitiv entfernt wird. Ferner wird die dekompressive Wirkung bei definitiver Entfernung des Knochens wahrscheinlich besser, z. B. in solchen Fällen, wo der Tumor nicht zu finden ist oder als inoperabel betrachtet wurde und man sich also mit einer subtemporalen Dekompression bei sonstiger Schließung der Dura begnügen muß. Die Erhaltung des Knochens vermehrt das Risiko, das in der postoperativen Steigerung der Drucksymptome infolge von Hirnödem liegt. Ferner hat man damit zu rechnen, daß sich zwischen der Dura und dem Knochen ein dünneres oder dickeres Blutgerinnsel bildet, was selbstverständlich gleichfalls in gewissem Grade zur Steigerung der postoperativen Drucksymptome beiträgt. Vorausgesetzt, daß die Stillung der Blutung mit gebührender Genauigkeit ausgeführt wird, ist ein extradurales Hämatom von größerem Umfange in nahezu allen Fällen zu verhüten. Selbst bei der gewissenhaftesten Sorgfalt in dieser Beziehung kommt es jedoch auch bei völlig trockenem Operationsfeld vor, daß sich ein großes extradurales Hämatom entwickelt. Dies ist eine außerordentlich gefährliche Komplikation, da es schwierig ist, sie in einem frühen Stadium zu erkennen und sie bei später Entdeckung mit größter Wahrscheinlichkeit den Tod herbeiführt. Ich habe infolge dieser Komplikation (Fall Nr. 3) einen Patienten verloren. Man muß deshalb bei der Operation in Erwägung ziehen, ob die Art des vorliegenden Falles es wahrscheinlich macht, daß ein größerer Defekt im Schädel irgendwelche erheblichen Nachteile verursachen kann, mit anderen Worten, ob der Tumor gut- oder bösartig ist. Bei malignen, rasch wachsenden Gliomen die Erhaltung des Knochenlappens anzustreben, ist ja zwecklos und kann nur dazu beitragen, die an sich hohe Operationsmortalität bei diesen Tumoren zu steigern. Die Faktoren, die hierbei von Bedeutung sind, können ja in der Regel erst während der Operation exakt abgeschätzt werden. Das beste ist deshalb, die Operation als eine osteoplastische Trepanation zu beginnen und darauf den Knochenlappen zu entfernen, wenn es erforderlich erscheint. Die osteoplastische Methode darf deshalb nicht als Standardmethode betrachtet werden, die unter allen Umständen zur Verwendung gelangen soll, sie soll vielmehr, wie oben kurz auseinandergesetzt ist, ihre gegebenen Indikationen und Kontraindikationen haben.

Kranio-cerebrale Topographie. Während der früheren Entwicklungsphasen der Hirnchirurgie, als nur kleinere Gebiete, vereinzelte Windungen freigelegt wurden, spielten die Methoden einer exakten Projektion der Lage der verschiedenen Furchen auf der Oberfläche des Craniums eine große Rolle. Mit der Einführung der modernen Trepanationstechnik, die ganze Lappen oder noch größere Partien der Hirnoberfläche freilegt, haben diese Methoden ihre Bedeutung verloren. Die einzige Projektion, die irgendeine größere praktische Bedeutung hat, ist die Projektion der Zentralfurche, jedoch weniger um deren Lage exakt zu bestimmen, als um bei der Anlegung des Lappens das wünschenswerte Lageverhältnis zu ihr zu erzielen.

Eine absolute Genauigkeit ist deshalb nicht erforderlich und zu praktischen Zwecken ist es völlig genügend, die ungefähre Lage der Zentralfurche dadurch zu projizieren, daß man einen 2 cm hinter dem halben Abstand zwischen der Glabella und Protuberantia occipitalis gelegenen Punkt mit der Mitte des Jochbeins verbindet.

Um die verschiedenen Windungen der freigelegten Hirnoberfläche zu erkennen, ist Übung an Leichen und operative Erfahrung erforderlich. Die Fissura Sylvii ist immer mit Leichtigkeit zu erkennen und ebenso die ungefähre Lage der motorischen Rindenregion. Die Erkennung der übrigen Windungen und Fissuren hat in Tumorfällen keine größere Bedeutung. Wenn die Lage der motorischen Region exakt bestimmt werden muß, ist es notwendig, elektrische Reizung zu verwenden. Früher wurde zu diesem Zwecke immer der faradische Strom verwandt, diese Methode gibt aber nicht immer exakte Resultate und ist auch nicht immer ohne Risiko. Die größte Gefahr besteht darin, daß der Patient einen epileptischen Anfall bekommen kann, und das Resultat der Reizung kann schwer zu beurteilen sein, dadurch, daß die Stromspannung, die überhaupt eine Wirkung gibt, mitunter von jedem beliebigen Teile der Hirnoberfläche Zuckungen auslöst. FOERSTERS (2) Methode, den galvanischen Strom zur Beurteilung der Lage der motorischen Region zu verwenden, bezeichnet deshalb einen großen Fortschritt, da die Methode einerseits exakter ist, andererseits frei von den Gefahren, die mit der faradischen Reizung verbunden sind. Der Vorgang ist derselbe wie bei Untersuchung der elektrischen Reizbarkeit der peripheren Nerven, nur daß ausschließlich die Kathodenschließungszuckung verwendet wird. Als Kathode wird eine sterilisierbare spitzige Elektrode benützt und ein Assistent schaltet den Strom ein und aus. Die Spitze der Elektrode muß an die Hirnoberfläche gelegt werden, bevor der Strom geschlossen wird, da die Stromschließung sonst nicht mit hinreichender Schnelligkeit geschieht. Die Stromstärke, die erforderlich ist um Zuckungen auszulösen, variiert etwas von Fall zu Fall, im allgemeinen ist aber ein Strom von 3—4 Milliampere ausreichend, um isolierte Muskelkontraktionen auszulösen, wenn die Elektrode auf der motorischen Region angesetzt wird. Reizung des Gyrus post. centralis löst gleichfalls Zuckungen aus, dazu ist aber eine größere Stromstärke, 5—8 Milliampere, erforderlich.

Die Windung, von welcher die schwächste Stromstärke isolierte Muskelzuckungen auslöst, ist die motorische Region. Die Lage des Gyrus prae- und postcentralis kann deshalb genau bestimmt werden, desgleichen das Zentrum für die Drehung des Kopfes nach der entgegengesetzten Seite (im hinteren Teil der ersten Frontalwindung) und für konjugierte Augenbewegungen nach der entgegengesetzten Seite (im hinteren Teil der zweiten Frontalwindung).

Blutstillung. Die Bedeutung einer genauen Blutstillung bei Hirnoperationen kann kaum hoch genug eingeschätzt werden, da der Verlauf der Operation in sehr hohem Grade dadurch bestimmt wird, wie es gelingt, die Blutung zu bemeistern. Zur Stillung der Blutung aus den Weichteilen hat man eine große Anzahl Methoden und Instrumente angegeben, von welchen die meisten gegenwärtig außer Gebrauch gekommen sind. Persönlich verlasse ich mich ausschließlich auf die Wirkung der Lokalanästhesie, des Fingerdrucks und, falls ein osteoplastischer Lappen gemacht wird, auf eine weiche Darmklemme, welche den Weichteilstiel komprimiert. Bevor man mit dem Fingerdruck nachläßt, wird die Galea mit Schiebern, ungefähr in einem Abstand von 1 cm voneinander, gefaßt. Durch die Schwere der Schieber wird die Galea nach außen umgefaltet, was in wirkungsvoller Weise alle Blutung aus der Kopfschwarte verhindert. Es ist unnötig zu versuchen, die einzelnen Gefäße zu fassen, außer wenn es sich um größere Arterien handelt, wie z. B. Art. temp. oder occipitalis. Die definitive Blutstillung in der Kopfschwarte wird am Ende der Operation durch exakte Sutur der Galea und Haut vorgenommen. Auf diese Weise kann Blutung aus den Weichteilen in nahezu allen Fällen mit absoluter Sicherheit verhindert werden. Ausnahmen machen solche Fälle, vor allem Meningiome, wo zwischen den Diploegefäßen und den Gefäßen der Kopfschwarte zahlreiche Gefäßverbindungen bestehen. In derartigen Fällen kann die Klemme um den Stiel des Lappens Blutung aus seinen Rändern nicht verhindern. Es kann mit großen Schwierigkeiten verbunden sein, der Blutung von den zahlreichen kleinen Gefäßen in den Weichteilen und Knochen Herr zu werden, und in solchen Fällen muß man wenigstens die größeren Gefäße fassen. Das beste Mittel, um die meistens sehr lästige Capillarblutung aus den Weichteilen und Knochen in derartigen Fällen zu bemeistern, besteht darin, flache Wattestreifen gegen die blutenden Stellen zu drücken. Nachdem der Druck eine Zeitlang angehalten hat, sind die Streifen an der Wundfläche festgeklebt und die Blutung steht, solange man die Streifen nicht aus ihrer Lage bringt. Die Blutung aus dem Knochen wird am besten durch HORSLEYS Wachs gestillt, mit dem man immer zum Ziele kommt. Ich habe deshalb keinen Anlaß gehabt, andere zu diesem Zwecke angegebene Methoden zu prüfen. Zu merken ist, daß der Knochen von Periost befreit sein muß, da das Wachs sonst nicht klebt. Wenn der Knochen sehr gefäßreich ist, kann Blutung aus den Diploevenen sehr lästig werden, während ein osteoplastischer Lappen ausgesägt wird. Die beste Art, sich in einer derartigen Situation zu helfen, ist Vereinigung der primären Öffnungen im Knochen, entweder mit GIGLIS Säge oder DE MARTELS Spiralfräse. Die erstere macht eine sehr schmale Rinne und wenn man auf den Knochenlappen drückt, pflegt die Blutung selten bedeutend zu werden. DE MARTELS Spiralfräse arbeitet so schnell, daß für eine nennenswerte Blutung kaum Zeit bleibt und sobald zwei Löcher vereint sind, kann man die Rinne mit einem Wattestreifen tamponieren, wodurch die Blutung in der Regel völlig gestillt wird. Die Zange von DAHLGREN, wenigstens das ursprüngliche Modell, ist in solchen Fällen sehr ungeeignet, da sie langsam arbeitet und vor jedem neuen Zuzwicken herausgenommen werden muß, so daß die Rinne nicht tamponiert werden kann bevor sie fertig ist.

Wenn die Dura vom Knochen abgelöst wird, kommt es immer zu einiger Blutung, die jedoch selten größeren Umfangs ist, außer in der Nähe der duralen Sinus oder im Falle eines außergewöhnlich großen Gefäßreichtums der Dura, wie z. B. bei Meningiom. In diesem letzteren Falle kann der ganze freigelegte

Teil der Dura aus einer Unzahl kleiner Gefäße profus bluten und es kann nahezu unmöglich sein, die Blutung zu stillen. Es ist dann am besten, ein großes dünnes Wattestück gegen die blutende Oberfläche zu pressen und die Kompression anhalten zu lassen, bis die Watte festgeklebt ist. Auch Umstechung der Art. meningea media wird empfohlen; diese Maßnahme jedoch hat selten größere Wirkung, da die Duragefäße ihren Zufluß großenteils vom darunterliegenden Tumor haben. Nachdem die Blutung durch Auflegung von Watte temporär gestillt worden ist, muß diese Watte liegen bleiben, da die Blutung sonst von neuem beginnt. Um die Dura öffnen zu können, schneidet man zuerst eine Rinne in die Watte über der geplanten Duraincision und läßt die Watte sonst unberührt. Die blutenden Gefäße in der Schnittlinie werden mit Silberklammern nach CUSHING (11) gefaßt (Abb. 214), die für diesen Zweck außerordentlich praktisch sind. Wenn die Blutung so heftig gewesen ist, daß man eine Unterbrechung der Operation für nötig hält, wird die Watteschicht langsam und vorsichtig unter stetigem Auftröpfeln von heißer Kochsalzlösung entfernt. Alle blutenden Stellen werden mit kleinen Muskelstücken bedeckt, die entweder vom Patienten selbst oder, wenn dies möglich ist, von einem anderen Patienten genommen werden. Die Muskelstückchen werden mit einem Hirnspatel gegen die Dura gepreßt und kleben bald an deren Oberfläche fest. Jede capillare oder venöse Blutung aus der Oberfläche der Dura wird in derselben Weise gestillt, d. h. zuerst eine temporäre Hämostase mit Wattestückchen, die später, wenn nötig, durch Muskelstückchen ersetzt werden. Ligaturen — gegebenenfalls am besten in Form von Umstechungen — sind nur in Fällen erforderlich, wo eine Arterie, wie die Meningea media, oder vielleicht eine einzelne größere Vene lädiert worden ist. Läsion eines der größeren Sinus muß selbstverständlich womöglich vermieden werden, wenn aber Freilegung des Sinus longitudinalis erforderlich ist, muß man sich auf eine manchmal heftige Blutung aus den dünnwandigen Ausbuchtungen des Sinus und von den PACHIONIschen Granulationen gefaßt machen. Deshalb soll man den Knochen, der den Sinus longituinalis deckt, niemals in den osteoplastischen Lappen einbeziehen, sondern ihn Stück für Stück mit der Knochenzange entfernen, nachdem der Lappen aufgebrochen wurde. Blutung aus geschädigten Lacunen oder PACHIONIschen Granulationen werden am besten durch unmittelbares Auflegen eines Muskelstückes gestillt. Sollte der Sinus selbst geschädigt sein, so wird die Blutung in derselben Weise gestillt und es dürfte nur selten notwendig oder zweckmäßig sein, zu versuchen, den Sinus zu nähen.

Blutung aus der Hirnsubstanz selbst erfolgt hauptsächlich aus corticalen Gefäßen oder aus Gefäßen eines Tumors. Die weiße Substanz ist relativ blutarm und die Blutung aus diesen Gefäßen steht meistens von selbst. Bevor die Rinde incidiert wird, müssen alle Gefäße, die in die Schnittlinie fallen, umstochen werden. Zu diesem Zweck wird die feinste, in Vaseline oder Paraffin getauchte Gefäßseide verwendet. Gefäße, die in einen Tumor eintreten, sollen entweder umstochen oder mit Silberklemmen gefaßt werden. Die letzteren sind zu diesem Zwecke nicht ganz so zufriedenstellend wie für die duralen Gefäße, da die dünnwandigen cerebralen Gefäße leicht reißen, wenn die Klemmen angebracht werden; ferner ist es notwendig, daß man eine Gewebsschicht von gewisser Dicke bei Anlegung der Silberklemme mitfaßt, da sie sonst leicht abrutscht. Es ist deshalb am besten, beim Fassen einen Teil der umgebenden Hirnsubstanz mitzunehmen. Eventuell kann man, wo es angeht, zuerst ein kleines Muskelstück auf das Gefäß legen und darauf das Gefäß zugleich mit dem Muskelstück mit der Silberklemme fassen. Im allgemeinen soll man, soweit es möglich ist, alle Gefäße in der einen oder anderen Weise ligieren, bevor sie abgeschnitten oder zerrissen werden, da die Blutung weit schwerer zu bemeistern ist, nachdem sie einmal begonnen hat. Selbstverständlich läßt sich dieser Wunsch nicht immer verwirklichen, und deshalb kommt es immer zu mehr oder weniger Blutung, wenn ein Tumor exstirpiert wird. Wenn eine Arterie während der Enucleation eines Tumors zerreißt, soll man versuchen das Gefäß zu umstechen oder mit einer Silberklemme zu fassen. Dies setzt voraus, daß das Operationsfeld trocken ist, so daß man die blutende Partie deutlich sieht. Man erreicht das am besten durch Verwendung eines Saugapparates und durch gleichzeitiges Aufspülen von heißer Kochsalzlösung. Venöse und capilläre Blutung steht im allgemeinen, wenn ein Wattestückchen auf die blutende Stelle gelegt wird. Damit die Wattestückchen nicht verlorengehen, sollen sie, wie Cushing (11) empfiehlt, mit Seidenfäden verankert werden. Auch kleine Muskelstücke können zu demselben Zwecke verwendet werden und sind gleichfalls zu verankern, so daß man sie mit Leichtigkeit entfernen kann, nachdem die Blutung gestillt ist. Wenn die Blutung nach Entfernung der Muskel- und Wattestückchen wieder beginnt, ist es oftmals erforderlich, die Muskelstücke in der Wunde liegenzulassen. Wenn möglich, soll man jedoch versuchen die Muskelstückchen zu entfernen. Diese werden nämlich nekrotisch und tragen wahrscheinlich zur Vermehrung des postoperativen Ödems bei, das immer entsteht und mitunter gefährlich sein kann. Jedenfalls habe ich beobachtet, daß die postoperative Reaktion bei Acusticustumoren, wo nach Enucleierung des Tumors Muskelstücke in der Höhle zurückgelassen wurden, auffallend ausgesprochen war. Natürlich hatte es sich in solchen Fällen um eine störende Blutung gehandelt und es ist infolgedessen unmöglich, zu entscheiden, ob die postoperative Reaktion auf dem Operationstrauma beruht, das in solchen Fällen selbstverständlich größer ist, oder auf dem implantierten Muskelstückchen. Bei einem solchen Falle (Nr. 58), wo wegen Attacken von Cheyne-Stokescher Atmung eine sekundäre Laminektomie des Atlas gemacht wurde, wurden zwei implantierte Muskelstücke aus der Wunde entfernt. Sie waren ungefähr bis zur doppelten Größe angeschwollen und hatten ein wachsähnliches, stark ödematöses Aussehen. Mikroskopische Untersuchung zeigte, daß sie vollständig nekrotisch und von Leukocyten durchsetzt waren. Da nachgewiesen ist, daß totes Muskelgewebe starke allgemeine Gefäßreaktionen (Schock, Dilatation der Capillaren) hervorrufen kann, erscheint es wahrscheinlich, daß auch eine lokale Gefäßreaktion mit Dilatation der Capillaren und Ödem entstehen kann. Deshalb ist es am besten, die Muskelstückchen zu entfernen, bevor die Wunde zugenäht wird, und, falls sie zurückgelassen werden müssen, mit der Scheere soviel als möglich wegzuschneiden, so daß ein Minimum von abgestorbenem Gewebe in der Wunde zurückbleibt. Außen an der Dura angebracht, scheinen sie dagegen unschädlich zu sein.

Das Überspülen des Operationsfeldes mit heißer Kochsalzlösung, das von Horsley in großem Ausmaß verwendet wurde, kann mitunter zur Stillung von Blutung geeignet sein, besonders wenn diese in einer tiefen Höhle stattfindet.

Dabei verwendet man einen Saugapparat, der gleichzeitig mit dem Eintröpfeln Flüssigkeit entfernt, und in dieser Weise kann man die Blutung allmählich stillen, vorausgesetzt, daß sie nicht aus größeren Gefäßen stattfindet. Adrenalin scheint mir für die Blutstillung bei diesen Operationen wenig Wert zu haben und ich habe deshalb ganz aufgehört, es zu verwenden.

Das Zunähen der Wunde. Drainage. CUSHING (2) hat uns die Bedeutung gelehrt, die einer sorgfältigen und exakten, schichtenweise vorgenommenen Schließung der Wunde nach der Operation von Hirntumoren zukommt. Nur durch die strengste Genauigkeit in dieser Beziehung kann man der Entstehung eines Fungus cerebri oder einer Liquorfistel vorbeugen. Auf die technischen Details will ich später zurückkommen.

Als allgemeine Regel gilt, daß Drainage wenn möglich vermieden werden soll. Deshalb muß die Blutstillung perfekt sein, wenn die Wunde zugenäht wird. In der hinteren Schädelgrube ist die Kontraindikation gegen Drainage absolut, da sonst mit größter Wahrscheinlichkeit eine Liquorfistel resultiert. Nach osteoplastischen Operationen über den Hemisphären ist eine Drainage wegen hartnäckiger capillärer Blutung aus der Dura, die nicht immer mit absoluter Sicherheit gestillt werden kann, mitunter nicht zu vermeiden. Man muß auch dessen eingedenk bleiben, daß eine Blutung, die zur Zeit der Schließung der Wunde bei niedrigem Blutdruck aufgehört hat, wieder beginnen kann, wenn der Blutdruck gestiegen ist. Deshalb kann es mitunter ratsam sein zu drainieren und dann am besten in der Form eines kleinen Zigarettdrains, das durch eine besondere kleine Incision hinausgeleitet und nach 24 Stunden entfernt wird. Soviel ich finden konnte, führt dies keine Infektionsgefahr mit sich und die Gefahr einer Liquorfistel ist ebenfalls minimal, vorausgesetzt, daß sich die Operation nicht in einem Gebiete abgespielt hat, wo die großen basalen Zisternen geöffnet wurden. In diesem letzteren Falle muß Drainage unbedingt vermieden werden. Sollte es sich bei Entfernung des Drainagerohres zeigen, daß der Verband von Liquor durchtränkt ist, so wird die Öffnung, wo das Drainrohr gelegen hat, mit einer Sutur vernäht. Im großen ganzen ist es ziemlich selten notwendig zu drainieren, man muß sich aber dessen bewußt bleiben, daß nicht einmal Drainage absoluten Schutz gegen die Entstehung von extraduralen Hämatomen bietet, was ich in trauriger Weise bei einem Fall von Epilepsie erfahren mußte.

Senkung des intrakraniellen Druckes. Für den Fall, daß der intrakranielle Druck gesteigert ist, ist es von größter Bedeutung, daß drucksenkende Vorkehrungen getroffen werden, bevor die Dura geöffnet wird. Auch wenn die Drucksteigerung mäßig ist, prolabiert die Hirnrinde in der Regel immerhin so viel, daß die folgenden Operationsmaßnahmen hierdurch in hohem Grad erschwert werden, und ist die Drucksteigerung bedeutend, so tritt leicht Ruptur der Rinde ein. Ein derartiger Prolaps hat die Tendenz rasch zu wachsen, da er von den Durarändern stranguliert wird, und eine rasche Unterbrechung der Operation ist oft der einzige Ausweg in solchen Situationen.

Es dürfte ungewiß sein, wer zuerst die diesbezügliche Bedeutung der Drucksteigerung einsah und Maßregeln zu ihrer Bekämpfung ersann; sicher ist es aber CUSHINGS (2) großes Verdienst, sie systematisch verwendet, entwickelt und auf ihre große Bedeutung aufmerksam gemacht zu haben. In der Tat dürften wenige Maßregeln in so hohem Grade zur Verminderung der Mortalität der Hirnoperationen beigetragen haben wie die prinzipielle Verwendung von drucksenkenden Vorkehrungen vor der Öffnung der Dura. Zu diesem Zwecke sind 4 Methoden verwendbar, nämlich Ventrikelpunktion, multiple kleine Incisionen der Dura mit Ablassen von Flüssigkeit aus dem Arachnoidalraum, Lumbalpunktion und intravenöse Injektion von hypertonischer Kochsalzlösung.

Von diesen Methoden ist die Ventrikelpunktion die ungefährlichste und wirksamste und soll deshalb immer zuerst versucht werden. Wenn die Ventrikel symmetrisch erweitert sind, also bei Hydrocephalus, bietet die Ventrikelpunktion keinerlei Schwierigkeiten. Dagegen ist es bei Operationen über den Hemisphären oft schwer oder unmöglich, den Seitenventrikel auf der Seite des Tumors zu punktieren, da in solchen Fällen, wo eine erheblichere Drucksteigerung vorliegt, der homologe Ventrikel in der Regel verschoben und vom Tumor komprimiert ist. Deshalb ist es am besten, sich von vornherein auf eine Punktion des kontralateralen Seitenventrikels einzurichten. Zu diesem Zweck empfiehlt DE MARTEL am Tage vor der Operation eine kleine Trepanationsöffnung über dem Ventrikel, der punktiert werden soll, zu machen. Dies führt jedoch die Ungelegenheit mit sich, daß für die Punktion spitze Nadeln verwendet werden müssen, und obgleich es wahrscheinlich ist, daß dies in der Mehrzahl der Fälle ohne Nachteil geschehen kann, so riskiert man doch die Schädigung eines corticalen oder tiefergelegenen Gefäßes durch die scharfe Nadel. Nach einem solchen unangenehmen Zwischenfall tritt oft ein epileptischer Anfall oder plötzlicher Bewußtseinsverlust ein, was eine Unterbrechung der Operation erforderlich macht. Es ist deshalb am besten, die Stelle für die geplante Ventrikelpunktion in das Operationsfeld fallen zu lassen und die Operation mit einer kleinen Incision und einem Bohrloch an dieser Stelle zu beginnen. Die Stelle der Ventrikelpunktion kann je nach den Umständen variieren; wenn der Tumor weit vorn gelegen ist, z. B. im Stirnlappen, ist es am besten, das Hinterhorn des anderen Seitenventrikels zu punktieren. In anderen Fällen dürfte es geeigneter sein, das Vorderhorn zu punktieren. Nach Anlegung des Bohrlochs wird eine kleine Incision in die Dura gemacht, wobei man den corticalen Venen sorgfältig ausweichen soll. Darauf wird in der Richtung gegen den Ventrikel, der gewöhnlich in einer Tiefe von 4—5 cm anzutreffen ist, eine stumpfe Nadel eingeführt. Die Nadel soll gewöhnlich senkrecht gegen die Hirnoberfläche eingeführt werden, falls man nicht Anlaß hat anzunehmen, daß eine bedeutende Verschiebung des Ventrikels vorliegt. In der Regel kann man das Eindringen der Nadel in den Ventrikel deutlich fühlen. Es ist recht beträchtliche Erfahrung notwendig, bevor man den Ventrikel mit Sicherheit trifft; hat man sich diese Erfahrung aber einmal erworben, so dürfte ein Mißglücken der Punktion selten vorkommen. Die Nadel soll während des weiteren Verlaufes der Operation im Ventrikel liegenbleiben und wird mit einer Seidennaht an der Haut festgeknüpft. Abgesehen vom Hauptzweck, die Eröffnung der Dura ohne Prolaps der Rinde zu ermöglichen, hat die Ventrikelpunktion oft eine wohltätige Wirkung auf die Blutung dadurch, daß sich die Stauung in den extrakraniellen Gefäßen verringert, wenn der Druck gesenkt wird.

Sollte die Ventrikelpunktion mißlingen, so kämen zunächst multiple kleine Incisionen der Dura in Frage. Zu diesem Zweck macht man einige kleine, mehrere Millimeter lange Incisionen in die Dura, führt von diesen eine kleine Rinnensonde ein und versucht die Flüssigkeit aus dem Subarachnoidalraum sozusagen hervorzumelken. Diese Methode ist selbstverständlich nur dann wirksam, wenn der Subarachnoidalraum eine erhebliche Menge Flüssigkeit enthält. Wenn das Gehirn „trocken" ist, wie es bei Hirntumoren häufig vorkommt, so ist diese Methode nicht verwendbar und es kann dann Lumbalpunktion oder eine intravenöse Injektion von hypertonischer Kochsalzlösung in Frage kommen. Keine von diesen Methoden dürfte als völlig unschädlich zu betrachten sein. Die Einwendungen gegen die Lumbalpunktion bei Hirntumor sind wohlbekannt und dürften, soweit ich sehe, auch nach der Eröffnung der Dura gelten, obgleich ich die entgegengesetzte Ansicht ausgesprochen gefunden habe. Besonders Leckage des Liquors durch das Punktionsloch kann hier dieselben Nachteile herbeiführen wie bei intaktem Zustand von Schädel und Dura. Die Fälle, in denen ich Lumbalpunktion vorgenommen habe, sind so gut wie alle gestorben, und trotzdem es wahrscheinlich ist, daß die Lumbalpunktion als solche wenig oder gar nichts mit dem Verlauf der Operation zu schaffen hatte, scheint es mir am sichersten, Lumbalpunktion soviel als möglich zu vermeiden.

Die Methode, das Volumen des Hirns durch intravenöse Injektion von hypertonischer Kochsalzlösung zu verringern, die zuerst von WEED und MC KIBBEN beschrieben und später von CUSHING und FOLEY für den klinischen Gebrauch verwendet worden ist, wurde im vorliegenden Material nur bei wenigen Fällen versucht. Ich halte mich deshalb nicht für berechtigt, eine Ansicht über ihren Wert und eventuellen Nachteile auszudrücken. Das Prinzip der Methode ist, das Wasser aus dem Hirn durch die osmotische Wirkung der eingeführten Salzmenge zu entfernen. Es ist deshalb theoretisch denkbar, daß der Flüssigkeitsstrom vom Hirn zum Blut zeitweilig eine umgekehrte Richtung nehmen und zu Hirnödem führen kann. Jedenfalls dürfte es notwendig sein, sich über das Ausscheidungsvermögen der Nieren für Kochsalz klar zu sein, bevor die Methode verwendet wird. Größere Serien von Fällen, in welchen die Methode verwendet wurde, sind bisher nicht publiziert worden und man dürfte gut tun, ein Urteil über den Wert der Methode aufzuschieben, bis reichlicheres Material vorliegt.

Die beste Methode ist deshalb die Ventrikelpunktion, die so gut wie gefahrlos ist und fast immer den Druck in ausreichendem Grad verringert, um eine Eröffnung der Dura ohne Prolaps der Rinde zu erlauben.

2. Spezielle Operationstechnik.

Operationen an den Hemisphären.

Osteoplastische Trepanationen.

Die Form und Lage des Knochenlappens wird von der Natur und Lage des Tumors bestimmt. Der Lappen muß immer groß sein und mit der Basis in der Schläfenregion gelegen, außer vielleicht in solchen Fällen, wo der Pol des Occipitallappens freigelegt werden soll. In der Mehrzahl der Fälle soll der Lappen nahezu bis zur Mittellinie reichen, es sei denn, daß die Freilegung sich auf den Temporallappen beschränken kann. Zur Freilegung des Frontallappens bediene ich mich in der Regel derselben Form und Lage des Lappens wie bei transfrontaler Freilegung der Hypophyse (Abb. 150). Die Narbe nach dieser Operation ist nach einiger Zeit kaum zu sehen (Abb. 50). Für den Fall, daß der vordere

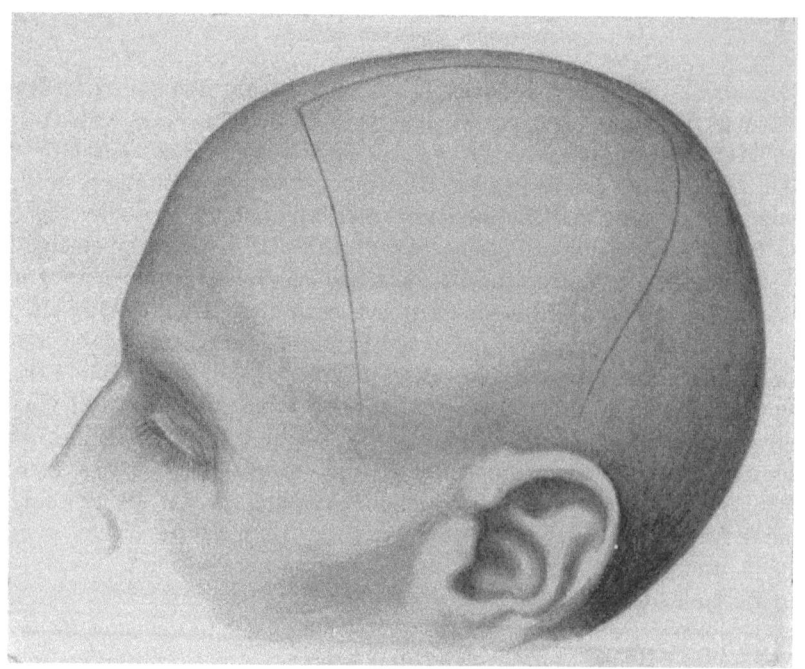

Abb. 208. Form und Lage des osteoplastischen Lappens bei Freilegung der motorischen Region.

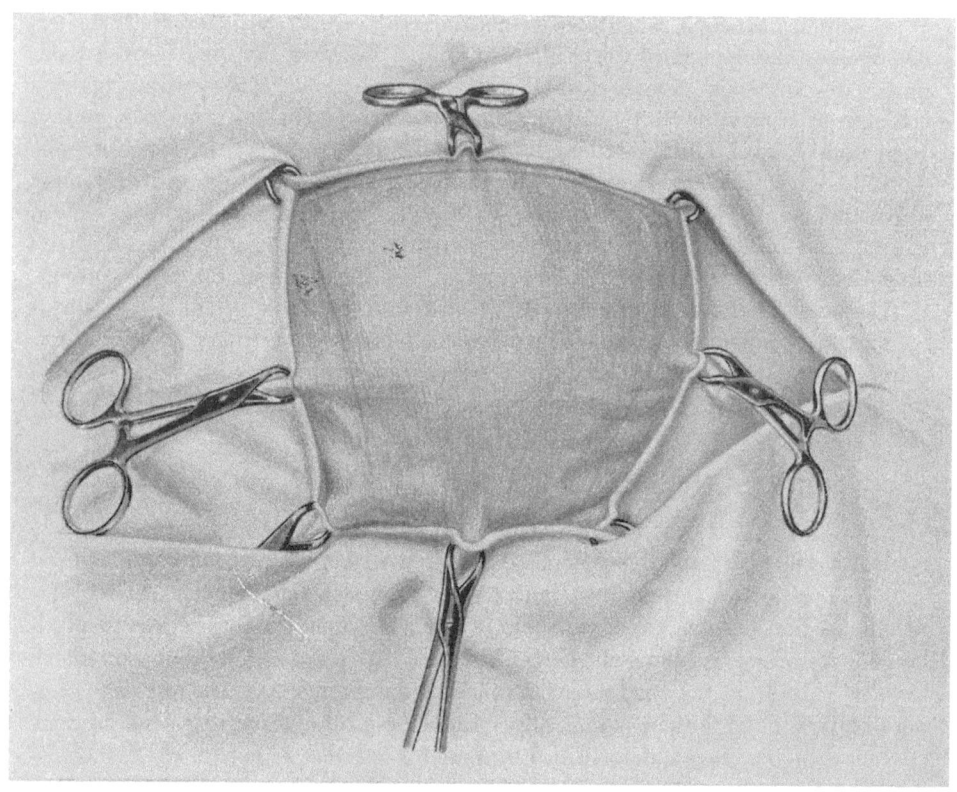

Abb. 209. Osteoplastische Trepanation. Das Operationsfeld von einer Sublimatkompresse bedeckt, durch welche die aufgezeichneten Schnittlinien durchscheinen.

Pol und die orbitale Oberfläche des Frontallappens nicht freigelegt zu werden braucht, kann die kürzlich von DANDY (5) beschriebene Methode verwendet werden, bei welcher die Schnittlinie ganz und gar im behaarten Teile des Kopfes liegt. SACHS (2) hat eine Methode zur osteoplastischen Freilegung beider Frontallappen beschrieben. Eine Indikation für dieses Verfahren dürfte höchst selten vorhanden sein, und da ich über diese Methode keine persönlichen Erfahrungen habe, erwähne ich sie nur im Vorbeigehen. Bei den übrigen osteoplastischen

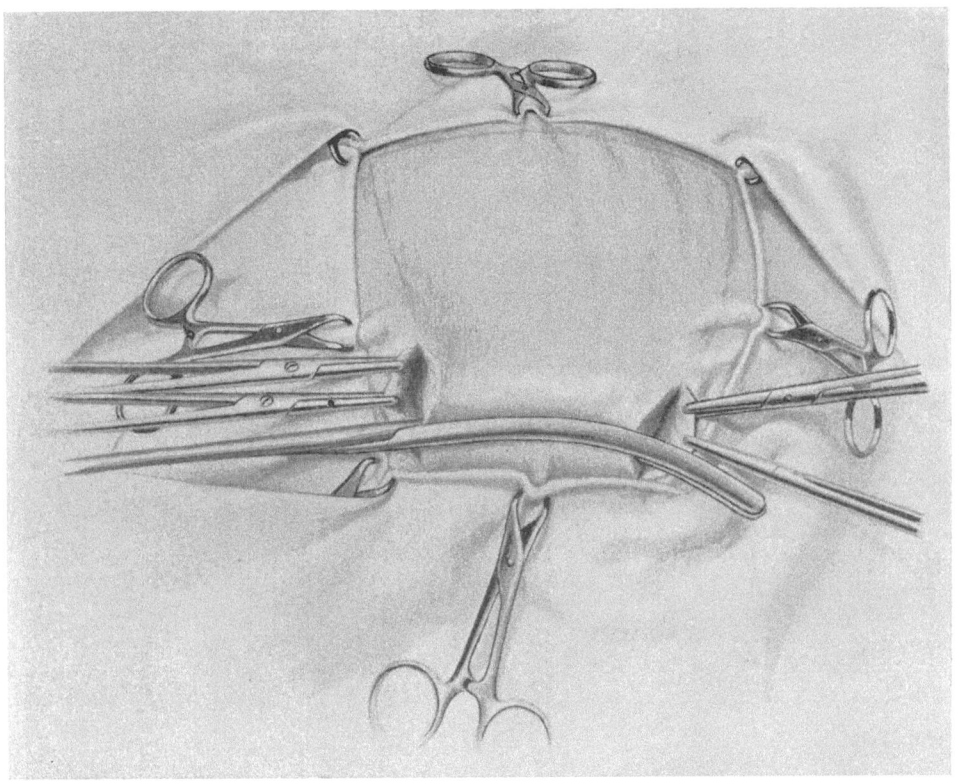

Abb. 210. Osteoplastische Trepanation. Zwischen M. temporalis und dem Knochen ist eine Darmklammer eingeführt, die den Stiel des Lappens komprimiert.

Trepanationen kann der Lappen entweder die Form eines Omegas haben oder, wie ich ihn nunmehr im allgemeinen anzulegen pflege, eines abgestumpften Dreiecks mit der Basis nach der Mittellinie (Abb. 208, 209). Die Incision beginnt auf beiden Seiten des Lappenstieles, mit einem Schnitt, der groß genug ist, um die Einführung der einen Branche einer Darmklemme zwischen Temporalismuskel und Knochen, wie es oben beschrieben wurde, zu gestatten (Abb. 210). Die Incision wird darauf mit Schnitten von je 5—6 cm fortgesetzt, wobei die Blutung durch Fingerdruck kontrolliert wird, der anhält bis die Galea mit Schiebern gefaßt wurde (Abb. 211, 212). Um die Wunde vor Hautinfektion zu schützen, wird sie mit Kompressen umgeben, sobald die Incision fertig ist (Abb. 212).

Bevor der Knochenkappen aufgebrochen wird, lösen viele Chirurgen das Periost von der Schnittlinie ab. Dies ist überflüssig und kann zu einer Nekrose der Ränder des Knochenlappens führen, falls eine Infektion eintreten sollte. Es ist besser das Periost unberührt zu lassen und es mit der GIGLI-Säge oder mit einem anderen Instrument, das zur Herstellung des Lappens verwendet wird, zu durchtrennen. Nur in der Fossa temporalis, an der Basis des Lappens, soll Muskel und Periost auf einer kleinen Strecke abgelöst werden.

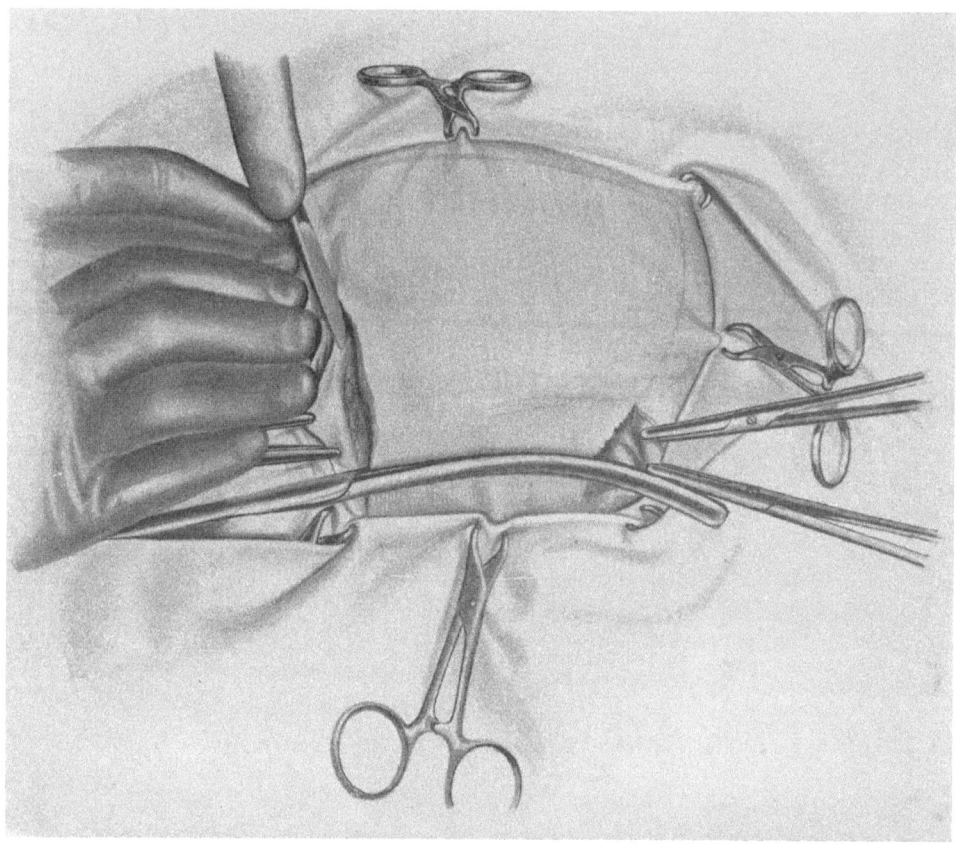

Abb. 211. Osteoplastische Trepanation. Die Blutung aus den Weichteilen wird durch Fingerdruck kontrolliert.

Um den Knochenlappen aufzuschneiden, wurde eine große Anzahl von Instrumenten, sowohl hand- als motorgetriebene, konstruiert. Ich habe mehrere dieser Instrumente versucht und die Säge von GIGLI und DE MARTELS Instrument als die besten gefunden. Mit dem Perforator von DE MARTEL werden 4—5 Löcher in den Knochen gebohrt und diese Löcher werden später mit DE MARTELS Spiralfräse verbunden, mit Ausnahme einer Stelle, gewöhnlich auf der medialen Seite, wo der Knochen zwischen zwei Löchern mit der Säge von GIGLI durchtrennt wird, wodurch man eine schräge Fläche erhält, auf welcher der Lappen später ruhen kann (Abb. 214). Bevor die primären Perforationen miteinander verbunden werden, muß die Dura vom Knochen gelöst werden, da sie sonst ebenso

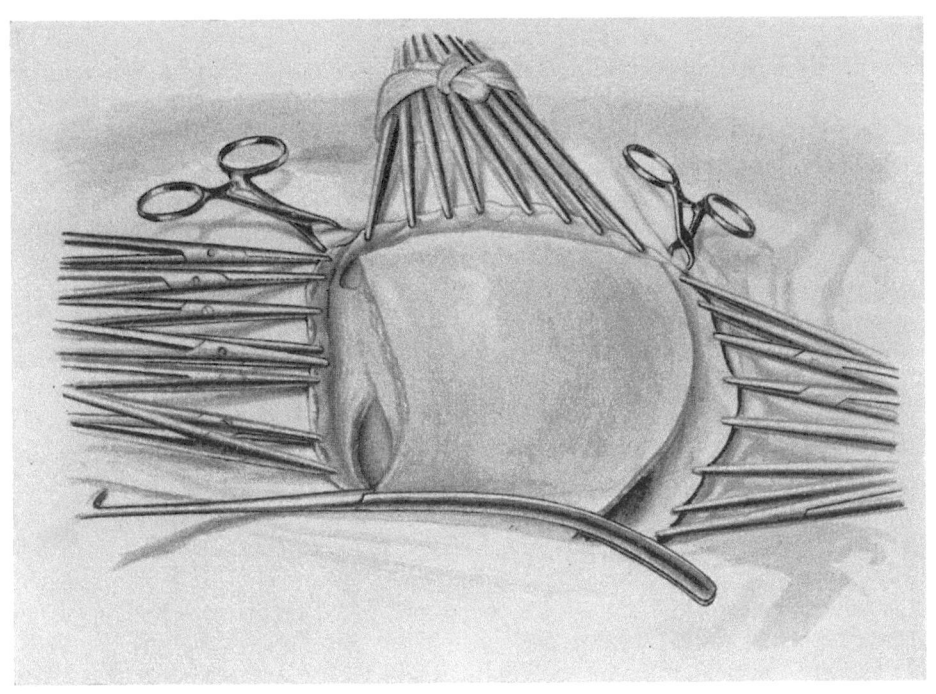

Abb. 212. Osteoplastische Trepanation. Die Galea rund um die Incisionsöffnung wird mit Schiebern gefaßt, die über rundum gelegte Randtücher fallen, welche die Wunde vor dem Kontakt mit der Haut schützen.

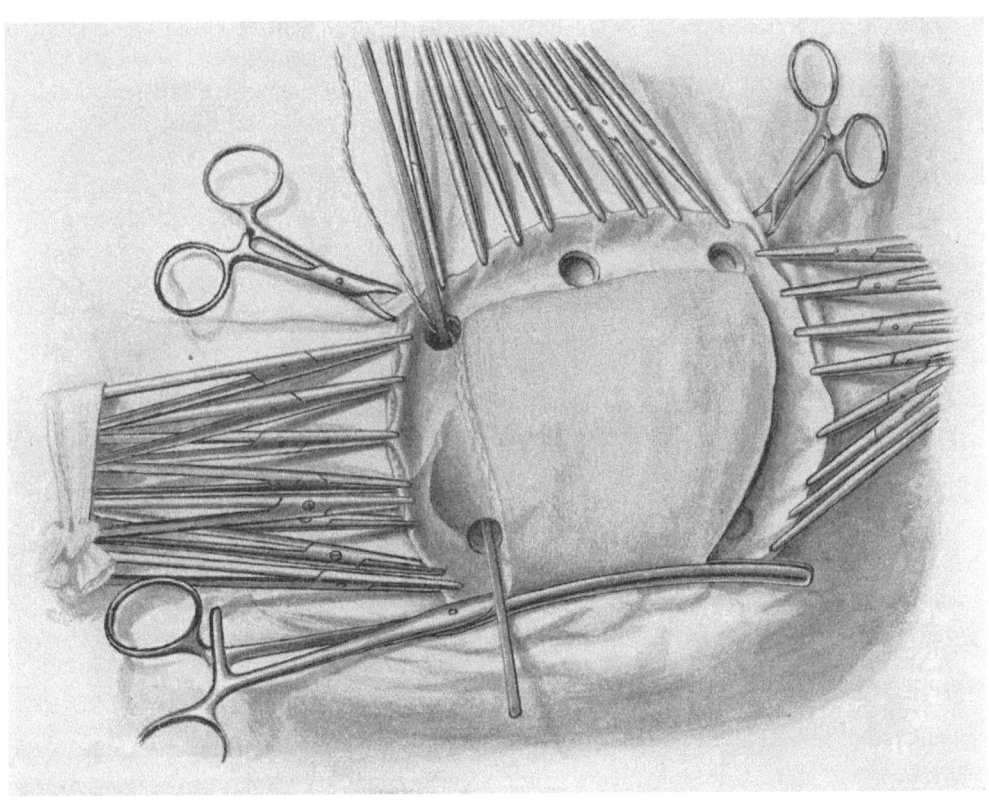

Abb. 213. Osteoplastische Trepanation. Die Dura wird zwischen den Bohrlöchern vom Knochen abgelöst.

Olivecrona, Gehirntumoren.

wie die darunterliegende Rinde geschädigt werden kann. Für das Ablösen der Dura bediene ich mich eines Instrumentes, das der Uhrfeder von LAUENSTEIN ähnlich ist (Abb. 213). Wenn die Dura fest am Knochen adhäriert, darf man keine Gewalt anwenden, sondern muß man versuchen, den Widerstand von der anderen Seite zu überwinden. Sollte dies mißlingen, so wird die Öffnung mit Knochenzangen erweitert, bis man sehen kann, wo das Hindernis liegt. Sitzt die Dura sehr fest, so wird sie später am besten mit kleinen an Seidenfäden verankerten Wattestückchen abgelöst, die zwischen Dura und Knochen geschoben werden. Eine Duraläsion während des Aufschneidens des Lappens ist eine ernste Komplikation, die unter allen Umständen vermieden werden muß. Mitunter kann die Blutung aus den primären Bohrlöchern sehr störend werden, weshalb jedes Loch sofort mit einem Wattebausch tamponiert wird. Wenn das letzte Loch fertig ist, ist die Blutung aus dem ersten meistens bereits zum Stehen gekommen. Die Abtrennung der Dura wird dann an dieser Stelle begonnen. Der Apparat von DE MARTEL ist ein außerordentlich zufriedenstellendes Instrument. Es arbeitet rascher und mit weniger Geräusch und Erschütterung als jeder andere Apparat, den ich gesehen habe. Wenn keine motorgetriebenen Instrumente zugänglich sind, sind der altmodische Handtrepan und die Säge von GIGLI die weitaus besten Instrumente für die Herstellung des Lappens. Es ist erstaunlich, daß in der Monographie von TANDLER und RANZI angegeben ist, die Säge von GIGLI sei ungeeignet, weil sie die Dura lädieren könne. Ich habe mit der Säge von GIGLI niemals einen derartigen Unfall gehabt und es ist schwer zu verstehen, wie ein solcher eintreffen könnte, vorausgesetzt, daß die Dura vom Knochen abgelöst wurde, bevor die Säge eingeführt wird. Von dem Verwenden der DAHLGRENschen Zange, die ich früher in großem Ausmaß benutzte, bin ich ganz abgekommen. Sie arbeitet ziemlich langsam, ist ermüdend und die Blutung aus dem Knochen kann nicht gestillt werden, bevor die Rinne fertig ist.

Der Lappen kann jetzt aufgebrochen werden. Sollte der Knochen zu dick oder der Stiel ungewöhnlich breit sein, so ist es am besten, die Basis mit GIGLIS Säge abzusägen, da das Aufbrechen des Lappens sonst erhebliche Schmerzen verursacht. Nachdem der Lappen aufgebrochen wurde, wird er umgeklappt, die Darmklemme um den Stiel wird gelöst und der ganze Lappen mit einer feuchten Kompresse bedeckt. Meistens blutet die Duraoberfläche mehr oder weniger, weshalb man sie mit einem großen feuchten Wattebausch bedeckt. Die Bohrspäne werden mit feuchten Wattebäuschen entfernt und die Schnittlinien und Knochenränder mit feuchten Wattestreifen bedeckt, die festgedrückt und während des weiteren Verlaufes der Operation unberührt gelassen werden (Abb. 215). Hierdurch wird die Wunde vollständig vor Verunreinigung von den Hauträndern geschützt und sowohl diese als die Knochenränder werden vor Austrocknung bewahrt. Derartige Details mögen vielleicht als unwesentlich erscheinen, aber das ist nicht der Fall, nur die strengste Genauigkeit in allen Einzelheiten der Aseptik garantiert eine absolut reaktionslose Heilung per priman nach diesen langwierigen Operationen und schützt vor Entstehung von Hirnprolapsen, Liquorfisteln usw.

Der große Wattebausch, der die Dura bedeckt, wird darauf entfernt. Kleinere venöse Blutungen werden in der früher angegebenen Weise gestillt. Mitunter geschieht es, daß die Arteria meningea media beim Aufbrechen des Lappens geschädigt wird. Gewöhnlich liegt die Läsion unmittelbar an der Bruchlinie selbst oder gleich unter ihr. Die Blutung wird temporär dadurch gestillt, daß man die Arterie mit einem Hirnspatel, der nötigenfalls unter den Knochenrand geschoben werden kann, gegen die Dura komprimiert. Darauf wird der Knochen über der Arterie mit Knochenzangen entfernt, bis sie weit genug unter der blutenden Partie freigelegt ist, worauf sie umstochen werden kann. Bei einem anderen von CUSHING (11) beschriebenen Vorgehen schiebt man einen kleinen

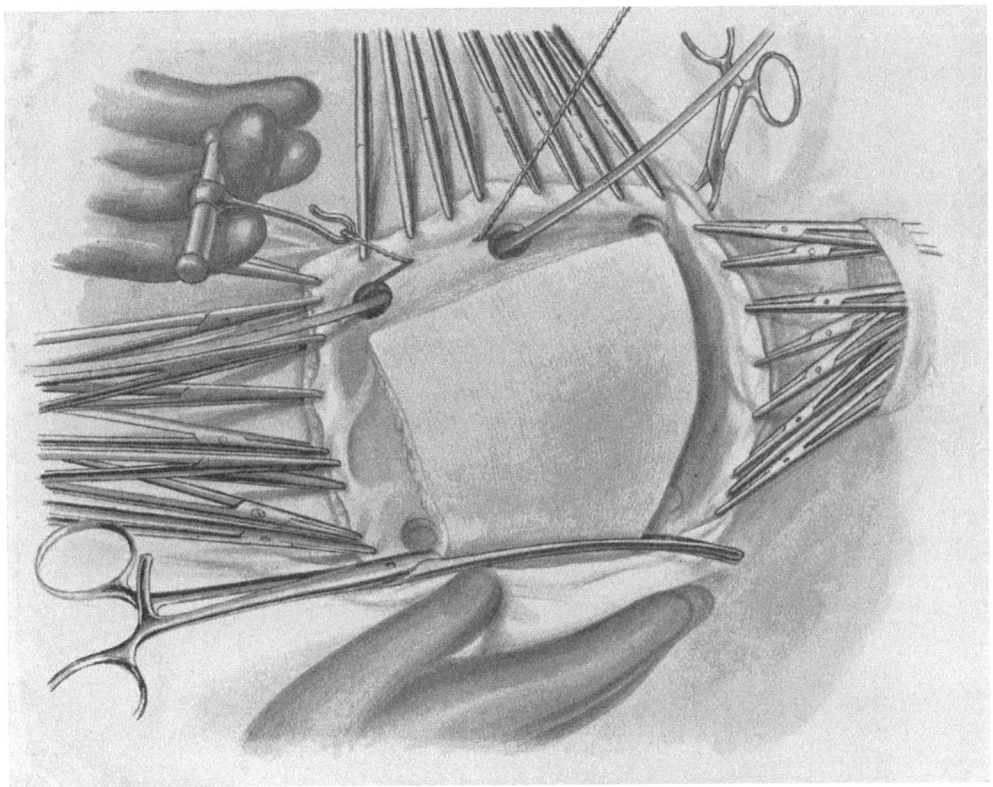

Abb. 214. Osteoplastische Trepanation. Durchtrennung des Knochens mit der Giglischen Säge.

verankerten Wattebausch zwischen Dura und Knochen und entfernt diesen darauf soweit, bis die Arterie ausreichend freigelegt ist.

Sodann wird die Dura, nachdem die Blutung aus ihr gestillt ist, inspiziert. Das Vorhandensein eines Meningioms wird meistens schon durch das Kaliber der duralen Gefäße angedeutet. In der Regel ist der Tumor zu sehen und zu palpieren. Mit Ausnahme derjenigen Fälle, wo ein Meningiom vorhanden ist, pflegt die Dura außer den Zeichen von Drucksteigerung keine Veränderungen zu zeigen. In der Mehrzahl der Tumorfälle ist die Dura mehr oder weniger stark gespannt, es hat aber seine Schwierigkeiten, den Grad der Spannung durch Palpation allein exakt einzuschätzen und zu beurteilen, ob die Dura ohne vorherige

19*

drucksenkende Vorkehrungen eröffnet werden kann. Am besten macht man eine kleine Incision in die Dura. Wenn die Rinde hierbei Neigung zeigt zu prolabieren ist es notwendig, den Druck zu senken, bevor man die Duraeröffnung vollendet. Die Methoden für die Drucksenkung sind im früheren angegeben.

Untersuchung des Gehirns. Die Dura wird in der Regel am besten durch einen lappenförmigen Schnitt, dessen Basis nach der Mittellinie zu liegt, eröffnet (Abb. 215). Wenn ein Meningiom an der Konvexität vorhanden ist, kann man den Tumor in der Regel sehen oder fühlen, man muß aber dessen

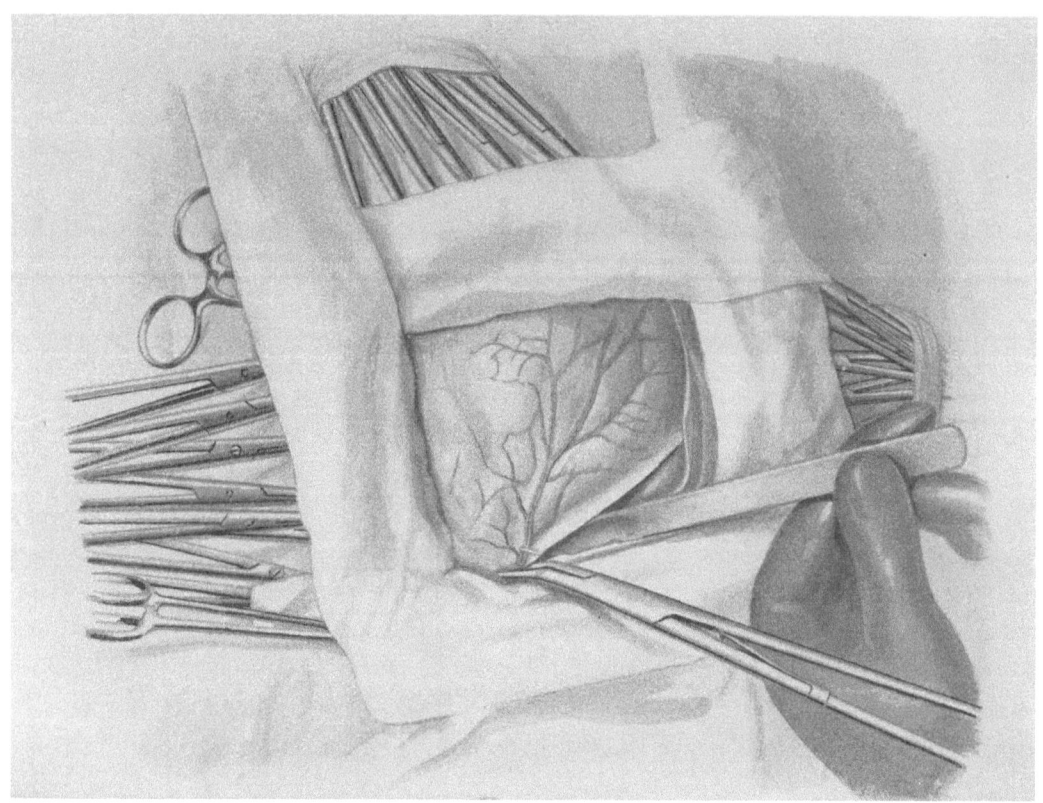

Abb. 215. Osteoplastische Trepanation. Duraeröffnung mit der Basis des Lappens gegen die Mittellinie. Die A. meningea media wird mit einer Silberklemme gefaßt.

eingedenk sein, daß in derartigen Fällen mitunter nur ein kleiner Teil des Tumors auf der Fläche zu sehen ist und der Rest tief im Gehirn eingebettet liegt. Diese Lage des Tumors ist bei den parasagittalen Meningiomen besonders häufig, die fast immer sehr große Dimensionen haben, wovon nur ein kleiner Teil auf der Oberfläche zu sehen ist. Es ist sehr wichtig, daß der Knochendefekt groß genug ist, um eine Enucleation ohne Schädigung des Hirns zu erlauben, bevor man an die Entfernung eines derartigen Tumors geht. Die vorderen und hinteren Grenzen des Tumors längs des Sinus longitudinalis müssen auf der ganzen Strecke, wo der Tumor an den Sinus grenzt, völlig freigelegt sein, da es erforderlich werden könnte, den Sinus zu ligieren oder zu resezieren. Es ist, mit anderen Worten, notwendig, den Knochendefekt bedeutend zu erweitern, wenn ein parasagittales Meningiom vorliegt, und dies muß in der Regel auch dann geschehen, wenn die Art und Lage des Tumors schon im voraus diagnostiziert war, da sein Umfang nicht exakt vorauszusehen ist.

Wenn kein Duratumor vorhanden ist, wird der Duralappen zurückgeschlagen und die freigelegte Rindenoberfläche inspiziert. Wenn der Tumor bis zur Oberfläche reicht, ist er in der Regel deutlich zu sehen. Auf das Vorhandensein eines subcorticalen Tumors wird der Verdacht durch gewisse indirekte Zeichen gelenkt.

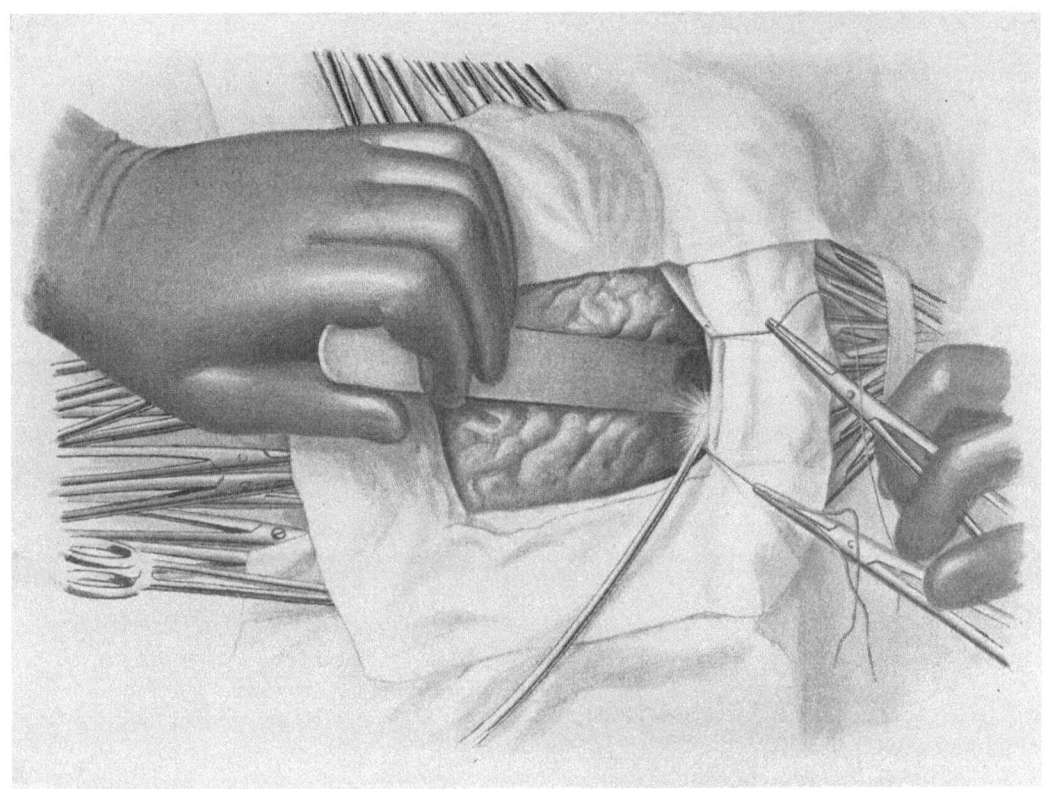

Abb. 216. Osteoplastische Trepanation. Untersuchung der Hirnfläche rund um die Trepanationsöffnung.

Wenn der Tumor nicht allzu tief gelegen ist, wird seine Lage in der Regel durch eine ausgeprägte Abplattung der darüberliegenden Windungen angedeutet. Soll diese Abplattung diagnostische Bedeutung haben, so muß sie selbstverständlich lokal und begrenzt sein. Die Lage der konstanten und leicht erkennbaren Furchen, vor allem der Fissura Sylvii, kann verändert, die Fissur durch den darunterliegenden Tumor verschoben oder partiell obliteriert sein. Wenn die freigelegten Windungen durchweg gleichförmig abgeplattet sind, gibt die Inspektion keine Anhaltspunkte für die Lage des Tumors. Palpation des Gehirns gibt selten Aufschlüsse über die Lage, außer in Fällen, wo der Tumor eine Cyste oder von ungewöhnlich harter Konsistenz ist. Wenn keine lokalen Veränderungen zu entdecken sind, werden die angrenzenden Flächen der Hemisphäre inspiziert. Ist der Druck wirksam gesenkt worden, so kann man den größten Teil der konvexen Oberfläche der Hemisphären ohne Schwierigkeiten inspizieren. Zu diesem Zweck ist es am besten, eine kleine sterilisierbare elektrische Lampe zu verwenden, die neben dem Hirnspatel eingeführt wird (Abb. 216). Die angrenzenden Hirnpartien durch Einführung eines Fingers zwischen Dura und Hirnoberfläche zu untersuchen, wie ich es an einigen Kliniken gesehen habe, ist absolut verwerflich. Corticale Venen entleeren sich häufig in durale Venen oder in laterale Lakunen vom Sinus longitudinalis, und diese Venen müssen unvermeidlich zerreißen, wenn sie dem untersuchenden Finger in den Weg kommen.

Die mediale Fläche der Hemisphären ist wegen der zahlreichen Venen, die sich in den Sinus longitudinalis entleeren, schwierig zu untersuchen. Schon die Untersuchung eines ziemlich begrenzten Gebietes der medialen Oberfläche einer der beiden Hemisphären macht eine Ligatur dieser Gefäße auf einer Strecke von mindestens 3—4 cm notwendig. Dies kann nur im vorderen Teil der Frontallappen gemacht werden, da die Venen weiter nach hinten größer und zahlreicher sind und ihre Ligatur hier Gefahr von Malacien mit sich führt. Sogar allgemeines Hirnödem kann die Folge einer derartigen Ligatur werden. Das Zentrum für die untere Extremität, das größtenteils an der medialen Hemisphärenoberfläche liegt, ist deshalb in der Regel der Inspektion unzugänglich. Wenn die Venen längere Zeit von einem Tumor komprimiert gewesen sind, können sie ebenso wie der Sinus longitudinalis ligiert werden, da sich in derartigen Fällen eine kollaterale Zirkulation entwickelt hat.

Die orbitale Oberfläche der Frontallappen kann im allgemeinen bis zum Keilbeinflügel untersucht werden, selbstverständlich unter der Voraussetzung, daß die konvexe Oberfläche des Lappens in hinreichendem Ausmaß freigelegt wurde. Die Untersuchung der unteren Fläche des Temporallappens ist schwer und in vielen Fällen unmöglich. Man muß den Knochen wie bei einer subtemporalen Dekompression immer bis zur Schädelbasis entfernen und den Kopf senken, so daß das Gehirn von der Schädelbasis zurücksinkt. Dann kann der laterale Teil der unteren Fläche des Temporallappens inspiziert werden, die weitere Untersuchung wird jedoch durch die von der Rinde zu den basalen Sinus verlaufenden Venen verhindert.

Wenn die Untersuchung Anzeichen für das Vorhandensein eines subcortical gelegenen Tumors gegeben hat, ist es im allgemeinen indiziert, eine explorative Punktion vorzunehmen. Zu diesem Zweck verwendet man eine stumpfe Nadel von derselben Art wie bei der Ventrikelpunktion und die Nadel wird durch eine gefäßfreie Stelle der Rinde in der Richtung gegen den vermuteten Tumor eingeführt. Gewisse Gliome fühlt man mit der Nadel als gesteigerten Widerstand, die meisten Gliome aber haben dieselbe oder weichere Konsistenz als das umgebende Hirngewebe und lassen sich deshalb nur dann unterscheiden, wenn sie cystisch degeneriert sind. Ist der Tumor von sehr weicher Konsistenz, z. B. ein zellreiches Gliom, so können die aspirierten Hirnteilchen ein vom normalen abweichendes Aussehen zeigen, das in ausgeprägten Fällen eine makroskopische Diagnose auf Geschwulstgewebe erlaubt. Im allgemeinen hat die Explorativpunktion bei soliden Tumoren indes wenig Nutzen und da sie außerdem mit gewissen Gefahren verbunden ist, muß sie mit Vorsicht verwendet werden. Besonders bei Gliomen dürfte es unbestreitbar sein, daß die Punktionen die drohende Möglichkeit eines Hirnödems wahrscheinlicher machen, und außerdem ist die Blutungsgefahr, wenn man auf gefäßreiche Tumoren stößt, offenbar.

Für den Fall, daß man auf ein cystisch degeneriertes Gliom trifft, entleert sich gelbe, spontan gerinnende Flüssigkeit durch die Nadel. Die Flüssigkeit in einem cystischen Gliom kann in der Farbe von schwach strohgelb bis dunkel schwarzbraun wechseln. Mitunter kann die Flüssigkeit blutvermengt sein, gewöhnlich ist der charakteristische Inhalt einer gliomatösen Cyste aber doch an seinem gelblichen Schimmer zu erkennen. Im großen ganzen kann man die Diagnose einer gliomatösen Cyste als verifiziert betrachten, wenn man gelbliche Flüssigkeit erhält, die spontan gerinnt. Von dieser Regel bestehen jedoch ein paar Ausnahmen. Im Kleinhirn kommen Cysten vor, die Flüssigkeit von derselben Beschaffenheit bergen, deren Wände aber keine gliomatösen Elemente enthalten. Diese Cysten wurden von ANTONI als Homologe zu den syringomyeloischen Hohlräumen des Rückenmarks aufgefaßt. Diese Ausnahme hat keine größere praktische Bedeutung, da solche Cysten in derselben Weise behandelt werden müssen wie die gliomatösen. Eine andere Ausnahme, die allerdings sehr selten zu sein scheint, wo vorhanden aber leicht diagnostische Irrtümer veranlassen kann, besteht im Vorkommen abgeschlossener Teile eines Seitenventrikels. Wenn diese Absperrung längere Zeit bestanden hat, kann sie eine Flüssigkeit enthalten, die derjenigen einer gliomatösen Cyste vollständig ähnlich ist. Ich habe nur einen solchen Fall gesehen, bei dem die Diagnose auf einen suprasellären Tumor gestellt worden war und den man auf transfrontalem Wege freizulegen beabsichtigte. Nach Bloßlegung der Dura wurde ein Versuch gemacht, den Seitenventrikel zu punktieren, den man für dilatiert hielt. Der Ventrikel wurde nicht an seiner gewöhnlichen Stelle getroffen, aber ziemlich weit lateral fand man im Frontallappen einen Hohlraum, der bernsteingelbe Flüssigkeit enthielt, die sofort koagulierte. Es wurden ungefähr 10 ccm Flüssigkeit mit einer Spritze herausgezogen, darauf gerann jedoch die Flüssigkeit in der Nadel und man nahm an, daß der ganze Cysteninhalt koaguliert war. Die Dura war so stark gespannt, daß man sie nicht öffnen konnte, und die Operation wurde deshalb unterbrochen. Bei der zweiten Operation wurde der Ventrikel der anderen Seite weit nach hinten punktiert. Nachdem die Dura eröffnet worden war, stieß man im vorderen medialen Teil des Frontallappens auf eine Resistenz, die den Eindruck machte, daß sie durch einen festen und soliden Tumor bedingt wäre. Bei Incision durch die Rinde gelangte man in einen Absceß, der mehr als mandarinengroß und im medialen vorderen Teil des Frontallappens gelegen war. Es war also deutlich, daß die vorherige Punktion den nach außen verschobenen Seitenventrikel getroffen hatte.

Wenn man auf eine gliomatöse Cyste stößt, ist es ratsam, den Inhalt sofort zu entleeren und die Cyste mit Kochsalzlösung auszuspülen, da sonst eine Spontangerinnung des ganzen Inhaltes eintreten und es dann sehr schwierig sein kann, die Cyste wiederzufinden. CUSHING (MARTIN) empfiehlt, die Cyste darauf mit einer Fixationsflüssigkeit, ZENKERscher Lösung, Formalin oder dergl. zu füllen, wodurch die Wände starr werden und der Inhalt der Cyste leichter zu überblicken ist, nachdem sie eröffnet ist. Entleert man die Cyste durch Punktion, so kann es unmöglich werden, sie wiederzufinden. Nachdem die Cyste durch einige Minuten mit ZENKERscher Lösung in Kontakt gewesen ist, wird diese Lösung entleert und durch Kochsalzlösung ersetzt, um bei Incision der Cystenwand zu vermeiden, daß die Hirnrinde von der ausströmenden ZENKERschen Lösung überspült wird. Die Incision der Cyste wird darauf so vorgenommen, daß der Schnitt durch ein möglichst gefäßfreies Rindengebiet geführt wird, und alle über die geplante Schnittlinie verlaufenden Gefäße werden mit feinster Gefäßseide doppelt umstochen. Im allgemeinen kommt man auch bei großen Cysten mit einer Incision von 3—4 cm Länge aus. Bevor man an die Incision geht, wird die ganze freigelegte Hirnrinde mit Wattestreifen bedeckt, so daß nur die Schnittlinie bloßliegt. Nach Maßgabe des Eindringens der Incision werden die Schnittflächen mit schmalen dünnen Wattestreifen bedeckt, die senkrecht gegen die Schnittlinien gelegt werden und teils die Schnittflächen vor Kontusionen schützen, teils die Blutung stillen sollen. Nachdem die Cyste eröffnet wurde, werden die Schnittränder durch Hirnspateln auseinander gehalten, und der Inhalt wird ausgetupft. Um die Cystenhöhle ordentlich überblicken zu können, bedient man sich am besten einer sterilisierbaren elektrischen Lampe, die in den Hohlraum eingeführt wird. Oft enthalten diese gliomatösen Cysten in ihrer Wand größere oder kleinere Partien von solidem Tumorgewebe, das im allgemeinen deutlich als eine pilzartige Auftreibung der Cystenwand hervortritt. Diese soliden Tumoren sind meist Gliome, bestehen aber nach den Untersuchungen von LINDAU nicht eben selten aus Angiomen. In einem meiner Fälle (Nr. 47) stellte es sich heraus, daß der in diesem Falle gestielte Tumor ein Meningiom war, was jedoch zu den größten Seltenheiten gehören dürfte. Wenn die Cyste klein ist, soll man die Cystenwände exstirpieren, was nach der vorhergehenden ZENKER-Fixation gewöhnlich keine Schwierigkeiten macht. Größere Cysten, speziell im Kleinhirn, können in der Regel nicht exstirpiert werden, sondern man begnügt sich mit einer gründlichen Fixation der Cystenwand mit ZENKERscher Lösung. Enthält die Cystenwand solide Tumorpartien, so werden diese womöglich exstirpiert, was meistens am besten mit Hilfe eines stumpfen Löffels geschieht, mit dem man vorsichtig Stück für Stück von der soliden Tumormasse entfernt. Selbstverständlich ist dies nur in solchen Fällen möglich und zu empfehlen, wo die Hauptmasse des Glioms cystisch ist und nur kleinere solide Tumorpartien vorhanden sind. Nach der Behandlung wird die Cyste einige Male mit Kochsalzlösung ausgespült, um überflüssige Fixationsflüssigkeit zu entfernen. Gewöhnlich kollabiert der Hohlraum mehr oder weniger vollständig. Die nach Beendigung der Operation zurückgebliebene Kavität wird mit Kochsalzlösung gefüllt. Nach einer derartigen Cystenbehandlung soll man die Operation immer mit einer Dekompression abschließen. Die Behandlung der Cystenwand verursacht nämlich in der Regel ein starkes Ödem, das gefährlich sein kann, falls man nicht eine Dekompressionsöffnung anlegt. Dieses Ödem ist im allgemeinen ungefähr am 5. bis 7. Tage am ausgesprochensten und in einem meiner Fälle (Nr. 27) war es sogar notwendig, wegen der Drucksymptome den Knochenlappen zu entfernen und die Dura so gut wie vollständig zu öffnen. Dies ist jedoch eine Ausnahme. In der Regel dürfte eine subtemporale Dekompression ausreichend sein, um der Entstehung stärkerer alarmierender Drucksymptome vorzubeugen. Derartige Cysten zu drainieren, wie man es früher oft getan hat, ist sowohl unnötig als riskabel. Die Gefahr besteht vor allem in sekundärer Infektion und Meningitis und CUSHINGS von MARTIN veröffentlichte Erfahrungen zeigen, daß die Resultate der oben skizzierten Behandlung der Cystenwand relativ sehr günstig sind. Die schließliche Prognose beruht nämlich vor allem darauf, ob in der Cystenwand solides Gliomgewebe zurückgeblieben ist.

Ist ein solider Tumor angetroffen worden, so gilt es in erster Linie zu entscheiden, ob er operabel ist oder nicht. Die von der Konvexität ausgehenden Meningiome sind wohl immer operabel, auch wenn die Operation infolge der Größe und des Gefäßreichtums des Tumors häufig außerordentlich große Schwierigkeiten bietet. An der Hirnbasis gelegene Meningiome, von welchen nach den Untersuchungen von CUSHING (7) die meisten von Diaphragma sellae, Sinus petrosus superior oder Sinus alae parvae ausgehen, dürften im allgemeinen inoperabel sein. Eine Mittelstellung nehmen diejenigen Meningiome ein, die vom medialen Teil des Orbitaldaches ausgehen. DANDY (5) hat vorgeschlagen, in solchen Fällen den Frontallappen zu resezieren, um den Tumor leichter zugänglich zu machen. Selbst habe ich keinen derartigen Fall gesehen. Die Konvexitätsmeningiome, die nicht am Sinus longitudinalis liegen, sind relativ günstig für die Exstirpation, obgleich sie infolge ihrer Größe und ihres Gefäßreichtums häufig bedeutende technische Schwierigkeiten verursachen können. In solchen Fällen wird der Teil des Duralappens, der am Tumor adhärent ist, sowie ein hinreichender Überschuß, im allgemeinen von mindestens ein paar Zentimetern mit exstirpiert. Darauf wird der Tumor vorsichtig ausgelöst, indem man die Rindenfläche mit kleinen feuchten Wattebäuschchen oder mit einem kleinen stumpfen Elevatorium vom Tumor trennt. Hierbei stößt man immer auf zahlreiche Gefäße, die von der Rinde zum Tumor ziehen und man soll versuchen, die größeren dieser Gefäße zu isolieren und zu unterbinden, bevor man sie durchschneidet. In dem Maße als man in die Tiefe vordringt, wird das Tumorbett mit schmalen dünnen Wattestreifen bedeckt. Blutet es an irgendeiner Stelle, so legt man einen verankerten Wattebausch oder ein Muskelstück auf und beginnt die Arbeit zunächst von einer anderen Seite. In dieser Weise arbeitet man wechselweise von verschiedenen Seiten, bis der Tumor vollständig aus seinem Bett ausgelöst ist. Die vom Tumor bedingte Grube in der Hirnmasse füllt sich meistens von selbst infolge des eintretenden Hirnödems, das mitunter so bedeutend werden kann, daß es Schwierigkeiten bietet, die Dura nachher zu schließen. Wenn der Zustand des Patienten eine Verlängerung der Operation zuläßt, soll man den entstehenden Duradefekt durch freie Transplantation von Fascie decken. Die parasagittalen Meningiome verursachen immer große technische Schwierigkeiten, teils infolge ihrer Lage im Winkel zwischen Sinus longitudinalis und Falx, teils infolge ihrer Größe. Diese Tumoren reichen meistens nur mit einer verhältnismäßig kleinen Partie ihres Umfanges bis an die Oberfläche und sind sonst von Hirnsubstanz bedeckt. Wie vorher erwähnt, ist es absolut notwendig, daß ein ausreichend großer Defekt im Schädel angelegt ist, bevor die Auslösung beginnt, da das Hirn sonst eingeklemmt und zerrissen wird. Im allgemeinen dürfte es am vorteilhaftesten sein, die Auslösung mit der Ablösung des Tumors von Sinus longitudinalis und Falx zu beginnen. Hierdurch wird die Durapartie, an welcher der Tumor adhäriert, vollständig frei und der Tumor dadurch beweglicher. Das Durchschneiden der Dura zwischen

Tumor und Sinus longitudinalis muß mit größter Vorsicht geschehen, um eine Läsion des Sinus zu vermeiden. Sobald man in die Nähe des Sinus gelangt ist, geht man am besten in der Weise vor, daß man millimeterweise durchschneidet, nachdem man zuerst an beiden Seiten der Schnittlinie Silberklemmen angebracht hat. Nachdem die Dura rund um den Tumor in dieser Weise durchgeschnitten ist, kann man mit seiner Auslösung von der konvexen Seite in der vorher beschriebenen Weise beginnen. Bei heftigen Blutungen ist es besser, die Operation zu unterbrechen, als zu versuchen, sie mit dem Finger zu vollenden, was im allgemeinen zu erheblichen Kontusionen des Hirns führt und immer heftige Blutungen zur Folge hat. In der Mehrzahl der Fälle dürfte es möglich sein, die Operation auch dann zu unterbrechen, wenn der Tumor teilweise ausgelöst ist, man muß dann aber in der Regel den Knochenlappen opfern.

Wird ein solides oder zum größten Teil solides Gliom angetroffen, so steht man vor der Frage, ob ein Exstirpationsversuch berechtigt ist oder nicht. Man dürfte hierbei davon ausgehen können, daß der Tumor so gut wie immer rezidiviert, auch wenn die Exstirpation in anscheinend gesundem Gewebe stattfindet. Dies wird durch die Statistik von Tooth vom National Hospital in London 1913 augenfällig bewiesen. Ist der Tumor so gelegen, daß das Operationstrauma möglicherweise wichtige Zentra, vor allem die motorische Region und das Sprachzentrum, schädigen kann, so ist jeder Exstirpationsversuch kontraindiziert. Anderseits sieht man nicht selten, daß auch Gliomexstirpationen, bei welchen man sich dessen bewußt ist, daß nur ein Teil des Tumors entfernt wurde, eine beträchtliche Zeit klinische Symptomfreiheit mit sich bringen können, wie z. B. in Fall Nr. 19 und 20. Man muß also die Möglichkeit der Entstehung von weiteren neurologischen Symptomen und die eventuelle Gefahr, daß ein Tumor nach einer partiellen Exstirpation rascher wächst als vorher, gegen den Vorteil abwägen, der sich vielleicht durch eine partielle Exstirpation erreichen läßt. Feste Regeln kann man hier unmöglich aufstellen, und die Meinungen, wie man verfahren soll, gehen weit auseinander. Sargent scheint sich in der Mehrzahl der Fälle mit einer einfachen Dekompression zu begnügen, anderseits repräsentiert Dandy (6) einen weit radikaleren Standpunkt, indem er eine Resektion des ganzen Lappens, in dem der Tumor gelegen ist, im gesunden Gewebe vorschlägt. Cushing scheint einen vermittelnden Standpunkt einzunehmen, indem er partielle Exstirpationen als wertvoll betrachtet, obgleich er auf ein anscheinend radikales Operationsverfahren kein Gewicht legt. Gewisse Gliome sind makroskopisch gut begrenzt, wenigstens auf der Oberfläche, gehen aber häufig in der Tiefe der Hemisphäre ohne scharfe Grenze in das umgebende Hirngewebe über. Während der Operation eines solchen Tumors können sich deshalb unerwartete Schwierigkeiten ergeben. Man muß immer im Auge behalten, daß die Operation im wesentlichen einen palliativen Zweck hat und also nicht forciert werden darf. Unter dieser Voraussetzung dürfte partielle Exstirpation eines Glioms eine völlig berechtigte Operation sein, vorausgesetzt, daß durch die Operation selbst keine weiteren Symptome von Bedeutung hervorgerufen werden, und die Operationsmortalität dürfte sich hierbei kaum höher stellen als bei einer gewöhnlichen einfachen Dekompression. In solchen Fällen, wo ein Exstirpationsversuch für indiziert gehalten wird, wird die Technik je nach der Art des Tumors etwas variieren. Ist der Tumor auf der Oberfläche gut begrenzt, so werden die über dem Tumor verlaufenden corticalen Gefäße, wenn nötig, ligiert, und wenn der Tumor von einigermaßen fester Konsistenz ist, kann er im allgemeinen ohne größere Schwierigkeiten in derselben Weise wie ein Meningiom ausgelöst werden. Findet man während des Verlaufs der Operation, daß der Tumor die Hirnsubstanz in der Tiefe infiltriert, so dürfte es ratsam sein, die Exstirpation zu unterbrechen, bevor man in gefährliche Nähe von Seitenventrikel und basalen Ganglien gelangt ist. Wenn der Tumor von weicher Konsistenz ist, kann für seine Entfernung zweckmäßig ein Saugapparat verwendet werden. Der nach der Auslösung des Tumors entstandene Hohlraum wird, wenn er nicht von selbst verschwindet, mit Kochsalz gefüllt. Die Operation wird selbstverständlich mit einer subtemporalen Dekompression abgeschlossen. Ob man den Knochenlappen beibehalten soll oder nicht, beruht auf den vorliegenden Umständen; die Gesichtspunkte, die in diesem Falle entscheidend sind, sind im früheren erörtert worden. POUSSEP (Trans. Internat. Congr. Medicine, London 1913, Section XI, 2, S. 240) hat, analog mit dem Verfahren von ELSBERG bei intramedullären Gliomen, vorgeschlagen, die Hirnrinde zu incidieren und die Exstirpation dem intrakraniellen Druck zu überlassen, der den Tumor binnen kurzem spontan herausbefördern würde. Im vorliegenden Material wurde diese Methode einmal (Nr. 20) versucht, es war aber keinerlei Tendenz zur spontanen Ausstoßung des Tumors zu merken. Natürlich können aus diesem einzigen Fall keinerlei Schlüsse hinsichtlich der Verwendbarkeit der Methode gezogen werden. Es ist indes wahrscheinlich, daß die mechanischen Bedingungen für eine spontane Ausstoßung der Tumoren im Hirn wesentlich schlechter sind als im Rückenmark, wo nach der Laminektomie ein erheblicher toter Raum entsteht, was ja im Schädel nicht der Fall ist, auch wenn sowohl Knochenlappen als Dura entfernt werden. Die Methode dürfte indes in geeigneten Fällen versucht werden können, obzwar man kaum Anlaß hat, große Hoffnungen auf sie zu setzen.

Wird bei der Operation kein Tumor angetroffen, so wird sie mit einer subtemporalen Dekompression abgeschlossen. Der Duralappen wird zurückgelegt und mit isolierten Seidensuturen an seinem Platz festgenäht, worauf man den Knochen in der Temporalregion bis zur Basis cranii hinab entfernt und einen halbkreisförmigen Defekt in den unteren Teil des Knochenlappens schneidet, wenn möglich jedoch mit Zurücklassung einer schmalen Knochenspange am vorderen resp. hinteren Rand des Lappens, auf welchem dieser ruhen kann. Darauf wird die Dura über dem Temporallappen in der Ausdehnung des Knochendefektes eröffnet. Hat sich die Operation auf der linken Seite abgespielt, muß man beachten, daß womöglich die ganze obere Temporalwindung von der Dura bedeckt bleibt, da sonst Gefahr für die Entstehung einer Aphasie besteht. Das Zunähen der übrigen Wundpartien muß mit größter Genauigkeit geschehen. Die Fascia temporalis wird für sich mit isolierten Seitensuturen zugenäht und es schadet nicht, einige Suturen in das Periost zu legen, um den Knochenlappen in seiner Lage zu sichern. Die Galea wird mit isolierten, nicht weiter als 1 cm auseinanderliegenden Seidennähten zusammengebracht und evtl. blutende Gefäße in diese Suturen gefaßt (Abb. 217). Die Haut wird mit isolierten Seidensuturen vernäht, wobei man am besten gerade Nadeln (Abb. 218) in der nach CUSHING (2) angegebenen Weise verwendet. Hierdurch erreicht man die beste

Anpassung der Hautränder aneinander. Bei Tumoren, die nicht radikal entfernt werden konnten, stets also bei Gliomen, wird in derselben Weise verfahren. Auch in solchen Fällen, wo der Tumor radikal entfernt wurde, dürfte es bei einem Teil der Fälle ratsam sein, die Operation mit einer subtemporalen Dekompression abzuschließen, nämlich dann, wenn man Anlaß zur Vermutung hat, daß ein stärkeres postoperatives Ödem eintreten werde.

Freilegung der Chiasmaregion und der Hypophyse. Hier sollen nur die intrakraniellen Methoden erörtert werde, dan die übrigen nur bei intrasellär

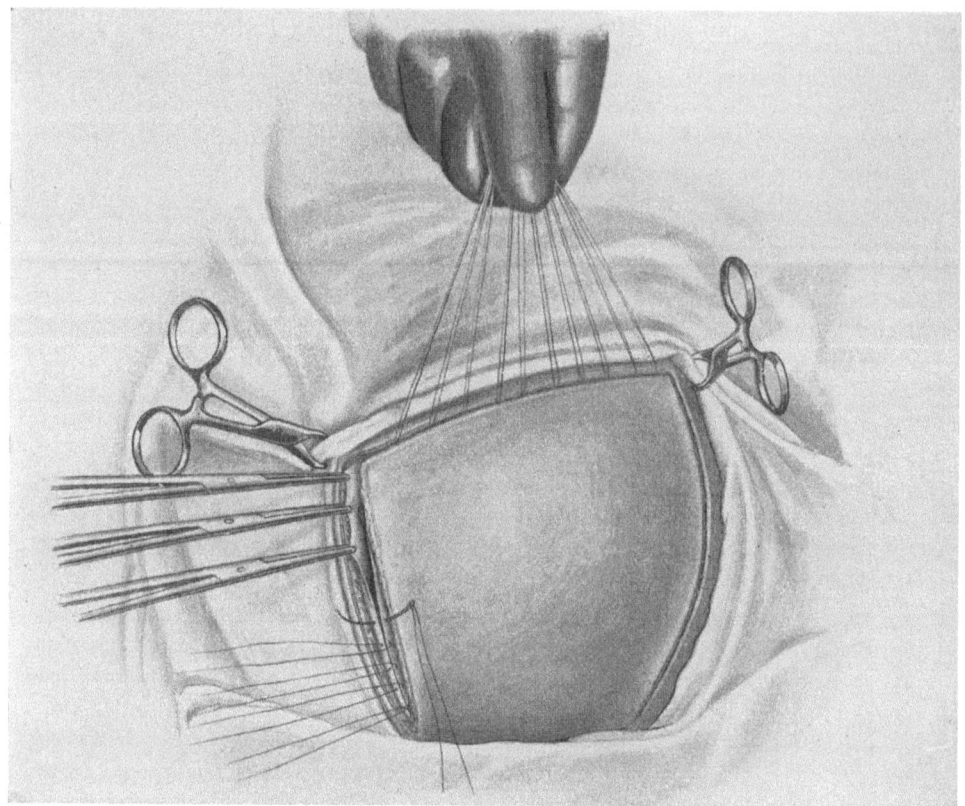

Abb. 217. Osteoplastische Trepanation. Sutur der Galea mit isolierten Seitensuturen.

gelegenen Tumoren verwendbar sind, von welchen im vorliegenden Material kein Fall vorgekommen ist. Von den transkraniellen Methoden zur Freilegung der Hypophyse dürfte die rein temporale Methode, die ursprünglich von HORSLEY ausgearbeitet wurde, nunmehr ganz außer Gebrauch gekommen sein. Die Methoden, die gegenwärtig miteinander konkurrieren, sind die ursprünglich von MC ARTHUR, FRAZIER und KRAUSE (1) angegebene und später von CUSHING (10) in großem Ausmaß verwendete transfrontale und die zuerst von KRAUSE (1) verwendete und später von HEUER und ADSON (2) ausgearbeitete frontotemporale: Über diese letztere Methode habe ich keine Erfahrungen. Man geht bei ihr nach Anlegung eines großen frontotemporalen Lappens intradural ein und folgt dem Keilbeinflügel nach innen, unter Scheidung des Temporallappens und Stirnlappens. Aus den Erfahrungen von HEUER sowie ADSON (2) scheint hervorzugehen, daß die Methode guten Zutritt zum Operationsfelde schafft. Ihre Nachteile bestehen in der Größe des Eingriffes sowie in der Gefahr einer Verletzung der Arteria carotis bei der Auslösung eines von der Hypophysenregion ausgegangenen Tumors. Die Methode hat auch eine Mortalität, die gegenwärtig sich bei Chirurgen mit spezieller Erfahrung darin auf ungefähr 40%

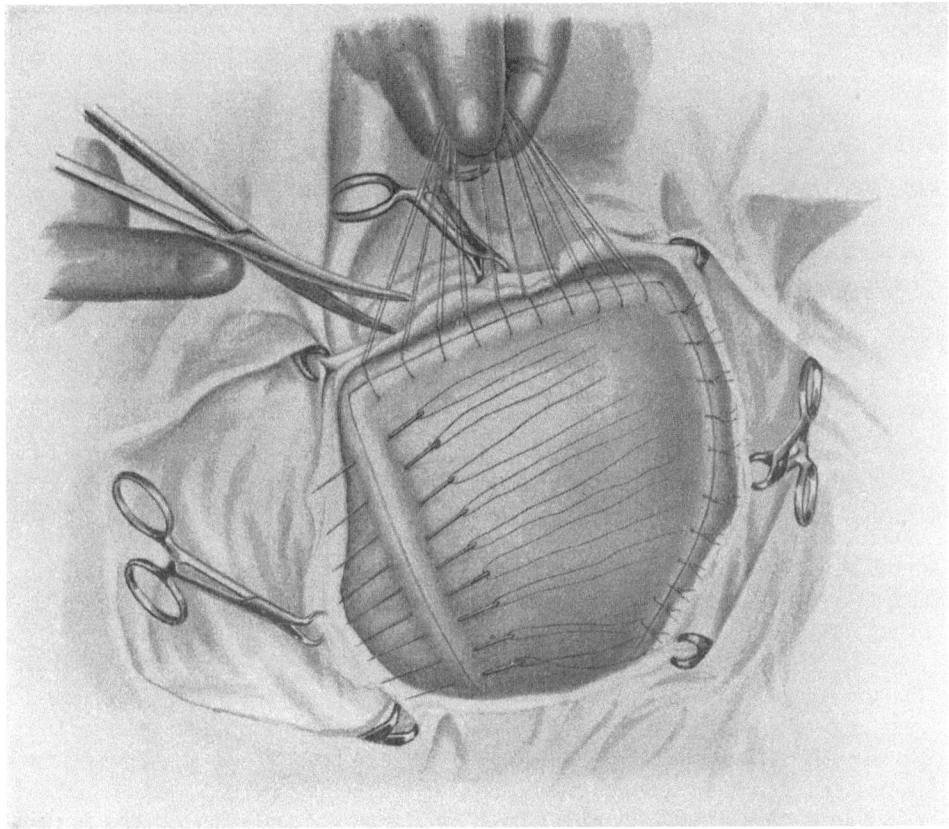

Abb. 218. Osteoplastische Trepanation. Sutur der Haut mit geraden Nadeln.

berechnen läßt. Unter weniger günstigen Bedingungen dürfte die Methode wahrscheinlich eine weit höhere Mortalität bedingen. Die transfrontale Methode hat den Vorteil einer geringeren primären Mortalität, gibt aber unzweifelhaft schlechteren Zutritt zum Operationsfeld. Bei dieser Operation wird ein rein frontal gelegener Lappen mit der Basis in der Temporalregion angelegt. Die Form und Lage des Lappens geht aus Abb. 150 hervor. Der Lappen muß sehr groß sein, so daß der ganze Frontallappen freigelegt wird und sich bis zur Mittellinie erstrecken. Die Ausdehnung des Lappens im vorderen medialen Winkel muß mit Rücksicht auf die Ausdehnung des Frontalsinus im individuellen Falle etwas variieren. Selbstverständlich soll man vermeiden, den Sinus zu eröffnen, wenn es jedoch geschieht, wie es bei zweien meiner Fälle vorgekommen ist, scheint dies keine Nachteile herbeizuführen. TANDLER und RANZI empfehlen für den Fall, daß der Frontalsinus eröffnet wurde, die Schleimhaut auszukratzen und die Operation in zwei Etappen zu vollenden. Dies erscheint unnötig, falls nicht Zeichen einer manifesten Infektion des Sinus vorliegen. Es dürfte ausreichend sein, die Öffnung mit Wachs zu plombieren und die Operation darauf fortzusetzen. Nachdem der Lappen heruntergeklappt worden ist, wird die Dura vom Orbitaldach bis zum Keilbeinflügel gelöst, worauf man in der Regel die Fasern des Olfactorius durchschneiden muß. Am Processus clinoideus anterior sitzt die Dura ziemlich fest am Knochen und falls die Operation in Lokalanästhesie ausgeführt wird, verursacht das Ablösen der Dura an dieser Stelle erhebliche Schmerzen, die jedoch durch Einlegen eines in Albromin oder Novocain getauchten Wattebäuschchens zwischen Dura und Knochen verringert werden können. Beim Ablösen der Dura kann es geschehen, daß die Siebbeinzellen geöffnet werden, da der Knochen an dieser Stelle papierdünn, ja sogar ganz verschwunden sein kann, wie es bei sehr langem Bestehen von hohem Hirndruck vorkommen mag. Dies traf bei einem meiner Fälle zu und wurde erst am Ende der Operation, nachdem die Wundhöhle mit Kochsalzlösung gefüllt worden war, entdeckt, als bei jeder Expiration Luft aus einer geöffneten Siebbeinzelle brodelte. Es wurden keine besonderen Vorkehrungen zur Verstopfung des Loches getroffen und es traten auch keine Komplikationen ein. Nachdem die Dura weit genug nach hinten abgelöst worden ist, wird sie mit einem Querschnitt unmittelbar oberhalb des Keilbeinflügels und des Processus clinoideus ant. eröffnet. In der Regel ist es zu empfehlen, den Seitenventrikel zu punktieren, bevor die Dura vom Orbitaldach abgelöst wird, wodurch man viel mehr Platz gewinnt und ein allzu starker Druck auf den Frontallappen vermieden wird. Meistens ist der Seitenventrikel in diesen Fällen ja symmetrisch erweitert infolge der Kompression des dritten Ventrikels und des Foramen Monroi. Stößt man nach der Eröffnung der Dura auf einen soliden Tumor, so dürfte dieser im allgemeinen inoperabel sein, da ein Exstirpationsversuch sehr leicht Schädigung der Arteria carotis mit sich führen kann. Die günstigsten Fälle sind die von Resten der RATHKEschen Tasche ausgegangenen cystischen, im allgemeinen oberhalb der Hypophyse gelegenen Tumoren. Diese sind in der Regel schon vorher durch ihre charakteristischen Kalkschatten oberhalb der Sella diagnostiziert worden. Diese cystischen Bildungen erscheinen meistens unmittelbar in der Duraöffnung und sind nach dem Aussehen des Cysteninhaltes leicht zu identifizieren. Gewöhnlich enthalten sie eine braungelbe, reichlich mit Cholesterinkrystallen vermengte Flüssigkeit. Die Cystenwand ist in der Regel dünn. Am besten geht man in der Weise vor, daß man nach Incision und nach Aspiration des Inhaltes langsam und vorsichtig die dünne Cystenwand von der umgebenden Hirnsubstanz ablöst. Am Grunde der Cystenwand sieht man die Nervi optici durchschimmern. Im allgemeinen dürfte es ratsam sein, einen an den Nerven adhärenten Teil der Cystenwand zurückzulassen. Im übrigen muß man versuchen, so viel als möglich von ihr zu exstirpieren. Die Erfahrungen von CUSHING (10) zeigen nämlich, daß diese Tumoren bald rezidivieren, wenn man sich auf eine Punktion der Cyste, evtl. mit Entfernung eines kleineren Wandteiles, beschränkt. In einem meiner Fälle (Nr. 60), bei welchem man in dieser Weise vorgegangen war, rezidivierten die Symptome binnen kurzem und machten eine abermalige Operation notwendig, bei der ein großer Teil der Cystenwand entfernt wurde, diesmal jedoch mit tödlichem Ausgang.

Wo ein Hypophysengangstumor ganz oder partiell entfernt wurde, soll man nach der Operation Drainage vermeiden, da bei der Operation die großen basalen Zisternen geöffnet wurden und der Duraschlitz offengelassen wird. Ob man die Operation mit einer subtemporalen Dekompression abschließen soll oder nicht, beruht auf den Umständen. Hat man einen soliden inoperabeln Tumor angetroffen, so dürfte eine subtemporale Dekompression indiziert sein, obgleich man von ihr kaum eine größere Wirkung auf das Sehvermögen erwarten kann, da dieses bei derartigen Fällen in der Regel mehr durch den direkten Druck des Tumors beeinträchtigt wird und weniger durch die intrakranielle Drucksteigerung.

Subtemporale Dekompression. Eine primär angelegte subtemporale Dekompression kommt jetzt weit weniger häufig in Frage als früher, da man in der Regel eine so weit zuverlässige lokale Diagnose stellen kann, daß eine explorative Freilegung des Tumors berechtigt ist. In manchen Fällen, wo die Lokaldiagnose ungewiß ist, und vor allem in solchen Fällen, wo der Zustand des Patienten derart ist, daß jede größere Operation kontraindiziert erscheint, hat die subtemporale Dekompression indes immer noch eine wichtige Aufgabe zu erfüllen. Ihre Technik ist so gut bekannt, daß sich eine eingehendere Beschreibung hier erübrigt. Von der Mitte des Jochbogens schräg nach oben und hinten bis etwas über das Tuber parietale wird ein gerader Schnitt gelegt. Die Fascia temporalis und der Muskel wird in der Richtung der Fasern durchschnitten, worauf man mit dem Raspatorium die Muskulatur vom Knochen in der ganzen Fossa temporalis und bis zum Muskelansatz hinauf ablöst. Nachdem ein primäres Bohrloch angelegt wurde, wird der Knochen in größtmöglicher Ausdehnung entfernt, so daß ein rundlicher, von der Basis cranii bis unmittelbar unter den Ansatz des Temporalismuskels sich erstreckender Defekt von ca. 10 cm Diameter entsteht.

In denjenigen Fällen, wo eine Drucksteigerung von erheblichem Grad vorliegt, ist es zu empfehlen, die Operation mit Punktion des Seitenventrikels der anderen Seite zu beginnen und die Nadel bis zum Ende der Operation im Ventrikel zurückzulassen. Nach Umstechung der Arteria meningea media wird die Dura nach allen Richtungen sternförmig geöffnet. Die freigelegte Hirnfläche wird inspiziert für den Fall, daß der Tumor im Temporallappen liegen sollte, obzwar die Lokaldiagnose ja nunmehr auch bei rechtsseitigem Temporallappentumor im voraus gestellt werden kann. Liegen Zeichen von lokaler Drucksteigerung vor, so kann Explorativpunktion in der vorher angegebenen Weise indiziert sein, wobei man sich jedoch erinnern muß, daß der vordere Teil der temporalen Partie die Insula mit ihren großen Gefäßen bedeckt, weshalb eine Punktion in diesem Gebiet mit größter Vorsicht vorgenommen werden muß. Sollte man auf einen Tumor treffen, so wird die Exstirpation im allgemeinen auf eine zweite Sitzung aufgeschoben werden, da die subtemporale Dekompression einen allzu begrenzten Raum für die hierbei notwendigen Manipulationen liefert. Die Dura wird offengelassen und Temporalismuskel und Fascie werden in zwei oder mehreren Schichten mit isolierten Seidensuturen zugenäht. CUSHING (12) hat früher einen bogenförmigen, vor der Mitte des Jochbogens über das Tuber parietale verlaufenden und zwei Querfinger hinter der Basis des Processus mastoid. endenden Schnitt verwendet. Er ist jedoch von dieser Schnittführung bereits 1908 zugunsten des geraden Schnittes abgekommen, obgleich der bogenförmige Schnitt von anderen Chirurgen der am meisten verwendete geworden ist. Der gerade Schnitt gewährt jedoch völlig ausreichenden Raum und hat vor allem den Vorteil, bei einem späteren osteoplastischen Lappen in dieser Region keine Schwierigkeiten zu verursachen. Der von KRAUSE (1) gegen die subtemporale Dekompression als Palliativoperation erhobene Einwand, daß das Gehirn bei starker Drucksteigerung mit solcher Kraft vorgepreßt wird, daß der Muskel nicht zugenäht werden kann, dürfte nicht zutreffend sein, vorausgesetzt, daß der Druck vorher durch eine primäre Ventrikelpunktion gesenkt wird. Wenn man die subtemporale Dekompression auf unrichtige Indikationen vornimmt, z. B. bei Hydrocephalus, ohne Verwendung von primären drucksenkenden Maßregeln, können natürlich solche Situationen eintreten, daß der Schlitz in der Muskulatur nicht geschlossen werden kann. In der oben beschriebenen Weise und auf richtige Indikationen ausgeführt, dürfte das Zunähen der Muskulatur niemals Schwierigkeiten verursachen. Die Galea wird mit isolierten Seidensuturen zugenäht und desgleichen die Haut. Dekompressive Trepanation ohne Eröffnung der Dura, also mit alleiniger Entfernung des Knochens und dies direkt über dem vermuteten Sitz des Tumors, hat vor allem in DE MARTEL einen eifrigen Verteidiger gehabt. Er scheint indes nunmehr zur subtemporalen oder suboccipitalen Dekompression mit Eröffnung der Dura übergegangen zu sein. Ich habe keine Erfahrungen über dekompressive Trepanationen ohne Eröffnung der Dura und kann auch nicht finden, daß sie einen wirklichen Vorteil vor der gewöhnlichen Methode bieten. Die Mortalität bei der subtemporalen Dekompression wird ja fast ganz und gar von der Art der vorliegenden Affektion bedingt, und die Gründe, die vielleicht früher gegen die Eröffnung der Dura angeführt werden konnten, Infektion, Hirnprolaps, Schock usw., dürften bei der modernen Technik nicht mehr gültig sein. Ein gewisser Grad von dekompressiver Wirkung ist der Methode, nach den Erfahrungen von DE MARTEL zu urteilen, nicht abzusprechen, aber dieser Effekt ist weit sicherer zu erzielen, wenn die Dura eröffnet wird.

Freilegung des Kleinhirns. Der Patient wird, wie vorher erwähnt, in Bauchlage gebracht, wobei zu beachten ist, daß man eine möglichst starke Beugung der Halswirbelsäule nach vorne erhält. Aus den vorher angegebenen Gründen verwende ich niemals die osteoplastische Methode, die hier deshalb übergangen wird. Die doppelseitige Freilegung des Kleinhirns unter Opferung des Knochens wurde allerdings einige Jahre vor CUSHING (12) von KRAUSE (2) beschrieben, CUSHING hat sich aber so große Verdienste um die Ausarbeitung der Methode erworben und speziell um das genaue Vernähen der Wunde, daß es am richtigsten sein dürfte, die Methode, wie es auch allgemein geschieht, nach seinem Namen zu benennen. CUSHING verwendet einen ankerförmigen Schnitt, und zwar so, daß der senkrechte Schnitt genau in der Mittellinie verläuft und der horizontale Schnitt die Basis der beiden Process. mastoid. verbindet, wobei der höchstgelegene Punkt des Schnittes unmittelbar oberhalb der Protuberantia occipitalis externa gelegen ist (Abb. 227). Der horizontale Schnitt wird zuerst angelegt, wobei es von Wichtigkeit ist, daß der Schnitt nur so tief geht, daß die Galea eben durchschnitten wird, und vor allem ist dies an den Seiten wichtig, da sonst die Aponeurose der Halsmuskeln mit ihrem Übergang in das Periost durchschnitten wird, und das letztere kann Schwierigkeiten für den genauen

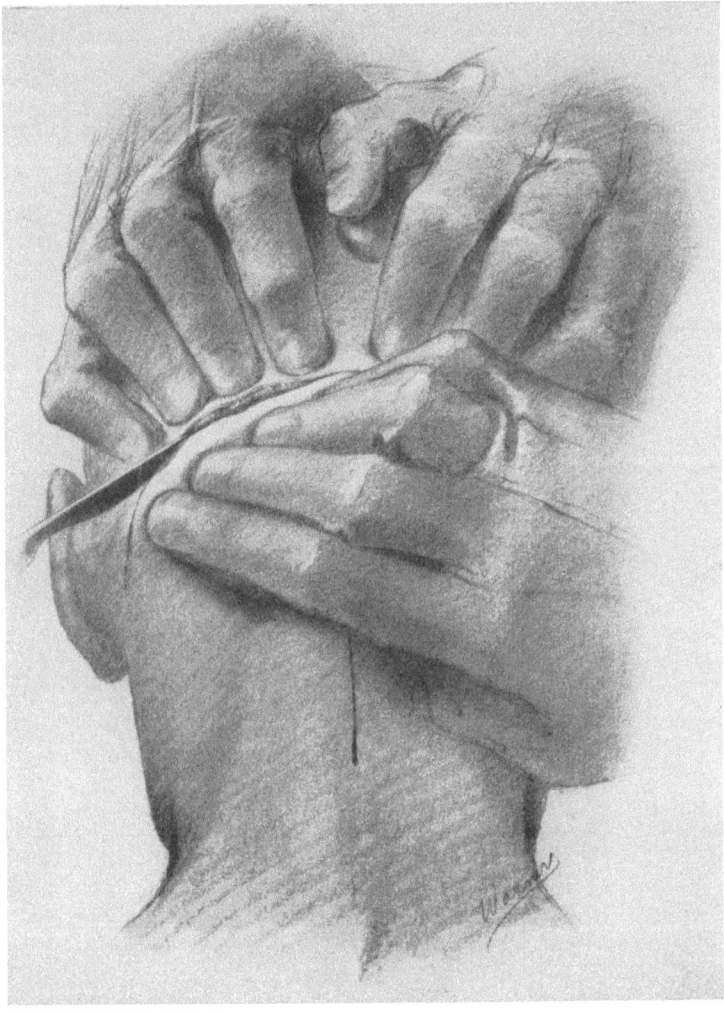

Abb. 219. Freilegung des Kleinhirns nach CUSHING. Kontrolle der Blutung. (Die Bilder 219—228 sind CUSHING: Tumors of the Nervus acusticus, Philadelphia, 1917, W. B. Saunders, entnommen.)

Verschluß der Wunde verursachen. Für die Blutstillung wird ausschließlich Fingerdruck verwendet. Nach Anlegung des horizontalen Schnittes wird der Lappen nach unten von der Fascie abpräpariert, bis der Ansatz der Nackenmuskeln freigelegt ist (Abb. 221). Darauf wird der senkrechte Schnitt — bis an den Knochen — genau in der Mittellinie abwärts bis ungefähr zum Dornfortsatz des fünften Halswirbels (Abb. 222) geführt. Der Ansatz der Nackenmuskeln wird nun durchschnitten, wobei man beachten muß, daß vom Muskelansatz genug übrigbleibt, um einen genauen Verschluß der Wunde zu ermöglichen (Abb. 222). Besonders ist dies nächst der Mittellinie von Bedeutung. Nach den Seiten hin soll die Schnittlinie durch die Fascie und Muskulatur mit den Sehnenansätzen an der Linea nuchae superior parallel verlaufen und un-

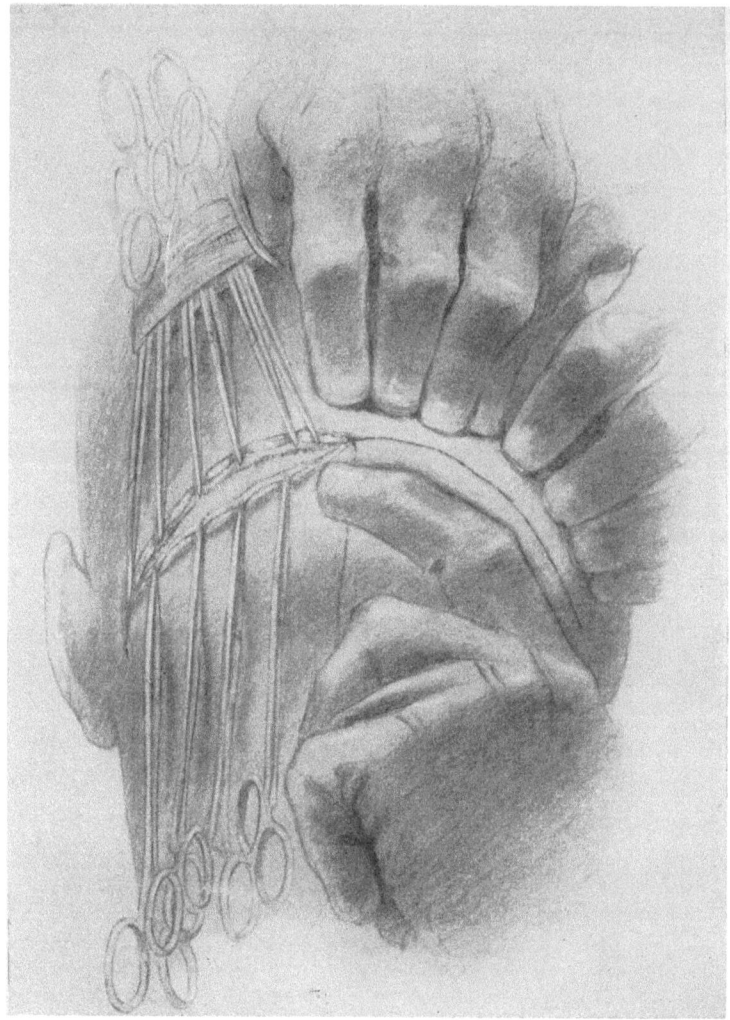

Abb. 220. Freilegung des Kleinhirns nach CUSHING. Kontrolle der Blutung aus der rechten Hälfte des Schnittes.

gefähr 1 cm unter ihnen. Hierbei wird die Arteria occipitalis, die gefaßt und umstochen werden muß, durchgeschnitten. Die Muskulatur und das Periost werden vom Nackenknochen bis zum Rand des Foramen magnum und nach den Seiten abgelöst, so daß die Rückseite des Processus mastoideus bloßgelegt ist (Abb. 223). Nach oben kann man in den lateralen zwei Dritteln der Wunde die Muskelansätze vom Knochen ablösen, da sich die Muskelansätze in kräftige Sehnenzüge fortsetzen, die in Periost und Galea ausstrahlen, weshalb die Sutur hier völlig zuverlässig wird, auch wenn die Muskelansätze ein gutes Stück vom Knochen abgelöst werden. In unmittelbarer Nähe der Mittellinie ist dies nicht möglich. Hier müssen die Muskel- und Sehnenansätze an der Protuberantia occipitalis von der Mittellinie gerechnet 3—4 cm nach beiden Seiten unberührt

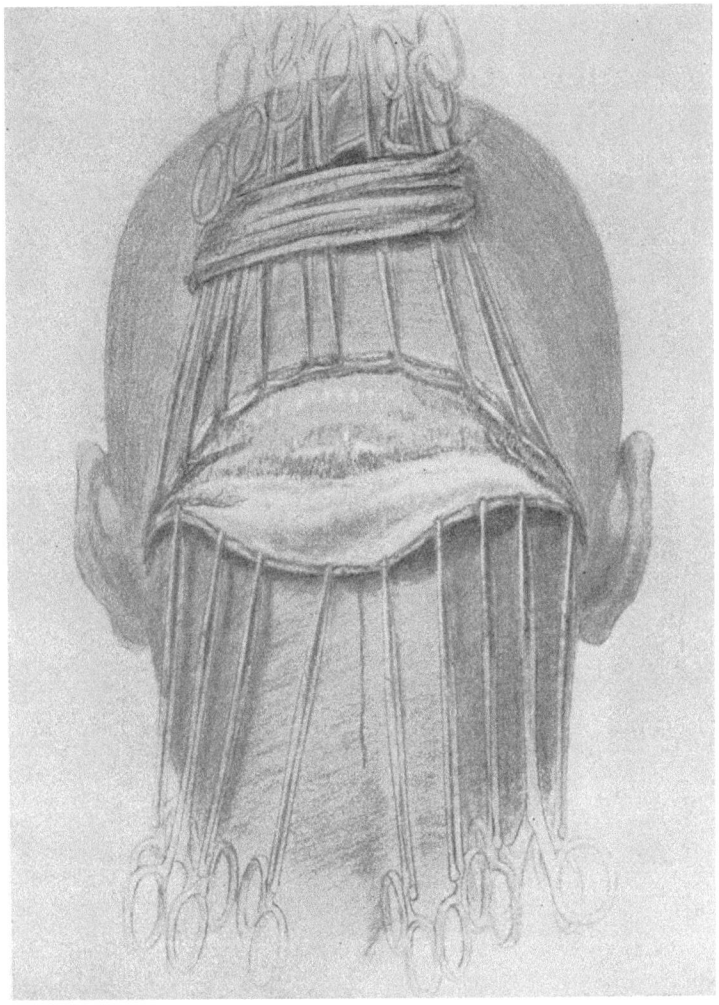

Abb. 221. Freilegung des Kleinhirns nach CUSHING. Die Muskelansätze am Nackenknochen freigelegt.

bleiben. Nachdem die Muskulatur abgelöst wurde, blutet es gewöhnlich mehr oder weniger aus den Emissarien, besonders in der Gegend der Mittellinie sowie an der Basis des Processus mastoideus. Diese Blutungen sind im allgemeinen leicht mit Wachs zu stillen. Sehr häufig finden sich zwei große Emissarien nächst dem Rand des Foramen magnum, ungefähr 2 cm von der Mittellinie, eines auf jeder Seite. Diese können meistens geschont werden. Wenn man hier die Ablösung vorsichtig macht, kann man sehen, wie sich das Emissarium in

308   Operationstechnik.

eine Vene entleert, die nach der Seite in die Muskulatur hinein verläuft. Nachdem der Knochen ausreichend bloßgelegt wurde, wird mit dem Perforator von DE MARTEL oder mit einem anderen Instrument über jeder Kleinhirnhemisphäre eine Öffnung gemacht, und der Knochen wird danach auf dem ganzen bloß-

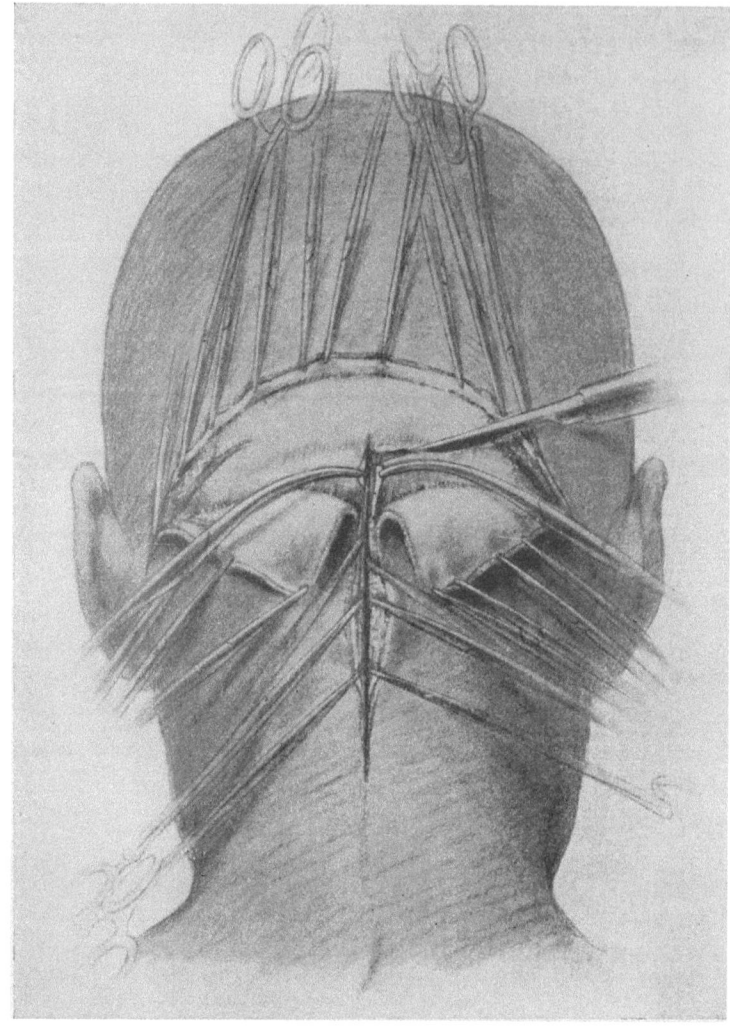

Abb. 222. Freilegung des Kleinhirns nach CUSHING. Der vertikale Schnitt ist vollzogen; in den Winkeln der Muskellappen sind identifizierende Klemmen angebracht.

gelegten Gebiet mit Knochenzangen (Abb. 223) entfernt. Ist der Knochen dick und hart, so kann seine Entfernung ziemlich mühsam sein, besonders nach oben und nach den Seiten, und man kann dann so vorgehen, daß man über jeder Hemisphäre einen Knochendefekt anlegt, mittels der Spiralfräse von DE MARTEL den dickeren Teil des Knochens durchsägt und ihn in einem Stück entfernt. Nach oben soll die Freilegung der Dura sich so weit erstrecken, daß der untere Rand der lateralen Hälfte vom Sinus transversus zu sehen ist, und nach den

Seiten hin so weit, daß wenigstens das untere Knie des Sinus sigmoideus freigelegt wird. Dagegen ist es selten notwendig oder auch nur möglich, ohne allzu große Anstrengung den Übergang zwischen Sinus transversus und Sinus sigmoideus freizulegen. Dies gilt auch bei Acusticustumoren. Die hintere Be-

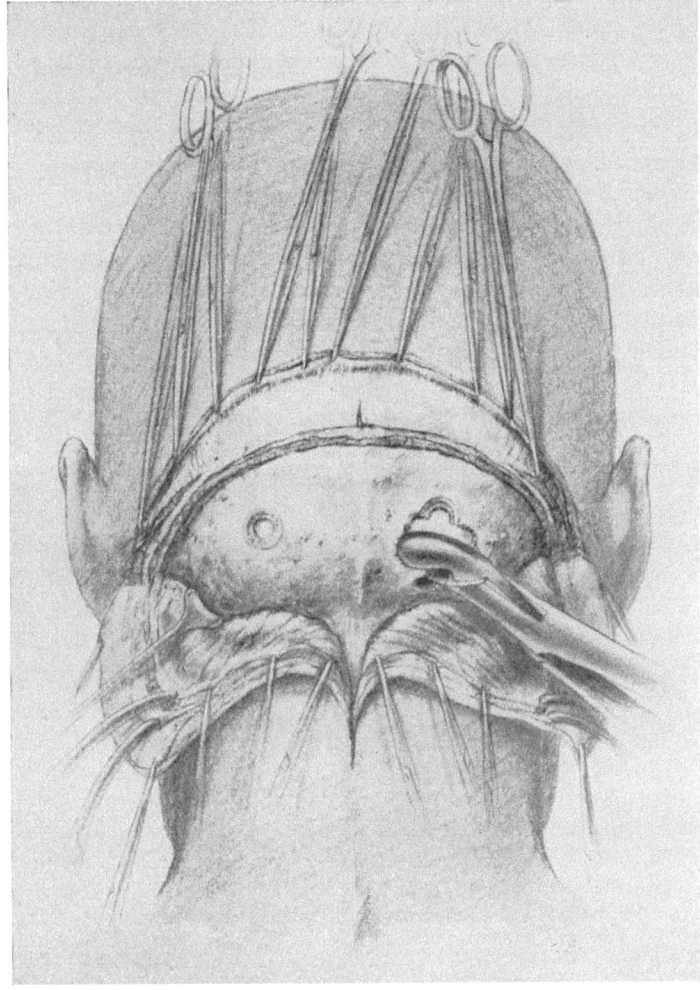

Abb. 223. Freilegung des Kleinhirns nach CUSHING. Die Muskellappen sind vom Nackenknochen abgelöst.

grenzung des Foramen magnum wird auf eine Strecke von 3—4 cm entfernt. Liegt ein Acusticustumor vor, so ist es nicht nötig, den Knochendefekt auf der gesunden Seite in der oben beschriebenen Ausdehnung zu erweitern. Es genügt, wenn man den Sinus transversus und den unteren Teil des Sinus sigmoideus auf der kranken Seite freigelegt hat. Dasselbe gilt von anderen Tumoren, bei welchen mit Sicherheit diagnostiziert ist, an welcher Seite sie lokalisiert sind. Besteht, wie es die Regel ist, starke Spannung der Dura, so wird der Seitenventrikel durch ein kleines, 2 cm lateral von der Mittellinie, 3—4 cm oberhalb der Linea nuchae superior (Abb. 224) angelegtes Bohrloch punktiert, die Nadel wird während des weiteren Verlaufs der Operation zurückgelassen und mit einer Seidensutur an der Haut verankert. Die Ventrikelpunktion mißlingt bei Tumoren in der hinteren Schädelgrube infolge der mehr oder weniger hochgradigen Ausdehnung der Ventrikel so gut wie nie. Sollte sie aber mißglücken, so kann man versuchen, die hintere Zisterne durch einen kleinen Einschnitt in die Dura, am besten auf der gesunden Seite, zu öffnen. Falls dieser keine Flüssigkeit enthält und die Ventrikelpunktion auch bei einem neuerlichen Versuch erfolglos bleibt, ist, falls die Dura stark gespannt ist, von der Fortsetzung der Operation abzuraten, da in solchen Fällen ein hochgradiger Prolaps des Kleinhirns mit allen seinen Konsequenzen unvermeidlich ist. Nachdem der Ventrikel punktiert oder der Druck auf andere Weise gesenkt worden ist, wird die Dura durch einen kleinen Einschnitt über jede Hemisphäre eröffnet. Um eine Verletzung der corticalen Gefäße, die über dem Kleinhirn weniger deutlich hervorschimmern als über dem Großhirn, zu vermeiden, ist die Dura mit zwei Seidensuturen, die sie fassen aber nicht perforieren, von der Unterlage aufzuheben und danach zu incidieren. Von der Incisionsöffnung wird zuerst eine kleine Rinnensonde eingeführt und, nachdem die Öffnung etwas erweitert wurde, ein schmaler Hirnspatel, wonach die Eröffnung der Dura durch sternförmige Incisionen vollendet wird. In dieser Weise wird die Dura über beiden Hemisphären eröffnet. Als letzter Akt erfolgt die Durchschneidung und Ligierung des Sinus occipitalis. Am einfachsten geschieht die Ligatur durch Aufsetzen von Silberklemmen; man kann den Sinus auch mit ein paar kleinen Schiebern doppelt fassen, durchschneiden und umstechen (Abb. 225). Die freigelegten Kleinhirnhemisphären werden darauf auf pathologische Veränderungen geprüft. Eine merkliche Abplattung der Windungen ist meistens nicht zu erkennen, sondern die indirekten Tumorzeichen bestehen vor allem im Verstreichen der hinteren Zisterne auf einer von beiden oder auf beiden Seiten sowie in der Verschiebung der Gebilde der Mittellinie. Ist die hintere Zisterne gut entwickelt, trotzdem die klinischen Symptome auf einen stark gesteigerten Hirndruck schließen lassen, so dürfte dies meistens dahin deuten, daß die Diagnose Kleinhirntumor falsch war und man soll dann die weitere Untersuchung nicht ohne ganz speziellen Anlaß forcieren. Deutet die Verschiebung der Gebilde der Mittellinie auf einen Tumor in der einen von beiden Hemisphären, so wird diese in verschiedenen Richtungen punktiert, um sich vom Vorhandensein einer Cyste zu überzeugen, welche Cysten ja im Kleinhirn einen beträchtlichen Teil der Zahl aller intracerebellären Tumoren ausmachen. Wird eine Cyste getroffen, so behandelt man sie in derselben Weise, wie es oben betreffs der gliomatösen Cysten im Großhirn beschrieben wurde. Wo indes intensive Drucksymptome und vorgeschrittene medulläre Symptome vorliegen, wie z. B. im Fall Nr. 37, dürfte es ratsam sein, sich mit der Entleerung der Cyste durch Punktion zu begnügen und ihre Behandlung auf eine zweite Sitzung zu verschieben. Die Untersuchung des Vermis verursacht gewisse Schwierigkeiten, weil der Knochen in der Mittellinie zurückgelassen werden muß, weshalb nur der unterste Teil des Vermis freigelegt wird, und dieser ist außerdem von den Hemisphären bedeckt. Man muß dann die Hemisphären vorsichtig auseinanderziehen und mag dann, wenn die klinischen Symptome Anlaß zu Verdacht auf einen Vermistumor geben, vorsichtig punktieren; falls ein Medulloblastom vorliegt, kann man den Tumor häufig direkt sehen, nachdem die Kleinhirnhemisphären auseinandergezogen worden sind. Findet man eine Cyste oder einen Tumor im Vermis, so versucht man den Knochendefekt so weit als möglich nach oben zu erweitern. Exstirpation eines soliden Tumors im Vermis zu versuchen, dürfte

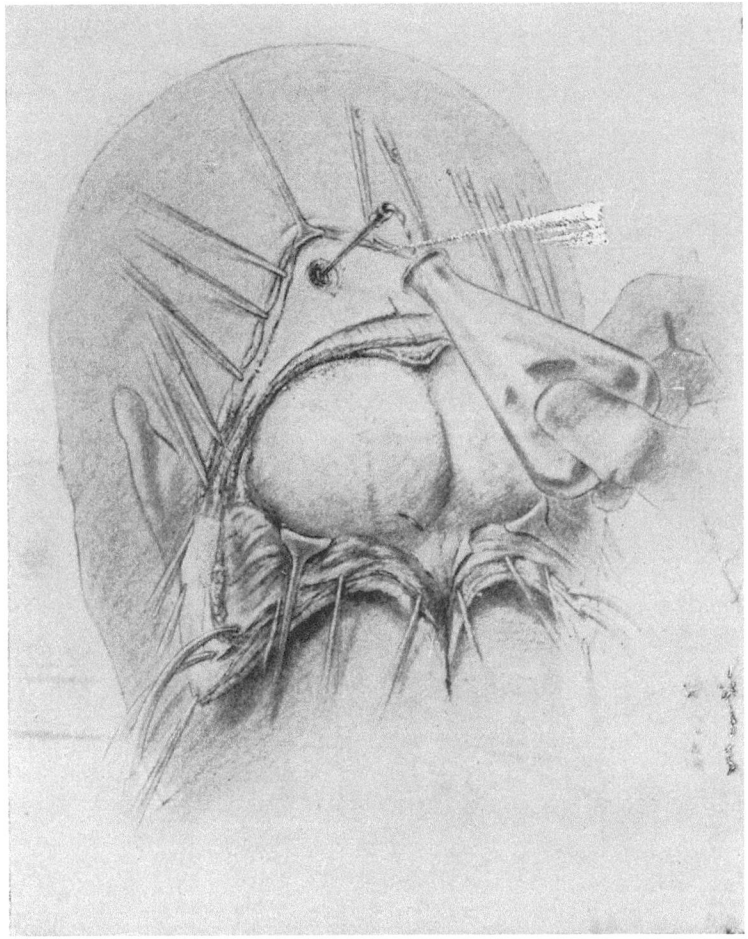

Abb. 224. Freilegung des Kleinhirns nach CUSHING. Kleine Incision in der Dura, um die hintere Zisterne zu öffnen. Ventrikelpunktion, wenn hiervon keine Flüssigkeit zu erhalten ist.

meistens aussichtslos sein. Besteht dagegen eine Cyste, so wird eine Incision entweder in der Mittellinie angelegt, wenn die Cyste oberflächlich gelegen ist, oder im medialen Teil der einen Hemisphäre, wenn sie tiefer im Vermis und in seinem oberen Teil gelegen ist. In bezug auf die Operationsindikationen für solide Gliome in den Kleinhirnhemisphären gilt im großen ganzen, was oben betreffs der Gliome im Großhirn angeführt wurde. Die weiche Konsistenz, welche die Kleinhirngliome so häufig kennzeichnet, bringt es mit sich, daß die

Verwendung eines Saugapparates oft die beste Methode für ihre Exstirpation ist. Die Oberfläche des Kleinhirns läßt sich in der Regel ohne Schwierigkeit bis zur Incisura tentorii überblicken, ausgenommen die Mittellinie, wo der zurückgelassene Knochenvorsprung daran hindert. Eine oder mehrere Venen,

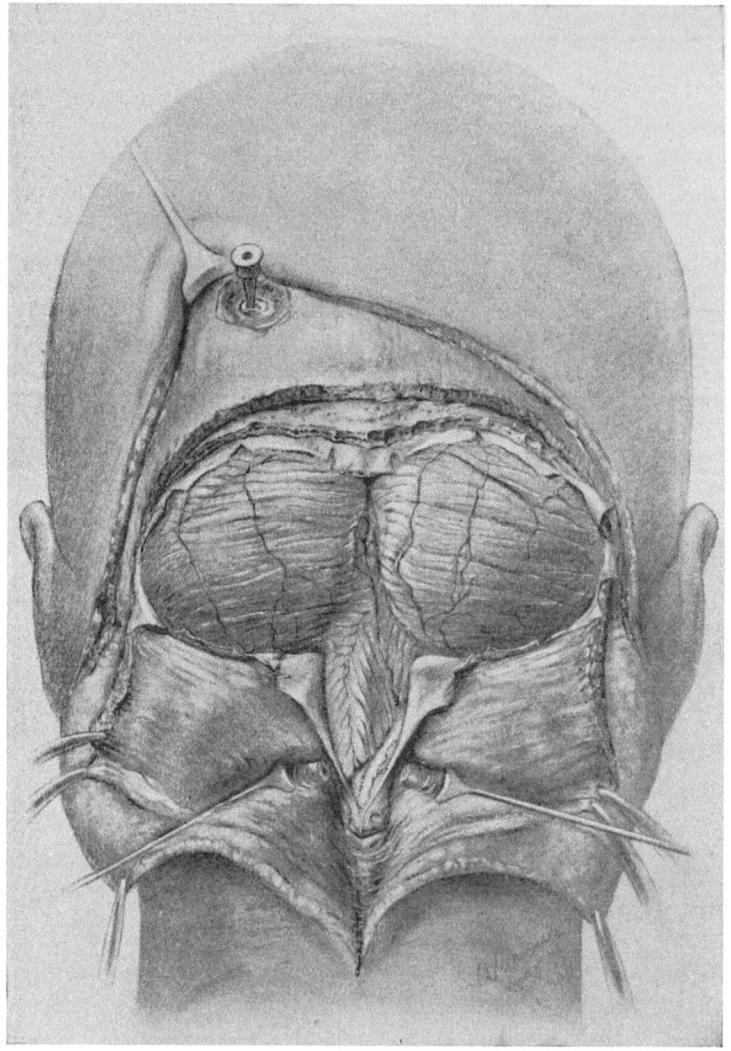

Abb. 225. Freilegung des Kleinhirns nach CUSHING. Resektion des Atlasbogens wegen starker Hirnabpressung des Kleinhirns in das Foramen magnum.

welche die obere Fläche des Kleinhirns bis zum Sinus transversus überqueren, müssen bei näherer Besichtigung der Kleinhirnoberfläche unterbunden werden. Exstirpation von soliden Tumoren, die auf der oberen Fläche des Kleinhirns zu sehen sind, kommt wohl nur ausnahmsweise in Frage.

Untersuchung der Brückenwinkel und Behandlung von Winkeltumoren. Ist ein Acusticustumor diagnostiziert worden, so ist es von großer Bedeutung, daß der Knochendefekt auf der kranken Seite erweitert wird, so daß die ganze laterale Hälfte des Sinus transversus sichtbar wird und womöglich auch der Sinus sigmoideus vom Knie bis zu seiner unteren Krümmung. Mitunter kann dies, infolge der Dicke des Knochens, Schwierigkeiten verursachen, besonders hinsichtlich der Freilegung des oberen Teiles vom Sinus sigmoideus. Wenn ein Acusticustumor diagnostiziert worden ist, zeigt die Inspektion der hinteren Fläche des Kleinhirns gewöhnlich, daß die hintere Zisterne auf der kranken Seite völlig verstrichen ist und mitunter fehlt sie auf beiden Seiten. In diesem letzteren Falle besteht in der Regel eine bedeutende Herabpressung der Tonsillen des Kleinhirns in das Foramen magnum. In solchen Fällen dürfte es, besonders wenn Cyanose und Respirationsschwierigkeiten vorliegen, ratsam sein, sofort, wie Cushing (2) es vorgeschlagen hat, den Atlasbogen (Abb. 225) zu resezieren und die Dura bis zum oberen Rand des Epistropheus herunter zu eröffnen. Dies ist auch in Fällen von intracerebellären Tumoren zu empfehlen, wo eine derartig hochgradige Herabpressung des Kleinhirns mit begleitenden medullären Symptomen vorliegt. Ich habe selbst keinen Anlaß gehabt, diese Maßnahme in einem Falle von Acusticustumor auszuführen, dagegen in einem Fall von intracerebellärer Cyste und in diesem mit augenfällig guter Wirkung auf die vorher sehr unregelmäßige und angestrengte Respiration.

Nachdem die hintere Fläche des Kleinhirns vollständig mit feuchten Wattestreifen bedeckt worden ist, geht man mit einem schmalen Hirnspatel ein und hebt das Kleinhirn von der Mittellinie ab. Hierbei kann man entweder im Winkel zwischen Tentorium und hinterer Fläche des Felsenbeins oder, wie Cushing (2) empfiehlt, in der Richtung gegen das Foramen jugulare eingehen, wobei man vom unteren Knie des Sinus sigmoideus beginnt. Liegt ein Acusticustumor vor, so ist er gewöhnlich höchstens ein paar Zentimeter vor dem Sinus sigmoideus zu treffen. Häufig ist die hintere Fläche des Tumors von einem cystenähnlichen Gebilde bedeckt, einer abgeschlossenen Zisterne, die eine oft intensiv gelb gefärbte und eiweißreiche Flüssigkeit enthält. Erst nachdem diese Zisterne eröffnet worden ist, tritt der hintere Pol des Tumors deutlich hervor. In einer Anzahl von Fällen ist der Tumor von einem Mantel von Kleinhirnsubstanz bedeckt, und wenn man dann mit dem Spatel zwischen Tumor und Knochen eingeht, hebt man den hinteren Pol des Tumors mit dem Kleinhirn ab, wobei man leicht dem Irrtum ausgesetzt ist zu glauben, daß der Tumor ein Teil des Kleinhirns sei. Ist man indes auf diesen Punkt aufmerksam geworden, so bietet es keine Schwierigkeiten, den Tumor zu finden, der deutlich hervortritt, nachdem die bedeckende Schicht von Kleinhirnsubstanz mit kleinen feuchten Wattebäuschchen vorsichtig beiseite geschoben worden ist. Darauf versucht man, einen so großen Teil des Tumors als möglich dadurch bloßzulegen, daß man das Kleinhirn mit einem Dissektor oder mit kleinen Wattebäuschchen von der Oberfläche des Tumors beiseite schiebt. In dem Maße, als man in die Tiefe dringt, wird die untere Fläche des Kleinhirns mit feuchten Wattestreifen bedeckt, die teils eventuelle Blutung stillen, teils das Kleinhirn vor dem Spateldruck schützen. In der Regel kann man den ganzen unteren Pol und die laterale obere Fläche des Tumors bis zur Incisura tentorii freilegen. Die meisten Acusticustumoren, die klinische Symptome von solcher Intensität geben, daß sie eine Operation indizieren, sind groß und erstrecken sich in der Regel von der Incisura tentorii längs der hinteren Fläche des Felsenbeins und hinab bis ungefähr 1 bis 2 cm vor dem Sinus sigmoideus. Die Ausdehnung des Tumors nach innen läßt sich nicht beurteilen, da seine mediale Fläche nicht freigelegt werden kann. Im allgemeinen geht die Freilegung des Tumors in der hier angedeuteten Ausdehnung ohne Blutung vor sich. Nachdem der Tumor in möglichst großer Ausdehnung freigelegt wurde, wird die Kapsel in der ganzen Länge der freigelegten Fläche mit einem schmalen Elevatorium incidiert. Man geht dann mit einem Gallensteinlöffel ein und versucht die Tumormasse in mehrere kleinere Stücke zu teilen, die später entfernt werden können, entweder mit dem Löffel oder, wie Sargent vorgeschlagen hat, mit Hilfe eines Saugapparates. Gewisse Formen von Acusticustumoren sind gefäßarm und stark fettdegeneriert, was sich durch die nahezu rein schwefelgelbe Farbe des Tumors zu erkennen gibt. In derartigen Fällen geschieht die Enucleation fast ohne Blutung, und eine solche tritt nur dann ein, wenn man sich der immer sehr gefäßreichen Kapsel nähert. Andere Fälle von Acusticustumoren sind gefäßreicher und haben eine mehr graurote Farbe und festere Konsistenz. In diesen Fällen kann die Blutung während der Enucleation recht lästig sein. Wie weit man die Enucleation forcieren soll, beruht auf den Umständen, auf dem Allgemeinzustande des Patienten, auf dem Gefäßreichtum und der Größe des Tumors usw. und kann also nicht in allgemeine Regeln gebracht werden. Wie Cushing betont hat, kann es nach Auslöffelung des Tumorinhaltes verlockend sein zu versuchen, einen größeren oder kleineren Teil der Kapsel zu entfernen. Im allgemeinen dürfte in diesem Punkte große Vorsicht am Platze sein, da sich leicht eine Blutung einstellen mag, die außerordentlich lästig und deren Stillung zeitraubend sein kann. Blutet es während der Enucleation aus der Höhle oder hat man das Mißgeschick, eines der Gefäße in der Kapsel zu lädieren, so bedient man sich eines Saugapparates, um das Blut zu entfernen, während man gleichzeitig durch stetige Spülung mit heißer Kochsalzlösung versucht, die Blutung zu stillen. Gelingt es, den blutenden Punkt zu sehen, so kann man in einem solchen Falle die Blutung am leichtesten zum Stehen bringen, indem man mit einer Pinzette ein verankertes Wattebäuschchen gegen die blutende Stelle drückt. Nachdem man vom Tumorinhalt so viel als ratsam erscheint entfernt hat, überzeugt man sich, daß die Blutstillung absolut ist, bevor man das Kleinhirn an seinen Platz zurücksinken läßt. Wenn es hartnäckig aus der Höhle blutet und die Blutung durch Auflegung von Wattebäuschchen nicht gestillt werden kann, muß man ein Muskelstückchen auf die blutende Stelle implantieren. Wie vorher betont wurde, soll man womöglich vermeiden, Muskelstücke — wenigstens solche größerer Dimension — an dieser Stelle zurückzulassen, und man soll deshalb einen Versuch machen sie zu entfernen, bevor man die Wunde zunäht. Nachdem die Blutung völlig gestillt ist, wird die Höhle mit einem in Zenkersche Lösung getauchten Wattebäuschchen ausgetupft, wodurch ein weiterer Teil des Tumorgewebes durch die Einwirkung der Fixationsflüssigkeit zerstört und die capilläre Blutung aus der Wundhöhle gestillt wird. Überschüssige Zenkersche Lösung wird mit Kochsalzbäuschchen fortgetupft, die aufgelegten Wattestreifchen werden vorsichtig entfernt, und man läßt das Kleinhirn an seinen Platz zurücksinken.

Die Schilderung, die hier über die Technik der Behandlung von Acusticustumoren gemacht wurde, schließt sich in allem wesentlichen an diejenige von CUSHING (2) an. Man macht hier also bewußt eine palliative Operation. CUSHINGS Erfahrungen zeigen aber, daß man wenigstens in günstigen Fällen Symptomfreiheit erwarten kann, die sich über mehrere Jahre erstreckt. Der Vorteil der Methode ist, daß man die Mortalität innerhalb angemessener Grenzen zu halten vermag und daß man der Facialisparese ausweicht, die beim Versuch einer Totalexstirpation unvermeidlich ist. In anbetracht der Resultate, die CUSHING erzielt hat, dürfte man sagen können, daß die früher meistens verwendete Methode, die versuchte, diese Tumoren in toto zu exstirpieren, eine unberechtigte Operation ist. Eine Mortalität von 80% und darüber, wie sie diese Operation in der Regel hatte, kann nicht als angemessen betrachtet werden, besonders wenn man bedenkt, wie schwer auch bei diesem Verfahren das Zurücklassen von Tumorresten in der Wunde zu vermeiden und wie groß das Risiko von Nebenläsionen ist, falls der Patient den Eingriff wirklich überleben sollte. DANDY (1) hat kürzlich eine Methode zur radikalen Exstirpation dieser Tumoren veröffentlicht, nach der zuerst der Inhalt der Tumorkapsel herauszuschälen und darauf die Kapsel zu exstirpieren wäre. Sein bisher vorgelegtes Material hinsichtlich dieser Operation mit 5 Fällen ohne Todesfall dürfte indes nicht zu allzu weitgehenden Schlüssen berechtigen. Auch wenn man der Ansicht ist, daß eine Facialisparese und evtl. auch eine Schädigung des Trigeminus kein zu hoher Preis für Rezidivfreiheit ist, scheint es doch wahrscheinlich, daß größere Serien von auf diese Weise operierten Fällen eine bedeutende Mortalität aufweisen würden. Man dürfte eine Operation dieser Art infolge der Lage des Trigeminusstammes im Verhältnis zum Tumor nicht in lokaler Anästhesie ausführen können und die technischen Schwierigkeiten müssen, wenigstens bei größeren Tumoren, überwältigend sein. Anläßlich der Publikation von DANDY machte ich im Falle Nr. 55 einen Versuch, den Tumor nach seiner Methode radikal zu exstirpieren, was sich aber als unmöglich erwies. Ich bin deshalb wieder zur konservativeren Methodik von CUSHING übergegangen, obgleich ich der Ansicht bin, daß ein Versuch von Totalexstirpation des Tumors nach DANDY in gewissen Fällen von kleinen und gefäßarmen Tumoren berechtigt ist. HEYMANN hat sich kürzlich für radikale Operation von Acusticustumoren nach der von KRAUSE angegebenen Methodik eingesetzt. Seine Ziffern, die eine Mortalität von 56% zeigten, trotzdem die am weitesten vorgeschrittenen Fälle infolge eingetretener Blindheit von der Operation ausgeschlossen wurden, scheint nur zu bestätigen, was im vorhergehenden hinsichtlich der radikalen Operation von Acusticustumoren angeführt wurde, um so mehr, als es nur in einem der überlebenden Fälle bewiesen werden konnte, daß die Exstirpation vollständig war und in den übrigen Fällen die Beobachtungszeit von höchstens 5 Jahren zu kurz ist, um die Möglichkeit auszuschließen, daß noch ein Rezidiv eintritt.

Über die übrigen Methoden für die Behandlung der Acusticustumoren, nämlich die translabyrinthäre und die von BORCHARDT vorgeschlagene kombinierte occipitale und translabyrinthäre Methode, habe ich keine Erfahrungen. Es erscheint mir kaum wahrscheinlich, daß jemand, der einmal einen Acusticustumor in situ vor sich gehabt und gesehen hat, wie der Tumor sich von der Incisura tentorii nahezu bis zum Foramen magnum und medial fast bis zur

Mittellinie erstreckt, auf die Idee kommen könnte, einen derartigen Tumor auf translabyrinthärem Wege zu entfernen, wo infolge des geringen Raumes im Operationsfelde auch eine sehr fragmentäre intrakapsuläre Enucleation unmöglich sein dürfte. Hierzu gesellt sich die Schwierigkeit oder Unmöglichkeit, entstandene Blutungen zu bemeistern, das Risiko von Liquorfisteln sowie das Fehlen einer dekompressiven Wirkung.

Die kombiniert occipitale und translabyrinthäre Methode scheint von ihrem eigenen Urheber BORCHARDT (Ergebn. d. Chir. Bd. 2. 1911, zit. n. CUSHING [2]) wegen der Größe des Eingriffes aufgegeben worden zu sein. MARBURG und RANZI haben vier nach BORCHARDT operierte Fälle mit zwei Todesfällen mitgeteilt. Auch von anderer Seite liegen keine größeren Erfahrungen über die Methode vor, und es muß deshalb der Zukunft vorbehalten werden, sie definitiv zu bewerten. Alles in allem dürfte man sagen können, daß die Frage der Behandlung der Acusticustumoren gegenwärtig so liegt, daß die unvergleichlich besten Resultate mit der Methodik von CUSHING erzielt wurden (CUSHING [1] 13,5% Mortalität, SARGEN 14,8% Mortalität) und es dürften deshalb besonders starke und überzeugende Gründe erforderlich sein, um von ihr abzugehen. Derartige Gründe sind bisher noch von keiner Seite vorgebracht worden.

Auch wenn man in Betracht zieht, daß in einer Anzahl von Fällen, die nach CUSHING operiert wurden, Rezidivoperationen mit einer Mortalität von ungefähr gleicher Höhe wie bei der ersten Operation erforderlich werden, würden sich die Mortalitätsziffern für diese Operation günstiger stellen als bei jeder anderen. Meine eigene Erfahrung über Rezidivoperationen beschränkt sich bis auf weiteres auf einen Fall (Nr. 54), weshalb ich es nicht wage, eine Meinung über die diesbezüglichen technischen Schwierigkeiten auszusprechen. Diese Schwierigkeiten scheinen jedoch kaum wesentlich größer zu sein als bei der ersten Operation.

Im Vergleich zu den Acusticustumoren sind die übrigen Tumoren im Brückenwinkel relativ selten. Nächst den Acusticustumoren sind die Meningiome die häufigsten. Sonst kommen hier in seltenen Fällen Gliome sowie Papillome vom Plexus choriodei, Cholesteatome, Cysten und vereinzelte Male auch andere seltenere Tumoren vor. Die technischen Details müssen deshalb nach der Art der Tumoren variieren, und es lassen sich hier selbstverständlich keine festen Regeln aufstellen. Im allgemeinen dürften sich diese Tumoren durch ihr makroskopisches Aussehen deutlich von den Acusticustumoren unterscheiden lassen. Sowohl Meningiome als Gliome können aber, wie aus Fall Nr. 46 und 34 hervorgeht, ein Aussehen zeigen, das nahe mit demjenigen der Acusticustumoren übereinstimmt. In einer Anzahl dieser Fälle dürfte jedoch eine Untersuchung der Beziehungen des Acusticus und Facialis zum Tumor seine Natur klarstellen.

Nachdem die Behandlung der Läsion abgeschlossen und jede Blutung vollständig gestillt ist, bleibt als letzter Akt noch das Zunähen der Wunde. Die Dura wird bei Kleinhirnoperationen immer völlig offen gelassen, und um postoperative Aussickerung des Liquors zu vermeiden, muß die Muskulatur absolut dicht in mehreren Schichten zugenäht werden. Der senkrechte Schnitt wird zunächst in mehreren Schichten geschlossen (Abb. 226). Der wichtigste Punkt ist das Zunähen des horizontalen Schnittes, was in der Regel in zwei Schichten geschehen kann (Abb. 227). Um die Spannung zu verringern, muß man dabei die Kopfstütze erhöhen, so daß der Nacken sich so viel als möglich nach hinten beugt. CUSHING verwendet für sämtliche versenkte Suturen Seide. Ich selbst habe sowohl Seide als Catgut verwendet und ziehe Chromcatgut vor, da es doch vorkommt, daß die Seidenfäden, wenigstens die oberflächlicheren, Neigung zeigen, sich abzustoßen. Die Galea wird gleichfalls mit isolierten Suturen von

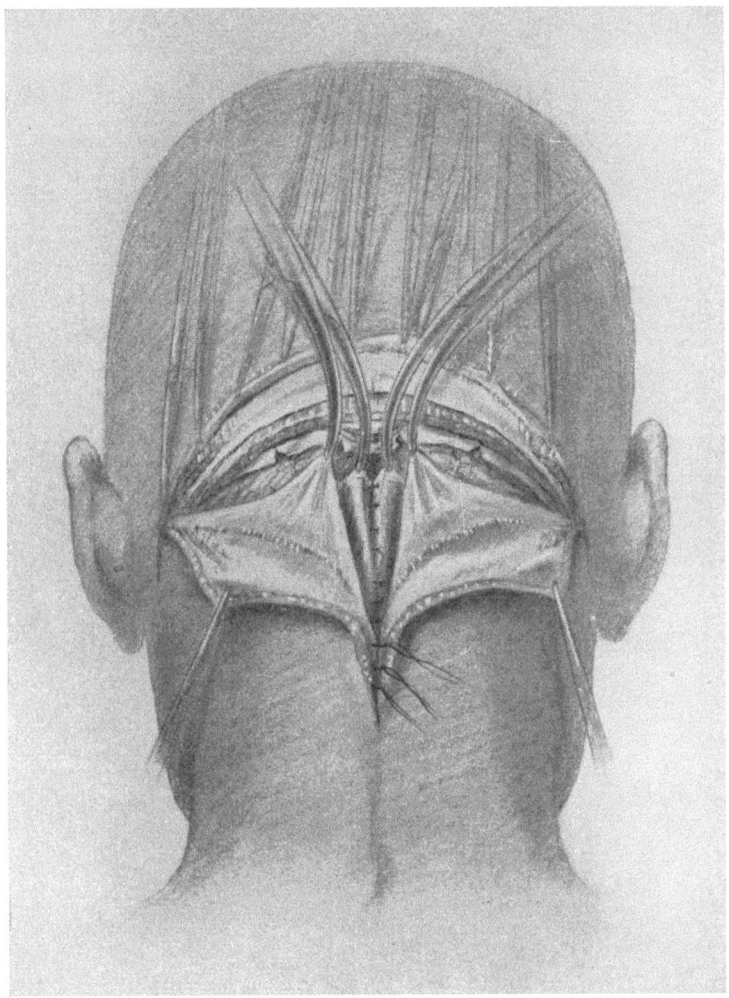

Abb. 226. Freilegung des Kleinhirns nach CUSHING. Sutur des vertikalen Schnittes.

Catgut zugenäht und darauf die Haut mit isolierten Seidensuturen (Abb. 228). Der Verband wird nach den Vorschriften von CUSHING als großer Stärkeverband angelegt, der sich um den ganzen Brustkorb erstreckt und die Halswirbelsäule und den Kopf während der nächsten Zeit immobilisiert. Der Verband soll 10 bis 14 Tage unberührt liegen bleiben, wonach er abgenommen wird und die Suturen entfernt werden. Wenn die Wunde p. p. geheilt ist, ist kein weiterer Verband nötig.

318   Operationstechnik.

Die hier oben geschilderte CUSHINGsche Methodik der Kleinhirnoperationen hat gewisse Nachteile. Dadurch, daß es notwendig ist, hinreichend viel von den Muskelansätzen zurückzulassen, kann sich die Freilegung des Kleinhirns nach oben nicht so weit erstrecken, als es erwünscht wäre. Dieser Nachteil scheint

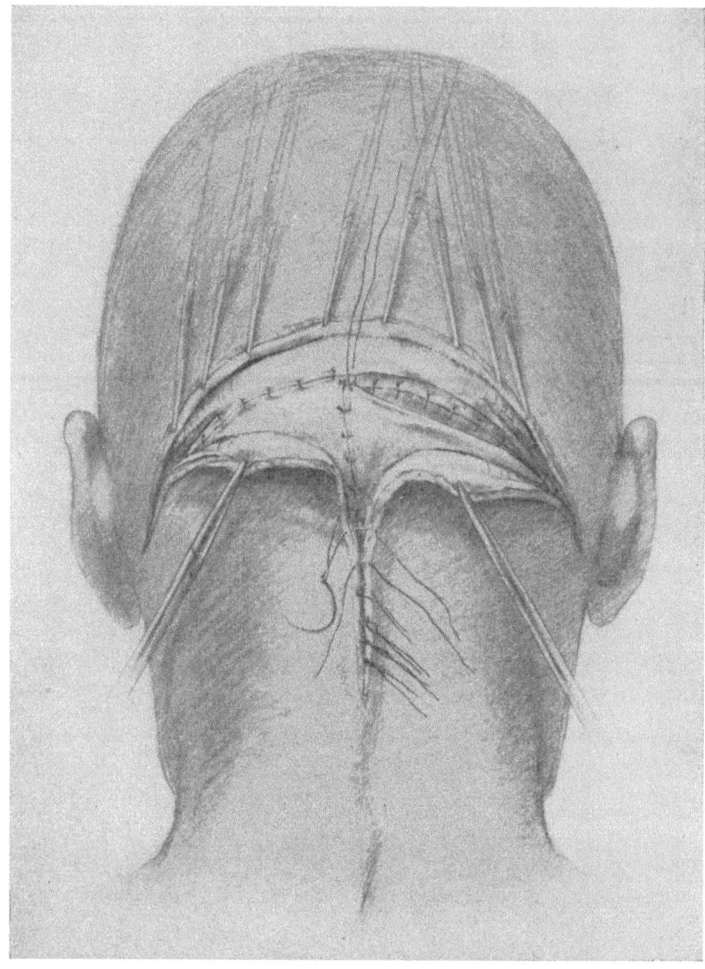

Abb. 227. Freilegung des Kleinhirns nach CUSHING. Sutur des horizontalen Schnittes durch die Muskel und Fascie in zwei Schichten.

mir jedoch durch die große Sicherheit aufgewogen zu werden, welche die Methode gegen Liquorfisteln gibt. NAFFZIGER und TOWNE haben kürzlich eine Modifikation der Methodik von CUSHING vorgeschlagen, wobei man vermeidet, einen Horizontalschnitt zu machen und statt dessen die Freilegung von einem einzigen vertikalen Schnitt in der Mittellinie vornimmt. Die Muskeln werden vom Nackenknochen abgelöst, aber ohne von ihren Ansätzen getrennt zu werden. Man kann hierdurch die für den Patienten ziemlich lästige und langwierige Immobilisierung im Stärkeverband vermeiden und die Methode gibt wahrscheinlich weitere Garantien gegen die Entstehung von Liquorfisteln, die so gut wie ausschließlich auf der Dehiszenz der horizontalen Muskelsutur beruht. Es scheint indes, als ob die Zugänglichkeit des Operationsfeldes dadurch ziemlich beschränkt wird, was ja vor allem dann gilt, wenn es sich um einen Brückenwinkeltumor

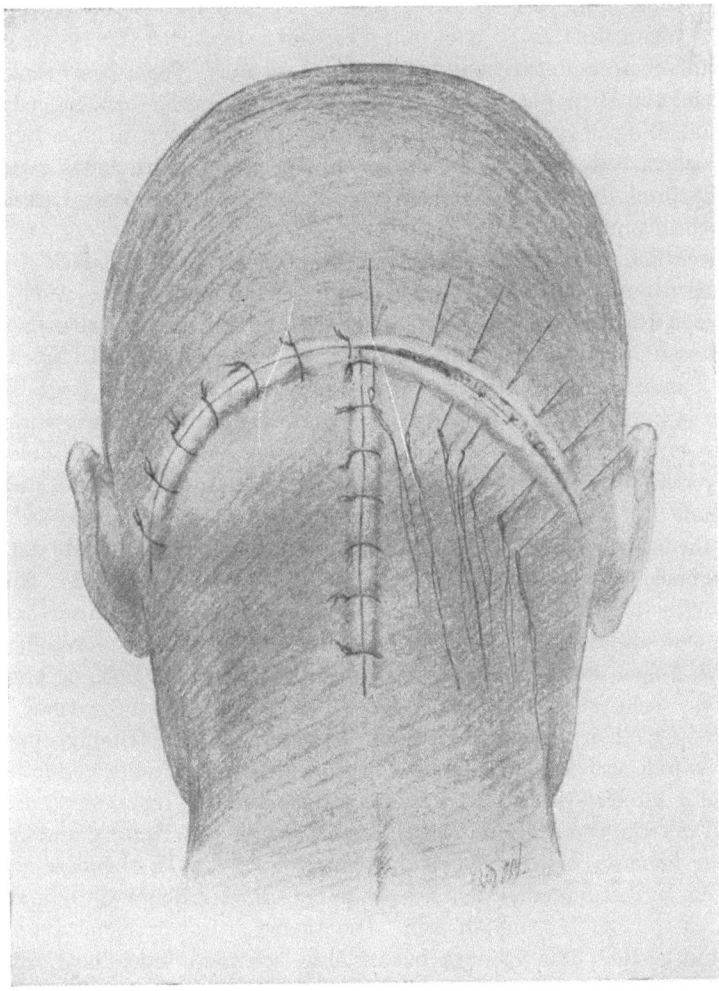

Abb. 228. Freilegung des Kleinhirns nach CUSHING Hautsutur.

handelt. In Anbetracht der verhältnismäßig unbedeutenden Vorteile, die dieses Verfahren bietet, scheint es mir kaum empfehlenswert.

Übrige Operationen. Die operativen Eingriffe, die einen rein diagnostischen Zweck haben, wie explorative Ventrikelpunktion, Ventrikulographie usw., werden im Kapitel über die diagnostischen Operationen behandelt. In bezug auf gewisse Operationen zu therapeutischen Zwecken, vor allem Balkenstich sowie Suboccipitalstich nach ANTON und SCHMIEDEN, habe ich keine Erfahrungen, weshalb sie hier übergangen werden.

Nachbehandlung. In der Mehrzahl der Fälle von operiertem Hirntumor soll und kann die Nachbehandlung möglichst einfach sein. Wo Drainage verwendet wurde, wird das Drainrohr nach 24 Stunden entfernt. Bei Hemisphärenoperationen werden die Hautsuturen nach 48 Stunden entfernt. Nach Operationen in der hinteren Schädelgrube wird der Verband und die Wunde 10 bis 14 Tage vollständig unberührt gelassen, wonach die Fäden entfernt werden können. Wenn überhaupt noch ein Verband erforderlich ist, kann er sich auf einen einfachen Schutzverband für einige weitere Tage beschränken. Nach eingreifenderen Hirnoperationen soll der Patient liegen bleiben, bis jede Reaktion nach dem Eingriff verschwunden ist, was im allgemeinen eine Bettruhe von 4—5 Wochen bedeutet. Eine darüber hinaus verlängerte Bettlägerigkeit wird ja häufig durch die fortbestehenden neurologischen Symptome, Paresen, psychischen Störungen usw. bedingt.

Hinsichtlich der Indikationen für Röntgenbehandlung nach Operationen wegen Hirntumor fehlen uns gegenwärtig Anhaltspunkte zur Aufstellung von allgemeinen Regeln und die Röntgenbehandlung bei diesen Fällen befindet sich infolgedessen bis jetzt noch im Stadium des Experimentes. In solchen Fällen, wo der Tumor radikal entfernt werden kann, also vor allem beim Meningiom, hat man ja in der Regel keinen Anlaß, eine derartige Behandlung vorzuschlagen. Bei gewissen kongenitalen Tumoren, wie Hypophysengangcysten, Cholesteatomen und gewissen anderen selteneren Tumoren ist es a priori klar, daß die Röntgenbehandlung auf den Tumor keine Wirkung haben kann. Dasselbe gilt, nach den Erfahrungen von BAILEY (2) zu urteilen, auch für die Mehrzahl der Fälle von Meningiomen, wo der Tumor nicht radikal entfernt werden konnte. Eine Schädigung dürfte die Röntgenbehandlung in derartigen Fällen kaum herbeiführen können, vorausgesetzt, daß eine Dekompressionsöffnung vorhanden ist, die gegen die Folgen eines eventuell im Anschluß an die Behandlung entstehenden Hirnödems schützt. Die eigentliche Domäne der postoperativen Röntgenbehandlung bleiben deshalb diejenigen Tumoren, die zur Gliomgruppe gehören. Es ist bekannt, daß gewisse, zu dieser Gruppe gehörende Tumoren durch Röntgenbehandlung günstig beeinflußt werden, während andere gar keine oder nur eine geringe Einwirkung erfahren. Die Untersuchungen von BAILEY und CUSHING (1) über den feineren histologischen Bau und über die Histogenese der Gliome dürften als Einleitung einer neuen Epoche betreffs der Behandlung und Prognose dieser Tumoren zu betrachten sein. Die therapeutischen Konsequenzen dieser Arbeit hinsichtlich der Röntgenbehandlung scheinen indes noch nicht völlig klargelegt zu sein. So viel scheint indes sicher oder wahrscheinlich zu sein, daß die weniger differentiierten Formen der zur Gliomgruppe gehörenden Tumoren sich bei der Röntgenbehandlung am dankbarsten zeigen. Hinsichtlich der wenigst differentiierten Tumoren liegen nur betreffs der Medulloblastome größere Erfahrungen vor und hier scheinen die Erfahrungen von BAILEY und CUSHING (2) für eine augenfällig günstige Wirkung der Röntgenbehandlung zu sprechen, Erfahrungen, die auch vom vorliegenden Material, besonders in Fall Nr. 33, bestätigt werden.

Anderseits scheint nicht nur die höhere oder geringere Differentiierung für die Reaktion der Tumoren auf Röntgenbehandlung entscheidend zu sein. Gewisse relativ wenig differentiierte Tumoren der Gliomgruppe (Spongioblastoma multiforme) gehören zu den bösartigsten von allen Hirngeschwülsten und scheinen nach den bisherigen Erfahrungen kaum beeinflußbar, weder durch Röntgen noch durch eine andere Behandlungsmethode. Es erübrigt sich also noch die Lösung verschiedener Probleme hinsichtlich der Wirkung der Röntgenbehandlung und deren Beziehung zur Struktur und zu den biologischen Eigenschaften des Tumors. Bis auf weiteres dürfte es also als richtig zu betrachten sein, alle gliomatösen Tumoren mit Röntgen nachzubehandeln. In gewissen Fällen hat man damit zu rechnen, daß die Röntgenbehandlung eine temporäre Steigerung der allgemeinen Drucksymptome verursacht, was höchstwahrscheinlich auf der durch die Behandlung hervorgerufenen Hyperämie und dem Ödem beruht. In der Regel sind diese Symptome ziemlich gelinde, vorausgesetzt, daß eine Dekompressionsöffnung vorhanden ist, mitunter können sie aber doch zur Unterbrechung der Röntgenbehandlung zwingen. Mit Rücksicht auf diese Symptome soll die Röntgenbehandlung nicht begonnen werden, bevor die postoperative Reaktion, die ja meistens in solchen Fällen am stärksten auftritt, wo eine partielle Exstirpation des Tumors ausgeführt wurde, ganz und gar abgeklungen ist.

Postoperative Komplikationen.

Allgemeines Hirnödem. Gewisse Fälle von Hirntumoren, speziell infiltrierende Gliome, vertragen operative Eingriffe jeder Art außerordentlich schlecht. Wenn der Patient in allgemeiner Narkose operiert worden ist, kommt er nicht wieder zum Bewußtsein und es tritt unter Ansteigen von Puls, Temperatur und Atmungsfrequenz in der Regel innerhalb 48 Stunden der Tod ein. Wurde die Operation unter Lokalanästhesie ausgeführt, so bleibt das Bewußtsein oft anfangs erhalten, vorausgesetzt, daß der Patient nicht schon vor der Operation komatös war. Nach und nach wird der Patient immer soporöser und gewöhnlich liegt binnen kurzem ein völlig entwickeltes Koma vor, meist schon nach 24 Stunden. Bei Sektion findet man in solchen Fällen eine auffällige Zunahme des Hirnvolums, was sich durch die mehr oder weniger hochgradige Auspressung des Gehirns in die Dekompressionsöffnung zu erkennen gibt. Die Hemisphäre, in welcher der Tumor liegt, ist häufig im ganzen deutlich größer als die andere Hemisphäre. Ob diesen Veränderungen ein einheitlicher pathologisch-anatomischer Prozeß zugrunde liegt, ob es sich hier um eine „Hirnschwellung" im Sinne REICHARTS oder um ein einfaches Hirnödem handelt, wage ich nicht zu entscheiden. Das klinische Bild ist indes ziemlich gleichartig und die Prognose in derartigen Fällen sehr schlecht. Therapeutisch steht man solchen Fällen so gut wie machtlos gegenüber. Da die Zunahme des Hirnvolums die wesentlichste Veränderung zu sein scheint, müssen die therapeutischen Versuche dahin zielen, sie zu verringern. Eine Dekompressionsöffnung ist in der Regel ja bereits vorhanden und es ist deshalb nur noch möglich zu versuchen, das Volumen des Gehirns durch Zufuhr von Salzlösung zu verringern. Man kann versuchen, nach dem Vorschlage von FRAZIER (FAY) Magnesiumsulfat per rectum zuzuführen, wobei man 90 g Magnesiumsulfat in 180 g Wasser aufgelöst gibt. In den hier in Rede stehenden Fällen sieht man selten oder niemals eine Wirkung. Der Patient ist in der Regel bewußtlos oder stark soporös und kann deshalb die Salzlösung meistens nicht behalten. Auch in solchen Fällen, wo ein erheblicherer Teil zur Resorption kommt, scheint kein Effekt oder nur ein geringer einzutreten. Jedenfalls ist dies meine Erfahrung.

Postoperative Steigerung des intrakraniellen Druckes. Bei den Fällen, die in der vorhergehenden Gruppe behandelt wurden, kann man allerdings sagen, daß sie Zeichen von intrakranieller Drucksteigerung aufweisen, die klinischen Symptome stimmen jedoch in dieser Gruppe wesentlich mit den Symptomen überein, die das sog. Lähmungsstadium im Symptomenbild der intrakraniellen Drucksteigerung charakterisieren, ohne daß vorher ein Reizungsstadium zu beobachten gewesen wäre. Diese Fälle stimmen deshalb zunächst mit der großen Gruppe von Basisfrakturen überein, die von vornherein ausschließlich Symptome aufweisen, die auf eine fortschreitende Lähmung der medullären Zentra deuten und gegen welche alle therapeutischen Eingriffe machtlos sind. In einer anderen Gruppe dieser Fälle wieder bestehen, bevor diese Symptome von Lähmung der medullären Zentren eintreten, deutliche Zeichen eines Reizungsstadiums mit Verlangsamung des Pulses, erhöhtem Blutdruck und den übrigen diagnostischen Zeichen der früheren Stadien einer akuten Steigerung des intrakraniellen Druckes. In solchen Fällen beruht die Drucksteigerung entweder auf einer postoperativen Blutung oder auf einem Hirnödem, das in derartigen Fällen mehr lokal begrenzt zu sein scheint als bei dem generellen Ödem, das in der vorhergehenden Gruppe besprochen wurde.

Postoperative Hämatome. Die postoperativen Hämatome sind immer eine äußerst ernste Komplikation und die Bedeutung ihrer Prophylaxe durch eine exakte Blutstillung wurde bereits betont. Sie können entweder — bei osteoplastischen Trepanationen über den Hemisphären — die Form eines extraduralen Hämatoms annehmen, oder nach Exstirpation des Tumors die Form von Blutungen im Tumorbett oder in dessen Umgebung. Ein extradurales Hämatom entwickelt sich natürlich während der nächsten 24 Stunden nach der Operation und die Symptome sind deshalb in der Regel innerhalb 24 Stunden völlig entwickelt und unterscheiden sich dadurch von denjenigen Symptomen, die auf Grund eines postoperativen Hirnödems auftreten, das sich in der Regel langsamer entwickelt und seinen Höhepunkt erst nach einigen Tagen erreicht. Die Symptome des extraduralen Hämatoms sind selbstverständlich ungefähr dieselben wie beispielsweise bei einem auf traumatischer Basis entstandenen Hämatom, aber dadurch schwieriger zu erkennen, daß das Bild durch Vorhandensein von Symptomen der ursprünglichen Läsion und den Folgen der durchgemachten Operation getrübt ist. Der Patient klagt über schwere Kopfschmerzen und Erbrechen, was nach glatt verlaufenen Hirnoperationen in der Regel nicht der Fall ist. Es tritt eine zunehmende Benommenheit ein und die Pulsfrequenz ist meistens niedriger als unter den vorhandenen Umständen zu erwarten wäre. So ist eine Pulsfrequenz von 60—70, 24 Stunden nach einer großen Hirnoperation selbstverständlich pathologisch und deutet ohne Zweifel auf einen gesteigerten Hirndruck. Epileptische Anfälle der kontralateralen Körperhälfte gehören gleichfalls zum Symptomenbild, falls sich die Operation in der Nähe der motorischen Region abgespielt hat. Der Patient wird bereits innerhalb der ersten 24 Stunden komatös oder stark soporös und stirbt im allgemeinen im Laufe des zweiten Tages, falls das Hämatom nicht rechtzeitig ausgeräumt wird. Die Schwierigkeit der Diagnose beruht darauf, daß das Symptomenbild des Hämatoms mehr oder weniger durch das vorher vorhandene Tumorsyndrom verdeckt wird. Das objektive Zeichen einer intrakraniellen Drucksteigerung, die Stauungspapille, ist als diagnostisches Hilfsmittel nicht verwendbar, weil sie in der Regel schon vorher vorhanden ist. JACKSON-Anfälle können durch den Tumor oder durch die corticalen Läsionen bedingt sein, die bei seiner Entfernung entstehen. Schwere Kopfschmerzen und ein deutlich verlangsamter Puls sind deshalb die sichersten Zeichen einer Komplikation von der hier erörterten Art. Mit Rücksicht auf die Unsicherheit und Schwierigkeit der Diagnose und die großen Gefahren, welche mit dieser Komplikation verbunden sind, müssen die Indikationen für das therapeutische Eingreifen weit gezogen werden. Ist der Zustand so weit vorgeschritten, daß ein vollständiges Koma eingetreten und die langsame Pulsfrequenz der Druckwirkung in den raschen Lähmungspuls umgeschlagen ist, so kommt ein Versuch, den Patienten durch Hebung des Lappens und Ausräumung des Hämatoms zu retten, in der Regel zu spät. Sicherlich will man es so lange wie möglich vermeiden, eine eben vernähte Wunde abermals anzugehen, die objektiven Ungelegenheiten hiervon sind jedoch gering im Vergleich mit denjenigen, die ein allzu weit getriebenes Zuwarten in derartigen Fällen zur Folge haben kann. Man darf deshalb mit der abermaligen Eröffnung der Wunde nicht warten, bis das Symptomenbild absolut klar ist, sondern soll beim geringsten Verdacht auf Vorhandensein eines extraduralen Hämatoms die Wunde wieder eröffnen und den Lappen lüften. Sollte es sich zeigen, daß kein Hämatom vorliegt, so ist durch eine derartige diagnostische Operation in der Regel kein Schaden angerichtet, während selten etwas so entmutigend ist, wie der Verlust eines Patienten nach einer sonst gelungenen Operation infolge eines nicht diagnostizierten oder zu spät diagnostizierten extraduralen Hämatoms. Der operative Eingriff in solchen Fällen gestaltet sich außerordentlich einfach. Narkose braucht nicht in Frage zu kommen und falls der Patient bei Bewußtsein ist, genügt eine lokale Anästhesie vollständig. Die Suturen werden entfernt und der Lappen aufgeklappt. Liegt ein Hämatom vor, so ist es oft erstaunlich, wie groß es im Verhältnis zu den klinischen Symptomen sein kann, dies auch, wenn die Hämostase beim Zunähen anscheinend vollständig gewesen ist. In den Fällen, wo ich Anlaß gehabt habe, postoperative Hämatome zu operieren, hatte das Hämatom eine Dicke von 1—3 cm erreicht und sich mitunter rund um den Knochendefekt auf eine beträchtliche Strecke zwischen Dura und Knochen eingedrängt. Das Hämatom wird mit einem stumpfen Löffel ausgeräumt. Meistens ist es unmöglich, die blutende Stelle zu finden und in der Mehrzahl der Fälle besteht die Quelle des Hämatoms aus capillären Gefäßen und kleinen Venen in der Dura. Der Knochenlappen soll in der Regel entfernt werden, die Gefahr eines neuerlichen Hämatoms ist im Verhältnis zu den Übelständen, die infolge des entstandenen Knochendefektes auftreten können, allzu groß und irgendwelche Form von Drainage ist in der Regel auch notwendig, worauf die Wunde sonst in der gewöhnlichen Weise zugenäht wird.

Lokales Hirnödem. Die operativen Manipulationen bei der Untersuchung oder Entfernung eines Tumors sind immer von einem mehr oder weniger hochgradigen Ödem gefolgt. Dies ist in gewissem Ausmaß bereits während oder unmittelbar nach der Exstirpation eines Tumors merklich und gibt sich dann durch Verschwinden des anfangs häufig bedeutenden Defektes an der Stelle des Tumors zu erkennen. In der Mehrzahl der Fälle treten keine oder unbedeutende klinische Symptome infolge des Ödems auf. In solchen Fällen, wo der Knochenlappen entfernt werden mußte und die Dura nicht zugenäht werden konnte, kann man die Entwicklung des Ödems an der in den nächsten Tagen eintretenden Vorbuchtung verfolgen, die ihre größte Entwicklung und Spannung meistens im Laufe der ersten Woche nach der Operation erreicht, um darauf allmählich wieder abzunehmen. In solchen Fällen, wo das eintretende Ödem klinische Symptome veranlaßt, erreichen diese ihren Höhepunkt gegen Ende der ersten Woche nach der Operation. Diese Symptome können entweder lokal sein, in Form von Reizungssymptomen oder gesteigertem Funktionsausfall derjenigen Hirnpartie, an der die Operation vorgenommen wurde, oder in allgemeinen Drucksymptomen bestehen. Selbstverständlich machen sich die letzteren in solchen Fällen am stärksten bemerkbar, wo die Dura ganz oder partiell zugenäht und der Knochenlappen erhalten werden konnte oder wo auch bei völlig offener Dura ein relativ kleiner Platz für weitere Volumzunahme vorhanden ist, wie in der hinteren Schädelgrube. Der Fall Nr. 27 ist ein typisches Beispiel von einem derartigen postoperativen Ödem mit Steigerung der lokalen Symptome sowohl als der allgemeinen Druckerscheinungen. Hat sich die Operation in der hinteren Schädelgrube abgespielt, so werden die Symptome infolge der Nähe der vitalen Zentra weit alarmierender. Fall Nr. 37 gibt ein Beispiel von einer derartigen Komplikation mit tödlichem Verlauf. Ein anderes Beispiel findet sich in Fall Nr. 58, wo sich eine Woche nach intrakapsulärer Exstirpation eines Acusticustumors Symptome von lokaler Drucksteigerung in Form von Somnolenz, steigender Temperatur und Attacken von CHEYNE-STOKESCHER Atmung einstellten. Bei vorgenommener Revision der Wunde fand sich in diesem Falle die Kleinhirnhemisphäre auf der operierten Seite augenfällig ödematös und vorgebuchtet, und um mehr Platz zu verschaffen, wurde eine Resektion des Atlasbogens mit Eröffnung der Dura bis zum oberen Rand des Epistropheus ausgeführt.

Die erwähnten Fälle beziehen sich auf hochgradige Formen von postoperativen Ödemen, die natürlich am ehesten in solchen Fällen auftreten, wo die dem Gehirn zugefügten operativen Traumen relativ bedeutend waren. Nach den Erfahrungen von Fall Nr. 27 zu urteilen, scheint die Verwendung der ZENKERschen Lösung und wahrscheinlich auch anderer Fixationsflüssigkeiten mit gewissen Gefahren hinsichtlich des Eintretens von postoperativem Ödem verbunden zu sein. Auch Dysarthrie und Dysphagie oder Steigerung dieser Symptome, wenn sie vorher vorhanden gewesen waren, gehören zum typischen Bilde des postoperativen Ödems nach Operationen in der hinteren Schädelgrube und haben in der Regel eine sehr ernste prognostische Bedeutung.

Das Symptomenbild bei dieser Komplikation ist also wesentlich dasselbe wie bei einer Nachblutung, unterscheidet sich aber von dieser durch eine weit langsamere Entwicklung der Symptome. Bei Nachblutung erreichen die Symptome ihren Höhepunkt in der Regel innerhalb 24, spätestens innerhalb 48 Stunden, während die traumatische Hirnschwellung ihr Maximum erst nach mehreren Tagen, meist ungefähr eine Woche nach der Operation, erreicht. Die Differentialdiagnose gegen Blutung bietet deshalb in der Regel keine Schwierigkeiten. Die Behandlung richtet sich nach der Art und Intensität der Symptome. In leichten Fällen gehen diese spontan zurück und man kann ihren Rückgang vielleicht durch Salzzufuhr, am besten als Eingießungen von Magnesiumsulfat, beschleunigen oder erleichtern. Bei alarmierenderen Symptomen kann es mitunter indiziert sein, eine Revision der Wunde vorzunehmen, besonders wenn sich die Operation über den Hemisphären abgespielt hat, in welchem Fall man die Symptome durch Erweiterung des Duradefektes und durch Entfernung des Knochenlappens zum Rückgang bringen kann. Wenn es sich um Operationen in der hinteren Schädelgrube handelt, sind die Möglichkeiten, durch weitere Eingriffe irgendwelchen Nutzen zu erzielen, wesentlich geringer. Knochen- und Duradefekte sind im allgemeinen bereits so groß wie sie werden können und sekundäre Operationen dürften deshalb nur in solchen Fällen am Platze sein, wo man glaubt, durch Resektion des Atlasbogens eine eventuelle Einklemmung der Tonsillen des Kleinhirns beseitigen zu können. Bei postoperativem Ödem nach der Operation von Acusticustumoren hat DANDY (1) vorgeschlagen, nochmals einzugehen und zu versuchen den Tumor total zu exstirpieren. Er hat diesen Eingriff auch in ein paar Fällen mit Erfolg ausgeführt. Allgemeine Regeln darüber, wie man im Einzelfalle verfahren soll, lassen sich indes nicht aufstellen, persönliches Urteil und Erfahrung dürften hierbei den Ausschlag geben müssen.

Infektion. CUSHING hat geäußert, daß eine Infektion oder Meningitis nach einer reinen Hirnoperation heutzutage unverzeihlich sei. In bezug auf die Meningitis muß ich leider zugeben, daß ich einen Patienten aus diesem Grunde und einen anderen infolge einer fortschreitenden eitrigen Encephalitis verloren habe, die beide im Gefolge von Liquorfisteln entstanden.

Liquorfisteln. Diese sind immer eine außerordentlich ernste Komplikation durch die Gefahr von sekundärer Infektion und Meningitis. Nach den in einem Fall von Kleinhirntumor (Fall Nr. 30) und in einem Fall von Hydrocephalus infolge von Verstopfung des Foramen Lushkae und F. Magendie durch Membranen gemachten Erfahrungen zu urteilen, wo sich bei der Entfernung des Verbandes eine größere Liquoransammlung unter der Haut vorfand und wo später sekundäre Operationen ausgeführt wurden, beruht Liquorleckage bei Operationen in der hinteren Schädelgrube auf Dehiszenz der medialsten Teile der transversellen Muskelsutur. Hier ist die Spannung am stärksten und wenn man von den Muskelrändern am Nackenknochen nicht genug zurückgelassen hat, kann es geschehen, daß die Sutur hier berstet, mit nachfolgender Ansammlung des Liquors unter der Galea und Entwicklung eines Liquorfistels. Findet man also beim ersten Verbandwechsel zwischen dem 10. bis 14. Tage, daß sich Liquor unter der Haut angesammelt hat, so dürfte es ratsam sein, die Wunde unmittelbar zu revidieren und die transverselle Muskelsutur zu reparieren. Die Gefahr einer Liquorfistel nach Hemisphärenoperationen ist als minimal zu bezeichnen, vorausgesetzt, daß keine Drainage verwendet wurde, und falls dies geschehen ist, wenn die Drainageöffnung sofort zugenäht wird, falls Liquor in den Verband geronnen ist.

Hirnprolaps. Diese in älteren Zeiten häufige und gefürchtete Komplikation von Hirnoperationen ist in dieser Serie niemals vorgekommen. Man kann wohl sagen, daß einem Hirnprolaps mit absoluter Sicherheit vorzubeugen ist, vorausgesetzt, daß die Wunde exakt zugenäht und die traumatische Schädigung des Hirns auf ein Minimum beschränkt wird.

XVI. Die Operationsresultate.

Operationsmortalität. Alle operierten Fälle, die im Krankenhause starben, wurden ohne Rücksicht darauf, wann der Tod eintrat oder ob zwischen Operation und Todesursache ein mehr oder weniger wahrscheinlicher Zusammenhang bestand, zu den operativen Todesfällen gerechnet. Unter die Todesfälle wurden also auch Fälle wie Nr. 51 eingereiht, bei dem der Tod 6 Wochen nach der Operation durch eine interkurrente Krankheit verursacht wurde, oder solche Fälle wie Nr. 64, bei dem man den Patienten sehr gut hätte entlassen können, bevor die ersten Symptome der tuberkulösen Meningitis auftraten. Es mag auch erwähnt werden, daß in keinem Falle Patienten auf andere Abteilungen des Krankenhauses transferiert wurden, und man hat sich auch bemüht, die Patienten im Krankenhause zu behalten, besonders wenn der Zustand schlecht war, um Gelegenheit zur Sektion zu erhalten. Ein solcher Standpunkt für die Beurteilung der Todesfälle kann vielleicht als unnötig streng betrachtet werden, da dadurch eine Anzahl von Todesfällen als operativ klassifiziert wurden, bei welchen der Zusammenhang zwischen der Operation und dem Todesfall fraglich sein kann. Anderseits ist dies die einzige Möglichkeit, Willkürlichkeiten zu vermeiden. Die operativen Todesfälle, wie v. EISELSBERG es zu machen scheint, auf solche zu begrenzen, die binnen 4 Wochen nach der Operation eintreten, scheint mir kaum berechtigt zu sein, da dadurch manche zweifellos auf die Operation zurückzuführende Zustände, die oft erst mehrere Wochen nach der Operation zum Tode führen, aus der Statistik ausgeschlossen werden, wie sekundäre Meningitiden nach Liquorfisteln oder Hirnprolapse, tuberkulöse Meningitiden, trotz der Operation fortschreitende Tumorsymptome, Malacien usw. Bei Befolgung dieses Prinzipes würde man vier meiner Todesfälle, nämlich Nr. 51, 53, 59, 64, ausschließen können, was ja, wenn es sich um so kleine Zahlen handelt, wie es hier der Fall ist, recht wesentlich auf die Mortalitätszahl einwirkt.

Von den 85 operierten Fällen sind 34 gestorben, was eine durchschnittliche Mortalitätszahl von 40% ergibt. Die Verteilung der Todesfälle auf die verschiedenen von Tumorengruppen geht aus der Tabelle 10 hervor.

Die Todesursachen sind früher in allen Einzelheiten behandelt worden und die Tabelle 11 soll daher nur eine Vorstellung darüber geben, was als die hauptsächliche Todesursache aufgefaßt wurde, speziell mit Rücksicht auf die Bedeutung der postoperativen Komplikationen. Wo, wie es nicht selten der Fall war, mehrere Todesursachen konkurrierten, wurde die als die wesentlichste betrachtete Todesursache in der Tabelle aufgeführt, mit Ausschließung der als

Tabelle 10.

	Anzahl der Fälle	Todesfälle
Verifizierte Tumoren	68	34
Gliome über dem Tentorium	28	15
Gliome unter dem Tentorium	9	5
Meningiome	10	4
Neurinome	12	5
Hypophysengangstumoren	2	1
Cholesteatom	1	0
Tuberkulome	2	2
Angiome	2	1
Metastatische Tumoren	2	1
Nicht verifizierte Tumoren	13	0
Verdacht auf Tumor	4	0
	85	34

weniger wesentlich betrachteten Komplikationen. Als Beispiel hierfür mag angeführt werden, daß viele von den in die Gruppe 8 eingereihten Fällen sicherlich terminale Bronchopneumonien hatten, daß deren Rolle aber als verhältnismäßig untergeordnet betrachtet werden muß, da die cerebralen Symptome in der Regel völlig ausreichen, um den Eintritt des Todes zu erklären. Es ist aber möglich, daß die Rolle der Pneumonie hierbei einigermaßen unterschätzt wurde. Die Pneumonie als Komplikation nach Operationen wegen Hirntumor hat ihre Bedeutung hauptsächlich dadurch, daß bewußtlose Patienten sich sehr leicht eine Aspirationspneumonie zuziehen, aber auch hier bleibt die cerebrale Läsion die Hauptsache und die Aspirationspneumonie ihre sekundäre Folge. Eine größere Rolle spielt die Aspirationspneumonie zweifellos nach eingreifenden Operationen in der hinteren Schädelgrube, wo das lokale postoperative Ödem eine Pharynxparese verursachen kann, die leicht zur Aspiration führt, ohne daß eine tiefere Störung des Bewußtseins vorzuliegen braucht. v. EISELSBERG führt ca. 14% seiner Todesfälle auf Pneumonie zurück, was als eine recht hohe Ziffer erscheint, sofern die Pneumonie als hauptsächliche Todesursache und nicht als sekundäre Folge bulbärer Komplikationen betrachtet werden soll.

Tabelle 11. Todesursachen.

	Anzahl der Fälle	Nummer
1. Blutung und Schock	2	36, 39
2. Schock ohne Blutung. . . .	1	41
3. Postoperative Hämatome . .	2	3, 56
4. Liquorfistel mit sekundärer Meningitis bzw. Encephalitis	2	53, 40
5. Lokales Hirnödem mit bulbären Symptomen und Aspirationspneumonie	3	34, 37, 47
6. Respirationsstillstand infolge Drucksteigerung während der Narkose.	1	63
7. Fehldiagnose mit dadurch veranlaßtem falschen Ziel der Operation.	2	24, 26
8. Akute postoperative Drucksteigerung, allgemeines Hirnödem bzw. fortschreitendes Koma.	13	1, 2, 4, 7, 9, 10, 11, 15, 17, 18, 25, 29, 35
9. Akute Drucksteigerung nach Ventrikulographie	1	68
10. Postoperative Hyperpyrexie .	1	60
11. Fortschreitende Tumorsymptome	2	48, 59
12. Intrapontine Blutungen . . .	1	65
13. Spontane Blutung im Tumor	1	16
14. Tuberkulöse Meningitis . . .	1	64
15. Pneumonie	1	51
	34	

Die Fragen, die die Beziehungen zwischen der Art des Tumors und der Mortalität betreffen, sind bereits eingehend in den Kapiteln besprochen worden, die die verschiedenen Tumorformen behandeln. Es erübrigt nun bloß, von mehr allgemeinen Gesichtspunkten aus zu untersuchen, in welchem Ausmaße die Todesursachen auf technische Fehler bei der Operation und damit zusammenhängende Komplikationen zurückgeführt werden können; weiterhin die Indikationsstellung und die Bedeutung der Fehldiagnosen für die Mortalität. Die beiden letzteren Fragen werden in den Kapiteln über die Indikationsstellung bzw. Diagnose ausführlicher erörtert und hier deshalb nur im Vorübergehen berührt.

Schon die Natur der Läsion, die in so vielen Fällen den Patienten dem Bereich jeder chirurgischen oder anderen Therapie entrückt, ein Sachverhalt, der durch die klinische Untersuchung allein nicht mit genügender Gewißheit entschieden werden kann, verursacht an und für sich eine hohe Mortalität bei Operationen wegen Hirntumor. Es ist daher von der größten Bedeutung, womöglich die Rolle, welche die operationstechnischen Mängel mit den durch sie veranlaßten Komplikationen spielen, klarzustellen. Die Todesfälle, die auf diese zurückgeführt werden konnten, sind in der Tabelle 11 in den Gruppen 1—6 zu finden. Hieraus geht hervor, daß 11, oder in runder Zahl $^1/_3$ der Todesfälle solchen Ursachen zugeschrieben werden können. In dieser Gruppe sind Meningiome und Acusticustumoren relativ zahlreich vertreten, was auf den großen technischen Schwierigkeiten beruht, die diese Kategorien von Fällen oft bieten. Fehldiagnosen hinsichtlich der Lokalisation des Tumors waren von relativ untergeordneter Bedeutung, indem nur 2 Todesfälle direkt auf diese Ursache zurückgeführt werden können. In den Gruppen 8—15 wurde der Tod wesentlich durch die Natur der Krankheit veranlaßt, bzw. bei den Gruppen 12—15 von Komplikationen solcher Art, daß ihnen nicht vorgebeugt werden konnte. Die am zahlreichsten vertretene Gruppe von Todesursachen, Nr. 8, umfaßt ausschließlich Gliome, was auf der charakteristischen Neigung dieser Tumoren beruht, allgemeines Hirnödem und akute Drucksteigerungen durch Blutungen in den Tumor zu veranlassen. Diese Todesfälle hätten — wenigstens was die Gliome über dem Tentorium betrifft — größtenteils durch Einschränkung der Indikationsstellung vermieden werden können, in erster Reihe durch Unterlassung der Operation, wenn der Patient sich im Koma befindet, und in zweiter Reihe durch eine bessere Anpassung der Größe des Eingriffes an die Natur der Läsion, d. h. durch Einschränkung auf eine subtemporale Dekompression, wo die Symptome auf einen tiefgelegenen Tumor deuten. Die Schlüsse, zu denen ich in dieser Hinsicht gekommen bin, sind auf Seite 264 zu finden. Natürlich haben auch in dieser Gruppe technische Unvollkommenheiten zu dem Ausgang beitragen können, wie z. B. durch einem kleineren extraduralen Hämatom im Falle Nr. 10; Schwierigkeit, die intrakranielle Drucksteigerung zu beherrschen beim Falle Nr. 9; Beibehalten des Knochenlappens bei inoperablen Gliomen usw.; in der Hauptsache wurde jedoch der Ausgang durch die Natur der Läsion bestimmt.

Wenn man die auf technischen Mängeln beruhenden Todesfälle näher analysiert, so findet man in 6 von den 11 Fällen, bei denen technische Fehler die Haupttodesursache waren (Nr. 36, 39, 3, 56, 34, 47), daß Schwierigkeiten in der Beherrschung der Blutung den Tod herbeiführten, entweder direkt durch Schock oder Blutverlust oder indirekt durch das Trauma, das bei den Versuchen, die Blutung zu stillen, entstand, oder auch durch das Auftreten eines postoperativen Hämatoms; indirekt trug dieser Faktor auch zu der Entstehung einer Liquorfistel bei einem der Fälle bei, die aus dieser Ursache starben, nämlich bei Fall Nr. 53, bei dem die Fistel durch Infektion eines subgaleal gelegenen Hämatoms entstand. Bei den übrigen 4 Fällen dieser Gruppe kann die Entstehung der letalen Komplikationen vielleicht mehr als eine Folge methodischer als rein technischer Mängel bei der Behandlung des Falles betrachtet werden. So hätte bei Fall Nr. 40 Drainage vermieden bzw. die Drainageöffnung mit einer Sutur verschlossen werden sollen; bei den Fällen Nr. 41 und 63 hätte die Operation unterbrochen werden sollen und bei Fall Nr. 37 hätten die vorhandenen bulbären Symptome ein weniger radikales Verfahren nahelegen müssen als dasjenige, das tatsächlich zur Verwendung kam.

Diese Ziffern bestätigen also die bekannte Erfahrung, daß die Schwierigkeiten bei der Blutstillung eine der größten Gefahren bei Operationen wegen Hirntumor ausmachen. Die Bedeutung dieses Faktors konnte jedoch im Vergleich zu dem, was in der Mehrzahl früherer Statistiken die Regel war, wesentlich reduziert werden. In der letzten Statistik v. EISELSBERGS werden 69 von 145 Todesfällen bei 298 Operationen wegen Tumors dem Auftreten von Schock und Blutung oder von Schock allein zugeschrieben. Was hier unter Schock verstanden wird ist jedoch nicht ganz deutlich; ich habe zu dieser Kategorie nur einen Fall gerechnet, bei dem eine starke Senkung des Blutdruckes ohne nachweisbare Ursache eintrat. Es ist also möglich, daß in der Statistik v. EISELSBERGS eine Anzahl von Fällen als Schock bezeichnet wurde, die ich als Nachblutung, allgemeines Hirnödem oder dgl. bezeichnet hätte.

Infektion, die in der ersten Statistik v. EISELSBERGS 26,1%, in seiner dritten Statistik 13,1% und in TOOTHS Statistik 16,1% der Todesfälle veranlaßte, war die Ursache von 2 oder 5,9% meiner Todesfälle. Die Resultate CUSHINGS sind von diesem Gesichtspunkte aus, wie übrigens auch in anderen Beziehungen, außerordentlich günstig, mit einem einzigen Todesfall an Meningitis bei einem Material von vielen hunderten Operationen wegen Tumors. Auch die Resultate KRAUSES (41) waren diesbezüglich sehr gut (kein Todesfall an Meningitis unter 109 Fällen), besonders wenn man in Betracht zieht, daß die Infektion zu dieser Zeit eine bedeutende Rolle als Todesursache bei Hirntumoren spielte.

Tabelle 12.

	Anzahl der Operationen	Todesfälle
Gliome über dem Tentorium . .	33 (28)	15
Gliome unter dem Tentorium .	12 (9)	5
Meningiome	18 (10)	4
Neurinome	15 (12)	5
Hypophysengangstumoren . . .	3 (1�)	1
Cholesteatom	1 (1)	0
Tuberkulome	2 (2)	2
Angiome	5 (2)	1
Metastatische Tumoren	2 (2)	1
Nicht verifizierte Tumoren. . .	17 (13)	0
Verdacht auf Tumor	4 (4)	0
	112	34

Die Mortalität in Beziehung zu der Anzahl der Operationen geht aus Tabelle 12 hervor.

An den 85 Fällen wurden 112 Operationen ausgeführt, in welcher Zahl bei Ausführung der Operation in mehreren Sitzungen jede Sitzung als eine Operation gerechnet ist. Bei 3 Fällen (Nr. 30, 54, 60) wurden Rezidivoperationen vorgenommen, bei einem Falle (Nr. 46) wurde zuerst eine explorative Freilegung des linken Temporallappens und später partielle Exstirpation eines Brückenwinkeltumors gemacht. Bei einem Falle von Acusticustumor (Nr. 51) wurde zuerst das Ganglion Gasseri explorativ freigelegt. Bei einem Falle (Nr. 19) wurde zuerst eine subtemporale Dekompression und einige Zeit später Exstirpation des Tumors gemacht, und bei einem Falle (Nr. 69) sowohl eine subtemporale wie eine suboccipitale Dekompression. Nachoperationen wegen Komplikationen wurden in 4 Fällen ausgeführt, bei zweien Lüftung des Lappens wegen extraduralen Hämatoms oder Verdacht eines solchens (Nr. 3, 10), bei einem Falle (Nr. 27) Entfernung des Knochenlappens wegen eines akuten Hirnödems und bei einem Falle eine sekundäre Resektion des Atlasbogens wegen drohender bulbärer Symptome (Nr. 58). Sonst ist die Ziffer, um die die Zahl der Operationen die Zahl der Fälle übersteigt, dadurch bedingt, daß mehrere Fälle in zwei oder mehreren Sitzungen operiert wurden. Explorative oder therapeutische Ventrikelpunktionen wie Ventrikulographien wurden nicht mitgerechnet. Per Operation berechnet wird die Mortalität also ca. 30%.

Die Tabellen 13—16 beleuchten die Beziehung zwischen der Art des Eingriffes und der Mortalität. Behandlung gliomatöser Cysten mit Fixationsflüssigkeiten werden dabei zur selben Kategorie gerechnet wie Exstirpationen von Tumoren. In bezug auf den letztgenannten Eingriff wird zwischen radikalen und partiellen Exstirpationen kein Unterschied gemacht, teils weil es ohne Sektion oder sehr lange Beobachtungszeit unmöglich ist nachzuweisen, daß eine Tumorexstirpation radikal war, teils weil die Mehrzahl der Tumorexstirpationen absichtlich partiell sind. Man kann mit anderen Worten radikale und partielle Exstirpationen nicht in dieselbe Beziehung zueinander stellen wie auf anderen Gebieten der Chirurgie. In den Tabellen wurden alle Operationen, die in mehreren Sitzungen ausgeführt werden, als eine Operation aufgenommen, Rezidivoperationen wurden dagegen als neue Operation angegeben, wobei die Anzahl der Rezidivoperationen neben jeder Gruppe, in der sie vorkamen, in Paranthesen mitgeteilt wurden.

Tabelle 13. Tumorexstirpationen.

	Anzahl der Fälle	Gestorben
Gliome	13 (1)	5
Meningiome	9	4
Neurinome	11 (1)	3
Andere verifizierte Tumoren	6 (1)	2
	39 (3)	14

Tabelle 14. Explorativtrepanation über dem Großhirn mit oder ohne subtemporale Dekompression.

	Anzahl der Operationen	Gestorben
Gliome	10	5
Meningiome	2	0
Neurinome	1	0
Metastatischer Tumor	1	0
Nicht verifizierter oder Verdacht auf Tumor	8	0
	22	5

Tabelle 15. Subtemporale Dekompressionen.

	Anzahl der Operationen	Gestorben
Gliome	9	7
Metastatischer Tumor	1	1
Nicht verifizierter oder Verdacht auf Tumor	6	0
	16	8

Tabelle 16. Suboccipitale Dekompressionen.

	Anzahl der Operationen	Gestorben
Gliome	7	3
Neurinome	2	2
Tuberkulom	1	1
Angiom	1	1
Nicht verifizierte Tumoren	4	0
	15	7

(In drei Fällen wurde die Operation unbeendigt gelassen, bei einem Gliom (Nr. 29), einem Tuberkulom (Nr. 63) und einem Angiom (Nr. 65).)

Diese Ziffern sind zu klein, um weitgehende Schlüsse zu erlauben. So viel geht jedoch aus ihnen hervor, daß der Ausgang der Operation mehr durch die

Art des Tumors als durch die Natur des operativen Eingriffes bestimmt wird. Die Tumorexstirpationen, bei welchen man ja a priori die höchste Mortalität erwarten müßte, zeigen relativ günstige Verhältnisse im Vergleich zu dem einfachsten und an und für sich sicher ungefährlichsten Eingriff, der subtemporalen Dekompression. Dies hängt natürlich damit zusammen, daß der letztere Eingriff in so großem Ausmaße bei solchen Fällen zur Verwendung kam, bei denen der Patient komatös und also jeder größere Eingriff ausgeschlossen war. Die hohe Mortalität bei diesem Eingriff ist demgemäß mehr ein Ausdruck für die Art der Fälle, bei denen er zur Verwendung kam als für die mit dem Eingriff verbundene Gefahr, die zweifellos als minimal bezeichnet werden muß, vorausgesetzt, daß der Patient sich nicht in extremis befindet. Anderseits sind die Fälle, bei denen Exstirpation gemacht werden konnte, im großen ganzen die günstigsten, und auch bei Gliomen sind die Resultate relativ gut, betreffs der unmittelbaren Prognose eher besser als schlechter wie die bei den Meningiomen, trotzdem bei 2 Fällen (Nr. 9, 36), die sonst keineswegs so günstig waren, daß ein Versuch zur Exstirpation berechtigt gewesen wäre, diese durch hohen Hirndruck erzwungen wurde. Diese relativ gute unmittelbare Prognose in bezug auf die Exstirpation der Gliome hängt ohne Zweifel damit zusammen, daß die gliomatösen Cysten so günstige Objekte für chirurgische Behandlung sind, und tatsächlich handelte es sich auch bei fünf der überlebenden Gliomfälle ganz oder teilweise um cystische Tumoren. Auch die explorativen Freilegungen der Gliome weisen schlechtere Ziffern auf als die Exstirpationen, was unzweifelhaft mit der ungünstigeren Natur der Läsion in diesen Fällen zusammenhängt. Die Mortalität bei Explorativfreilegungen von Gliomen könnte jedoch durch konsequentes Opfern des Knochenlappens und eine besser abgewogene Indikationsstellung als es hier der Fall war, zweifellos recht wesentlich gesenkt werden. Solange man keine zuverlässige Methode hat, die Art der Läsion im voraus zu entscheiden, wird man aber wohl mit einer relativ hohen Mortalität bei Gliomen gewisser Typen rechnen müssen, auch wenn der Eingriff sich auf eine Explorativfreilegung und Dekompression beschränkt. Die Resultate der suboccipitalen Dekompression erscheinen in dieser Kasuistik in einem relativ ungünstigen Licht. Dies beruht aber, wie ich glaube, hauptsächlich auf Zufällen. Man erhält ja durch die Erfahrung einen gewissen Eindruck in bezug darauf, wie die Patienten auf die verschiedenen Eingriffe reagieren, und es scheint mir, als ob der postoperative Verlauf nach einer Freilegung des Großhirns häufig mehr Anlaß zu Befürchtungen gibt als nach dem gleichen Eingriff über dem Kleinhirn. Die Ursache liegt wahrscheinlich darin, daß eine suboccipitale Dekompression — vorausgesetzt, daß die Diagnose richtig ist — bei Tumor in der hinteren Schädelgrube eine relativ wirksamere Drucksenkung gibt als eine subtemporale Dekompression bei Tumor oberhalb des Tentoriums. Daß Exstirpation von Tumoren in der hinteren Schädelgrube gefährlicher ist als Exstirpation über dem Tentorium, stimmt dagegen mit den subjektiven Eindrücken, die man von der Reaktion gegen den Eingriff erhält, überein, und wird von den Ziffern bestätigt. Unter 20 Fällen von Tumorexstirpation oberhalb des Tentoriums starben sechs und unter 19 ähnlichen Operationen in der hinteren Schädelgrube acht. Im allgemeinen werden ja Operationen in der hinteren Schädelgrube als viel gefährlicher betrachtet als Operationen über dem Tentorium. Bei Operationen über dem Tentorium konnte der Tumor in 20 von 58 und bei Operationen in der hinteren Schädelgrube in 19 von 34 Operationen exstirpiert werden. Auf die 58 Operationen über dem Tentorium entfielen 19 Todesfälle und auf die 34 Operationen in der hinteren Schädelgrube 15 Todesfälle, Ziffern, die also die allgemeine Auffassung zu bestätigen scheinen, daß Operationen der letzteren Kategorie mit größerer Gefahr verbunden sind. Die Erklärung dafür scheint zum großen Teil einesteils in der größeren Gefährlichkeit der Tumorexstirpationen in diesem Gebiet zu liegen, die ich, wie erwähnt, als unzweifelhaft betrachte, anderseits darin, daß von den Tumoren in der hinteren Schädelgrube eine größere Zahl der Exstirpation zugänglich ist. Mein Eindruck ist aber, daß der Unterschied in der Operationsgefahr trotz der oben angegebenen Ziffern doch kaum so groß ist, wie man allgemein annimmt. Man hat aber in Betracht zu ziehen, daß an Patienten im Komastadium ausgeführte Operationen die Mortalität für Operationen über dem Tentorium stark belasten, und daß also eine strengere Indikationsstellung die Ziffern wesentlich zugunsten der Operationen über dem Tentorium verschoben haben würde. Patienten mit subtentoriellen Tumoren sterben ja meistens ganz plötzlich an Respirationsstillstand ohne vorhergehendes Koma oder mit solchem von ganz kurzer Dauer, und Operationen in diesem Stadium werden daher bei Tumoren mit dieser Lokalisation relativ selten und sind in meinem Material auch nicht vorgekommen. Lediglich auf Grund der vorgelegten Ziffern, die viel zu klein sind, um die Einflüsse des Zufalls neutralisieren zu können, dürfte man daher keine allgemeingültigen Schlüsse hinsichtlich der relativen Gefährlichkeit von Operationen über und unter dem Tentorium ziehen können. Wenn man aber auch die Eindrücke berücksichtigt, die man von der Reaktion der Patienten gegen die verschiedenen Eingriffe erhält, scheint mir der Unterschied in der Gefahr zwischen diesen beiden Haupttypen von operativen Eingriffen — die Tumorexstirpationen ausgenommen — kaum so groß zu sein, wie allgemein angenommen wird.

Komplikationen. Außer den oben behandelten tödlich verlaufenden kamen folgende Komplikationen vor. Die wichtigste und häufigste ist unzweifelhaft die Steigerung der vorhandenen neurologischen Symptome, die durch das Operationstrauma in viellen Fälen hervorgerufen wird, wenn die Operation ein Gebiet betrifft, auf dem sich Funktionsausfälle deutlich zu erkennen geben. Dies gilt vor allem dann, wenn sich die Operation in der motorischen Region oder in den Sprachzentren oder in ihrer Umgebung abspielt. Das Operationstrauma verursachte eine Aphasie in 5 Fällen, bei denen sie vor der Operation nicht vorhanden war, nämlich in den Fällen Nr. 20, 27, 43, 44 und 62. Der Tumor war bei zwei Fällen (Nr. 20, 27) in linkem Frontallappen gelegen, bei einem Falle (Nr. 43) im untersten Teil der linken Zentralregion, bei einem Falle (Nr. 44) in der rechten Zentralregion und bei einem Falle (Nr. 62) im linken Temporallappen. Der Typus der Aphasie wurde nicht näher analysiert, in der Regel handelte es sich aber um eine mehr oder weniger typische BROCAsche Aphasie. Bei zwei Fällen (Nr. 43, 44) war die Aphasie sehr leicht und ging binnen kurzem zurück, in den übrigen war sie ganz oder fast vollständig und erforderte längere Zeit für ihre Rückbildung. Bei sämtlichen Fällen trat aber vollständige Restitution ein, im allgemeinen im Laufe einiger weniger Wochen. Die postoperative Aphasie, die vom Operationstrauma mit darauffolgendem lokalem Ödem und ohne nennenswerte Zerstörung der betreffenden Rindengebiete hervorgerufen ist, scheint also eine absolut gute Prognose zu haben. Von einem gewissen Interesse ist der Fall Nr. 44, bei dem nach Exstirpation eines parasagittalen Meningioms auf der rechten Seite eine mäßig ausgesprochene Aphasie vom motorischen Typus entstand, trotzdem der Patient rechtshändig war. Ähnliche Beobachtungen wurden früher schon u. a. von PIERRE MARIE und FOIX in ihrer Arbeit über die Kriegsaphasien mitgeteilt. In allen unseren Fällen war die Aphasie von Paresen mono- oder hemiplegischen Charakters begleitet, die bei sämtlichen Fällen rasch zurückgingen, mit Ausnahme von Nr. 44, bei dem eine hochgradige Parese bestehen blieb. Bei 2 Fällen (Nr. 21, 61), in welchen Aphasie schon vor der Operation bestand, bewirkte diese eine Steigerung der Sprachstörungen, die bei Fall Nr. 21 bestehen blieb, vermutlich infolge von Progression des Tumors oder von Thrombose der Gefäße in der Fossa Sylvii, während die Aphasie bei Fall Nr. 61 vollständig zurückging. Früher vorhandene Paresen verhielten sich in diesen beiden Fällen ungefähr wie die Aphasie, d. h. sie wiesen bei beiden Fällen eine Steigerung auf, die bei Fall Nr. 21 bestehen blieb, bei Fall Nr. 61 aber vollständig zurückging. Außer bei den Fällen, die durch Aphasie kompliziert wurden, führte die Operation noch bei zwei anderen Fällen (Nr. 38, 66) zu Steigerung der vorhandenen Paresen. Beim ersten dieser Fälle ging die Parese langsam, obzwar nicht vollständig zurück, und da dieser Patient einige Monate nach der Entlassung, wahrscheinlich an einem Rezidiv, starb, liegt die Vermutung nahe, daß ein neuerliches Wachstum des Tumors zu dem langsamen Rückgang der Parese beigetragen hatte. Beim anderen Falle, bei dem Umstechungen eines Hämangioms vorgenommen wurden, mag es vielleicht berechtigt sein, einen Rückgang der Paresen zu erwarten, die wohl hauptsächlich auf Zirkulationsstörungen beruhen dürften. Die Prognose muß aber vorläufig doch noch als ungewiß betrachtet werden. Zusammenfassend kann man also sagen, daß die Operation bei 9 Fällen zu neuen zerebralen Ausfallssymptomen geführt oder früher vorhandene gesteigert hat. Bei 6 Fällen kam es später zu vollständiger Wiederherstellung, während bei einem Falle Besserung eintrat, bei einem Falle die Prognose noch nicht zu stellen ist, und bei einem Falle keinerlei Tendenz zur Besserung vorlag. Dieser Patient starb, vermutlich an Rezidiv, 11 Monate nach der Operation.

Sonst kamen keine derartigen Komplikationen vor. Daß Operationen in der hinteren Schädelgrube zu einer in der Regel rasch vorübergehenden Steigerung der vorhandenen cerebellaren Symptome führen, gehört ja, kann man sagen, zum normalen Verlauf, und die Prognose darf in dieser Hinsicht als absolut gut bezeichnet werden, weshalb diese Störungen kaum als Komplikation zu betrachten sind.

Ein postoperatives Hirnödem von solcher Intensität, daß sekundäre Operationen notwendig wurden, kam bei 2 Fällen vor (Nr. 27, 58).

Liquorfistel kam, außer beim obenerörterten, tödlich verlaufenden Falle bei einem Falle (Nr. 49) vor und beruhte hier zweifellos auf mangelhaft ausgeführter Sutur der tiefen Nackenmuskulatur. Der Fall kam zur Heilung, aber infolge des ungenügenden Verschlusses der Wunde entwickelte sich später eine Liquorcyste unter der Galea (Abb. 104). Eine ähnliche subcutane, sicherlich aus demselben Grunde entstandene Liquorcyste kam noch bei zwei weiteren Fällen (Nr. 30, 31) vor, bei dem einen (Nr. 31) verschwand sie allmählich, beim zweiten aber blieb sie bestehen. Bei ein paar Fällen war vorübergehendes Aussickern von Liquor durch einen oder ein paar Tage zu beobachten, sonst kamen aber keine Komplikationen dieser Kategorie vor. Außer den beiden tödlich verlaufenden Fällen von Liquorfistel mit sekundärer Infektion traten keine Infektionen von Bedeutung auf. Bei zwei Fällen (Nr. 38, 41) wurde ein oberflächliches Hämatom infiziert, ohne daß dies aber zu ernsteren Konsequenzen führte. In einem Falle (Nr. 44) wurde ein zwischen Hautlappen und Hirnoberfläche eingelegtes Stück Gummistoff nicht toleriert und mußte entfernt werden. Hautnekrosen entstanden bei zwei Fällen, bei dem einen (Nr. 43) infolge zu langdauernder und kräftiger Kompression des Lappenstiels durch die angelegte Darmklemme, bei dem zweiten (Nr. 65) in Form eines Dekubitusgeschwürs über der Protuberantia occipitalis externa, infolge des herabgesetzten Allgemeinzustandes des Patienten. Diese Hautnekrosen müssen als ernste Komplikationen betrachtet werden, da sie die folgenden Operationen verzögerten und wesentlich erschwerten. Die Konsequenzen hätten vielleicht noch ernser werden können, wenn man die Operation in einer Sitzung ausgeführt hätte und die Nekrose später eingetroffen wäre. Eine ähnliche Komplikation entstand bei Fall Nr. 81, bei dem die Nekrose allerdings auf das subcutane Bindegewebe begrenzt war. In diesem Falle zeigte sich das subcutane Bindegewebe bei der zweiten Sitzung in großer Ausdehnung in eitriger Einschmelzung begriffen, aber sowohl Direktpräparat wie Kultur erwiesen, daß der Eiter steril war. Vermutlich bestand also eine Nekrose des subcutanen Bindegewebes, die nachher einer eitrigen Schmelzung unterlag und als wahrscheinliche Ursache dieser Komplikation muß die vorherige, allem Anschein nach recht kräftige Röntgenbehandlung betrachtet werden. Zweifellos wäre die Operation in diesem Falle besser einige Monate verschoben worden, aber die rasch abnehmende Sehschärfe zwang zum Eingriff, wenn man Aussicht haben wollte, das Sehvermögen des Patienten zu retten.

Enorme Hirnbrüche, oft mit sekundärer Ruptur der Wunde, Hirnprolaps und Infektion waren, vor nicht gar zu langer Zeit ziemlich häufige Konsequenzen nach Operationen wegen Hirntumor. Solche Komplikationen konnte man glücklicherweise vermeiden. Die entstandenen Hirnbrüche hielten sich in sehr mäßigen Grenzen und verursachten nie sekundäre Paresen oder Aphasien und gaben noch weniger Anlaß zur Ruptur der Wunde oder auch nur zu irgendwelchen Befürchtungen in dieser Richtung. Die wichtigsten Faktoren, um solchen Komplikationen vorzubeugen, sind teils eine äußerst genaue Sutur der Wunde in mehreren Schichten, teils eine richtige Diagnose und Indikationsstellung. Macht man nämlich eine osteoplastische Freilegung über dem Großhirn bei einer subtentoriellen Läsion mit Hydrocephalus, so dürfte auch die sorgfältigste Sutur nicht mit Sicherheit gegen einen großen Hirnbruch evtl. mit sekundärer Dehiszenz der Wunde schützen können. Wenn die klinischen Zeichen unsicher sind, besitzt man indes in der explorativen Ventrikelpunktion ein Mittel zur Entscheidung, ob ein Hydrocephalus besteht oder nicht, und im ersteren Falle darf eine Operation über dem Großhirn nur auf sehr starke Gründe hin vorgenommen werden.

Funktionelle Resultate und das weitere Geschick der nach der Operation Überlebenden. Von den 51 Patienten, die die Operation überlebten, sind später 16 gestorben. Bei 6 von diesen wurde die Todesursache durch Autopsie verifiziert und durch den Hirntumor bedingt gefunden. Bei weiteren 5 Fällen wurde die Diagnose bei der Operation verifiziert, und es kann mit aller Wahrscheinlichkeit angenommen werden, daß der Tumor, dessentwegen sie operiert wurden, die Todesursache war. Bei 5 Fällen war sowohl die Art der Läsion wie die Todesursache unbekannt, es kann aber auch hier als höchst wahrscheinlich angenommen werden, daß diese Fälle einen Hirntumor hatten und an ihm starben. Nach der Art der Tumoren verteilen sich die späterhin eingetroffenen Todesfälle, wie aus der Tabelle 17 hervorgeht.

Wie es zu erwarten ist, weisen die Gliome die unvergleichlich höchste Spätmortalität auf, indem mehr als die Hälfte dieser Fälle späterhin gestorben ist. Der Exitus erfolgte wenigstens 3, höchstens 18 und durchschnittlich $6^1/_2$ Monate nach der Operation, Ziffern, die natürlich keine richtige Auffassung über die

Tabelle 17.

	Anzahl der nach der Operation Überlebenden	Späterhin gestorben
Gliome.	17	9
Meningiome	6	1
Neurinome.	7	0
Hypophysengangstumor	1	0
Cholesteatom.	1	0
Metastatischer Tumor	1	1
Angiom	1	0
Nicht verifizierte Tumoren. . .	13	5
Verdacht auf Tumor	4	0
	51	16

durchschnittliche Lebenslänge für Gliome geben, da die günstigeren Fälle noch am Leben sind. Von den gestorbenen, nicht verifizierten Tumoren dürften wohl die meisten, wenn nicht alle, mit Wahrscheinlichkeit Gliome sein.

In bezug auf das funktionelle Resultat interessiert in der ersten Reihe die Einwirkung der Operation auf die allgemeinen Drucksymptome, wo solche vorhanden waren, darunter auch die für den Patienten bedeutungsvollsten Symptome, Kopfschmerzen und Stauungspapille. Zuerst einige Worte über die Frequenz der Stauungspapille. Man muß dabei zuerst präzisieren, was mit dem Begriff Stauungspapille bezeichnet sein soll. Darüber herrschen bekanntlich verschiedene Ansichten, und ich kann zu den rein ophthalmologischen Streitfragen, die speziell die Differentialdiagnose zwischen Stauungspapille und Neuritis optica berühren, natürlich nicht Stellung nehmen. Im folgenden sind alle solche Befunde als Stauungspapille gerechnet worden, welche Zeichen von beginnendem Ödem, verwischte Papillengrenzen mit erweiterten Venen aufwiesen, vorausgesetzt, daß auch andere Zeichen intrakranieller Drucksteigerung vorhanden waren. Die Einreihung der Grenzfälle wird natürlich unter allen Verhältnissen mehr oder weniger willkürlich. Schwierigkeiten können auch entstehen, wenn es gilt zu entscheiden, ob eine sekundäre Atrophie nach einer abgelaufenen Stauungspapille oder eine primäre Opticusatrophie mit sekundärem Ödem vorliegt, eine Frage, die hauptsächlich dann entsteht, wenn es sich um Tumoren handelt, die in der Chiasmaregion lokalisiert sind. Aus praktischen Gründen ist es im allgemeinen zweckmäßig, die betreffenden Fälle nicht zur Gruppe Stauungspapille zu rechnen, da die Herabsetzung des Sehvermögens dabei hauptsächlich durch den direkten Druck des Tumors auf die Sehbahnen bedingt ist und erst in zweiter Reihe durch die intrakranielle Drucksteigerung. Nach diesem Prinzip für die Beurteilung der Augenhintergrundveränderungen bestand Stauungspapille bei 59 oder in 86,8% der 68 verifizierten Tumoren. Die Frequenz der Stauungspapille bei ver-

Tabelle 18. Die Frequenz der Stauungspapille bei verifizierten Tumoren.

	mit Stauungspapille	ohne Stauungspapille	Summe
Gliome	35	2	37
Meningiome	9	1	10
Neurinome	9	3	12
Hypophysengangscysten	—	2	2
Angiom	1	1	2
Cholesteatom	1	—	1
Solitärtuberkel	2	—	2
Metastatische Tumoren	2	—	2
	59	9	68

schiedenen Tumorformen geht aus der Tabelle 18 hervor.

Aus dieser Tabelle geht hervor, daß Stauungspapille bei Neurinomen relativ oft fehlt, was wohl darauf beruht, daß diese, die sog. Acusticustumoren, frühe und charakteristische Lokalsymptome geben, die oft schon lange, bevor sich allgemeine Drucksymptome einstellen, eine Diagnose ermöglichen. Daß die Stauungspapille bei Hypophysengangscysten fehlt, darf ja nach der Lage dieser Tumoren über dem Chiasma nicht wundernehmen, da ja die Kompression des Opticus nach der allgemeinen Auffassung die intrakraniellen Drucksteigerungen hindert, sich zu der Papille fortzupflanzen. Die nicht verifizierten Tumoren hatten alle, mit einer Ausnahme (Nr. 76), Stauungspapille und unter den vier auf Tumor verdächtigten Fällen kam Stauungspapille bei einem Falle (Nr. 83) vor und fehlte bei den übrigen.

Wie man erwarten konnte, war die Frequenz der Stauungspapille bei Tumoren unterhalb des Tentoriums etwas größer als bei denen oberhalb, indem die Stauungspapille bei 3 der 26 subtentoriellen Tumoren und bei 6 der 42 Tumoren über dem Tentorium fehlten.

Das Aussehen der Stauungspapille wies alle Variationen auf, von den frühesten, in Verwischheit der Papillengrenzen und Ausdehnung der Venen bestehenden Veränderungen bis zu den hochgradigsten Formen mit vorgeschrittener sekundärer Atrophie auf. Das Verhalten der Sehschärfe vor der Operation variierte gleichfalls in sehr weiten Grenzen. Im großen ganzen kann man sagen, daß ungefähr ein Drittel der Fälle vor der Aufnahme in die chirurgische Abteilung eine hochgradige Herabsetzung des Sehvermögens aufwiesen, womit eine Sehschärfe von höchstens 0,4 auf dem besseren Auge gemeint ist. Einige dieser Patienten waren blind oder ihr Sehvermögen war auf Lichtperzeption eingeschränkt. Ungefähr ein Drittel hatte normale Sehschärfe und das letzte Drittel wies variierende Grade von Herabsetzung des Sehvermögens auf. Ein größerer Unterschied in bezug auf die Sehschärfe beider Augen pflegt im allgemeinen nicht vorhanden zu sein. Wo dies vorkommt, und z. B. die Sehschärfe bei hochgradiger Herabsetzung auf dem einen Auge, auf dem anderen normal ist, spricht dies im allgemeinen dafür, daß der Tumor das Chiasma oder den Nervus opticus direkt in Mitleidenschaft zieht.

Für die Beurteilung der Operationsresultate in bezug auf die Stauungspapille und die Sehschärfe stehen die Fälle zur Verfügung, die Stauungspapille hatten und die Operation so lange überlebten, daß man eine Vorstellung über das weitere Verhalten der Stauungspapille und der Sehschärfe erhalten konnte, in Summa 42 Fälle. Diese können mit Rücksicht auf das Resultat in vier Gruppen eingeteilt werden.

1. Rückgang der Stauungspapille mit Besserung der Sehschärfe,
2. Rückgang der Stauungspapille mit unveränderter Sehschärfe,
3. Rückgang der Stauungspapille mit verschlechterter Sehschärfe,
4. Fortbestehen der Stauungspapille nach der Operation und progrediierende Verschlechterung der Sehschärfe.

Die Stauungspapille zeigte keine Zeichen von Rückgang, und die Sehschärfe verschlechterte sich allmählich bei zwei Fällen (Nr. 68, 74), einem Falle von metastatischem Tumor und einem mit einem nicht verifizierten Tumor, bei beiden wurde Explorativtrepanation und subtemporale Dekompression vorgenommen. Ein Fall (Nr. 81) wurde so bald nach der Operation entlassen, daß man die Entwicklung der Stauungspapille nicht beurteilen konnte, die Sehschärfe wies hier aber die ganze Zeit eine rasch fortschreitende Verschlechterung auf. Bei allen übrigen Fällen verschwand die Stauungspapille oder befand sich bei der Entlassung in vollem Rückgang. Von diesen behielten durchschnittlich die Hälfte die Sehschärfe, die sie vor der Operation hatten, ungefähr bei einem Viertel wurde die Sehschärfe gebessert und bei einem Viertel verschlechtert. Die Resultate müssen aber besonders in bezug auf die Besserung mit einer gewissen Vorsicht beurteilt werden. Unter dem Einfluß der intrakraniellen Drucksteigerung sind die Patienten oft abgestumpft und unaufmerksam, und es ist möglich, daß man ein falsches Bild von der Besserung erhält. Ich habe auch den Eindruck, daß eine Besserung der Sehschärfe, falls sie eintritt, sich in sehr mäßigen Grenzen hält, im allgemeinen handelt es sich um ein oder um ein paar Zehntel. Eine solche Besserung kann indes für den Patienten sehr wertvoll sein, wenn nämlich die Sehschärfe an der Grenze dessen liegt, was für Lesen, Handarbeiten usw. erforderlich ist. Bei den Verschlechterungen, die durch Fortschreiten der Sehnervenatrophie auch nach der Erleichterung des Druckes eintreten können, kann es sich dagegen um recht beträchtliche Werte handeln. Man kann mitunter sehen, daß die Sehschärfe von 1 auf 0,1 oder noch tiefer hinuntergeht. Ich habe jedoch nie gesehen, daß vollständige Amaurose eintrat, wenn sie nicht schon früher vorhanden war, oder die Sehschärfe vor der Operation sehr stark reduziert war. Im voraus die Prognose in bezug auf die Sehschärfe zu stellen, kann wohl als fast unmöglich bezeichnet werden. Das Aussehen der Stauungspapille kann einen gewissen Anhaltspunkt geben, insofern als Zeichen für das Vorhandensein einer Atrophie ein schlechtes Omen sind. Man kann Stauungspapillen finden, die ziemlich frisch aussehen (z. B. Nr. 33), und die, nach den Symptomen zu beurteilen, nicht mehr als ein paar Monate alt sein können, die aber dennoch nach der Operation zu einer hochgradigen Herabsetzung der Sehschärfe fortschreiten. Welche Faktoren die sehr variierende Schnelligkeit bestimmen, mit der die Sehnervenatrophie auftritt und fortschreitet, dürfte ungewiß sein. Weder die Intensität der Drucksymptome noch die Schnelligkeit, mit der sie sich entwickeln, dürfte das eigentlich Entscheidende sein, und wenn der Grad der Atrophie im großen ganzen auch der Zeit des Bestehens der Drucksteigerung proportional ist, so sind dennoch sicher auch andere Faktoren von Bedeutung. Die Zeit, die für die Rückbildung der Stauungspapille erforderlich ist, variiert innerhalb recht weiter Grenzen. Eine ganz frische Stauungspapille kann binnen einiger Tage verschwinden, während Veränderungen älteren Datums mit reichlichem Exsudat auf der Papille mehrere Wochen für ihre Rückbildung brauchen.

Von den übrigen Drucksymptomen, insbesondere Kopfschmerzen und Erbrechen, kann man sagen, daß sie nach der Operation fast immer verschwinden. Die Fälle Nr. 6 und Nr. 14 erfuhren jedoch keine wesentliche Erleichterung ihrer subjektiven Beschwerden. In solchen Fällen, bei denen der Tumor nicht entfernt werden konnte, kehren aber die subjektiven Beschwerden oft nach längerer oder kürzerer Zeit wieder (z. B. Nr. 5, 30, 32) und auch das Sehvermögen kann später beim neuerlichen Einsetzen der Drucksymptome verlorengehen. Die Entwicklung der röntgenologischen Drucksymptome nach der Operation wurde leider in der Mehrzahl der Fälle nicht beobachtet. In den Fällen, bei denen dies geschah, konnte man jedoch mitunter eine deutliche Besserung in der Form von gesteigertem Kalkgehalt in der Kalotte und in der Rücklehne der Sella turcica, von verkleinerter Breite der Suturen usw. beobachten. Als Beispiele hierfür können die Fälle Nr. 30 und Nr. 50 erwähnt werden.

Die Resultate in bezug auf die Arbeitsfähigkeit waren wie folgt: 15 Patienten (Nr. 5, 6, 8, 14, 21, 22, 32, 38, 44, 68, 72, 74, 75, 78, 81) haben nicht einmal für kürzere Zeit eine nennenswerte Arbeitsfähigkeit zurückgewonnen. Von diesen sind sämtliche, mit Ausnahme von einem, Nr. 44, gestorben, die meisten binnen wenige Monate nach der Operation. Bei Fall Nr. 44 beruht die Arbeitsunfähigkeit auf einer zurückgebliebenen Parese, die wohl definitiv sein dürfte. Bei vier Fällen wurde die Arbeitsfähigkeit auf kurze Zeit ganz oder teilweise oder bei Kindern ein ziemlich zufriedenstellender Gesundheitszustand zurückgewonnen, (Nr. 13, 30, 54, 60). Zwei von diesen Patienten wurden Rezidivoperationen unterzogen, die bei dem einen Falle (Nr. 60) einen tödlichen Ausgang hatte und bei dem anderen Falle (Nr. 54) wahrscheinlich zu einer wesentlichen Besserung der Arbeitsfähigkeit führen wird, obzwar noch zu kurze Zeit nach der Operation verstrichen ist, als daß man das funktionelle Resultat beurteilen könnte. Bei weiteren 5 Fällen (Nr. 27, 28, 57, 58, 66) ist die nach der Operation verflossene Zeit gleichfalls noch zu kurz, als daß man das Resultat in bezug auf die Arbeitsfähigkeit beurteilen könnte. Bei 5 Fällen (Nr. 12, 33, 52, 71, 77) wird die Arbeitsfähigkeit durch stark herabgesetzte Sehschärfe, die natürlich definitiv ist, wesentlich eingeschränkt, obzwar diese Patienten sonst symptomfrei sind, und bei zwei Fällen (Nr. 23, 45) ist die Arbeitsfähigkeit durch zurückgebliebene Paresen vermindert, die jedoch in beiden Fällen, besonders bei dem letzteren, voraussichtlich weiter zurückgehen dürften. Ein gewisser Grad von Invalidität wird jedoch wohl bei diesen beiden Fällen bestehen bleiben. In einem Falle (Nr. 76) ist es nicht gelungen, Nachrichten über die gegenwärtige Arbeitsfähigkeit des Patienten zu erhalten. Die übrigen 20 Fälle (Nr. 19, 20, 31, 42, 43, 46, 49, 50, 55, 61, 62, 69, 70, 73, 79, 80, 82, 83, 84, 85) sind alle arbeitsfähig oder weisen einen relativ mäßigen Grad von Invalidität auf. Hierbei ist aber zu bemerken, daß vier von diesen Patienten, an denen Explorativoperationen ausgeführt wurden, auch vor der Operation keine hochgradige Einschränkung der Arbeitsfähigkeit aufwiesen, weshalb ihr Zustand in dieser Hinsicht als unverändert betrachtet werden kann (Nr. 42, 82, 84, 85). Wielange diese Patienten arbeitsfähig bleiben, darüber läßt sich zur Zeit natürlich nicht das geringste sagen, und das definitive Resultat wird erst nach mehreren Jahren zu überblicken sein.

Der Wert der Operation kann aber nicht nur nach dem Grade der wiedergewonnenen Arbeitsfähigkeit allein beurteilt werden. Auch die Erreichung verschiedener anderer Ziele, wie Befreiung von Schmerzen und anderen subjektiven Symptomen, die Möglichkeit außer Bett zu verweilen und sich einigermaßen selbst behelfen zu können, ist dem Patienten von großem Werte. Beurteilt man die Operationsresultate von solchen mehr allgemeinen Gesichtspunkten aus, so kann man sagen, daß die Patienten in 15 Fällen (5, 6, 8, 14, 38, 42, 44, 66, 68, 72, 75, 76, 81, 84, 85) keinen oder einen unbedeutenden Nutzen von der Operation hatten, während in der Mehrzahl der übrigen 37 Fälle eine wesentliche, bei einigen Fällen eine weniger augenfällige oder bald vorübergehende Besserung des Zustandes eintrat. Nahezu für die Hälfte der operierten Fälle war die Operation also von Nutzen. An und für sich scheinen diese Resultate wenig ermutigend, wenn man aber die maligne Natur der Tumoren in Betracht zieht, eine Auffassung, die sich gut verteidigen läßt, vertragen diese Resultate sehr gut einen Vergleich mit den Resultaten der chirurgischen Therapie bei verschiedenen anderen Formen von malignen Tumoren, z. B. Magen- oder Mastdarmkrebs usw. Bei 24 von diesen Fällen war der Tumor verifiziert und von den verifizierten Tumoren hat also in runder Zahl ein Drittel Nutzen von der Operation gehabt.

Verschiedene Statistiken über Operationen wegen Hirntumoren zu vergleichen in der Absicht, eine breitere Basis zur Beurteilung der Operationsmortalität und Resultate zu erhalten und überhaupt zu einer Auffassung über den derzeitigen Stand dieses Zweiges der Chirurgie und über evtl. Fortschritte während der letzten Jahre zu kommen, dürfte aus mehreren Gründen als ein ziemlich nutzloser Versuch zu betrachten sein. Es wurde in dieser Arbeit schon an mehreren Stellen hervorgehoben, daß nicht nur die Spätresultate, sondern auch die unmittelbare Operationsmortalität in erster Reihe durch die Art des Tumors bestimmt werden, und in dem Maße, als es gelingt, die durch Blutung und Infektion bedingte Mortalität zu reduzieren, die schon jetzt im Vergleich zu dem letzten Jahrzehnt oder den letzten zwei Jahrzehnten eine sehr untergeordnete Rolle spielt, wird die Abhängigkeit der Operationsmortalität von der Art des Tumors und von der Indikationsstellung noch deutlicher hervortreten. Die Schlüsse, die unter diesen Verhältnissen aus Statistiken gezogen werden können, die sich hauptsächlich auf nicht verifizierte Fälle gründen, oder bei denen das Material nach der Art der Operation oder der vermuteten Lage des Tumors gruppiert wurde ohne Mitteilung von Primärangaben, die eine Umgruppierung ermöglichen, werden von einem sehr untergeordneten Werte für die Beurteilung der unmittelbaren Operationsmortalität sowohl, als für die der Spätresultate. Fast alle bis jetzt veröffentlichten Statistiken gehören aber zu dieser Kategorie. Auch wenn eine größere Zahl von in gleicher Art und nach richtigen Prinzipien zusammengestellten Statistiken zugänglich wäre, würden die Schwierigkeiten, einen einigermaßen korrekten Vergleich zwischen ihnen zuwege zu bringen, sehr groß werden. In allen Statistiken wird natürlich die Mortalität bei nicht verifizierten Fällen so gut wie 0. Es handelt sich ja hier um solche Fälle, bei denen der Tumor bei der Operation nicht angetroffen wurde, oder bei denen von vornherein nur eine dekompressive Operation geplant und ausgeführt wurde. Man muß also das Zahlenverhältnis zwischen verifizierten und nicht verifizierten Fällen in Betracht ziehen. Dieses wird aber durch mehrere Faktoren beeinflußt, die in verschiedenen Statistiken sehr ungleich stark einwirken können, wie z. B.

die Frequenz, in welcher der Tumor bei der Operation gefunden wird, also in erster Reihe eine Frage der Diagnose, ferner das Erhalten der Zustimmung zur Sektion der Fälle, in welcher der Tumor bei der Operation nicht verifiziert wurde, die aber späterhin außerhalb des Krankenhauses starben. Hierzu kommen die Operationsindikationen, die natürlich in hohem Grade die Ziffern für die Mortalität beeinflussen, indem derjenige, der die Operation nur bei günstigen oder relativ günstigen Fällen übernimmt, eine weit niedrigere Mortalität erhalten muß als derjenige, der operiert, auch wenn die Aussichten im voraus als minimal bezeichnet werden müssen. Wo es sich um ein weniger großes Material handelt, wird außerdem der Zufall bei der Zusammensetzung des Materilas usw. eine relativ große Rolle spielen. Fragestellungen, wie Operationsmortalität und Schlußresultate bei Hirntumoren im allgemeinen besitzen daher kaum mehr als historisches Interesse, und ein Vergleich zwischen verschiedenen Statistiken von diesem Gesichstpunkte aus kann leicht ebenso irreführend werden, als wenn man verschiedene Statistiken über das unmittelbare und definitive Resultat von Magenoperationen nur in bezug auf die Art der Operation und die topographische Lage der Läsion vergleichen würde.

Literaturverzeichnis.

Adson (1): Persönliche Mitteilung.
— (2): Headrests for neurologic operations. Collected papers of the Mayo Klinik Bd. 11, S. 1141. 1919.
— (3): Surgery of the hypophysis. Keens System of Surgery Bd. VIII. Philadelphia 1921.
Antoni und Nyström: Ett med god utgång opererat fall av acusticustumör. Svenska läkaresällskapets handl. Bd. 12, I, S. 374. 1916.
Antoni: Kystes cérébelleux, la syringomyélie du cervelet. Acta oto-laryngol. Bd. 9, S. 20. 1926.
Aoyagi und Kyuno: Über die endothelialen Zellzapfen in der Dura mater cerebri und ihre Lokalisation in derselben, nebst ihrer Beziehung zur Geschwulstbildung in der Dura mater. Neurologia Bd. 11, S. 1. 1912 (zitiert nach Cushing [7]).
Bailey (1): Clinical classification of intracranial tumors. Arch. of neurol. a psychiatry Bd. 5, S. 418. 1921.
— (2): Results of Röntgen therapy on brain tumors. Americ. journ. of roentgenol. a. radium therapy Bd. 13, S. 48. 1925.
— (3): Further observations on pearly tumors. Arch. of surg. Bd. 8, S. 524. 1924.
Bailey und Cushing (1): A classification of the tumors of the glioma group on a histogenetic basis with a correlated study of prognosis. Philadelphia 1926.
— (2): Medulloblastoma cerebelli; common type of midcerebellar gliomas of childhood. Arch. of neurol. a psychiatry Bd. 14, S. 222. 1925.
Berg, John: Über die moderne Gehirnchirurgie. Jahresbericht des Serafimerlasaretts 1894.
v. Bergmann: Zur Kasuistik operativer Hirntumoren. Arch. f. klin. Chir. Bd. 65, S. 945. 1902.
Bernis: Zur Pathologie der cystischen Tumoren des Kleinhirns. Arb. a. d. neurol. Inst. d. Wiener Univ. Bd. 26, S. 397. 1924.
Bingel (1): Encephalographie. Eine Methode zur röntgenographischen Darstellung des Gehirns. Fortschr. a. d. Geb. d. Röntgenstr. Bd. 28, S. 205. 1921.
— (2): Neben- und Nachwirkungen bei Gaseinblasung in den Lumbalkanal. Dtsch. Zeitschr. f. Nervenheilk. Bd. 75, S. 230. 1922.
— (3): Todesfälle nach Gaseinblasung in den Lumbalkanal bzw. in die Gehirnventrikel. Med. Klinik Bd. 19, S. 637. 1923.
Borchardt: Über Operation der hinteren Schädelgruppe inkl. den Operationen am Kleinhirnbrückenwinkel. Arch. f. klin. Chir. Bd. 81, S. 386. 1906.
Brun: Zur Technik der osteoplastischen Resektion des Schädels. Duraplastik bei der Behandlung von Hirntumoren. Einleitungsvortrag am internat. Chirurgenkong. in Rom 1926.
Bruns: The treatment of tumors of the brain and the indications for operation. Transact. 17. Internat. Kongr. Med., London 1913, Section XI, I, S. 158.
Cushing (1): Notes on a series of intracranial tumors and conditions simulating them. Arch. of neurol. a. psychiatry Bd. 10, S. 606. 1923.
— (2): Tumors of the nervus acusticus. Philadelphia 1917.
— (3): Brain tumor statistics. Clin. Congr. Americ. Coll. of Surgeons, New York City, d. 21. Oct. 1919, zitiert nach Sachs: Arch. of. surg. Bd. 1, S. 74. 1920.
— (4): Cameron Lectures: III. Intracranial tumors and the surgeon. Lancet 1925, II, S. 956.
— (5): Distortions of visual fields in cases of brain tumor; fielddefects produced by temporal lobe lesions. Brain Bd. 44, S. 341. 1922.

Cushing (6): Cranial hyperostoses produced by meningeal endotheliomas. Arch. of neurol. a. psychiatry Bd. 8, S. 139. 1922.
— (7): Meningiomas (dural endotheliomas): their source and favoured seats of origin. Brain Bd. 45, S. 282. 1922.
— (8): Cameron Lectures: I. The third circulation and its channels. Lancet 1925, II, S. 851.
— (9): Further concerning the acoustic neuromas. Laryngoscope Bd. 31, S. 209. 1921.
— (10): Les syndromes hypophysaires au point de vue chirurgical. Rev. neurol. Bd. 39, S. 779. 1922.
— (11): The control of bleeding in operations for brain tumor. Ann. of Surg. Bd. 54, S. 1. 1911.
— (12): The establishment of a cerebral hernia as a decompressive measure for inaccessible brain tumors; with the description of intermuscular methods of making a bone defect in temporal and occipital regions. Surg., Gynecol. a. Obstetr. Bd. 1, S. 297. 1905.
Cushing und Foley: Alterations of intracranial tension by salt solutions in the alimentary canal. Proc. Soc. exp. biol. a. med. Bd. 17, S. 396. 1919—1920.
Dandy (1): Operation for total removal of cerebello-pontile tumors. Surg., Gynecol. a. Obstetr. Bd. 41, S. 129. 1925.
— (2): Ventriculography following the injection of air into the cerebral ventricles. Ann. of Surg. Bd. 68, S. 5. 1918.
— (3): Röntgenography of the brain after the injection of air into the spinal canal. Ann. of. Surg. Bd. 70, S. 397. 1919.
— (4): Localisation of brain tumors in comatose patients; determination of communication between cerebral ventricles and estimation of position and size without injection of air. Surg., Gynecol. a. Obstetr. Bd. 36, S. 641. 1923.
— (5): Brain surgery; removal of certain deep-seated brain tumors. Ann. of Surg. Bd. 82, S. 513. 1925.
— (6): Treatment of non-encapsulated brain tumors. Bull. of the Johns Hopkin Hosp. Bd. 33, S. 188. 1922.
Davis: Influence of decompression operations on experimentally produced papillederma. Arch. of Surg. Bd. 12, S. 1004. 1926.
Denk: Die Bedeutung der Pneumo-Ventrikulographie für die Hirndiagnostik. Mitt. a. d. Grenzgeb. d. Med. u. Chir. Bd. 36, S. 9. 1923.
Duffy: Hypophyseal duct tumors. Ann. of Surg. Bd. 72, S. 537. 1920.
v. Eiselsberg und Ranzi: Über die chirurgische Behandlung der Hirn- und Rückenmarkstumoren. Arch. f. klin. Chir. Bd. 102, S. 309. 1913.
v. Eiselsberg: Probleme der Gehirn- und Rückenmarkschirurgie. Arch. f. klin. Chir. Bd. 142, S. 203. 1926.
Elsberg (1): Problems in diagnosis and teratment of infiltrating tumors of cerebral hemispheres with remarks on new surgical procedures. Americ. journ. of the med. sciences Bd. 170, S. 324. 1925.
— (2): Operations upon the brain and its membranes. Johnsons Operative Therapeusis. New York 1916, II. Bd., S. 658.
Elsberg und Silbert: Changes in size and relations of lateral ventricles in tumors of the brain. Arch. of neurol. a. psychiatry Bd. 14, S. 489. 1925.
Fay: Comparative values of magnesium sulphate and sodium chloride for relief of intracranial tension. Journ. of the Americ. med. assoc. Bd. 82, S. 766. 1924.
Fittig: Über einen röntgenographisch lokalisierten Fall von Hirntumor. Fortschr. a. d. Geb. d. Röntgenstr. Bd. 6, S. 258. 1902—1903.
Foerster (1): Persönliche Mitteilung. Vergl. auch Schwab: Encephalographische Bilder der sog. traumatischen Neurosen. Dtsch. Zeitschr. f. Nervenheilk. Bd. 89, S. 44. 1926.
— (2): Zur Pathogenese und chirurgischen Behandlung der Epilepsie. Zentralbl. f. Chir. Bd. 52, S. 550. 1925.
Frazier und Spiller: The sucessful removal of brain tumors. Arch. of neurol. a. psychiatry Bd. 6, S. 476. 1921.
Frazier: An approach to the hypophysis through the anterior cranial fossa. Ann. of Surg. Bd. 57, S. 145. 1913.

GLOBUS und STRAUSS: Spongio-Blastoma multiforme, primary malignant form of brain neoplasm; its clinical and anatomic features. Arch. of neurol. a. psychiatry Bd. 14, S. 139. 1925.

GODLEE und BENNET: Excision of a tumor from the Brain. Lancet 1884, II, S. 1090.

GRANT: Ventriculography. A review based on analysis of 392 cases. Arch. of neurol. a. psychiatry Bd. 14, S. 513. 1925.

HENSCHEN, F. (1): Über Geschwülste der hinteren Schädelgrube, insbesondere des Kleinhirnbrückenwinkels. Jena 1910.
— (2): Die Acusticustumoren. Eine neue Gruppe der radiographisch darstellbaren Hirntumoren. Fortschr. a. d. Geb. d. Röntgenstr. Bd. 18, S. 207. 1912.

HEUER und DANDY: Röntgenography in the localisation of brain tumors. Bull. of the Johns Hopkins Hosp. Bd. 27, S. 311. 1916.

HEUER: Surgical experience with an intracranial approach to chiasmal lesions. Arch. of Surg. Bd. 1, S. 369. 1920.

HEYMANN: Behandlung der Kleinhirnbrückenwinkeltumoren. Bruns' Beitr. z. klin. Chir. Bd. 136, S. 385. 1926.

HORSLEY (1): Brain surgery. Brit. med. journ. 1886, II, S. 670.
— (2): Remarks on ten consecutive cases of operations upon the brain and cranial cavity. Brit. med. journ. 1887, I, S. 865.
— (3): Die chirurgische Behandlung der intrakraniellen Geschwülste, im Gegensatz zu der abwartenden Therapie betrachtet. Neurol. Zentralbl. Bd. 29, S. 1170. 1910.
— (4): On the technique of operations on the central nervous system. Brit. med. journ. 1906, II, S. 411.

ISENSCHMID: Die klinischen Symptome des cerebralen Rankenangioms. Münch. med. Wochenschr. Bd. 59, I, S. 244. 1912.

JACOBAEUS: Insufflation of air into spinal canal for diagnostic purposes. Acta Med. Scandinav. Bd. 55, S. 555. 1921.

JENSEN: Over Röntgenologische Schedel onderzoek. Amsterdam 1917.

JÜNGLING: Fortschritte auf dem Gebiete der Lokalisation von Hirngeschwülsten durch Ventrikulographie nach DANDY. Arch. f. klin. Chir. Bd. 133, S. 449. 1924.

KRAUSE (1): Chirurgie des Gehirns. Berlin 1911.
— (2): Zur Freilegung der hinteren Felsenhirnfläche und des Kleinhirns. Bruns' Beitr. z. klin. Chir. Bd. 37, S. 728. 1903.

KÜTTNER: The results of one hundred operations performed on the diagnosis of brain tumor. Journ. of the Americ. med. assoc. Bd. 43, S. 1530. 1914.

LEWALD: Dilatation of diploic veins and other anatomical variations of the scull. Americ. journ. of roentgenol. a. radium therapy Bd. 12, S. 536. 1924.

LINDAU: Studien über Kleinhirncysten. Acta Pathol. e. Microbiol. Scandinav. Suppl. Bd. 1, S. 35. 1926.

LOCKE (1): A review of a year's series of intracranial tumors. Arch. of surg. Bd. 3, S. 560. 1921.
— (2): Casts of cerebral ventricles. Arch. of neurol. a. psychiatry Bd. 15, S. 588. 1926.

LUNDQVIST: Eine Blendenvorrichtung von Iristyp. Acta radiol. Bd. 5, S. 571. 1926.

LYSHOLM: Apparatus for precise radiography. Acta radiol. Bd. 4, S. 507. 1925.

McARTHUR: An aseptic surgical access to the pituitary body and its neighbourhood. Journ. of the Americ. med. assoc. Bd. 58, S. 2009. 1911.

MAC EWEN: Surgery of the brain and spinal cord. Brit. med. journ. 1888, II, S. 302.

MAGNUS: Bidrag til hjernekirurgiens klinik og resultater. Oslo 1921.

MARBURG: Handbuch der Neurologie des Ohres. III. Bd., S. 33. Berlin 1926.

MARBURG und RANZI: Zur Klinik und Therapie der Hirntumoren, mit besonderer Berücksichtigung der Endresultate. Arch. f. klin. Chir. Bd. 116, S. 96. 1921.

PIERRE MARIE und FOIX: Les aphasies de guerre. Rev. neurol. Bd. 31, S. 53. 1917.

DE MARTEL: La thérapeutique des tumeurs cérébrales. Einleitungsvortrag am internat. Chirurgenkongreß in Rom 1926.

MARTIN: Traitement chirurgical des gliomes cavitaires. Arch. franco-belges de chir. Bd. 26, S. 807. 1923.

MAYER: Zur Röntgenuntersuchung der Schädelbasis bei basalen Tumoren. Fortschr. a. d. Geb. d. Röntgenstr. Bd. 35, S. 187. 1926.

OLIVECRONA und LYSHOLM: Notes on the Röntgen Therapy of gliomas of the brain. Acta radiol. Bd. 7, S. 259. 1926.

OLIVECRONA: Local anaesthesia in intracranial operations with special reference to albromin as a substitute for novocain. Acta Chir. Scandinav. Bd. 59, S. 552. 1926.

PFAHLER und DEAVER: An additional case of tumor of the brain localized clinically and by the Röntgen ray. Phil. med. journ. 1902, S. 429.

SACHS (1): A review of eight years' experience with brain tumors. Arch. of Surg. Bd. 1, S. 74. 1920.

— (2): Method for exposing anterior portion of frontal lobes of the brain. Ann. of Surg. Bd. 81, S. 1053. 1925.

SARGENT: The treatment of cerebral tumour. Einleitungsvortrag am internat. Chirurgenkongreß in Rom 1926.

SCHÜLLER (1): Schittenhelms Lehrbuch der Röntgendiagnostik. Bd. I. Berlin 1924.

— (2): Zur Röntgendiagnose der intrakraniellen Affektionen mit Hilfe des DANDYschen Verfahrens. Wien. klin. Wochenschr. Bd. 35, S. 709. 1922.

SHELDEN: Secondary tumors of the brain. Journ. of the Americ. med. assoc. Bd. 87. S. 650. 1926.

SOSMAN und MAC KENZIE: Röntgenological diagnosis of cranio-pharyngeal pouch tumors. Americ. journ. of roentgenol. a. radium therapy Bd. 11, S. 171. 1924.

SOSMAN und PUTNAM: Röntgenological aspects of brain tumors; meningiomas. Americ. journ. of roentgenol. a. radium therapy Bd. 13, S. 1. 1925.

STARR, ALLEN: Brain Surgery. New York 1893.

STENVERS: Röntgenography of the os petrosum. Acta oto-laryngol. Bd. 3, S. 266. 1922.

STOOKEY: A new headrest for suboccipital craniectomy and cervical laminectomy. Journ. of the Americ. med. assoc. Bd. 79, S. 823. 1922.

STRÖM: Über die Röntgendiagnostik intrakranieller Verkalkungen. Fortschr. a. d. Geb. d. Röntgenstr. Bd. 27, S. 577. 1921.

TANDLER und RANZI: Chirurgische Anatomie und Operationstechnik des zentralen Nervensystems. Berlin 1920.

TOOTH: Treatment of tumors of the brain and the indications for operation. Transact. 17. Internat. Kongr. Med. London 1913, Section XI, I, S. 161.

TOWNE: Exploration of the cerebellum. Surg., Gynecol. a. Obstetr. Bd. 43, S. 104. 1926.

VAN DESSEL: Calcification dans les gliomes du cerveau. Arch. franco-belges de chir. Bd. 28, S. 845. 1925.

WEED und MCKIBBEN: Pressure changes in the cerebrospinal fluid following intravenous injection of solutions of various concentrations. Americ. journ. of physiol. Bd. 48, S. 512. 1919.

Verlag von Julius Springer in Berlin W 9

Chirurgische Anatomie und Operationstechnik des Zentralnervensystems. Von Dr. **J. Tandler,** o. ö. Professor der Anatomie an der Universität Wien, und Dr. **E. Ranzi,** a. o. Professor der Chirurgie an der Universität Wien. Mit 94 zum großen Teil farbigen Abbildungen. VI, 159 Seiten. 1920. Gebunden RM 12.—

Die Chirurgie des vegetativen Nervensystems. Von Dr. **F. Brüning,** a. o. Professor der Chirurgie an der Universität Berlin, und Dr. **O. Stahl,** Privatdozent, Assistent der Chirurgischen Universitäts-Klinik der Charité Berlin. Mit 72 zum Teil farbigen Abbildungen. VIII, 234 Seiten. 1924.   RM 18.—; gebunden RM 20.—

Der heutige Stand der chemotherapeutischen Carcinomforschung. Von Dr. med. **N. Waterman,** Biologe am Laboratorium Antoni van Leeuwenhoekhuis (Niederl. Institut für Krebsforschung) Amsterdam. Mit 37 Abbildungen. (Sonderdruck aus „Ergebnisse der inneren Medizin und Kinderheilkunde", 30. Band.) II, 74 Seiten. 1926.
RM 6.60

Ⓦ **Der heutige Stand der Lehre von den Geschwülsten.** Von Prof. Dr. **Carl Sternberg.** („Abhandlungen aus dem Gesamtgebiet der Medizin".) Zweite, völlig umgearbeitete und erweiterte Auflage. Mit 21 Textabbildungen. VI, 136 Seiten. 1926.   RM 7.50

Ⓦ **Klinische und Liquordiagnostik der Rückenmarkstumoren.** Von Dr. **Karl Grosz,** Assistent der Universitätsklinik für Psychiatrie und Nervenkrankheiten in Wien. („Abhandlungen aus dem Gesamtgebiet der Medizin".) 126 Seiten. 1925.
RM 6.90

Verlag von J. F. Bergmann in München

Gehirnkrankheiten. Von Dr. **Richard Geigel,** a. o. Professor in Würzburg. Mit 41 zum Teil farbigen Abbildungen. VIII, 338 Seiten. 1925. RM 18.—; gebunden RM 21.—

Die Lokalisation im Großhirn und der Abbau der Funktion durch kortikale Herde. Von Prof. Dr. **C. v. Monakow,** Direktor der Universitäts-Poliklinik für Nervenkranke, Zürich. Mit 268 Abbildungen u. 2 Tafeln. XII, 1033 Seiten. 1914.
RM 48.—

Die mit Ⓦ bezeichneten Werke sind im Verlag von Julius Springer in Wien erschienen

Verlag von Julius Springer in Berlin W 9

Lehrbuch der Nervenkrankheiten. Zweite Auflage, bearbeitet von Fachgelehrten, herausgegeben von Professor Dr. **Hans Curschmann,** Direktor der Medizinischen Universitätsklinik in Rostock, und Dr. **Franz Kramer,** Professor an der Universität Berlin. Mit 301 zum Teil farbigen Abbildungen. X, 952 Seiten. 1925. Gebunden RM 36.—

Die Erkrankungen des Nervensystems. Bearbeitet von G. v. Bergmann, E. Billigheimer, R. Bing, O. Bumke, H. Curschmann, K. Goldstein, Ernst Meyer, Eduard Müller, M. Nadoleczny, O. Veraguth, K. Wittmaack.
Erster Teil: Mit 431 zum Teil farbigen Abbildungen. XII, 1074 Seiten. 1925. Gebunden RM 69.—
Zweiter Teil: Mit 112 Abbildungen. X, 531 Seiten. 1926. Gebunden RM 33.—
(Bildet Band V des Handbuches der Inneren Medizin. Zweite Auflage. Unter Mitwirkung von zahlreichen Fachgelehrten herausgegeben von Professor Dr. G. v. Bergmann und Professor Dr. R. Staehelin.)

Die extrapyramidalen Erkrankungen. Mit besonderer Berücksichtigung der pathologischen Anatomie und Histologie und der Pathophysiologie der Bewegungsstörungen. Von Dr. **A. Jakob,** Privatdozent, Leiter des Anatomischen Laboratoriums der Staatskrankenanstalt und Psychiatrischen Universitätsklinik Hamburg-Friedrichsberg. Mit 167 Textabbildungen. („Monographien aus dem Gesamtgebiet der Neurologie und Psychiatrie", Heft 37.) X, 419 Seiten. 1923. RM 30.—
Die Bezieher der „Zeitschrift für die gesamte Neurologie und Psychiatrie" und des „Zentralblattes für die gesamte Neurologie und Psychiatrie" erhalten die Monographien mit einem Nachlaß von 10%.

Die Lebensnerven. Ihr Aufbau. Ihre Leistungen. Ihre Erkrankungen. Zweite, wesentlich erweiterte Auflage des **Vegetativen Nervensystems.** In Gemeinschaft mit H. Böwing-Erlangen, J. Büscher-Erlangen, W. Dahl-Würzburg, E. Edens-St. Blasien, B. Fuchs-Erlangen, W. Glaser-Hausstein, D. Goering-Erlangen, R. Greving-Erlangen, A. Hasselwander-Erlangen, O. Platz-Erlangen, H. Regelsberger-Erlangen, O. Renner-Augsburg, G. Specht-Erlangen, Ph. Stöhr-Freiburg, E. Toeniessen-Erlangen, F. Zierl-Regensburg dargestellt von Dr. **L. R. Müller,** Professor der Inneren Medizin, Vorstand der Inneren Klinik in Erlangen. Mit 352 zum Teil farbigen Abbildungen und 4 farbigen Tafeln. XI, 614 Seiten. 1924. RM 35.—; gebunden RM 36.50

Taschenbuch der praktischen Untersuchungsmethoden der Körperflüssigkeiten bei Nerven- und Geisteskrankheiten. Von Professor Dr. **V. Kafka,** Leiter der serologischen Abteilung der Psychiatrischen Universitätsklinik und Staatskrankenanstalt Friedrichsberg in Hamburg. Dritte, verbesserte Auflage. Mit 42 Textabbildungen. VIII, 114 Seiten. 1927. RM 6.60

Verlag von Julius Springer in Wien

Therapie der organischen Nervenkrankheiten. Vierzehn Vorlesungen. Von Privatdozent Dr. **Max Schacherl,** Vorstand der Neroluesstation am Kaiser Franz-Josef-Spital in Wien. Etwa 130 Seiten. (Abhandlungen aus dem Gesamtgebiet der Medizin.) In Vorbereitung

Die Lumbalpunktion. Anatomie, Physiologie, Technik, Untersuchungsmethoden, diagnostische und therapeutische Verwertung. Von Dr. **Martin Pappenheim,** Privatdozent an der Universität und Vorstand der neurologischen Abteilung am Städtischen Siechenhaus in Wien. Mit 9 Textabbildungen. 184 Seiten. 1922. RM 3.60

MIX
Papier aus verantwortungsvollen Quellen
Paper from responsible sources
FSC® C105338

If you have any concerns about our products,
you can contact us on
ProductSafety@springernature.com

In case Publisher is established outside the EU,
the EU authorized representative is:
**Springer Nature Customer Service Center GmbH
Europaplatz 3, 69115 Heidelberg, Germany**

Printed by Libri Plureos GmbH
in Hamburg, Germany